◎ 邵田田 主编

越醫文化

研究文集

浙江工商大学出版社
ZHEJIANG GONGSHANG UNIVERSITY PRESS

图书在版编目（CIP）数据

越医文化研究文集 / 邵田田主编 . — 杭州 ： 浙江
工商大学出版社，2018.10
  ISBN 978-7-5178-1526-6

  Ⅰ . ①越… Ⅱ . ①邵… Ⅲ . ①中国医药学—文化研究
—绍兴—文集 Ⅳ . ① R2-05

  中国版本图书馆 CIP 数据核字（2018）第 223752 号

越医文化研究文集
邵田田　主编

责任编辑　唐　红　谭娟娟
封面设计　张俊妙
责任印制　包建辉
出版发行　浙江工商大学出版社
　　　　　（杭州市教工路 198 号　邮政编码 310012）
　　　　　（E-mail：zjgsupress@163.com）
　　　　　（网址：http://www.zjgsupress.com）
　　　　　电话：0571-88904980，88831806（传真）
排　　版　庆春籍研室
印　　刷　杭州五象印务有限公司
开　　本　787mm×1092mm　1/16
插　　页　1.0
印　　张　31.5
字　　数　511 千
版 印 次　2018 年 10 月第 1 版　2018 年 10 月第 1 次印刷
书　　号　ISBN 978-7-5178-1526-6
定　　价　69.00 元

编委会

越醫千年

越醫文化

沈宗慶 題

越醫文化融諸子思想
景岳學說集百家精華

何任
庚寅夏日
時年九十一歲

越醫文化淵源流長
傳承弘揚任重道遠

楊建新

4

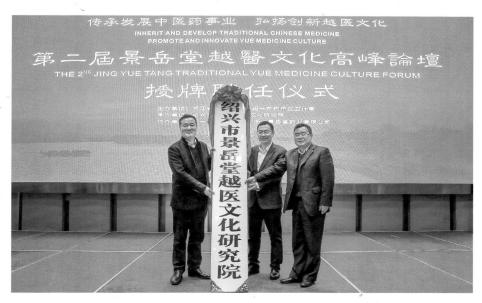

浙江省中医药管理局局长徐伟伟（右2）和绍兴市卫计委副主任王宏达（右1）
为绍兴市景岳堂越医文化研究院授牌

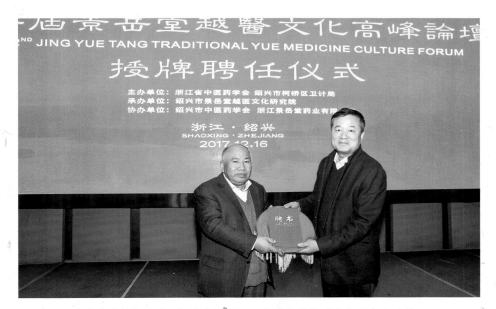

连建伟教授（左1）被聘任为绍兴市景岳堂越医文化研究院院长

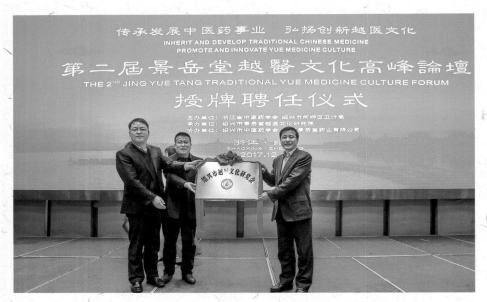

绍兴市人大副主任王继岗（右1）为绍兴市越医文化研究会授牌

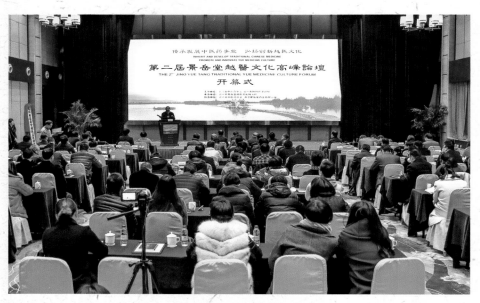

第二届景岳堂越医文化高峰论坛开幕式

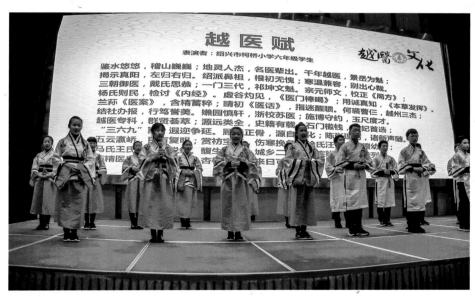

绍兴市柯桥小学六年级学生进行了《越医赋》朗诵表演，
向浙江省非物质文化遗产——越医文化致敬

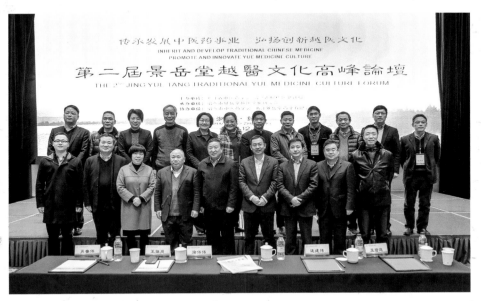

第二届景岳堂越医文化高峰论坛领导嘉宾合影

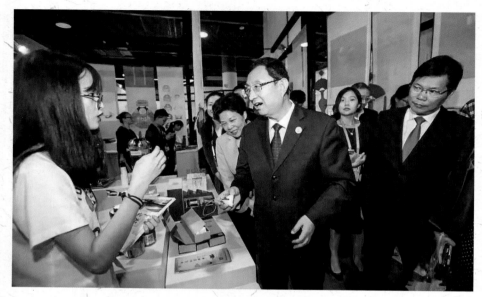

2017 年 9 月 21 日，第九届浙江·中国非遗博览会在杭州白马湖国际会展中心举行，国家文化部部长雒树刚（右 2），中共浙江省委宣传部部长葛慧君（右 3）等领导参观省非遗越医文化项目展示

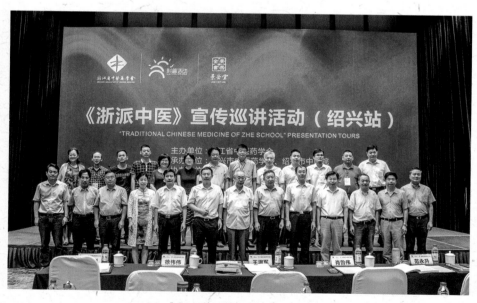

《浙派中医》巡回宣讲活动

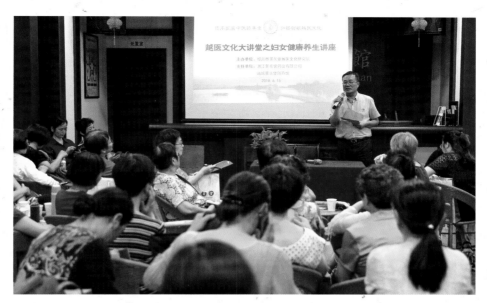

越医文化大讲堂开讲

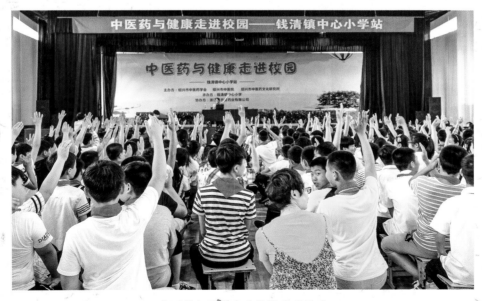

中医药与健康走进校园系列活动

越医文化大讲堂

连建伟题

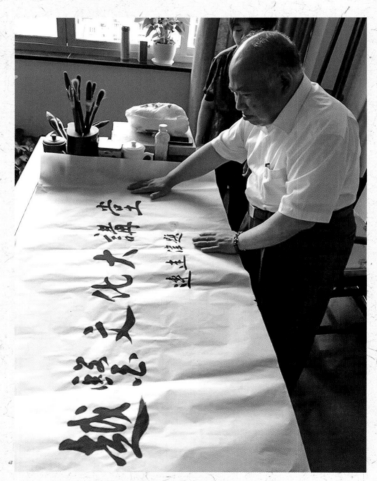

连建伟教授为"越医文化大讲堂"题字

越医千年

绍兴是一本厚重的书。

打开这本书，悠远深邃的历史文化扑面而来，水乡、桥乡、酒乡、名士乡，都是这本书令人炫目、声名远播的段落。

在这本书中，还有一篇同样熠熠生辉的华章——独具特色的绍兴中医文化。越医文化在绚丽多姿的古越文化史上彪炳千秋，也在源远流长的中华医药文化长河中一脉流芳。

绍兴，在林林总总的桂冠之外，完全可以当之无愧地再加上一个称号——名医之乡。

两千多年的沧海桑田，绍兴一直焕发着蓬勃的生命力，这离不开中医文化的一路呵护、滋润、福佑，绍兴的中医文化底蕴深厚，名家辈出，并自成一派，世称"越医"。

早在春秋战国时期，就有越人求医问药的记载，《吴越春秋》记载，越王勾践时就可以见到越医活跃的身影。

古越砭石、唐代瓷枕……绍兴博物馆存列的这些出土文物，见证着那个时代越医文化的辉煌。

南宋，皇室南渡，驻跸绍兴。一批太医局御医陆续来到绍兴。从此皇家医药的权威性和绍兴民间草根医药的创新性合二为一，越医文化成为中华医药文化的重要一脉。

历代越医名家，灿若星河。三朝御医戴思恭，一代宗师张景岳，绍派伤寒奠基人俞根初，"绍兴医林三杰"何廉臣、裘吉生、曹炳章，恒久流芳。

民间越医世家，代代相传。钱氏女科、"三六九"伤科，寿明斋眼科、螺蛳桥疳科、下方桥祝氏草科，无不名噪一时，造福一方。

《中国医学百科全书·医学史》记载的古今107位中西医名家中，绍兴籍医家就有10人。千年中医文化，始终闪耀着越医文化的光芒。

绍兴深厚的文化底蕴是越医文化兴盛的土壤。

绍兴历史上的许多文化名人，往往也是杏林名家：魏伯阳撰《周易参同契》，首创气功养生学；王充撰《养生》十六篇；陆游"少时好方药"，中年研究养生之术，晚年更亲自行医乡里；文坛奇才徐渭对医药也颇有研究，曾留下了医书《素问注》；曾赴日本学医的鲁迅对中医有着深厚的感情，他鞭笞了中医的谬误之处，但他无论是呵护家人还是为自己治病，看的大都是中医，他还精心收集中医药方，留下了五十首方剂。

绍兴越医文化在漫长的求索过程中，形成了独特的学术思想和众多的中医流派，影响着全国。国家中医药管理局局长王国强曾经这样评价越医文化：在千年历史中，越医形成了重实践、敢创新、善总结的独特性，呈现出流派多、名医多、著述多的鲜明特点，越医在中医药史上具有重要地位，为发展、繁荣中医药做出了重要贡献。

越医文化在实践中形成。在与恶劣自然环境以及病魔的博弈中，越地先民积累了治疗各种疾病的经验，形成了独具特色的越医文化体系，成为中医文化的一朵奇葩。

绍派伤寒最著名的越医流派，是临床实践的产物，它的形成标志着中医学对外感热病的认识和治法上的又一创新，在传统中医望、闻、问、切四诊的基础上，绍派伤寒特重腹诊，丰富了中医理论和诊断方法，被列入《中医各家学说》教材。

越医文化在创新中发展。越医以师古不泥、知常知变的精神引领时代潮流，在我国灿烂的中医文化中独树一帜。

张景岳提出了中医药史上具有里程碑意义的温补之说，并且创造了许多疗效显著的新药方，沿用至今。晚年时，张景岳将毕生经验写成了《景岳全书》，成为一代宗师。这部《景岳全书》约写于四百年前，现在还是中医药大学教科书的重要内容，原浙江中医药大学校长肖鲁伟教授评价：张景岳与其《景岳全书》，论其整体性，全面性，辨证性，至今无人能超越。

何廉臣设计的"格式化"新医案一经问世，就广为流传，影响遍及全国。

越医创办了中西医汇讲沙龙和中西医并存的医院，提倡中西医结合，开风气之先。

越医文化在积累中成熟。越医既挽回造化，立起沉疴；又阐发蕴奥，笔著方书。资料表明，历代越医所著医籍多达 60 余种，成为中医药文献宝库中的瑰宝。

裘吉生为随孙中山一起来绍的胡汉民治病，一剂而愈，孙中山亲自题写"救民疾苦"四字相赠。他编辑出版的《珍本医书集成》，被当时中央国医馆馆长盛赞为"最伟大的贡献"。

曹炳章从所珍藏的近万种医籍中，精选编成 3 类 1000 册的《中国医学大成》，震撼了海内外中医界。

为了保护这份珍贵的历史文化遗产，绍兴市委市政府高度重视，成立了振兴中医药工作领导小组，出台了《关于加快推进中医药发展的若干意见》。

一项五年保护计划已在绍兴全面启动。

成立中医药文化研究所，设立"越医文化"扶持专项基金，对越医文化产生根源、发展动力，越医在中国医学史的地位、影响以及与越风越俗的相互影响诸课题，展开全方位、多层次、广泛深入的研究；筹建越医文化博物馆；建立越医文化传承基地，培养越医文化传承人；评选首届十大"绍兴市名中医"，并由市政府命名表彰；举办越医文化论坛和张景岳学术思想研讨会；实施越医经典古籍再造工程；编撰《越医文化丛书》；将越医文化研究与名医、名科、名院"三名工程"建设结合起来，与全民健康素质教育结合起来，让越医文化融入民众的日常生活。开发与越医文化相关的医药、文化资源，打造具有鲜明地域特色的越医文化品牌。

杏林春暖，任重道远。绍兴将采取多项措施，保护发掘越医文化。让越医文化薪火传承，发扬光大。

（作者邵田田，2009 年为同名专题片撰写的解说词）

A Millennial History of Yue Medicine

The city of Shaoxing is like a massive book.

If you open this book, you will be greeted with deep and profound historical culture. Shaoxing is an ancient city famous for its bridges, wines and celebrities, all of which are the stunning and popular chapters of this book.

There is another sparkling chapter in this book——the traditional Chinese medicine unique to Shaoxing, namely Yue medicine. Yue medicine shone through the ages of gorgeous and colorful ancient Yue culture, and it is an important branch that lasted in the long-standing history of traditional Chinese medical culture.

Therefore, in addition to the numerous existing laurels, Shaoxing deserves to have one more title——the hometown of famous TCM physicians.

Things changed in the past two thousand years. The shield and bliss of traditional Chinese medical culture, with its sound foundation and clusters of famous physicians, played an inseperable part in the long lasting vitality of Shaoxing.It became a unique genre named Yue medicine.

Way Back during the Spring and Autumn Period and the Warring States period, there were already records of Yue citizens visiting physicians. According to Spring and Autumns of Wu and Yue , Yue physicians were rather active when Gou Jian was the king.

Those unearthed relics displayed in Shaoxing Museum, such as stone needles of the ancient Yue state, porcelain pillows of Tang Dynasty, etc., witnessed the glory of Yue medical culture in that time.

During Southern Song Dynasty, when the royal family were moving to the south, they paused in Shaoxing for a while. A batch of physicians of the Imperial Academy of Medicine successively came to Shaoxing. From then on, the authority of imperial medicine and the creativity of grass-root folk medicine in Shaoxing became one, and Yue medical culture became an important branch of TCM culture.

Clusters of famous Yue physicians sparkled throughout the history. Dai Sigong was an imperial physician who served three kings. Zhang Jingyue was a grand master in the field. Yu Genchu was the founder of febrile disease of Shao School. He lianchen, Guo Jisheng and Cao Binzhang were the three best-known luminaries in Shaoxing's medical history. All of the above were and will be remembered forever.

There were also old and well-known families practicing Yue medicine in the folk. Qian family's medical department for women, "Third Sixth Ninth" department of traumatology(because the physicians came to Shaoxing every third, sixth and ninth days on lunar calender), Shou Mingzhai ophtalmology department, malnutrition section in Luo Si Bridge,Zhu family's herbal medicine in Xia Fang Bridge, all of which gained considerable fame and benifited the local people.

According to the Encyclopedia of Chinese Medicine and Medical History, there are 10 Shaoxingnese out of the 107 famous traditional Chinese and western physicians recorded in the book. The Yue medical culture has been shining in the millennial history of traditional Chinese medical culture.

The profound cultural foundation of Shaoxing is the soil for the prosperity of Yue medical culture.

Many famous cultural figures in the history of Shaoxing were also celebrities in the field of traditional Chinese medicine. Wei Boyang wrote Zhou Yi Can Tong Qi, intiating an approach to preserving good health by practicing qigong. Wang Chong wrote 16 articles on regimen. Lu You liked to study prescriptions when young, research regimen methods in his middle age, and even was a local physician in his later years. Xu Wei, an unusual talent in the literary world, who also had a great deal of research on medicine, once left the medical book Notes on Su Wen. Lu Xun, who once went to Japan to study medicine, had a deep understanding of traditional Chinese medicine. He criticized its fallacies, but still turned to it for help when his family or himself was ill. He even painstakingly collected the prescriptions and left 50 pieces altogether.

In the long process of searching for the best methods and most effective medicines, Shaoxing Yue medical culture has formed its unique academic ideas and numerous schools, which have influenced the whole country. Director of the Administration of Traditional Chinese Medicine, Wang Guoqiang once said: Yue medicine has formed its uniqueness throughout the millennial history, which is characterized by its emphasizing on practice, innovation and Conclusion, as well as by the variety and number of schools, celebrities and writings. Yue medicine plays a key role in and makes an important contribution to the development and prosperity of traditional Chinese medicine.

Yue medical culture was formed in practice. In the struggles with harsh natural environment and diseases, the ancestors of Yue state had accumulated the experience of treating various diseases, formed the unique Yue medical culture system, and became a wonderful part of traditional Chinese medical culture.

Febrile disease of Shao School was the most famous school of Yue medicine, which was the product of clinical practice. Its foundation marked another innovation on recognition and treatment of febrile disease in traditional Chinese medicine. On the basis of four traditional diagnostics, namely, auscultation and olfaction, inquiry, pulse-taking and palpation, febrile disease of Shao School paid special attention to abdomen examination, which enriched the TCM theory and diagnostic methods, and was listed in the doctrine of Theories of Different Schools of Traditional Chinese Medicine.

Yue medical culture develops through innovation. Yue physicians learn from but not bound by the predecessors, explore the general rules as well as the special nature of diseases, which help them to be ahead of time and develop a school of their own.

Zhang Jingyue proposed the theory of warm-recuperation, which became a milestone in the history of traditional Chinese medicine, and he created many new treatments with remarkable effects, which are still in use today. In his later years, he turned his life experience into a book named Complete Works of Zhang Jingyue, achieved the transformation of becoming a grandmaster. This book was written four hundred years ago, and it is still the main content of the textbooks of TCM universities. Professor Xiao Luwei, the former president of Zhejiang Chinese Medical University once appraised: as far as integrity, comprehensiveness and dialectical character, are concerned Zhang Jingyue and his book are still unsurpassed.

He Lianchen designed a new medical case named the "formative" medical case. Since then, it was widespread and its influence was nationwide.

Yue medicine established clinics and hospitals where TCM and western medicine coexisted, advocating the combination of TCM and western medicine, and leading the way.

Yue medical culture matures in accumulation. Yue physicians can not only cure the very sick, but also write masterpieces. According to the data, over 60 kinds of medical books have been written by past generations of Yue physicians, which has become a treasure in the literature of traditional Chinese medicine.

Hu Hanmin, who came to Shaoxing with Sun Yat-sen, was cured by Qiu Jisheng with only one dose. Sun Yat-sen inscribed the words "Relieve People from Sufferings" and sent it to Qiu Jisheng. Qiu edited and published the Integration of Rare Medical Books, which was praised as "the greatest contribution" by the director of the Central Medical Museum at that time.

From his collection of nearly 10,000 medical books, Cao Bingzhang selected and compiled the Great Achievements of Chinese Medicine in 3 categories of 1000 volumes, which shocked the Chinese medical field at home and abroad.

Shaoxing Municipal Party Committee and Government attached great importance to the protection of this historical and cultural heritage. They established a leading group for revitalizing and issued several opinions on accelerating the development of traditional Chinese medicine.

A five-year protection plan has been fully launched in Shaoxing.

Establish TCM culture institute and a special fund to support TCM culture. Conduct all-round, multi-layered and in-depth researches on the origin and motivation of Yue medicine culture, as well as its status in and influence to Chinese medical history, and the mutual effects with Yue custom. Establish Yue medical culture museum and inheritance base to cultivate more inheritors. Evaluate the first top 10 famous TCM physicians and cited by the municipal government. Hold Yue medical culture forums and seminars on Zhang Jingyue's academic thoughts. Carry out the reconstruction project of classical ancient Yue medical books. Compile Yue Medical Culture Series.Combine the research of Yue medical culture with the construction of "three famous projects", namely, famous physicians, famous departments and famous hospitals, and with the education of national health quality, so as to integrate Yue medical culture into people's daily life. Exploit medical and cultural resources related to Yue medical culture and build Yue medical culture brands with distinctive regional features.

The traditional Chinese medicine is warm like the spring sun. It shoulders heavy responsibilities and still has a long way to go. Shaoxing will take a number of measures to protect and explore its medical culture. Let the Yue medical culture be inherited and carried forward.

This article was written by Shao Tiantian in 2009,

also a television commentary of the same name

代序（一）

以高度文化自信推动
中医药振兴发展

王国强

党的"十八大"以来，以习近平同志为核心的党中央高度重视中华优秀传统医药文化的传承发展，明确提出"着力推动中医药振兴发展"，并从国家战略的高度对中医药发展进行全面谋划和系统部署，明确了新形势下发展中医药事业的指导思想和目标任务，为推动中医药振兴发展指明了方向、提供了遵循。我们要以高度文化自信推动中医药振兴发展，推进健康中国建设，助力中华民族伟大复兴中国梦的实现。

一、中医药学是中华民族的瑰宝

习近平同志指出，中医药学是"祖先留给我们的宝贵财富"，是"中华民族的瑰宝"，是"打开中华文明宝库的钥匙""凝聚着深邃的哲学智慧和中华民族几千年的健康养生理念及其实践经验"。这些重要论述，突显了中医药学在中华优秀传统文化中不可替代的重要地位。

中医药学在理论层面强调"天人合一""阴阳五行"，体现了中华文化道法自然、和合致中的哲学智慧；提倡"三因制宜""辨证论治"，体现了中华民族因时而变、立象尽意的特有思维方式；倡导"大医精诚""仁心仁术"，体现了中华民族生命至重、厚德载物的人文精神。中医药学不仅为中华优秀传统文化的形成和发展做出了卓越贡献，而且为中华民族认识和改造世界提供了有益启迪，成为中华民族的重要标识。

中医药学在实践层面强调养生"治未病"，并在长期发展中积累了丰富的养生理念和方法，形成了独具特色的健康养生文化，深深融入中国人的日常生活。比如，强调人与自然、社会和谐相处，认为"人与天地相参也，与日月相应也";强调生活方式与健康密切相关,讲究"食饮有节,起居有常,不妄作劳";强调养德养生,"仁者寿""善养生者,当以德行为主,而以调养为佐";强调"身心合一",注重养形、养气、养神的统一;等等。

中医药学在理论层面与中华文化的同构性及其在实践层面体现的群众性,使其成为我国独特而优秀的文化资源。从这个意义上讲,发展中医药就是传承和弘扬中华优秀传统文化,传承和弘扬中华优秀传统文化必须发展中医药。推动中医药健康养生文化的创造性转化、创新性发展,重在实践和养成相结合,达到外化中医健康养生理念于行、内化中华文化价值于心的效果。要处理好古与今的关系,使中医药健康养生文化与现代社会生产生活相协调,将其以人们喜闻乐见、具有广泛参与性的形式转化为人民群众的健康行为和生活方式;处理好中与外的关系,坚持中西医健康理念和方法优势互补、融合利用,使中医药健康养生文化与现代健康理念相融相通,让中国人民乃至世界人民享受中医药健康养生的益处。当前,因其独特的养生保健方式易于被国外民众接受,中医药已成为中华文化软实力的重要代表。要善用中医药这一有形载体,使其润物无声地传播中华优秀传统文化,弘扬中国精神,传递中国价值。

二、中医药学是不断丰富发展的医学科学

习近平同志指出,中医药学是"中国古代科学的瑰宝""深入研究和科学总结中医药学对丰富世界医学事业、推进生命科学研究具有积极意义"。这些重要论述,不仅充分肯定中医药学是我国独有且富有价值的医学科学,更深刻指出了中医药学具有深厚的理论沉淀和实践积累,对人类文明的丰富和发展具有重要意义。

英国学者李约瑟在《中国科学技术史》一书中提出:尽管中国古代对人类科技发展做出了重要贡献,但为什么科学和工业革命没有在近代的中国发生?事实上,科学并非只有一种表现形式,中国的科学并不等同于西方的科学,西方科学采用的方法也不是获取科学知识的唯一方法,不能把西方科学当作衡量科学的唯一标准。中国有自己的科学传统,中医药就是中国传统科学最具代表性的门类之一。与其他中国本土科学一样,中医药学在发展过程中逐步融汇道、气、阴阳、五行等中国哲学思想,逐渐构建了阴阳五行、五运六气、藏象经络、气血津液、辨证论治、性味归经等一套完整的理论体系，实现了独具特色的医学与哲学，自然科学与人文科学的融合和统一，在几千年实践中形成了全球范围独树一帜、疗效确切、覆盖人生命全周期的医学科学。

中医药学作为中华民族原创的医学科学，注重时间演进、整体认知，从宏观、系统的角度揭示人的健康和疾病的发生发展规律，深刻体现了中华民族的世界观、价值观和认识论，成为人们治病祛疾、强身健体、延年益寿的重要手段。历史上，中华民族屡遭天灾、战乱和瘟疫，却能一次次转危为安，人口不断增加、文明得以传承，中医药功不可没。当前，对于人类健康面临的诸多问题和困境，中医药越来越显示出其独特价值和先进性。比如，中医突出"治未病"，注重"未病先防、既病防变、瘥后防复"，体现了"预防为主"的思想；对一些严重威胁人类健康的重大疾病如肿瘤、艾滋病等，中医药或中西医结合治疗往往能取得较好效果；中医使用方法简便，不依赖各种复杂的仪器设备，能更好地解决基层群众的医疗问题；中医将药物疗法和非药物疗法相结合，成本相对低廉，更能有效节约卫生资源等等。

百余年前，西医传入中国，中西医科学之争、中医存废之争一直延续至今。在坚定中华文化自信的基础上，我们要有坚定的科学自信，明了中医的独特价值，破除对西医的迷信，从认识论上厘清中国与西方、中医与西医的差异，处理好中医与西医的关系，用开放包容的心态促进传统医学和现代医学更好融合，坚持中西医互学互鉴，携手造福人类。中医药是中华文化在生命科学领域结出的瑰丽果实，中医药的发展和突破必将对中华文化和世界文明的未来发展产生巨大的积极作用。

三、把握推动中医药振兴发展的重点任务

习近平同志指出，当前，中医药振兴发展迎来天时、地利、人和的大好时机，希望广大中医药工作者增强民族自信，勇攀医学高峰，深入发掘中医药宝库中的精华，充分发挥中医药的独特优势，推进中医药现代化，推动中医药走向世界，切实把中医药这一祖先留给我们的宝贵财富继承好、发展好、利用好，在建设健康中国、实现中国梦的伟大征程中谱写新的篇章。深入学习贯彻习近平同志关于振兴发展中医药的新思想新论断新要求，必须充

分发挥中医药的独特优势，以推进继承创新为主题，以增进和维护人民群众健康为目标，以促进中医药医疗、保健、科研、教育、产业、文化协调发展为重点，以提高中医药防病治病能力和学术水平为核心，推进中医药现代化和国际化。尤其要着力把握好下面四项重点任务。

发挥中医药独特优势，在勇攀医学高峰上有所作为。围绕我国乃至全球面临的重大卫生和健康问题，加强科研联合攻关，形成一批原创性、引领性、前沿性的重大科技成果，打造新的特色优势。建立健全中医药服务体系，拓宽中医药健康服务领域，提升中医药防病、治病能力和服务质量，努力发挥中医药在治未病中的主导作用、在重大疾病治疗中的协同作用、在疾病康复中的核心作用，满足人们生命全周期、健康全过程的中医药需求，并与西医药相互补充、协调发展，构建中国特色卫生与健康服务体系。

坚持创造性转化、创新性发展，在中医药文化传承发展上有所作为。遵循融通中西、返本开新的文化发展规律，按照体现时代性、把握规律性、富于创造性、重在实效性的要求，推动中医药健康养生文化顺应时代变化和社会需求，注重生活方式养成，广泛传播中医药文化知识，使记载在古籍、融入生活、应用于临床的中医药健康养生智慧、健康理念和知识方法生动起来、推广开来，增进人民群众健康福祉，助力传承发展中华优秀传统文化。

发展中医药健康产业，在推进供给侧结构性改革上有所作为。推动中医药健康服务优化升级，推进中医药与养老、旅游、文化、扶贫深度融合发展，有效开发中医药资源，产生一批适应市场与健康需求的新产品、新业态，开发一批有中医特色的诊疗仪器和设备，创造新供给，引领新需求，释放新动能。发掘贫困地区的中医药资源，结合当地实际，实施中药材产业化、中医药健康旅游等精准扶贫举措。

推动中医药海外发展，在服务"一带一路"建设上有所作为。发挥中医药在密切人文交流、服务外交、促进民生等方面的独特作用，加强与"一带一路"沿线国家的中医药交流与合作，开创中医药全方位对外开放新格局，不仅提供诊疗服务、发展中医药服务贸易，而且讲好中国故事、展示中华文化魅力和当代中国活力。坚持政策沟通，完善政府间交流与合作机制；坚持资源互通，与沿线国家共享中医药服务；坚持民心相通，加强与沿线国家的人文交流；坚持科技联通，推动中医药传承创新；坚持贸易畅通，发展中医药健康服务业，把中医药打造成亮丽的"中国名片"。

当前，中医药在经济社会发展中的地位和作用越来越重要，已成为独特的卫生资源、潜力巨大的经济资源、具有原创优势的科技资源、优秀的文化资源和重要的生态资源。我们要坚持以人民为中心的发展思想，紧紧把握天时、地利、人和的历史性机遇，切实把中医药继承好、发展好、利用好，到2020年实现人人基本享有中医药服务，到2030年实现中医药服务领域全覆盖，为中华民族伟大复兴和世界文明进步做出更大贡献。

（作者时任国家卫生和计划生育委员会副主任、国家中医药管理局局长。此文为2017年2月24日《人民日报》署名文章）

传承和发展中医药事业
保护非物质文化遗产

周和平

中医药是中华民族几千年的伟大创造，也是中华民族对人类文明的伟大贡献。中医药文化博大精深，是中华民族传统文化的重要组成部分。加快发展中医药事业，继承和弘扬中医药文化是当代中华民族的战略选择。

一、继承和弘扬中医药文化是中华民族的历史责任

（一）中华文化历史悠久，博大精深

在世界文明的发展史上，有两河流域的古巴比伦文明，有古埃及文明、古印度文明、古希腊文明、古罗马文明等，唯有中华文明绵延不断，传承至今。中华民族在 5000 年的历史进程中，不断融合，形成多元一体的中华文化。正因为有了多元一体的文化才形成了多元一统的国家。天下大势，分久必合，合久必分，最终走向统一，这是中华民族的一个总体的趋势。文化的交融又带来文化的繁荣和发展。第一次的文化交融是在春秋战国时期，带来了秦汉时期的文化繁荣。春秋战国时期设坛讲学蔚为风气。这些文化活动促进了文化的发展，使大家互相借鉴、互相学习。为什么出现了汉族？是因为汉朝在世界产生了重要的影响。"汉字""汉文化"，中药的"汉方"等，这都是当时形成的。之后，经过魏晋南北朝几百年的文化交融，又出现了隋唐的文明。唐朝中国历史上是最兴盛的一个时期之一。宋辽夏金元，又是一次文化的交融。这一时期有许多重大发现。明清时期，中国文化逐步走向成熟。

在这个发展过程中，中国形成了儒、释、道的文化传统，成为中国文明的核心。儒、释、道的核心，实际上有非常好的合理性，儒家学说调整人和

人之间的关系，人和社会的关系，即修齐治平，"修身、齐家、治国、平天下"，"仁者爱人"。道家学说调整人和自然的关系，即所谓"道法自然"。佛教是在东西汉年间传入中国的，用了上千年的时间，使禅宗完成了中国化的过程。佛教学说给人一种调整自我、战胜自我的文化理念。儒家学说调整人和人的关系，道家学说调整人和自然的关系，佛教学说调整人内心世界的关系，这是和谐文化的基础。

中华文化对人类文明的发展产生了重要的影响，特别是汉唐文化、四大发明等都影响了世界。十六、七世纪后中华文化传播到欧洲，利玛窦等传教士将大量中国经典译成拉丁文在欧洲出版，对欧洲文明产生重大影响。康德认为，斯宾诺莎的无神论完全是受老子的影响。莱布尼兹在《中国近事》一书中说："在实践哲学方面，欧洲人不如中国人"。法国思想家认为中国哲学为无神论、唯物论与自然主义，此三者为法国大革命的哲学基础。法国伏尔泰说："中国为世界最出色最仁爱之民族"。他还将《赵氏孤儿》译为《中国孤儿》剧本，在法国上演，风靡一时。德国大诗人歌德说，"在中国，一切都比我们这里更明朗、更纯洁，也更合乎道德"，"他们还有一个特点，人和大自然是生活在一起的"。自汉唐以后，中国文化波及日本、韩国、东南亚等国家和地区，它们以中国为师，形成"儒家文化圈"。

中华民族的文化能够延续下来，非常重要的一个原因就是有丰富的物质文化遗产和非物质文化遗产。今人和古人的对话靠什么？有文字，有文物。中国文明的传承通过两个渠道，一个是通过精英渠道来传承，这种传承是由知识分子完成的，通过文字、典籍，包括易代修史、易代修书，国有史、方有志、家有谱，不断地来传承文化。我们现在看到的《战国策》《史记》《贞观政要》都是后人整理的。清修明史，用了90年时间，到了乾隆时期才完成。另外的一个渠道就是通过民间形式，即非物质文化遗产形式来完成的。它既是国家主流文化的重要来源，同时又是主流文化的重要传承方式。当时读书人少，很多人是靠民族民间文化各种形式传播文化教化道德，不识字的人通过听戏了解文化。王国维对戏剧的定义是"用歌舞讲故事"。戏剧的作用，人们叫"高台教化"，即看一场戏，有的人能记一辈子。艺术的感染力是很强的。

（二）中医药文化是中华传统文化的重要组成部分

中医药文化是中华民族的伟大创造，它是在中国传统文化的母体中孕育发展起来的。中医药产生于人们的生产、生活实践中，有文献的记载可以追溯到甲骨文。甲骨文记载有商代后宫之事，其中有很多涉及中医治病，表明当时已经有了中医药知识。所谓"医同易"。《周易》乃三圣之学（伏羲、周文王、孔子），具有朴素的辩证思想。中医药的很多理念和《周易》相通，逐步地融入儒释道的文化精神，吸收了自然科学成果，逐步形成。再加上每个时代都有精英人物整理著述，使得中医药文化逐步完备。中医药关于养生的技艺和丸散膏丹的炮制与道家文化有很密切的联系。关于医德的观念，渗透了中国的传统道德理念，明显受到儒家文化的影响，比如配药时的君臣佐使等。古人有个说法，"不为良相即为良医"。佛教学说传入中国以后，中医的养生文化大量吸收佛教的理念，比如中医讲的养心治心，就是接受了佛教的理念，从认识和彻悟的角度来探讨如何保持心境的平静。在一些重要的典籍中，如孙思邈的《千金要方》，也吸收了西域的许多理念，包括辨证施治。中医古文，非常简练。古人把药物、脉象、汤头、针灸都编成韵文，朗朗上口，便于记忆。在中医药发展的进程中，也非常注重音乐和舞蹈养生。唐诗宋词中有很多记载。

中医药文化是传统文化传承的重要方面，对中华民族的繁衍和发展起到了非常重要的作用。在人类发展历史上，很多民族都发生过大的传染病疫情，像欧洲一场传染病死几百万人乃至上千万人，这种情况在中国没有发生过。为什么呢？因为中国的中医药非常普及，而且中国人普遍接受中医药养生、防病、治病的理念。我国2003年出现"非典"，中医药发挥了重要的作用，这一点已被大家认同。中医药也像中国传统文化一样远播于海外，中医的针灸、中药传播到100多个国家，已经成为全人类共同的财富。

（三）百年文化流失对中医药文化的冲击

大家都清楚，100多年来，中国的传统文化不断受到冲击。清朝自乾隆以来闭关锁国，对世界了解甚少，这个时候英国发生了工业革命，生产力水平迅速提高，法国在大革命之后也迅速发展起来，俾斯麦统一了德国，迅速走向强盛。而清政府却闭关锁国。1840年英国打上门来的时候，道光皇帝还不知道英国在哪。自此之后，中国不断受到外国帝国主义列强的入侵。大家有很多反思，认为其中重要的一点是文化落后。"五四"运动将革新上升到了文化层面。但仍有一部分人全面否定中华文化，喊出了"砸烂孔家店"的口号，如同倒洗澡水的时候把婴儿也一块倒掉了。中医在这种背景下也受到冲击。

"废医论"早在1879年就出现了。近代一些著名学者，如章太炎，这些为推动中国的思想解放运动做出了贡献的人，带头主张废除中医。中华民国刚成立（1912）时，教育部就提出医学院不开中医的课程。1929年，民国政府推出"废中医"令。但实际上并没有废掉，因为中医药有根深蒂固的群众基础。中国共产党在根据地时期对中医非常重视。那时候根据地缺医少药，弄不到西药，出现伤病员基本是靠中医来治疗。新中国成立之后，主张中西医结合，要中医学习西医。实际上在中西医结合的背景下，中医逐步地走向衰落，对中医人才的培养和对中医的学校教育、经费投入，远远不够，中医药发展出现了很多困难和问题。我认为就目前来讲，中医药仍然是弱势群体。到了21世纪还有人提出要废止中医，说明还有一部分人对中医缺乏正确的认识和正确的理解，应该引起重视。放开眼界看国外，很多国家重视中医，引进中医药的技术。比如韩医，大家看过《大长今》，也可看出中医药在韩国的传承。欧洲一些国家对中医的兴趣越来越高，这种情况应引起我们的重视。振兴中医药事业刻不容缓，继承和弘扬中华民族的中医药文化是当代中华民族义不容辞的责任。

（四）中医药事业面临着良好的发展机遇

一是中央对中医药事业非常重视。"十七大"把扶持中医药和民族医药事业写进报告；目前正在研究起草"关于扶持中医药事业发展的若干意见"，不久即将下发。该文件全面规范了中医药的发展。二是中医药承载的中华文化深入人心。中医药的"治未病"思想，也就是预防和养生的观念，为广大人民群众所接受。中医讲求以人为本，辨证施治，着力于整体去解决问题，有很强的科学性。三是中医药价廉效高，易于被老百姓所接受。在公共卫生服务体系中，中医药必将发挥重要作用。

二、非物质文化遗产保护与继承和弘扬中医药文化

"非物质文化遗产"在 2006 年是媒体热门词汇，在社会上也产生了很大影响。什么是非物质文化遗产呢？这是从国际上引进的一个词汇，最早我国把它叫作"民族民间文化"，因为在国际范围内，包括国际公约都叫作"非物质文化遗产"，所以我们就借用了这个称谓。非物质文化遗产是各族人民世代相承的、与人民群众生产生活密切相关的各种传统文化表现形式和文化空间，包括各民族的民间文学以及作为其载体的语言文字，各种传统艺术表现形式如音乐、舞蹈、戏剧、曲艺、美术，各种民俗礼仪、节庆和民间传统工艺等。像各民族的语言和文字，各种艺术形式，音乐、舞蹈、美术、戏曲等等，包括各种工艺、酿造、雕刻、制瓷、编织等等都应该属于非物质文化遗产的范畴。另外，各种习俗，比如传统节日婚丧嫁娶，各个民族的节日等等，也包含着非常丰富的文化内涵。

近几年来，在党中央和国务院的重视下，我们不断增强保护民族文化遗产的责任感和使命感，坚持"保护为主、抢救第一、合理利用、传承发展"的方针，逐步建立起比较完备的、有中国特色的非物质文化遗产保护制度，使我国珍贵的非物质文化遗产得到有效保护、传承和发扬。主要开展了以下几方面的工作：

（一）努力完成非物质文化遗产资源普查工作

非物质文化遗产普查工作是我国 21 世纪开展的一次大规模的文化资源普查。目前，各地的普查工作正在积极稳步展开，取得了阶段性成果。各地文化部门根据本地实际，研究制定普查工作方案，落实普查资金，运用文字、录音、录像等多种手段，对非物质文化遗产资源家底进行了清查，为今后的非物质文化遗产保护工作打下了坚实的基础。截至目前，云南、浙江两省已基本完成全省的非物质文化遗产普查工作。

（二）进一步完善四级非物质文化遗产名录体系

2006 年 5 月 20 日，国务院批准公布了第一批国家级非物质文化遗产名录 518 项；2007 年，文化部组织开展了第二批国家级非物质文化遗产名录的申报和评审工作，现推荐名单已向社会公示。全国各省、自治区、直辖

市都已建立了省级非物质文化遗产名录，据统计共有 3842 项。在 2010 年之前，将建立第二批、第三批国家级非物质文化遗产名录。第二批国家级名录 2007 年申报，2008 年公布；第三批国家级名录将于 2009 年申报，2010 年公布。完善各级名录的申报评审机制，上一级名录要建立在下一级名录的基础上。目前重点推进市、县两级名录建设。

（三）落实传承人各项保护措施，建立传承机制

2006 年以来，文化部组织国家级非物质文化遗产项目代表性传承人的申报和评审工作。经组织申报、专家评审、公示、复审等程序，2007 年 6 月，文化部公布了第一批 226 名国家级非物质文化遗产项目代表性传承人，包括民间文学、杂技与竞技、传统手工技艺、民间美术、传统医药等五类；2008 年 2 月 15 日，文化部公布了第二批 551 名国家级非物质文化遗产项目代表性传承人，包括民间音乐、民间舞蹈、传统戏剧、曲艺、民俗等五类。第一、二批国家级非物质文化遗产项目代表性传承人，共计 777 名。各省区也陆续开展了省级非物质文化遗产项目代表性传承人的认定与命名工作，制定了相关扶持政策，鼓励和支持传承人开展传承活动。2 月 28 日，文化部在人民大会堂隆重举办"国家级非物质文化遗产项目代表性传承人颁证仪式"，对国家级非物质文化遗产项目代表性传承人颁发了证书。

（四）推进文化生态保护区建设

《国家"十一五"时期文化发展规划纲要》要求在"十一五"期间，确定 10 个国家级民族民间文化生态保护区，对非物质文化遗产内容丰富、较为集中的区域，实施整体性保护。2007 年 6 月 9 日，文化部命名了我国第一个国家级文化生态保护实验区——福建省闽南文化生态保护实验区，2008 年 1 月 8 日，又命名了徽州文化生态保护实验区。目前，一些省份也在积极规划建立文化生态保护区，如湖南省的湘西土家族苗族自治州文化生态保护区、青海省的黄南藏族自治州热贡艺术文化生态保护区等。

（五）加强非物质文化遗产专题博物馆、民俗博物馆或传习所建设

建立专题博物馆、传习所，将非物质文化遗产加以集中保护和展示，既

有效地保护了非物质文化遗产资源，也对青少年和广大群众具有宣传教育作用。目前，北京、河北、云南、贵州等 25 个省（区、市）共建立专题博物馆 283 个，民俗博物馆 164 个，传习所 276 个。这些国有的、民间的专题博物馆、民俗博物馆和传习所，对非物质文化遗产的保护与传承发挥了重要作用。

（六）加大宣传力度，搞好"文化遗产日"活动

充分利用各种报刊、广播电视、网络等媒体，广泛开展非物质文化遗产的宣传，普及非物质文化遗产保护知识，增强全社会的保护意识。每年六月的第二个星期六是我国的"文化遗产日"。"文化遗产日"期间，在全国各地举办丰富多彩的非物质文化遗产展览、演出、论坛、讲座和咨询服务等宣传展示活动。对在"文化遗产日"活动中表现突出的单位、团体和个人，颁发"文化遗产日奖"。举办各种形式的宣传展示活动，吸引广大群众积极参与，提高全民的保护文化遗产意识。

（七）加强队伍建设，提高队伍素质

建立和完善各地非物质文化遗产保护工作机构，配备专职工作人员。积极与人事编制部门沟通，争取增加人员编制，壮大工作队伍。

对现有的工作队伍分级、分类组织培训。一是重点培训非物质文化遗产保护管理人才，二是培训非物质文化遗产各门类的业务骨干。培训要向基层倾斜，特别要加强基层工作人员的培训，不断提高这些人员的技能和素质。

加强专业人才的培养工作。充分依托高等院校及研究机构，采取委托办学、联合办学等多种形式，在高等院校或研究机构开设非物质文化遗产相关学科或课程，为非物质文化遗产保护培养一批专门人才，提高保护工作水平。

鼓励有关部门、民间社团、企事业单位等社会力量积极参与非物质文化遗产保护工作，发展志愿者队伍。

（八）积极推进非物质文化遗产保护进入国民教育体系

非物质文化遗产进课堂、进教材、进校园是非物质文化遗产保护可持续

发展的根本举措，也是国外非物质文化遗产保护的成功经验。积极与教育部门协商，出台相关文件，将民歌、民乐纳入中小学音乐课，将剪纸、年画纳入美术课，将传统技艺纳入手工课，使中小学生认识、了解和喜爱我国的非物质文化遗产。组织非物质文化遗产进大学校园，使大学生近距离感受和了解我国优秀传统文化。发挥高等院校学术和人才优势，建立非物质文化遗产教育和研究基地。

（九）积极参与国际交流与合作

我国是世界上入选"人类口头和非物质遗产代表作"（有昆曲、古琴艺术、新疆维吾尔木卡姆艺术以及与蒙古国联合申报的蒙古族长调民歌四项）最多的国家，也是加入联合国教科文组织《保护非物质文化遗产公约》较早的国家，并以高票入选保护非物质文化遗产政府间委员会。2007 年 4 月，温家宝总理访日，在日本举办了"守望家园——中国非物质文化遗产专场晚会"，受到一致好评。4 月 16 日至 20 日，在巴黎联合国教科文组织总部成功地举办了"中国非物质文化遗产节"，展示了我国非物质文化遗产保护成果，受到教科文组织和各国代表的高度赞赏。5 月 23 日至 27 日，我国承办的联合国教科文组织保护非物质文化遗产政府间委员会特别会议在成都成功举行。我国还加强了与蒙古国的合作，就蒙古族长调民歌保护工作落实了相关保护措施。目前，我们启动了建立申报"人类口头和非物质遗产代表作"预备清单制度，对中医药等非物质文化遗产项目，要给予重点关注和优先考虑。

（十）积极推进立法工作

国家十分重视非物质文化遗产的立法工作，1997 年国务院颁布了《传统工艺美术保护条例》。1998 年以来，文化部会同全国人大，积极开展了民族民间文化保护立法的调研，起草了法律草案。参照联合国教科文组织《保护非物质文化遗产公约》的精神，该法更名为《非物质文化遗产保护法》，并已列入全国人大立法工作计划。我们将积极推动《非物质文化遗产保护法》的立法进程，争取早日出台，为非物质文化遗产保护提供法制保障。

在非物质文化遗产的保护工作中，我们非常重视中医药的保护。在非物质文化遗产保护部际联席会议中，国家中医药管理局就是成员单位之一。在评审中医药非物质文化遗产项目的时候，我们专列了中医药类，第一批就有9项，13个单位进入国家级的非物质文化遗产名录。第二批又有18项，40多个单位进入国家级非物质文化遗产名录项目建议名单。在777名国家级非物质文化遗产项目代表性传承人中，中医药传承人是29位。对这项工作中央领导非常重视，多次做出批示，特别要求我们重视中医药向联合国申报非物质文化遗产的工作，目前我们正在积极准备。

中医药作为非物质文化遗产，是中华文化的重要组成部分，对于传承中华文化，培养社会主义核心价值观具有重要意义。今后在非物质文化遗产保护工作中，特别是对于中医药文化保护方面，需要中医药领域的专家在理论和实践上给予支持和指导。也希望在座的各位专家、各位同仁来共同支持我们国家的非物质文化遗产保护事业。

三、几点建议

(一) 树立民族文化自觉，使振兴中医药事业成为全社会的共识

发展中医药事业是中华民族的历史责任。振兴中医药事业，要形成全社会的共识，特别是要形成各级领导的共识。"人必自尊而后人尊之"，如果自己都看不起自己，怎么让别人尊重呢？作为中华儿女都说中医没用，又让别人如何尊重你的中医呢？要加大对中医药文化的宣传，促进全社会的文化认同，加大正面的、深层次的宣传，让大家了解中医，了解中医药深厚的文化内涵。中央电视台专门策划的节目"千年中医"，我觉得就非常好。

普及中医药知识，应该从娃娃抓起。要在中小学教材中，增加中医药文化的内容。要让青少年了解华佗、张仲景、李时珍、孙思邈。他们也是为中华民族做出重大贡献的人，要多建一些中医药方面的博物馆，深层次地宣传中医药文化。

(二) 建立新的传承机制

中医药在历史上有很多好的传承方法，当代怎样传承，是一个新的课题。

（1）学校教育。学校教育应该研究中医药人才培养的特殊规律。首先，

在高校招生上，中医药专业的学生应该跨文理科。历史上的名医无一不是有着深厚的文化功底。但按现在的高等学校招生方式，中医药专业招生是按照理科来招的，学生古典文学、人文教育方面的知识储备比较少，而中医药人才恰恰要有较深的传统文化知识底蕴。其次，要加大中国人文学科的教育成份，经典的医学古籍要学，中国的古汉语也要学。医学古籍应该作为中医药专业学生的重点学习内容。

（2）建立师承制度。中国历史上名中医的培养，基本靠师带徒弟的方式，这种师承方式比较符合中医药文化的特点。在人才培养和人事管理中如何借鉴古代的做法和经验，需要我们加以认真研究。

（3）为民间医生的成长提供政策支持。中国民间有很多中医高手并没有上过大学，比如像骨科，有的高手不一定识字，但是他有绝招秘方。民间医生的成长有它的特殊性，也应该为他们的成长提供政策支持。

（三）整理挖掘中医药文化遗产

（1）整理中医药典籍，加大出版数量，让更多人了解中医药文化。在国务院公布的全国重点古籍保护单位中，中医科学院的图书馆名列其中。其中100多种典籍列入了国务院公布的国家珍贵古籍保护名录，要整理出版中医药典籍，让更多的人理解中医理论的博大精深，发挥社会效益。

（2）要加强中医药的资源普查。现在中医药行业有很多变化，随着自然条件的变化，有的药物现在没有了，也有的过去不知道它能够作为药物，但现在已经入药了。还有中医的分布情况，要通过调研，做详细的了解，摸清底数。这是制定规划，促进事业发展的基础。

（3）要加强对中医药文化的研究。要充分挖掘中医药文化遗产资源，在保护的基础上，加以合理利用、传承和发展。

（四）加大投入，使中西医并重，名副其实

从中西医的发展看，总体上是"西强中弱"。很多中医院难以为继，医疗条件、住院设施、检查手段都很差。此外，在从业人员数量上、从学校培养的毕业生的数量上，中医都是偏少的，要让中医和西医真正做到并重和平等，尽早改善中弱西强的局面。要抓住国务院下发文件这个契机，推动中医

药事业有一个较大发展。在公共卫生服务体系建设中，我认为应注意中西医的结合和配置，积极发挥中医药作用。中医药有深厚的群众基础，因而有较强的生命力。在对待中医走向世界的问题上，不要片面强调"接轨"，要强调保持特色。越是民族的，越是世界的。

（五）积极开展科研工作

在公共卫生服务体系中，要注重发挥中医药的作用。我们所处的时代是一个科技飞速发展的时代，利用人类的共同文明成果，不断地吸收先进的科技，这也是中华文化包容性的体现。要借助当代的科研结果，比如检验技术，使中医药事业有一个更快的发展。另外，应该建立当代中医药理论体系，以指导当代中医的继承和发展。

总之，我认为中医药事业面临着很好的发展前景，但是任务还是很艰巨的。保护和弘扬悠久的中医药文化，还需要中医药界同志的不懈努力，特别是全社会的关心支持。只有形成全民族的文化自觉，才能真正迎来中医药事业快速发展的春天！

（作者系原国家文化部副部长、原国家文化遗产保护领导小组成员兼办公室副主任、国务院非物质文化遗产保护工作部际联席会议成员兼秘书长。此文系 2008 年在中国中医科学院中医药发展讲坛上的专题报告）

目　录

第三编 越医文化：非遗保护与文化遗存
保护传承的足迹

源远流长的文化遗存

导　语

赵玲华

　　绍兴，春秋时为越国都城，有越州、古越、越郡别称，古代绍兴医家亦因之被称为越医。越医起自春秋，兴于唐宋，鼎盛明清，代代相传。有关越医的记述，早见诸史书、方志、各类文集笔记。《吴越春秋》卷十记载，越王勾践称，"士有疾病，不能随军从兵者，吾予其医药，给其糜粥，与之同食"。妇女分娩时，"令医守之"，以接生；并规定"壮者无娶老妻，老者无娶壮妇"，提倡优生优育。越城区亭山出土的唐代青瓷脉枕，是绍兴发现较早诊疗用具。自古以来，众多越医名扬一方，有张景岳、陈士铎、章楠、俞根初、王馥原、周岩、赵晴初、何廉臣、傅懒园、邵兰荪、杨则民、裘吉生、胡宝书、曹炳章、王邈达、祝味菊、张若霞、杨则民、王慎轩、潘国贤、徐荣斋、金寿山等。许多越医成为御医，有宋徽宗时修订《校正太平惠民和剂局方》的太医令裴宗元、陈师文，元末明初三朝御医、风雨免朝的戴思恭，明代编注《黄帝内经素问注证发微》《黄帝内经灵枢注证发微》的马莳，开展对朝鲜医学交流第一人的傅懋光，有三代御医外科名家祁坤，三代御医脉学大家赵文魁，等等。在《中国医学百科全书·医学史》记载的107名人物中，越医有10位。

　　越医撰写医籍数量多、学术观点鲜明，是越医在中医学发展史上影响深远的明证。国家"十五"规划重点图书民国名医精华，有13位著名医家21种著作入选，越医撰写的医籍占7种，包括何廉臣的《增订通俗伤寒论》《感症宝筏》《全国名医验案》《重订广温热论》，曹炳章的《辨舌指南》《增订伪药条辨》，祝味菊的《伤寒质难》，这是对越医医籍的肯定。越医医籍在《内经》、本草、方剂研究方面对中医发展颇有建树。在《内经》研究方面，明马莳所撰的《黄帝内经素问注证发微》《黄帝内经灵枢注证发微》，是《素问》《灵枢》最早合注本。明张景岳编撰的《类经》，《四库全书总目提要》称其"条目井然，易于寻览"。民国时期杨则民撰写的《内经之哲学的检讨》，提出"《内经》之最高理论维何？曰辩证法观察是也"，为中医界以辩证唯物主义观点研究《内经》的第一人。在本草研究方面，明徐彦纯撰《本草发挥》四卷，论述药物气味厚薄、阴阳升降之属性，以及药物君、臣、佐、使、脏腑补泻应用。张景岳著《本草正》二卷，突出药物功用论述，结合临床实践予以发挥。清姚澜编《本草分经》，书中收录药物以经络为纲，药品为目，每纲分列补、和、攻、散、寒、热六项，以对同一纲不同功用药物详加区分。在方剂研究上，宋陈师文、裴宗元等人对《太平惠民和剂局方》进行校正、增订，改名《校正太平惠民和剂局方》；王璆撰《是斋百一选方》，共选成方、单方一千余首。清王馥原撰《医方简义》，采集各家论方书，结合临证经验分类编撰；王子芗辑《经验奇方》，收方123首，所治病种多为常见病及急救。越医医籍许多还成为中医教科书、普及类读物，民国傅嬾园的《运气学讲义》《外科要旨讲义》，王慎轩的《新中国药物学》，杨则民的《内经讲义》《内科学讲义》，徐究仁的《医学通论讲义》，傅炳然的《药物学》，王治华的《药物学讲义》，邢钟翰的《种痘讲义》等成为教科书，何廉臣等人编撰的《绍兴医学会课艺》《绍兴县警察所考取医生试艺选刊》，张若霞的《食物治病新书》《中西合纂实验万病治疗法》，王景贤的《家庭实用良方》，曹炳章的《家庭卫生饮食常识》《痰症膏丸说明书》《鸦片瘾戒除法》等书，是中医普及读物。而张景岳的《景岳全书》、曹炳章的《中国医学大成》、裘吉生《珍本医书集成》《三三医书》、赵晴初《存存斋医话》、邵兰荪等六种医案，则成为中医全书、丛书、医话、医案类医籍中代表作。

越医专科世家源渊人众，世代传承。钱氏女科，亦称石门槛女科，世居山阴石门槛（现越城区仓弄）。嘉庆《山阴县志》记载，"钱象埛，字承怀，以医名。钱氏自南宋以来，代有名家，至象埛而荟萃先世精蕴，声远播焉。"钱象埛为钱氏女科第十四代世医，迄今已廿二代。钱氏女科不但盛誉民间，且为南宋著名御用女科，高宗赵构在绍兴行宫暂留期间，后、妃、嫔染疾，每延钱氏女科诊治。钱氏女科有《大生秘旨》《胎产要诀》《钱氏产科验方》等书存世。明时，"钱氏产科之生化汤亦盛行，甚至妇人皆知，药肆备为通行官方，不必就医诊治，即向药肆购服矣"，钱氏生化汤可谓中国最早非处方药的滥觞。"三六九"伤科，原名下方寺（里）西房伤科，其鼻祖为稽幼域，原籍河南开封府，自宋始，相传数十代，历八百余年，仍有传承人，有《下方寺里西房方药集》在世。"三六九"伤科是浙江著名伤科，其名可谓家喻户晓。民谚称，"清明时节雨潇潇，路上行人跌一跤，借问伤科何处有，牧童遥指下方桥"。越医科目齐全，专科世家中有钱氏女科、嵊县竹氏女科、"三六九"伤科、顾氏伤科、新昌张氏伤科、诸暨枫桥陈氏伤科、徐氏儿科、骆氏儿科、汪氏儿科、螺丝桥疳科、寿明斋眼科、明明斋眼科、董氏眼科，菖蒲楼胡氏伤寒专科、湖塘傅氏伤寒专科、傅氏伤寒专科（傅再扬），王氏外科、丁氏外科，下放桥祝氏草科，等等。历史上，"医不三世，不服其药"，百姓特别信任传承有序的中医世家。

20世纪初，西方医学大规模输入中国，知识界批评中医愚昧落后之声日渐高涨。以何廉臣、裘吉生、曹炳章、傅嬾园、王慎轩为代表的越医，开展了大量传承发展中医活动。何廉臣在对西医与中医进行比较研究后，认为，"中医则古胜于今，弊在守旧；西医则今胜于古，功在维新。"赵逸仙提出，"如欲维持医界也，第一宜中西并参，新编医学教科书；第二宜广筹经费，大则立医学堂，小则办医学补习班；第三宜要求政府考验，合格者给予出身，或为医官，或为教员，或准其悬牌营业，考不及格者，必须入堂补习，仍旧考取。似此整顿，则欲以医为业者，不得不振奋精神，力图进化，相驰骋于竞争剧烈之场"。绍兴医家还身体力行，通过办学、办报、整理医籍，传承发展中医。《中国医学通史》收录介绍的13家近代有影响的中医学校中，越医创办的占2家。1917年创办的浙江中医专门学校，首任校长为傅嬾园，至1937年停办，共招学生425人。1926年，王慎轩创办的苏州妇科医社，1934年改组为苏州国医学校，至抗战停办，培养学生千余名。一些绍籍名医还创办中医杂志，宣传中医。何廉臣、裘吉生等人发起，成立绍郡医药学研究社，创办《绍兴医药学报》，从1908年到1928年，前后延续20年，聘海中医名流章太炎、时逸人、恽铁樵、张汝伟、周小农、傅嬾园等人为名誉编辑，发表大量中西医学文章，尤其是中医学理和临证心得文章，发行遍及海内外。1923年，裘吉生在杭州创办《三三医报》。1934年，王慎轩在苏州创办《苏州国医杂志》。1935年，郭若定在北平创办《明日医药》。期间，何廉臣等人还进行大规模的医籍文献整理工作。何廉臣先后出版《医药丛书》《国医百家》，校订刊刻古医书110种，名曰《绍兴医药丛书》。1924年他征集全国名医经验医案，编纂成《全国名医验案类编》。裘吉生搜集中医孤本、抄本、善本、珍本等医药书籍4000余种，出版《三三医书》99种、《珍本医书集成》99种。曹炳章搜集医书3500余种，1935年由上海大东书局编辑成《中国医学大成》。

这一时期，裘吉生等人还开始中西医汇通实践。1914年，裘吉生在绍兴创办裘氏医院，中西医兼有。1921年，裘氏迁杭后，筹建三三医院，设病床数十张，聘请中西医师十数人。1934年6月24日，杜同甲举办中西医联欢会，邀请绍兴城内的八位中西医名家，探讨中西医理论，并确定每月第一个星期日为会日，经常进行。绍兴医家的这些工作，为中医传承发展做出了巨大的贡献。

中华人民共和国成立后，绍兴各级政府重视中医事业的发展。1956年，根据卫生部"系统学习，全面接受，然后加以整理提高"的中医发展方针，全地区各大医院均组织西医学习中医。绍兴第一医院成立学习中医领导小组，由该院老中医讲授中医学基础、针灸等课程。同时，在住院病人中实行中医会诊，并采用西医检查、中医中药治疗或中西药结合治疗，使一些疑难病症得以治愈或好转。20世纪六七十年代，各地贯彻毛泽东关于"中国医药学是一个伟大的宝库，应当努力发掘加以提高"的指示精神，发掘中医资源，培训医务人员和赤脚医生骨干，许多乡村采用"三土"（土医、土药、土办法）"四自"（自采、自种、自制、自用中草药）方法，为群众防治疾病。1970年，绍兴县革委会卫生办公室在全县开展收集中草药防治疾病单方运动，收集单验方400余首，先后编辑出版《绍兴县中草药单方、验方汇编》两辑。1976年12月，绍兴境内第一所中医医院——绍兴县城关镇中医院（后改为绍兴市中医院）建立。至1983年，各县均成立中医院。各中医院在保持发扬中医中药传统优势的同时，多层次、多方位进行中西医结合工作。20世纪80年代开始，绍兴一些中医团体、中医名家加强对代表性越医的学术思想及经验的挖掘整理，1983年，绍兴市中医学会组织召开绍派伤寒专题学术研讨会。中医名家编著出版许多中医著述，有柴中元的《景岳新方辨》，陈天祥、施仁潮、蔡定芳主编的《张景岳医案集》，陈天祥等编的《景岳学说研究》（第一、二集），郑淳理、陆晓东、周明道编辑的《景岳新方歌括》、张松耕选按、韩承鹤评的《裘宗华、张思潜医案选编》、张松耕、董汉良、周明道校释的《竹氏女科问答》等。徐荣斋、陈天祥、柴中元等人还对绍派伤寒的源流、形成因素、学术思想、对仲景学说、温病学说的贡献及代表性医家的临床经验诸方面作了深入研究，撰写了《重订通俗伤寒论》《"绍派伤寒"略述》《"绍派伤寒"学术思想略窥》等著述，董汉良、方春阳、季明昌、陆晓东、沈钦荣、沈元良、叶新苗等也发表了相关论文。

进入 21 世纪，各级政府重视中医事业的发展，加大中医传承工作。2001 年，绍兴市政府召开全市中医工作会议，出台《关于贯彻实施浙江省发展中医条例的若干意见》《关于印发绍兴市中医事业发展十五计划的通知》，提出中医基地建设、人才培养、中医学术技术继承与创新等方面的具体目标任务，并制订相应的政策措施。2005 年，全市有公立中医医院 6 所、民营中医专科医院 1 所、中医床位 1950 张，27 所县以上综合性医院、专科医院全部建立中医科、中药房；117 所乡镇卫生院有 106 所开展中医药服务，其中 95 所设立中医科、中药房；1500 家村卫生室中，有 50% 配备中药饮片，75% 的乡村医生能运用中西医法治疗农村常见病、多发病。2006 年 6 月，钱氏妇科、顾氏伤科被列入第一批绍兴市非物质文化遗产名录。2008 年，绍兴市启动越医经典再造工程，建立扶持越医发展专项基金，成立中医药文化研究所。同年，绍兴市成为全省首批"全国农村中医工作先进市"，各县（市）均创建成"浙江省农村中医工作先进县市"。2009 年，全市启动中医"三名工程"（知名中医药专家、知名中医专科、中医名院）建设。4 月，越医文化被列入浙江省第三批非物质文化遗产名录。11 月 1 日，绍兴市政府、浙江省卫生厅、浙江省中医药管理局、浙江中医药大学联合在绍兴主办全国首届越医文化论坛暨张景岳学说研讨会。

2010 年，绍兴市卫生行政部门结合新医改政策的实施，把弘扬越医文化工作融入新医改实践中去。在病人中倡导"治未病"理念，用越医专科世家的秘方妙术，应用于临床实践，发挥中医治未病，简便廉验特色。同时，开展中医名院、中医药重点学科（专科）建设。绍兴市中医院、诸暨市中医院被列入全省第一批中医名院建设项目，绍兴市中医院中医骨伤科被列入省级中医药重点学科建设项目；绍兴市中医院的关节病、肝胆病、肾病，诸暨市中医院的肿瘤科、耳鼻咽喉科，上虞市中医院的骨伤科，嵊州市中医院的神经内科，新昌县中医院的推拿科等被列入省级中医药重点专科建设项目。绍兴市人民医院、绍兴第二医院、上虞市人民医院、嵊州市人民医院等 4 家医院中医科被列入省级示范中医科建设项目。在创建过程中，各级积极发挥越医传承作用。绍兴市中医院是浙江省中医名院创建单位，其中医骨伤科是省中医药重点学科，医院结合越医中"三六九"伤科、顾氏伤科、陈氏伤科的特色专科优势，将传统中医正骨技术及文献研究作为学科的主攻方向之一，与科研结合，《顾氏伤科文献整理研究》《绍兴"三六九"伤科文献研究》《近代绍兴医家撰写的医籍研究》《压端牵手法复位夹板外固定治疗伸直型儿童桡骨远端骨折临床研究》分获浙江省中医药科技奖、绍兴市科技奖二、三等奖。一批优秀中医师被授予各级名中医称号：郑淳理、常青为全国老中医药专家学术经验继承工作指导老师，郑淳理、范中明、黄孝明、李钧烈、常青、严仲庆为省级名中医，施大木、周礼萍为全国农村基层优秀名中医，余水园等 10 人为第一批省级基层名中医，王仁灿、毛水泉等人为绍兴市名中医，王连芳等数十人为市级青年名中医。

经过各级政府和广大中医工作者的共同努力，越医文化不断发扬光大。至 2015 年，越医文化、"三六九"伤科被列入浙江省非物质文化遗产名录，钱氏妇科、顾氏伤科、车家弄马氏喉科、震元堂传统中医药文化、石门槛徐氏儿科、祝氏草科、新昌郑氏肝胆科中医药疗法、嵊州裘氏接骨伤膏制作技艺、傅氏绍派伤寒疗法、骆氏化脓灸等 10 项先后入选绍兴市非物质文化遗产名录。《越医文化》（初集）和《越医千年》《张景岳俞根初医方书法》《越医薪传》《顾氏伤科经验与特色》《浙医薪传》《餐桌上的本草》等研究成果陆续出版，越医文化将在建设健康中国、实现中国梦的伟大征程中谱写新的篇章。

（作者为绍兴市地方志办公室主任）

第一编

越医文化：文化自信与文化自觉

中华优秀传统文化是中华民族的精神命脉，是涵养社会主义核心价值观的重要源泉，也是我们在世界文化激荡中站稳脚跟的坚实根基。增强文化自觉和文化自信，是坚定道路自信、理论自信、制度自信的题中应有之义。

——习近平

千年越医 秀若奇葩

王国强

中华文化，蔚为大观；中医中药，秀若奇葩。五千年中国文明史，中医文化长盛不衰。谓中医文化乃中国优秀传统文化之代表，东方辩证思维之代表，人类健康医学之代表，诚非虚言。

中医药有功于中华民族的繁荣昌盛，世人皆知。中医药学又是中华民族文化中最具原创意义的精粹部分，也是有目共睹。当前，我国提出实现创新型国家的建设目标，这对中医文化在自主创新能力方面提出了更高要求，也为中医药理论与实践的发展提供了良好机遇。中国传统中医学理论，诸如整体观念、辨证论治、治未病等学说，仍将对现代医学的发展产生巨大作用。

绍兴不但经济发达，医疗卫生事业亦发展迅速，对传统中医药文化的研究、开发走在了全国前列。近来欣闻绍兴已有建立中医药文化一条街、成立中医药文化研究所的构想、规划，并将《越医经典》《景岳全书精选》《越医千年》寄示，捧读之余，良有感也。

绍兴乃首批中国历史文化名城，中医药文化源远流长，底蕴深厚，并自成一派，世称越医。越医呈现出专科世家多、流派多、名医多、著述多的鲜明特点，具有重实践、敢创新、善总结、知行合一的独特个性，在中华医药史上有着重要地位，为发展、繁荣中医药做出了重要贡献。

越医历代名医辈出。张景岳先生为我国之杰出医家，其治病之说，别有创见；理法方药，条理井然；救死扶伤，造福众生，实为知行合一之学。今《越医经典》所选《景岳全书》中《传忠录》《新方八阵》两篇，仍足以启迪后学，资鉴临证。《越医千年》分醴泉有源、成就辉煌、越医名家、医坛遗闻、翰墨留香五章，其中专科世家、绍派伤寒、《绍兴医药学报》等，尤有特色，可谓史料翔实，脉络分明，言简意赅，还配以100余幅珍贵照片、精美插图，文图呼应，相得益彰，使人们在了解绍兴医学发展历史的同时，也获得美的享受。此举有功于前人，亦有利于后人，善莫大焉。

杏林春暖不避风雨，岐黄薪火代有传人。愿振兴中医药事业成为全社会的共识，愿绍兴医学秉承先贤遗风，重放异彩。是为序。

（作者时任卫生部副部长、国家中医药管理局局长，本文是 2008 年 8 月为《越医千年》作的序）

千年越医 秀若奇葩

越医文化 融合与升华

王国强

非常高兴来到历史文化名城——越医的发源地和名医张景岳的故乡绍兴，参加"首届越医文化论坛暨张景岳学术思想研讨会"。

绍兴是国务院确定的第一批历史文化名城，春秋时即为古越国都城。伴随其悠久的人文历史，绍兴的中医药文化也源远流长，自成一派，世称"越医"。越医始源于春秋，兴起于东汉，发展于唐宋，鼎盛于明清，发端流传至今已有2000多年的传承历史。它不但流传于绍兴市属的全境，还辐射到全国，乃至海外华人的居住地。越医具有专科世家多、流派多、名医多、著作多的鲜明特点，呈现出重实践、善总结、敢创新、知行合一的独特个性；张景岳、章虚谷、俞根初、何廉臣、裘吉生、曹炳章等为代表的杰出越医，留下了《景岳全书》《类经》《通俗伤寒论》等一大批名垂史册的医学著作，创立了绍派伤寒，涌现了以钱氏女科、三六九伤科等为代表的专科世家，形成了地方特色浓厚的越医文化。

在越医文化的形成和发展中，必然要提及张景岳。张景岳是明代杰出的医学家，更是越医最杰出的代表。他提出"阳非有余，真阴不足"的学说，创新方八阵，对后世医家影响深远。他所著的《景岳全书》《类经》集中反映了他的学术思想和临床经验，凝聚了他毕生的心血。景岳在世时就被比作仲景、东垣，后人更尊之为"仲景后第一人"。

中医药文化是中医药几千年发展进程中积累形成的文化精髓，是中华民族深邃的哲学思想、高尚的道德情操和卓越的文明智慧集中体现。它主要体现为以人为本、医乃人术、天人合一、调和至中、大医精诚等理念，可以"仁、和、精、诚"四个字来概括。"仁"体现了中医仁者爱人、生命至上的伦理思想，以救死扶伤、济世救人为宗旨，表现为敬重生命、爱护生命；"和"体现了中医崇尚和谐的价值取向，表现为天人合一的整体观、阴阳平和的健康观、调和至中的治疗观，以及医患和谐、同道谦和的道德观；"精"体现了中医的医道精微，要求勤精致学，精研医道，追求精湛的医术；"诚"体现了中医人格修养的最高境界，要求心怀挚诚，表现在为人处事、自学诊疗、著述科研等方面。

越医文化很好地融合了传统中医药文化与吴越地域的文化精华，是中华中医药文化的重要组成部分。越医文化入选浙江省第三批非物质文化遗产名录，充分说明了浙江省委、省政府和绍兴市委、市政府对中医药文化建设的高度重视，也说明了浙江省和绍兴市的广大中医药工作者，珍惜越医文化传统、传承越医文化的信心和决心。

当前，中医药文化建设正处在一个难得的发展机遇期，我们必须抓住机遇，趁势而上，去创造和迎接中医的大发展、大繁荣。

一、坚持政府主导，着力打造中医药文化建设平台

当前，中医药文化建设正处在一个难得的发展机遇期。党的"十七大"对社会主义文化大发展、大繁荣做出了科学的规划。《中共中央国务院关于深化医药卫生体制改革的意见》和《国务院关于扶持和促进中医药事业发展的若干意见》先后发布，对深化中医药文化体制改革和在医改中充分发挥中医药作用，提出了明确要求。各级党委和政府要把中医药文化建设与积极参与社会主义文化大发展、大繁荣和深化医药卫生体制改革等工作结合起来，与中医药事业的改革发展紧密地结合起来，与各地的实际情况结合起来，研究制定中医药文化建设规划，并把它纳入各地的文化强省、强市、强县的发展规划，从政策和制度上支持中医药文化建设。要加强舆论的引导，营造全社会尊重、保护中医药传统知识和关心支持中医药事业发展的良好氛围。

二、坚持因地制宜，着力营造中医药文化建设的特色

中医药文化具有明显的区域性和地方特色。目前，除绍兴的越医文化外，全国其他地方也在积极打造区域性的中医文化平台，如江苏的吴门一派，广东的岭南一派，安徽的新安一派，上海的近代海派中医，呈现出百花齐放的良好态势。各地要坚持从实际出发，加强区域中医药文化的挖掘、研究、传承和创新；要坚持把握内涵，既重视中医药文化外在的形象表现，更

强调中医药文化内涵的准确表达，大力培养和倡导中医药文化的价值观念；要重点加强中医药文化资源、文物古迹的保护和开发利用，做好中医药非物质文化遗产的保护传承工作，加大对列入国家级非物质文化遗产目录项目的保护力度，为省级、国家级非物质文化遗产（中医药项目）代表性传承人创造良好的传承条件。

三、坚持服务民生，着力提高中医药文化建设的实效

开展中医药文化建设，包括打造区域性的中医文化品牌，说到底是为了服务民生。因此，各地一定要注重创新，注重实效。就内部而言，开展中医药文化建设就要提高中医药从业人员的文化修养，使其言行、举止、思维、诊疗工作，充分体现中医药文化内涵；就外部而言，要加强广大群众的中医药文化熏陶，培养广大群众对中医药的事业心和忠诚度。为此，要大力开展中医药文化宣传。一方面，中医药从业人员要加强自身的专业知识学习，提高对中医药传统文化的认识和理解，坚定从事中医药工作的信念；另一方面，要充分利用各种媒体，加强中医药文化的正面宣传和中医药科学知识的普及工作，突出时代特征，对中医药在预防、保健、康复方面的优势进行宣传，扩大中医药的影响，真正使中医药文化建设古为今用、文为医用。根本的目的就是要让人民群众在中医药文化建设中真正得到好处，得到实惠，得到教育，得到提高，感受到中医药的博大精深，体会到中医药的简便廉验。

树立和打造越医文化品牌，传承和发扬越医精华，是时代赋予浙江省和绍兴市广大中医药工作者的光荣使命。衷心地希望中医药界的广大同道们，在浙江省委、省政府和绍兴市委、市政府的大力支持下，深入贯彻落实科学发展观和《国务院关于扶持和促进中医药事业发展若干意见》的精神，抓住机遇，奋发有为，使越医文化的品牌得到树立和弘扬。相信在浙江省委省政府的领导下，浙江的中医药文化建设必将更加繁荣，中医药事业必将更加兴旺，必将为浙江人民群众的幸福安康，为建设平安浙江做出新的更大的贡献。

（作者时任卫生部副部长、国家中医药管理局局长，本文为 2009 年 1 月在首届越医文化论坛暨张景岳学术思想研讨会上的讲话）

发展中医药文化
增强浙江文化软实力

郑继伟

　　文化是一个民族的命脉，是一个民族生存之本。作为世界四大文明古国之一的中国，数千年以来，中华民族厚重的文化底蕴和广袤的地域环境铸就了丰富多采、博大精深的中华文化，其成就和影响举世罕见。

　　中医药文化是中国传统文化的重要组成部分。在漫长的历史长河中，中医药以其独特的发展方式，逐步形成了一个内涵丰富、学科多元、形式多样、特色突出的系统而完整的文化体系。几千年来，中医药植根于广大人民群众防病治病的实践，不断发展进步，为维护人民健康做出了重大贡献，也因此深得广大人民群众的喜爱和信赖。

　　浙江素有"文化之邦"的美誉。在新石器时代最为著名的跨湖桥、河姆渡和良渚文化中，浙江先民在中华民族的文明之源留下了创造和进步的印记。作为中医药大省，浙江中医药文化底蕴浓厚人文景点众多，如"浙八味"驰名中外，享有"北有同仁堂，南有庆余堂"美誉的江南药王胡庆余堂闻名遐迩。浙江还是著名的丹溪学派、温补学派、钱塘医派、绍派伤寒等的发源地，在祖国医学发展史上具有重要地位。

　　改革开放以来，历届浙江省委、省政府始终高度重视社会主义文化建设。早在1999年，浙江省委、省政府就提出了建设文化大省的目标；2000年，制定了《浙江省建设文化大省纲要（2001—2020）》；2005年，推出了《关于加快建设文化大省的决定》；2008年，又出台了《浙江省推动文化大发展大繁荣纲要（2008—2012）》。经过全省上下的共同努力，浙江文化大省建设取得了显著成效。作为文化大省建设的重要组成部分，浙江中医药工作也得到了快速发展。浙江省委、省政府始终坚持把中医药工作纳入全省经济社会发展大局中，统筹规划发展，采取了一系列行之有效的措施和办法，不断提升中医药的整体发展水平。

当前，浙江的文化建设呈现出良好的发展态势，正进入跨越式发展的关键时期。今天，浙江中医药文化研究工作者开展了有益的探索和尝试；明天，我希望能够有更多的学者参与到这项工作中来，为推动中医药文化大发展和大繁荣、不断增强浙江文化软实力而共同努力。我坚信，在世界经济一体化和文化多元化的时代潮流中，中医药文化一定会展现出独具的魅力和绚烂的光彩。

（作者为浙江省政协副主席，时任浙江省人民政府副省长，本文系 2009年 5 月为《浙江中医药文化博览》作的序）

越医传承 更上层楼

郑继伟

2006 年至 2008 年初，我曾在绍兴工作，有机会了解绍兴博大精深的历史文化，以及源远流长、独树一帜的越医文化。

绍兴在春秋时为越国都城，史称越州，绍兴古今医家亦称"越医"。越医发轫于东汉，兴于唐宋，盛于明清，形成了独特的医学流派，并开创了祖国医药史上众多先例。《中国医学百科全书·医学史》记载的古今 107 位中医名家中，绍兴籍医家就有 10 人；国家"十五"规划重点图书民国名医精华项目中所选的 13 位医家的 21 种图书中，绍兴医家撰写的医籍就占了 7 种。越医之贡献，越医之地位，越医之品牌，由此可见一斑。尤其值得一提的是，在 20 世纪 20 年代"废除中医案"的逆流中，以何廉臣、裘吉生为代表的越医挺身而出，奔走呼号，请愿提案，为保存中医薪火、维护中医地位做出了不朽功勋。

浙江历来为文化重地，浙医亦执牛耳于东南。而越医其权之重，几可代表浙江。越医之兴，一是越人和"江南卑湿、丈夫早夭"特殊地理环境斗争的自然结果，二是绍兴耕读传家、名人辈出人文之风的必然反映，三是古越"卧薪尝胆、励精图治"创新精神的生动写照。纵观越医千年，不难发现越医是古越文化的灿烂结晶，越医文化亦是古越文化不可或缺的重要组成部分。可以说，越医是浙江中医药的翘楚，也是祖国医药历史长河中的夺目群星。

近年来，绍兴市先后出台了一系列扶持中医药事业发展的政策措施，开展了中医"名医、名科、名院"建设等一系列卓有成效的工作，绍兴的中医药事业更上一层楼。尤为可贵的是绍兴市把弘扬越医文化融入卫生强市建设的实际工作中来，这是绍兴市卫生工作的一大创新，也是弘扬越医文化的当代意义之所在。

作为中医药文化精品工程建设的首批成果,《越医千年》《越医经典》不日就要面世了。《越医千年》辞约图美,是浓缩了的越医史卷;《越医经典》则汇聚了越医代表人物张景岳先生一生的临证经验及医学理论。无论专业人士还是一般读者,相信读之均有所得。两书均以线装古籍印行,古色古香,既有参照之效,也可把玩珍藏。

愿越医文化日益光大,愿绍兴卫生事业再创辉煌!

(作者为浙江省政协副主席、时任浙江省人民政府副省长,本文系2008年8月为《越医千年》作的序)

中医药就是中国的未来医学

肖鲁伟

非常高兴受到邀请来参加今天会议，会议主办方给我一个题目，这是一个命题作文：中医药的传承与创新。

我觉得浙江非常荣幸，原国家卫生和计划生育委员会副主任、国家中医药管理局局长王国强有一句话，浙江是习总书记发展中医药新思想、新判断、新要求的重要发源地，浙江应该从中医药大省建成中医药强省。我们浙江在讲到中医药的时候，往往会更多地想到总书记对中医药事业的关心和关怀。

首先，我讲什么是中医药学。有的人把中医药叫作传统中国医药学，中医药就是传统的。传统有两种：一种是和时代割裂的，它就像博物馆里放着的一个展品，告诉我们，过去中医药是怎样一个表现形式，起到过什么样的作用。还有一种，它是发展的，根据时代的变化，根据科技的进步，不断有新的理念，新的理论，新的技术，新的作用。如果你给它下一个定义，就是一个在中国发展的医学，我们就叫中国医学。

中国医学到今天为止，我们把 1949 年以前作为一个阶段，之前并没有对医学做一个非常清晰的界定。1949 年以后，也就是说到现在将近 70 年，我们的医学有中医学，有西医学，还有中西医结合医学。我们还有医学会、中华医学会和中国中西医结合医学会。

西医，西学东进，从最早一个传教士进入中国舟山开始，到现在已有300 年历史，西医在国内从小变大，从非主流医学变成主流医学。期间中医药也从一枝独大，慢慢变成两家共同参与中华民族的健康服务。300 年来发展到今天，中医就这样成为世界医学中的一个主流医学。我觉得习总书记说中华民族之复兴，是不是也应该包括中医药的复兴。那个时候是复兴传统的中医药，还是西医药，还是中西医结合？我想这个"医学"一定是同时具备以上三种医学的基本科学要素。它应该是中国未来的医学，它是具有活力的发展医学，是在中国这块土地上独特的医学。

大家知道 2017 年 7 月 1 日《中华人民共和国中医药法》（以下简称《中医药法》）正式实施，这个法律出台非常不容易，前后一共花了 33 年时间。

《中医药法》对中医药有一个定义，中医药是包括汉族和少数民族医药在内的我国各民族医药类统称，是反映中华民族对生命、健康和疾病的认识，具有悠久历史传统和独特理论及技术方法的医药学体系。

这个定义很重要。这是根据习总书记提出的，中国 56 个民族，包括汉民族和少数民族，都是中华人民共和国中医药的重要组成部分而定的。

国医大师孙光荣对中医理论颇有研究，习总书记有许多对中医发展的理念，大家可以在《中国中医药报》上看到。只要总书记对中医药有新的重要表述出现的时候，孙光荣就有重要的解读。他解读中医药有这么一段话：中医以中华民族原创的天人合一、阴阳平衡基本理论为指导，以望闻问切四诊为主要手段采集临床资料，通过四诊合参运用辨证论治诊断疾病及症候。采用天然药物组方或非药物疗法，实施预防、治疗、保健的医学行为主体。中医药学是古代中华民族的主流医药学，是当代医药学的重要组成部分。我觉得这个解读非常准确和精辟。

我认为，所谓中国医药，它是发源于中华大地，具有深厚的中国文化底蕴和中国哲学烙印的自然科学属性。首先它是治病之学，是健康之学，它不仅仅有人文学科的属性，也不仅仅是有文化和哲学的属性。它最重要的属性是治病的学术。它是中华民族独特的生生之道，涵盖人生命的全过程。天人合一，道法自然，合和之中，开放、包容、化身蝶变的内在发展动力，是维护中华民族健康的主流医学。

以上概括符合我们国家总结的关于中医药学的五大特征：第一，它是中国独特的医学理论体系，就是所说的天人合一。第二，它是治病之学，它体现了预防，治未病的思想。第三，它是个性化的。第四，它是道法自然的。第五，它是简便的。

其次，中医药发展面临着新的历史机遇，现在叫战略机遇。

世界卫生组织在《迎接 21 世纪的挑战》报告中提出了医学模式的改变：21 世纪医学将从"疾病医学"向"健康医学"发展；从重治疗向重预

防发展；从针对病源的对抗治疗向整体治疗发展；从重视对病灶的改善向重视人体生态环境的改善发展；从生物治疗向心身综合治疗发展；从强调医生作用向重视病人的自我保健作用发展。也就是说，医学的重心将从"治已病"向"治未病"转移，总之，中医"治未病"理论揭示的未病先防，既病防变，病后防变，防患于未然的思想，是与现代预防医学不谋而合，相互印证的。

国家认识到健康理念的改变，要有强大的政策扶持。所以国家从《中华人民共和国宪法》一直到《中华人民共和国中医药法》，出台了一系列重要的政策，扶持和支持中医药事业的发展。就像习总书记说的一样，中医药振兴发展迎来天时地利人和的大好时机，为我们把中医药这一祖先留给我们的宝贵财富继承好、发展好、利用好带来了新的机遇。

现代科技发展给现代中药学的发展提供了极好的条件。案例就是屠呦呦，屠呦呦不再是《肘后方》里面的 27 个字，27 个字仅仅提示了青蒿里有一种成分，能够对抗疟疾，它有疗效，但这个疗效还不是最高的，它是在结合现代科技手段以后，才挽救了几百万人的性命。同时人工智能和大数据分析技术的应用，如达芬奇外科手术系统就是一种高级机器人平台，还有现在各种关于医疗、咨询的 App 等，都为中医药的传承和创新提供技术支持。

再次，要提高发展中医药的自信和自觉，尤其是中医药传承的文化自信和文化自觉。祖先留给我们的是宝贵财富，这一个丰富的宝藏，我们要挖掘并加以提高，这是当代中医药人的历史使命和责任担当。发展中国的未来医学，必须明确未来发展方向和实现路径，确立创新是最好传承的理念，实现创新驱动下的中医药发展。

我们要遵循习总书记说的，走出故步自封、夜郎自大。习总书记说，"文明因交流而多彩，文明因互鉴而丰富，各种人类文明在价值上是平等的，各有千秋，也各有不足。世界上不存在十全十美的文明，也不存在一无是处的文明。只有能够包容并交流互鉴的文明才具有丰富内涵与深厚底蕴，进而彰显出强大的生命力和活力"，习总书记为我们指出了一条中医药传承与创新的发展之路。

我的结束语是，中医药发展的基础是做好传承，传承的最终目的是为发展，发展的动力和活力来自创新。我是一名临床医生，非常期待中医药伴随着中华复兴梦的实现能够重新引领世界医学的发展。这是我们的初心，也是我们的奋斗目标，相信这个目标一定能够在一代又一代中医药人的努力下得以实现！

（作者为浙江省中医药学会会长、原浙江中医药大学校长，本文根据其在 2017 年首届中医创新发展大会上的发言整理）

越医文化传承 最好的文化自信

肖鲁伟

首先，我代表浙江省中医学会对这次高峰论坛的召开表示热烈的祝贺，也对承办单位、协办单位为这次会议所付出的辛勤劳动表示感谢！

实际上到绍兴来，我是表示敬意之心。绍兴是我们国家非常著名的历史文化名城，绍兴的文化渗透着江南文化的气息，充满了中华文化的神韵，从大禹治水到勾践复国，到陆游之诗词、到王羲之书法，一直到当代鲁迅、秋瑾侠骨等都代表了绍兴文化的积淀。绍兴又是中医药文化名城，是浙江越医文化的核心区域。绍兴的中医药文化同样积淀深厚，是中国历史上中医的精华所在。大家都知道，张景岳在中国中医药学中是具有里程碑式的人物，也是伤寒论传承创新的重要历史人物。所以，我说到绍兴来是怀着非常深厚的敬意。

越医文化传承，就是最好的文化自信。我觉得这个高峰论坛一定会推动我们浙江中医药的发展，一定会把文化和中医学术很好地连接起来。习总书记提出要创造性、创新性、发展传统中医药文化。今天的论坛，就是贯彻落实习总书记重要指示的实际行动。绍兴走在了前面，绍兴把彰显传统中医药文化的文章做好，把中医药传统文化开发利用好，就是学习落实习总书记重要指示的自觉行动。

最后我希望我们绍兴中医药界像勾践一样忍辱负重，不忘初心，砥砺前行。绍兴要深入研究包括越医文化在内的中医药文化，走出一条新时期中医药传承、创新的新路子，为健康中国、健康浙江建设，为中医药的现代化发展做出新的贡献！

（作者为浙江省中医药学会会长、原浙江中医药大学校长，本文为其在第二届景岳堂越医文化高峰论坛上的致辞）

千年越医文化 绍兴名城瑰宝

钱建民

中医药是中华民族优秀传统文化的代表，是最具原创精神的科学和国粹，在保障人民健康，改善民生中具有不可替代的重要作用。绍兴市人民政府、浙江省卫生厅、浙江省中医药管理局和浙江中医药大学，共同主办首届越医文化论坛暨张景岳学术思想研讨会，对于进一步普及中医药理念，弘扬中医药历史文化，加快中医药传承、创新具有重要的意义，必将对绍兴的中医药事业起到积极的推动作用。

绍兴古称"越"，春秋时为越国古都，距今已有 2500 多年建城史，素有水乡、桥乡、酒乡、书法之乡、名士之乡的美誉，是中国经济最具发展活力的地区之一。

古越绍兴中医药文化源远流长，自成一派，世称"越医"。"越医"呈现出专科世家多、学术流派多、名医多、著述多的鲜明特点，具有重实践、敢创新、与时俱进的独特个性，在中华医药史上具有重要地位，为发展繁荣中医药做出了重要贡献。在 21 世纪的今天，中医药在古越大地仍有广泛深厚的群众基础，人们喜爱中医药、需要中医药、信赖中医药。

近年来，绍兴中医在丰富的越医文化浸润下得到了不断传承、创新和发展，呈现出勃勃生机。绍兴专门成立了"振兴中医药工作领导小组"，出台了一系列关于加快推进中医药发展的政策意见。目前，已建立起覆盖城乡，服务功能比较完善，中医药特色明显，与人民群众需求相适应的中医药服务网络，并成功创建成为"全国农村中医工作先进市"。实施"名院、名科、名医"工程，一大批新一代名中医脱颖而出。大力加强中医药文化建设，实施了中医古籍经典再造工程，编撰出版了一系列中医药经典。"越医文化"已被列入浙江省第三批非物质文化遗产名录，正在积极申报国家非物质文化遗产，中医药事业发展呈现出勃勃生机。

中医是中国文化的瑰宝，越医是绍兴文化的瑰宝。越医品牌，历久弥新，发展中医药事业需要有一种执着的精神。必须努力传承好越医文化，打响越医品牌，再创越医新辉煌，让更多的人了解中医，感受中医，共享中医；把中医药的健康理念普及开来，把中医药的健康服务延伸下去，让中医药"简、便、廉、验"的特色和优势能够惠及绍兴百姓，让千年越医再展新姿，再立新功。

各级党委、政府要以此为契机，按照创业创新、走在前列的要求，更加重视越医文化的传承和中医药事业发展，进一步实施中医药攀登工程和中医药文化提升工程，加快中医药事业发展。各级卫生行政部门、全市中医药工作者要积极行动起来，推动中医药走进基层、走进社区、走进农村，为保障人民健康、增进人民福祉做出更大的贡献。

（作者为浙江省人大财经委副主任委员，时任绍兴市人民政府市长，本文根据其讲话稿整理）

越医文化 浙江骄傲

杨　敬

近年来，随着浙江经济社会的快速发展，浙江的医药卫生事业也实现了快速进步。全省卫生系统以深入学习实践科学发展观为指导，认真贯彻落实浙江省委、省政府的战略部署，努力构建民本卫生、和谐卫生，实现了公共卫生工作不断强化、医疗卫生服务体系日趋完善、医疗保障体系初步建成、中医药工作稳步推进、卫生科技取得重大进步的目标，在保障人民群众身体健康和促进全省经济社会发展中，取得了令人瞩目的成就。

与此同时，全省的中医药工作紧紧围绕中心任务，坚持中西医并重的方针，认真贯彻实施《国务院关于扶持和促进中医药事业发展的若干意见》，大力推进中医药攀登工程和实施省政府六大行动计划中的中医中药项目建设。通过努力，全省中医药服务体系不断完善，服务能力不断增强，继承创新扎实推进，中医药科普宣传和中医药文化建设逐步深入，科学研究和人才培养取得了新的成效，中医药事业得到了持续、健康、快速的发展。

中医药是中华民族的瑰宝之一，中医药文化是中华民族传统文化的重要组成部分。举办越医文化论坛暨张景岳学术思想研讨会，就是为了进一步深入研究浙江的中医文化，传承医学流派。越医历史悠久，底蕴深厚，名家辈出；越医源于绍兴，影响全省，辐射全国，在我国中医发展史上也有相当地位；挖掘、保护、传承越医是继承和发扬传统优秀中医药文化的需要，具有非常重要的现实意义。绍兴市委和市政府非常重视这项工作，近年来做了大量卓有成效的工作，也在一定程度上打响了越医这一品牌，值得总结和在全省推广。全省各地要借鉴兄弟省、市好的经验和做法，大力推进中医药文化建设。希望卫生系统的同志们，在这方面继续探索，为全省中医药文化建设做出新的贡献。

（作者为浙江省政协文卫体委员会主任，时任浙江省卫生厅厅长，本文根据其讲话稿整理）

展示地方特色 弘扬中医药文化

张 平

医药起源于生产、生活的实践。自有人类存在，即有医事活动。随着历史车轮的滚滚向前，医事活动也日渐丰富。中华民族在华夏大地上已生活、劳动了约100万年之久，在长期与自然和疾病做斗争的过程中，产生和积淀了博大精深的中医药学。《淮南子》记载神农"尝百草之滋味，水泉之甘苦，令民知所避就。当此之时，一日而遇七十毒"。《山海经》记录药物100余种（含40多种动物药），并称"高氏之山……其下多箴石"。《吕氏春秋》谓"民气郁阏而滞着，筋骨瑟缩不达，故作舞以宣导之"。

浙江古属"越国"。其北与吴邻，西界赣、皖，东接华亭（今上海市），南临闽东。这里山川俊秀，土地肥沃，气候温和，物产丰富，交通便捷，英才辈出，乃著名的文化之邦。自古以来，勾践雪耻、文种献灭吴"十策"以及考古证实的河姆渡文化、良渚文化、马家浜文化、罗家角文化、钱三漾文化等"古越文化"底蕴深厚。同时，得益于地理、交通、商贾活动、人文交往等诸多因素，浙江又自然地融会了吴（江苏）、闽（福建）、皖（安徽）、沪（上海）等地的文化，并与之相互渗透，交相辉映。中医药文化作为中华民族文化瑰宝不可或缺的一部分，在浙江亦汇集了许多卓越的人才。

浙江中医药衣钵相传，世家林立，代有名医，人才辈出。据有关资料统计，清末以前，浙江有史可考的名医有1700多人，有案可稽的中医药著作达1800多种。我国高等中医院校教材《中国医学史》共收载有重大贡献的医家58人，医著496种，其中浙籍医家就有20人，浙籍医家编撰的医著94种。在《中国医学大事年表》所列的216件重大事件中，浙江就占了35件。浙江中医药在全国中医界的地位与作用，由此可见一斑。在中医药文化方面，名贤辈出的浙江可谓千峦叠秀，百花争艳。浙江中医药学之所以能够持续发展，长盛不衰，主要得益于深厚的文化底蕴。浙江商贸兴隆，人口密集，气候温暖，病种繁多，也为中医药学家提供了一展身手的舞台。研究历史文化，可发现规律，引以为鉴。为发掘浙江中医药的宝贵财富，展示浙江中医药的地方特色，我们特编写本书，以期继往开来，更好地振兴浙江中医药产业，弘扬祖国中医药文化。

（作者为浙江省卫生与计划生育委员会主任，本文为《浙江中医药文化博览》前言）

树立文化自信 推动越医文化发展

徐伟伟

很高兴参加今天的越医文化高峰论坛，我平时学的是中医管理，对中医文化不是很关注，但是我也在思考怎样弘扬中医药文化。

刚刚看了柯桥小学六年级的学生朗诵由沈钦荣名中医撰写的《越医赋》，让我觉得非常震撼，这就是文化的魅力。今年推出的小学中医药文化教材，就是在景岳堂药业的支持下把教材送进校园普及，对此景岳堂做出了很大贡献，在此表示感谢！

我们国家强调文化自信，我觉得文化应该是具体的。文化自信要有具体的载体，文化自信的源头肯定在于优秀的传统文化，中华民族几千年生生不息，以汉族为主，有56个民族的文化，这些文化在中华历史上不断地融合和发展，最后形成优秀的中国文化。现在中国很强大，有动力往前走，因为我们有中华文化，所以我这里要专门阐述文化自信。还有我们有革命文化——红色文化、红色记忆。我们到嘉兴南湖看红船文化，这里蕴含着社会主义核心价值观文化，这是中华文化的重要组成部分。

越医文化有2500多年的历史，是中华中医药文化的杰出代表。中医药文化怎么弘扬，我们提出要传承发展，既要挖掘，更要创新。就像我们的红色文化，社会主义核心价值的文化，在新时代提出了新的要求，赋予我们前进的动力，所以，我们中医药文化的发展，也要不断赋予新的动力。中医药文化的创新发展，关键在于我们的文化自信。就像这次高峰论坛选在绍兴召开，主办者和参与者应该是非常荣幸的。绍兴是文人辈出的古城，越医文化积淀最深厚，今天有很多名医大家在这里交流，确实是可以称为高峰论坛。

今年我们以浙派中医宣讲的启动作为文化沟通的载体，充满了文化自信，高举浙派中医大旗，不忘初心，牢记使命，古为今用，推陈出新，创新发展。越医文化在新时代有什么样的新特征、新内涵，需要不断地研究，推动创新发展，使越医文化能够一直往前走。

作为中医人，我们的初心我们的使命就是为人类健康服务，为我们健康浙江、健康绍兴服务。我们讲中国健康战略，一方面需要创造健康文明的生活方式，融入美好生活的追求当中，另一方面也丰富了中医药文化内涵。今天的高峰论坛引起了党委政府和社会各界的注意，所以我觉得我们的中医药文化不仅仅在本系统里面，而是在全社会都有传承和弘扬的价值，关键在于我们怎么样总结和引领。

这几年浙江省中医药学会高度重视中医药文化建设，采取各种举措宣传推广中医药文化。这两年，浙江省中医药学会拜访了 228 名百岁老人，总结长寿的秘诀，探寻生命的本质，在文化的层面上同样很有意义和价值。

在杭州举办的浙商大会——世界健康高峰论坛上，马云做了一个演讲。让马云来谈健康，我觉得非常有意思。他认为社会在进步，人的健康 90% 跟金钱权力没有关系，最重要的是人的心态。从心态发展到生态，生态破坏导致整体动荡。根据大数据来看人的健康，我们应该要趋利避害，大数据可以引导你换一种思路，它显示"治未病"特别重要，心态特别重要，而心态的重要在于有没有文化和信仰的引领。

健康很重要，没有健康就没有小康。我们知道，人的健康 60% 取决于生活方式，8% 取决于药物，15% 取决于基因。基因好，生活方式不好也不能健康。把健康发扬光大、追求健康生活需要中医药文化发挥更大的作用。希望把越医文化传承好，发展好，为浙派中医的振兴，为中华民族的强国梦做出更大的贡献。

（作者为浙江省中医药管理局局长，本文为其在第二届景岳堂越医文化高峰论坛上的致辞）

越医文化 传承与创新

范永升

中医药文化源远流长，越医文化独树一帜。明代的张景岳、戴原礼，清代的俞根初、何廉臣，民国的邵兰荪、胡宝书，都是人们耳熟能详的中医大家。

本人与越医有缘。硕士研究生时的导师徐荣斋先生就是绍兴人。他是一位研究《内经》的名老中医。20世纪80年代初，《山东中医学院学报》开辟"名老中医之路"专栏，徐荣斋老师发表了《以治学三境界学习〈内经〉》文章，在全国影响深远。徐荣斋老师的先生又是绍兴著述等身、大名鼎鼎的曹炳章先生。所以，本人对越医是抱着深厚的感情和敬意的。

培养中医药人才应重视经典理论和临床实践，这是浙江中医药大学办学50年积累的一条经验。这与国家中医药管理局提倡培养中医人才，要读经典、做临床、跟名师是完全一致的。越医文化为继承、发扬中医药学，提供了一个非常广阔的研究领域。这次由绍兴市人民政府、浙江省卫生厅和我校联合主办首届越医文化论坛暨张景岳学术思想研讨会，为我们与全国各地专家的交流提供了一次难得的机会，也为我们与绍兴市的合作提供了一个更好的平台。这次论坛，浙江中医药大学来了20多位教师，送来了十多篇文章，相信今后可以为浙江省，特别是越医文化的研究，做更多的努力和贡献。预祝学术研讨会圆满成功！

（作者为原浙江中医药大学校长，本文根据其讲话稿整理）

越医文化是绍兴中医药的
灵魂和根基

郑淳理

　　获悉景岳堂药业将主办"首届景岳堂越医药文化论坛"，特别是论坛将以"弘扬千年越医文化，全方位提升中药饮片质量，促进绍兴中医药事业健康蓬勃发展"为主题，我感到非常惊喜，无论工作多忙，一定安排好时间来参加。首先感谢景岳堂药业为绍兴及周边地区中医药界搭建一个合作交流的平台，可喜可贺。希望大家积极关心、参与和支持，为弘扬我们中华民族医药文化，共谋中医药发展大计，共商中医药领域合作，进一步弘扬和推动绍兴中医药事业发展做出自己应有的贡献。

　　中医药是中华民族几千年来同疾病斗争中的经验总结，也是中华民族传统文化的重要组成部分，多年来为中华民族的繁荣昌盛和世界医学发展做出了巨大贡献。中医药文化源远流长，越医，即绍医，发源自越州大地，底蕴深厚，自成一派，世称"越医"。越医呈现出专科世家多、流派多、名医多、著述多的鲜明特点，具有重实践、敢创新、善总结、知行合一的独特个性，出现了张景岳、俞根初等为代表的杰出越医，留下了《景岳全书》《类经》《通俗伤寒论》等一大批名垂史册的医著；创立了绍派伤寒等为代表的专科世家，形成了颇具地方特色的越医文化。

　　中医药文化是中医药的灵魂和根基，是中医药事业生生不息的不竭动力，是中医人凝聚力和创造力的重要源泉。绍兴人以勤俭务实名世，耕读传家是其传统，历代越医秉承的就是这种励精图治的务实精神。越医文化定能为繁荣我国中医药文化、服务百姓健康，谱写新篇章。

　　最后，祝首届景岳堂越医药文化论坛取得圆满成功！

　　（作者为原绍兴市政协副主席，绍兴国家级名中医，本文为其在首届景岳堂越医药文化论坛上的致辞）

千年越医 福泽今朝

冯建荣

千年越都，惠风和畅，千年越医，万众景仰。百年震元，百姓颂扬。值此震元堂国药馆开业之际，我谨代表绍兴市人民政府，对此表示热烈的祝贺！

中华文明，博大精深。中医中药，堪称精华，她是民之良友，国之重宝，是治病良术，文化遗产，是中华民族繁荣昌盛的重要依托，也是整个人类生生不息的重要保障。而越医，无疑是中医药百花园里一朵璀璨夺目、光彩耀眼的奇葩。

越医，源于春秋，兴于唐宋，盛于明清，由于其奇特的功效而千年不衰，绵延不绝，传承至今。她是越中先民主动适应越地雨多、水多、自身毛病多——"江南卑湿，丈夫早夭"这一特殊自然环境的必然产物，体现了人与自然和谐相处的思想；她也是越中先民救死扶伤、睦邻友好这一悠久地域民风的集中体现，体现了人与人之间、人与社会之间和谐相处的思想；她还是越中先民耕读传家、尚文好学这一优良人文传统的自然反映，体现了越人强调自我修养、注重自身和谐的思想。

千百年来，越医在漫长的发展历程中，出现了专科世家多、临床流派多、理论著述多的鲜明特点，并因此执牛耳于浙江医药中，居前茅于中医中药行列。《中华医学百科全书·医学史》记载了107位古今中医名家，其中绍兴籍的医家占了10位。在国家"十五"规划重点图书民国名医精华项目中，国家计划整理出版的13位医家的21种图书，绍兴籍医家撰写的占了7种。由此可见，越医为我国中医药的发展做出了何等重大的贡献，在我国中医药史上占有何等重要的地位。

越医在千百年发展历程中所崇尚的人物和谐、阴阳平衡的思想，重实践、敢创新、善总结的风格，以及重养生、重防病、"治未病"的主张，是越中先人的生动创造，是中华文化的生动体现，是人类文明的生动代表，这种思想、风格、主张，已经远远地超出了越医、中医本身，对于当今社会、整个人类，都具有普世的价值，值得我们很好地继承、弘扬。

我是一名中医药的积极倡导者，也是一名越医的忠实信奉者。我的理解是西医又快又好，而中医是又好又快。2012年4月24日《人民日报》第4版，登载了该报记者王君平采写的文章，题目叫作《中药不良反应远少于西药》。在越来越"人本"的今天，"好"比"快"更有价值，更有意义。更何况，中医药在"好"的同时，也还是很"快"的。中医中的针灸，找准穴位，一针扎下去，立刻见效；中药一剂药对症下去，照样立竿见影。我相信，传统中医与现代西医联起手来，定可扬长避短，相得益彰，尤可使中医如虎添翼，锦上添花。我也相信，随着人类文明的进步发展，中医药的地位一定会得到进一步的提高，中医药的应用一定会得到进一步的普及。

今天，千年越医与百年震元的结合，我认为是门当户对、珠联璧合，这是为黎民百姓做的一件大好事。我衷心地祝愿，千年越医，欣欣向荣！百年震元，蒸蒸日上！天下苍生，幸福安康！

（作者为绍兴市政协副主席，时任绍兴市副市长，本文根据其讲话稿整理）

弘扬中华国粹 传承越医文化

邵田田

　　1908 年 6 月，在何廉臣、裘吉生等前辈努力下，《绍兴医药学报》创刊，1928 年 10 月停刊，前后 20 年，发行至当时全中国 22 行省，且檀香山、槟榔屿各岛华侨同胞汇银订购者，亦纷纷不绝，其学术水准之高，办刊时间之长，被公推为我国近代最具影响力的中医杂志之一。一家小地方办的杂志获如此美誉，实属不易，这是先贤的功德。20 世纪 80 年代初，陈天祥、董汉良、柴中元诸君承先贤遗志，扬国医宏术，创办《绍兴中医药》，颇得全国同人赞誉，该书被收入《中医年鉴》。跨入 21 世纪，"中医中药中国行"走进绍兴，我市在全省率先成功创建全国农村中医工作先进市，召开全国首届越医文化论坛暨张景岳学术思想研讨会，筹建越医博物馆等等，"越医文化"入选浙江省第三批非物质文化遗产名录，绍兴中医药事业蒸蒸日上。为弘扬中医药精粹，普及中医药知识，打造我市中医药工作者学术研究、成果推广交流平台，建立外界了解我市中医药信息窗口，绍兴市卫生局决定重办《绍兴中医药》。

　　本刊由绍兴市卫生局主管，绍兴市中医药文化研究所主办。本刊所设栏目有《学术研究》《越医千年》《名方心悟》《临证实录》《养生妙术》《适宜技术》《杏林随笔》等，内容涵盖中医药学术、越医文化探讨、临床经验交流、中医养生、技术推广、中医药时讯等，面向中医药工作者及中医药爱好者。

　　中医无界，健康共享。社会文明的进步，让世界更关注健康，让人民生活更美好；信息时代的到来，使中医在交流中发展得更顺、更快。今天，中医药工作者在传承、弘扬中医国粹，保障百姓健康，落实新医改政策中承担着更大的责任，也更加大有可为。《绍兴中医药》犹如一棵兰草，形虽小而使命重大，让我们每一个人都伸出手、拿起笔，细心浇灌，精心培育。

　　（作者时任绍兴市卫生局局长，本文为《绍兴中医药》杂志复刊发刊词）

努力实现越医文化的创造性转化、创新性发展

王宏达

今天，"第二届景岳堂越医文化高峰论坛"和绍兴市景岳堂越医文化研究院隆重开幕和成立了！首先，我代表绍兴市卫计委、绍兴市中医药学会对论坛的开幕和研究院的成立表示热烈祝贺！对前来参加高峰论坛的各位领导和专家表示热烈的欢迎！对一直以来关心和支持绍兴中医药事业发展和越医文化研究的各位领导、专家表示诚挚的谢意！

去年，习总书记在全国卫生与健康大会上指出，"我们要把老祖宗留给我们的中医药宝库保护好、传承好、发展好，坚持古为今用，努力实现中医药健康养生文化的创造性转化、创新性发展，使之与现代健康理念相融相通，服务于人民健康"。并把中医药比喻为打开中华文明宝库的钥匙。十九大提出了实施"健康中国"战略，坚持中西医并重，再一次强调中医药事业的传承与发展，要求中医药要"适应现代化的社会、对接产业化的需求、迎接国际化的挑战"，这为中医药事业发展指明了方向。

千年越医，辉煌千年。国家中医药管理局局长王国强曾评价越医"具有专科世家多、流派多、名医多、著作多的鲜明特点，呈现出重实践、善总结、敢创新、知行合一的独特个性"。越医是浙派中医的主力军，在中国医学发展史上独树一帜，具有重要地位。明代医家张景岳则是越医最杰出的代表。

景岳在世时曾比作仲景、东垣，后人更尊之为"仲景后第一人"。其所著的《类经》《景岳全书》《质疑录》一直为后人推崇，其学术思想仍指导着今天中医师们的临床实践，其所制的方剂仍在临床广泛应用，造福百姓。浙江景岳堂药业有限公司是绍兴市著名的中药饮片生产销售企业，近年来在创造性转化、创新性发展中，不断探索，大胆实践，在中药配方颗粒的研发、

生产、销售上，取得了显著成效。今天成立以越医大家张景岳命名的景岳堂越医文化研究院，举办越医文化高峰论坛，充分体现了对企业文化的重视和社会责任的历史担当，同时，借助企业的力量，必将有力地推动我市越医文化的深入研究。

最后，祝愿此次论坛圆满成功，祝愿景岳堂越医文化研究院越办越好，成果丰硕！

（作者为绍兴市卫计委副主任，本文为其在第二届景岳堂越医文化高峰论坛上的致辞）

为越医文化研究创设良好环境

胡华刚

首先我代表绍兴市文化广电新闻出版局，对绍兴市景岳堂越医文化研究院挂牌成立表示热烈的祝贺，并预祝第二届景岳堂越医文化高峰论坛取得圆满成功。

绍兴越医始于春秋，兴于东汉，发展于唐宋，鼎盛于明清，名家辈出，世家林立，流派纷呈，各有绝活。《中国医学百科全书·医学史》中记载的107位中西医名家中，越医就有10人，在中华医药史上独树一帜。2009年，越医文化由浙江省人民政府公布列入第三批非物质文化遗产名录。作为越医文化研究院的业务主管部门，在这里非常感谢景岳堂医药股份公司多年来在传承弘扬地方传统医药文化等方面做出的努力和贡献，也希望这样具有社会担当精神的企业和企业家越来越多。

挖掘研究越医文化，古为今用，推动传统文化创造性转化、创新性发展，对传承绍兴优秀地域文化，更好地满足人民群众对美好生活的需要，具有十分重要的意义，功在当代，利在千秋。近年来，国家出台多个文件鼓励和支持社会力量通过资助项目、兴办实体、提供产品和服务等方式，促进公共文化产品和服务提供主体、提供方式多元化。景岳堂越医文化研究院的成立，是我市社会力量参与文化事业、文化产业发展的有益尝试，我市文广局将尽力创设良好环境，支持研究院开展业务工作。我们衷心希望以景岳堂越医文化研究院为平台，团结凝聚更多专家学者，共同推进越医文化的传承弘扬，祝愿景岳堂越医文化研究院早出成果，多出成果，为弘扬传统医药文化，为保障人民群众健康幸福，做出新的贡献。

（作者为绍兴市文广局副局长，本文为其在第二届景岳堂越医文化高峰论坛上的致辞）

让越医文化为健康柯桥添砖加瓦

祝静芝

今天第二届景岳堂越医文化高峰论坛在柯桥举行，首先我代表柯桥区人民政府向论坛的开幕表示热烈的祝贺，向出席本次论坛的各位领导、各位专家表示诚挚的欢迎，向关心支持我们越医发展的各界朋友表示衷心的感谢。

柯桥区素有"水乡""桥乡""酒乡"之称，区域面积 1040 平方公里，聚集人口 65 万，外来人口 59 万，下辖 16 个镇街，拥有一个国家级开发区，2 个省级开发区，区域经济以纺织产业为主，拥有亚洲最大的纺织品交易市场——中国轻纺城，全球近四分之一纺织品在此交易。2016 年全区实现经济生产总值 1239.3 亿元，位居全省第四；财政总收入 165.2 亿元，位居全省第五；城镇农村人均可支配收入分别为 9.44 万元和 3.15 万元，分列为全省第三、第四。全区有各级各类医疗机构 404 家，其中综合医院 2 家，中医院 1 家，镇街医疗卫生机构 16 家。柯桥名医辈出，世家名列，为维护柯桥人民健康做出了巨大贡献。近年来在区域经济快速发展的同时，柯桥区政府始终把发展越医文化，发展中医药事业，作为卫生工作的重点。通过加大传承与创新力度，使中医药工作基础不断充实，群众获得感和满意度不断提升。今年 11 月 17 日，柯桥区中医院新大楼的使用给人民群众提供了更优质、更便捷、更专业化的医疗服务和就医环境。16 家镇街医疗机构均设有中药房，浙江景岳堂药业有限公司被指定为首批中药配方颗粒科研专项机构，走上了一条特色中医药发展的道路。

当前，加快健康柯桥建设，满足人民群众日益增长的健康需求，已成为我区卫生事业发展的新课题。加强公共卫生服务，提高疾病防控水平，加大"治未病"力度，实施全民健康，是我们迫切要做的工作。希望通过本次论坛更好地传承和研究越医的学术思想和经验，发掘中医药的文化价值和医疗价值，推动我区卫生健康事业发展，为健康柯桥建设添砖加瓦。

（作者为绍兴市柯桥区政府副区长，本文为其在第二届景岳堂越医文化高峰论坛上的致辞）

弘扬发展越医文化
我们的历史使命

钱木水

首先请允许我代表浙江华通医药股份有限公司、浙江景岳堂药业有限公司全体员工向多年来关心和支持公司发展的各位领导、中医领域的专家和医药界朋友们表示衷心的感谢！

刚才，几位领导和专家热情洋溢的讲话，使我深受感动，倍感鼓舞。中医药文化是中华民族优秀传统文化的重要组成部分，是中华民族几千年来认识生命、维护健康、防治疾病的思想和方法体系，是中医药服务内在的精神和思想基础。越医文化蕴含了越医诊疗疾病的独特经验，是中华传统医药珍贵的历史遗产，是浙江中医药的代表。

时隔四年，我们又在这里举办景岳堂越医文化论坛。本次论坛是在国家大力发展中医药事业，《中医药法》实施和"浙派中医"被命名的情况下举办的，论坛得到了浙江省中医药管理局、省中医药学会及政府有关部门的大力支持，我们在传承和发展中医药文化、拓展中药产业链上，得到了你们一如既往的支持，正是由于你们的支持，使我们在传承越医文化，参与"浙派中医"巡讲、中医药与健康进校园及各类培训班、研讨会等一系列活动能够持续进行、砥砺前进。同时，今天我们的景岳堂越医文化研究院、越医文化研究会的成立，也得到了你们的关心和支持。在此，我再次深表感谢。

在今后的工作中，我们将以此论坛的召开为契机，以研究院、研究会为平台，加大在中医诊疗、古法炮制技术、经典名方、非遗项目、中药研究等方面的挖掘和拓展，丰富和完善其理论体系，进一步传承保护、弘扬发展越医文化。

各位领导、各位嘉宾，保护好、传承好越医文化，推进绍兴乃至浙江中医药事业，需要我们在座各位的共同努力，对我们医药企业而言，更是义不容辞的责任。我们将切实加强在中医诊疗领域和中药生产领域的发展，深化中医药交流与合作，为推动中医药事业的发展做出应有的贡献。

（作者为浙江景岳堂药业有限公司董事长、绍兴市景岳堂越医文化研究院理事长、绍兴市景岳堂越医文化研究会会长，本文为其在第二届景岳堂越医文化高峰论坛上的致辞）

第二编

越医文化：学术传承与学术创新

中国医药学是一个伟大的宝库，通过继承发扬，一定能够有所发现、有所创新，从而造福人类。

——屠呦呦

谈中医药文化

连建伟

什么叫中医？大致有三种解释。第一种解释："中"，即中等之意，"中医"即中等医生。唐代孙思邈《备急千金要方·卷一》说："上医医国，中医医人，下医医病"；又说："上医医未病之病，中医医欲病之病，下医医已病之病"。第二种解释："中"，念 zhòng，即"符合"之意，"中医"，即符合医理。《汉书·艺文志》曰："（庸医）以热益热，以寒增寒，精气内伤……故谚曰：有病不治，常得中医"，意思是说若让庸医治病，反而越治越坏，即我们现代常说的医源性疾病、药源性疾病，这种情况不如不治，不治反而符合医理。第三种解释："中医"，即指中国医学、祖国医学，亦即国医，与西洋医学相对而言。现代所谓"中医"，即取第三种解释。

"越"，古国名，封于会稽。春秋末越王勾践卧薪尝胆，终灭吴称霸，战国时为楚所灭。隋初改会稽郡为越州，宋废，在今浙江绍兴。"越医"，泛指绍兴地区一带行医的医生。

"药"，本指可治病之草。后泛指可治病之物。《周礼·天官·疾医》载，"五药治其病"。五药，指草、木、虫、石、谷也。"中药"即指国药，与西药相对而言。

什么是文化？"文化"即文治和教化，谓以文章教化施政治民。汉·刘向在《说苑》里说："凡武之兴，为不服也。文化不改，然后加诛。"当今"文化"，概指人类社会历史发展过程中所创造的全部物质财富和精神财富，也特指社会意识形态。中国文化从炎帝始上下五千年，中医文化从有文字记载至今，已有二千多年历史，可谓源远流长。

从湖南长沙马王堆三号汉墓出土的《五十二病方》是现存最早的一部方书，但真正有理论价值的最早著作是《黄帝内经》（包括《素问》《灵枢》两部），成书于战国至秦汉时期，记载了大量的中医药文化。首先它体现了"治未病"的思想。《黄帝内经·素问》曰："圣人不治已病治未病，不治已乱治未乱，此之谓也。夫病已成而后药之，乱已成而后治之，譬犹渴而穿井，斗而铸锥，不亦晚乎！"此处明确说明了"治未病"的道理；又如："夫精者，身之本也，故藏于精者，春不病温"，体现了古人高度重视人体内环境，认为内因是发病的决定因素，并要求"治病必求于本"，即要抓住疾病的本质。

《内经》讲人与天地相应，"天覆地载，万物悉备，莫贵于人。人以天地之气生，四时之法成"，就是说人是应天地四时规律而生，天地是个大宇宙，人身是个小宇宙。我们中医治病首先强调治病留人，不能专事攻伐，所以《内经》说，"大毒治病，十去其六；常毒治病，十去其七；小毒治病，十去其八；无毒治病，十去其九；谷肉果菜，食养尽之。无使过之，伤其正也"。凡药皆有偏性，以药之偏纠病之偏，不能过剂伤正，要重视食疗调养。中医药确实是一个宝库啊！应该深入挖掘，不能视而不见。

东汉张仲景著《伤寒杂病论》，后世将其分为《伤寒论》和《金匮要略》两书，我建议学医的人都应该好好看一下《伤寒杂病论·序》，张仲景在序中说了学医的目的，"上以疗君亲之疾，下以救贫贱之厄，中以保身长全，以养其生"。这也是我们学医的目的，应该身怀忠孝仁爱之心而自利利他。仲景还说明了治学方法，要"勤求古训，博采众方"，《伤寒论》397条113方，《金匮要略》25篇238方就是经过"勤求古训，博采众方"积累前人经验而集大成者！唐代医家孙思邈，他出生于581年，写《备急千金要方》时已71岁，在他101岁时又写成了《千金翼方》。为何题名为"千金"？他在序中说，"人命至重，有贵千金，一方济之，德踰于此"，故名"千金"。他在《卷一·大医精诚》说："世有愚者，读方三年，便谓天下无病可治，及治病三年，乃知天下无方可用。故医者必须博极医源，精勤不倦。"当医生，对业务要"精勤"，要博览群书。中医书籍很多，古人用"汗牛充栋"来形容，即"出则汗马牛，入则充栋宇"，学无止境啊。"凡大医治病，必当安神定志，无欲无求，先发大慈恻隐之心，誓愿普救含灵之苦。"医乃仁术，仁者爱人，缺乏仁爱之心的人，很难在医学上有所建树。孙思邈通达儒释道三教，集诸家秘要，且吸取了大量古印度医药为我所用，如耆婆方、诃黎勒等，其《千金要方》载方5300余首，《千金翼方》载方

2000余首。集各家所长为我所用，一直是中医文化的一大特点。

以上这些优秀的传统历代医家都继承下来了。如民国时期宁波的医家范文甫（1870—1936）自书春联，"但愿人皆健，何妨我独贫"，对贫者施医赠药，行医数十年，家无余资。范文甫的学生魏长春（1898—1987），生前是浙江省中医院的副院长，他每诊一病，均留方底，随时总结，寻找短处，细心研究，反复推敲。他在1949年前就记录了几十例失治病案，总结经验教训，出版了《魏氏失治案记实录》，他说"志在阐明学术，不惜自暴其短，知我罪我，在所不计"，魏老胸怀坦荡啊！1949年后著名医家蒲辅周临终前对儿子说："我一生行医十分谨慎小心，真所谓如临深渊，如履薄冰。学医首先要认真读书，读书后要认真实践，二者缺一不可。光读书不实践仅知理论，不懂临床；盲目临床，不好好读书是草菅人命。"所以我们读书必须要与临证相结合，学以致用。

清代程国彭著《医学心悟》曰："思贵专一，不容浅尝者问津；学贵沉潜，不容浮躁者涉猎。"我的老师岳美中先生也这样教导我，搞学问就要潜下心来，就要甘愿坐冷板凳。近代秦伯未著有《清代名医医案精华》，他在序中说："医非学养深者不足以鸣世。"要成名医必须学养深厚，传统的文史哲都要学，与医学能相得益彰。岳美中先生就曾劝导我要多学哲学，我到近年才悟出学好哲学，医学才能提升到更高的高度。《黄帝内经》的学术思想就是立足于道家哲学。章次公也很重视人文修养，他曾题字，学医要"发皇古义，融会新知"。上海中医学院的老院长程门雪拟有名联，"徐灵胎目尽五千卷，叶天士学经十七师"，揭示了名医成才的两条途径即饱学与多师。求学必须懂得尊师重教，我们浙江人才辈出，比较早的有金元四大家之一的朱丹溪，他到杭州拜名医罗知悌为师，因罗氏不愿收他，曾在其门口站了几天几夜，一片诚心感动了罗知悌而尽得其传。

古代医家视著书立说为传承医术之千秋大业。清代喻嘉言说，"吾执方以疗人，功在一时；吾著书以教人，功在万世"。所以历代医家都认为立德、立功、立言是三件不朽的事。清代伤寒大家柯韵伯说："胸中有万卷书，笔底无半点尘者，始可著书"。古代名医著书十分严谨，李时珍用27年时间，三易其稿，著成《本草纲目》；张景岳耗时30年，四易其稿，著成《类经》；张璐十易其稿，著成《张氏医通》，这些都是不朽的佳作。《景岳全书》为越医张景岳学术思想和临床经验的代表作，是在广收博采诸家之论的基础上，结合自身的学术见解及临床经验编著而成。全书共64卷，156万言。《通俗伤寒论》为越医俞根初原著，后经何秀山撰按，何廉臣增订为12卷，经徐荣斋重订，后由连建伟三订，通过整理研究而更臻完善。此书从原著到三订，其间两百余年，不断传承发展，是一部博采历代各家之长，理法方药齐全的外感热病专著。

我的老师岳美中先生是五届全国人大常委，他在书房里挂的对联是"治心何日能忘我，操术随时可误人"。他在病榻上常吟诵诗句勉励我，使我很受教育，受用终生！他说做人要像竹子："未出土前先有节，待穿天后仍虚心"，又说"是大英雄能本色，是真名士自风流"，"无情岁月增是减，有味诗书苦后甜"，这些都是做人、行医的道理啊！吴鞠通在《温病条辨自序》中说："生民何辜，不死于病而死于医，是有医不若无医也，学医不精，不若不学医也"。所以学医必须要精，不精则害人，每年我都用这段话来告诫我的学生。中医用药用错了副作用也很严重啊，比如热证用热药、寒证用寒药、虚证用泻药、实证用补药都会导致严重后果。所以我并不赞成什么人都来学医，医学教育应该是精英教育。

自古医坛书家多。许多名医都是享有盛誉的书法家，如东晋葛洪，唐代孙思邈，明代王肯堂，清代傅青主，近代的北京肖龙友、上海黄文东、浙江朱古亭等。字是一张方子的门面，也反映一个医生的文化底蕴和学识才华。可惜现在人电脑用得多，字写得少了，这也是传统文化丢失的一面啊！但起码要求"字期清爽，药期共晓"，一张处方总得让别人看得明白。

中医药的价值，在于创造出灿烂的中医药文化，可应临证无穷之变。具体体现在理法方药辨证论治体系上。第一，理：中医药典籍汗牛充栋，仅现存中医药古籍的数量就有13455种。最主要的有《黄帝内经》《伤寒论》《金匮要略》《神农本草经》《难经》《脉经》《针灸甲乙经》《诸病源候论》《外感温热篇》《温病条辨》等。金元四大家等历代各家学说，百花齐放。第二，法：中医治病大法：汗、吐、下、和、温、清、消、补。一法之中，八法备焉，八法之中，百法备焉。法无定法。运用之妙，存乎一心。第三，方：《伤寒论》载方113首，《金匮要略》载方262首，明《普济方》载方61739首。1993年出版的《中医方剂大辞典》载方96592首。其中不少是千百年来行之有效的著名医方。如桂枝汤、肾气丸、四物汤、四君子汤、二陈汤、小柴胡汤、补中益气汤、逍遥散、血府逐瘀汤等。第四，药：《神农本草经》载药 365 种，李时珍《本草纲目》载药 1892 种，《中药大辞典》载药 6008 种，《中华本草》（1997 年出版）载药 8980 种。

我很有幸，曾担任第十、十一届全国政协委员。2012 年两会期间我受到胡锦涛总书记的亲切接见。2012 年 3 月 4 日下午，当胡锦涛总书记知道我是中医界委员时，长时间紧紧地握住我的手说："中西医并重，是党的方针政策，要坚定不移地贯彻执行。西医有西医的优势，中医有中医的优势，中医要保持和发扬自己的特色，要把中药搞好。"我觉得这真是非常值得我们深思的，我们中医就是要把中医的优势、特色保持发扬好，决不能放弃。中医要靠中药，如果药是假的，是劣药，那就发挥不了中医的作用。

习近平总书记在北京也接见过我。他握着我的手连声说："我认识你，我认识你。"2010 年 6 月 20 日，澳大利亚墨尔本皇家理工大学成立孔子学院，兴办中医药教学，习总书记专程去剪彩并致辞，习总书记说："中医药凝聚着深邃的哲学智慧和中华民族几千年的健康养生理念及其实践经验，是中国古代科学的瑰宝，也是打开中华文明宝库的钥匙。深入研究和科学总结中医药对丰富世界医学事业、推进生命科学研究具有积极意义。"2017 年 10 月 18 日，习近平总书记在党的"十九大"报告中说，"坚持中西医并重，传承发展中医药事业。"

中医药确实是文化。中医是以中国古代哲学为基础理论的传统医学，是"致中和"（讲究阴阳气血平衡）的医学，是构建人与自然相和谐的医学，是治未病的医学，是仁德的医学，中医的源头就是中国的传统文化，如果缺少了文化源头，中医的发展就会成为无源之水，无本之木。所以我们一定要立大志，读经典，跟名师，多临床，学国学，修道德，成就新一代名中医，并且要将中华医学铺轨到世界各地（现在都在讲与世界"接轨"，我认为中医应该是"铺轨"），为中华医学风行世界而努力。我对此很有信心，因为这些年来常有国外及中国港台地区的博士、硕士研究生不断来我们这儿学中医，而且很努力，很有成就。现在国家政通人和，党中央高度关注中医药事业的发展。中医药有顽强的生命力，它深深植根于我国传统文化，任何学科都无法取代。我们要将中医药文化传承下去，让中医药走向世界！

（作者为浙江省首批国医名师、原浙江中医药大学副校长）

浙派中医的由来与特色

范永升

绍兴作为浙派中医巡讲的第一站，来的时候就有人问我，绍派伤寒在浙派中医中具有什么样的地位，我觉得可以用四句话说明。

（1）积淀最为深厚。在我们浙派中医中，绍派伤寒的积淀非常深厚。

（2）杰出人才最多。我们浙派中医人才济济，其中绍派中医当属最多。

（3）著作最为丰富。绍派中医的书籍非常丰富。

（4）行业影响最为突出。尤其在我们浙江的中医药行业中最为突出。

显然，绍派伤寒在浙派中医中的地位非常突出。接下来，我将从浙派中医的由来、发展过程及浙派中医的特色等几个方面与大家分享交流。

一、浙派中医的由来

（一）背景

为什么要研究浙派中医？因为在好多年前，我们就发现全国各个省都将自己当地的中医用一个名称加以概括，在全国范围内推广。各省不尽相同，有的省份非常简单，只有一个医派。而浙江省中医流派众多，因此用一个单独的名称加以概括就比较困难。简单地举几个省份作为例子：黑龙江——龙江医学、安徽——新安医学、江苏——孟河医派、广东——岭南医学、上海——海派中医、湖南——湖湘中医、山东——齐鲁医学。而浙江中医却没有一个统一的名称。因此，我们就想到了为浙江中医取一个统一的名称。

（二）命名原则

通过反复考虑，我们提出浙江中医的命名要符合四条原则，它们分别是：

（1）体现地域特色；

（2）包容各家学术；

（3）契合他学称谓；

（4）发音朗朗上口。

（三）选择与提炼

在四条命名原则下，我们初步给出了十多条名称，有我们自己想出来的，有从历史文集中查找出来的，也有从征集意见中收集上来的。之后，我们对十多个名称意义进行选择和提炼，首先，我们提出了吴越医学（江南医学），但是吴越中的吴除了浙江地区以外，还包含了江苏等地，因此范围太广，超出浙江；第二，越医学派，但是考虑到范围局限难以包括全省；第三，两浙医学，在宋代年间，浙江分为浙东浙西，因此，把它们合在一起，称之为两浙医学，但是考虑到两浙与现在浙江的简称"浙"容易混淆，又与两广——广西、广东相比较易于混淆；第四，钱塘医学（之江医学），但是钱塘医学仅包括杭州地域，地域太过局限，尽管钱塘江作为浙江省的母亲河，但用钱塘医学命名仍不尽人意；第五，浙江医学（浙江医派），用省名全称，感觉于过太直白；第六，浙医流派（浙医学派），简洁，但发音不响亮；最后，我们提出了浙派中医，感觉简洁，朗朗上口。

讲到浙派中医，并不意味着我们对外交流时不能用其他的流派名称，比如，我们谈到丹溪流派时，我们可以用到浙派中医·丹溪学派；谈到绍兴时，我们可以说浙派中医·绍派伤寒，我们依然可以用地方的流派，浙派中医的称谓无非就是在浙江省中医流派中有了一个综合的称谓，起到了综合统领的作用，在今后的交流中，不会有其他的影响。

（四）命名的优点

前面我们讲到，浙派中医的命名符合四条基本原则，并且在此基础上，浙派中医的命名还有两大优点，第一是浙派中医的名称与浙江其他学科流派相吻合，比如：

浙派绘画——黄宾虹、潘天寿；

浙派书法——沙孟海、刘江；

浙派篆刻——西泠八家；

浙派古琴——徐天民；

浙派竹笛——赵松庭。

第二，浙派中医与浙江精神（价值观）：务实、守信、崇学、向善相一致。浙派中医的大医精诚和医德医风与浙江精神、浙江人的价值观也相一致。

（五）程序

为了完成浙江中医的命名，我们花了大量的时间，召开了多次会议，首先通过函审、书面的征求意见，与多名相关学者进行了电话沟通，在这个基础上提出了具体方案，召开了三次会议，第一次会议的主要对象是在浙江省范围内对浙江中医历史了解比较深刻的专家学者，包括浙江省中医研究院、浙江中医药大学等众多机构的专家学者。第二次会议邀请了省外的专家，其中就包括了上海中医药大学的严世芸校长，安徽中医药大学王健校长等，在这次会议上进行了反复讨论，提出了许多好的名称，但持赞成态度最多的还是浙派中医，我们也充分听取了外省专家在浙江中医命名上的相关意见。最后一次会议我们邀请到了国医大师葛琳仪老院长等做了相关讨论。除了以上的会议，我们在浙江省中医院召开的中医药法宣传会议上，在 500 名参会代表中再一次进行了意见征集，听取了方方面面的意见。在此基础上，浙江省中医药学会会长肖鲁伟主持召开了浙江省中医药学会第六届理事会第五次会议，通过表决，正式把浙江中医的综合称谓命名为浙派中医。至此，浙江中医的名称被正式命名为浙派中医。

二、浙派中医的特色

浙派中医并不是一个简单的名称，它有着丰富且深厚的内涵，通过与全国各地的中医文化进行比较，我们得出了浙派中医的六大特色。在特色的研究过程中，我们先后总结出了三到七条浙派中医的特色，经过提炼，形成了四条最具有代表性的浙派中医特色，在此基础上，经过反复的讨论与咨询，最终形成了今天大家所看到的六大特色。

（一）源远流长

首先，浙江流派历史悠久，源远流长，尤其在华东地区是历史悠久的代表，在距今有 7000 年历史的河姆渡遗迹中，我们就发掘出很多中医药遗迹，说明当时就有了中医药，因此，我们把它称之为河姆肇启；再追溯到黄帝时代，距今 2000 年前，在今桐庐桐君山一带，有桐君老人结庐采药的典故；并著有《桐君采药录》；再到金元时期，有了丹溪养阴以及永嘉陈无择；500年前的明代，出现张景岳、高武、杨继洲等名医大家；清代的代表人物有雷少逸、俞根初等；再追溯到 50 年前，20 世纪 70 年代，我们浙江有三驾马车，有何任、杨继荪、潘澄廉等；一直到现在，我们浙江同样有着众多的国医大师，名中医大师等。因此，浙江省的中医历史的确是源远流长，人才济济。

（二）学派纷呈

第二个特色为学派纷呈，我们认为浙派中医的学派纷呈在全国都具有代表特色，并且对浙江以外地区的中医发展都有一定的影响，如安徽省的中医被称之为新安医学，而新安医学发源于浙江的丹溪学派，由朱丹溪的弟子传播到安徽发展为新安医学。我在 2009 年出版的《浙江中医学术流派》一书中归类总结了十大中医流派，其中，按照地域人流分类就有绍派伤寒、永嘉医派、钱塘医派；仅妇科就分有萧山竹林寺妇科、陈氏女科、宋氏妇科、何氏妇科四类之多。浙派中医学派之丰富，在全国范围内都是独一无二的。

（三）守正出新

仅仅靠传承是远远不够的，浙派中医一个很重要的特点就是守正出新。所谓守正，代表着传承；所谓出新，意味着在传承的基础上有所创新。举两个简单的例子，朱丹溪在当时《和剂局方》盛行的情况下，敢于提出《局方》的弊端，结合江南的地域以及人员活动的特点，提出了"阴不足阳有余论"，倡导了养阴的观点，成为滋阴派的代表人物、金元四大家之一。他的理论出台，被《四库全书》称之为"医之门户分于金元"的标志。朱丹溪的理论创新引领了当时我国国内中医的发展，不仅如此，也对日本等国家的医学发展起到了深远的影响。第二，张景岳在朱丹溪的基础上结合绍兴当地的生活习惯提出了"阳非有余""真阴不足"等一系列精确的理论，对全国的中医药产生了深远的影响，也使之成为补肾补阴阳的代表人物。因此，守正出新是浙派中医在全国中医中叫得响当当的特色之一。

（四）时病诊治

时病诊治着重临床方面的研究，正如大家所知，在中医上对临床有深远影响的有张仲景提出的"六经治伤寒病"。明代的张景岳在张仲景的基础上提出了创造性的一点，根据六经的理论提出六经不仅仅可以治伤寒，也可以用来治温病。而到了俞根初时期，俞根初著《通俗伤寒论》，在此书中提到六经钤百病（寒温一统新论）。同时，何廉臣也参与到了《通俗伤寒论》的修订中，并主张伏气温病辨治体系（一因、二纲、四目）。除此以外，在时病诊治上，雷少逸也有较为突出的贡献，其著作《时病论》中提到，"冬伤于寒，春必温病"，"春伤于风，夏生飧泻"，"夏伤于暑，秋必痎疟"，"秋伤于湿，冬生咳嗽"，以四句话演绎出了一年四季的时病论。《时病论》作为第一本时病专著，开了时病研究之先河。因此，把六经、胃气、三焦等作为结合治疗时病也是我们浙江独一无二的一大特色。

（五）学堂论道

早在明末清初年间，卢之颐与其弟子张志聪等在武林"胥山之阴，娥媚之麓"，即今杭州市城隍山脚粮道附近，建造了一座书院式建筑，在这里开讲医学，培养人才，被人称之为"武林为医薮"，一直延续了200多年。在清朝末年，温州瑞安市成立了利济医学堂，成为我国创办最早的新式中医学堂，造就了300余名优秀中医师，对中医事业的发展起过卓越作用。在20世纪20年代，张山雷在兰溪创立了兰溪中医学校，在十余年间培养了600多名中医药行业专业人才。

（六）厚德仁术

第六个特色为厚德仁术，在我们浙江，厚德仁术体现得尤为突出。在绍兴一带为方便百姓就医，有"三六九"伤科，流传有谚语，清明时节雨潇潇，路上行人跌一跤。借问伤科何处有，牧童遥指下方桥；以及王孟英的

"官民贫富，一视同仁，为病人勇于承担责任"。这就是众多名医大师共同打造出厚德仁术这一浙派中医特色。

以上就是浙派中医的由来、发展过程及浙派中医的特色，我们也借浙派中医命名这一契机，希望绍派伤寒在浙派中医中起领导作用，使浙派中医能够得到更好更快的发展！

（作者为原浙江中医药大学校长，本文为"浙派中医"绍兴站巡讲主旨发言）

越医学派的学术成就与影响

郑 洪

"越医"一名，在古代经常出现，许多学者已做过考证，说明古代越地之医一直为世人所称道。到了现代，绍兴地区在中医药界以之作为地域学派名称，也得到学术界的认可。大凡地域医学得以名派者，无不具有名医众多、名著传世的特点。较早得到公认的三个地域医派，分别是新医医学、孟河医学与绍派伤寒，足见绍兴地区的中医药学术成就有目共睹。近年，地域医派研究成为热点，而越地各科均不乏名医，因此在绍派伤寒基础上扩称为综合性的"越医"，亦实至名归。

一地之医，必有其卓越自立之处。今试对其文化背景与学术影响略作讨论。

一、"越医"兴盛的文化背景

（一）人文荟萃的历史积淀

《绍兴府志》载："绍兴，古荒服国。唐虞时未有名。《史记·夏本纪》曰：禹会诸侯江南，计功，命曰会稽。会稽者，会计也。其后，帝少康封子无余于会稽，文身断发，被草莱而邑焉，国号越。"[1]可见绍兴称"越"时间久远，而且早就成为南方地带的中心之一。历史上此地名人辈出，而且以文通医者多。例如东汉哲学家王充曾著《养性书》，惜已失传。晋代书圣"二王"传世有《头眩方》《新妇服地黄汤》《鸭头丸》等名帖，说明他们于医学知识所知并非泛泛。南宋著名诗人陆游本身是养生大家。明代画家徐渭曾注《素问》、《周易参同契》。这些事例无非说明，自古文医互通，绍兴丰厚的文化底蕴促进两者的交融，自然也推动着绍兴医学的发展。

（二）眼界千里的游幕文化

明代以来，"绍兴师爷"名闻天下，所谓"无绍不成衙"，据说绍兴一地从事该业者不下万户。师爷的政治角色意义此不多论，学术界多有论及知识分子的游幕生涯对学术影响，如指出"清代学人频繁的游幕活动，不仅创造了许多交流学术的机会，而且对学术传播产生了不可忽视的影响"[2]。单以对绍兴一地的影响而言，一方面"师爷"是一个需要文化的群体，行业的兴盛必然更好地推动教育的发展；另一方面，师爷的特征是游幕天下，大量绍兴人在古代游历各方，对地方无疑带来非常正面的影响。是以绍兴虽居一地，而实有开阔的全国眼界。例如绍兴名医张介宾，就是因为父亲游幕京城定西侯门下，于是年十四"从游于京师，天下承平，奇才异士集于侯门。介宾幼而浚齐，遂遍交其长者"，不但学医，还于音律、历算、易学等无所不精。而张介宾著成《景岳全书》后，至死无力刊印，后来其外孙林日蔚携至广东，得布政司鲁超支持方能刊印。林日蔚生平无传，赴广东可能也是游幕身份，所以有机会说动高官。总体上明清以来绍兴医界的名家辈出，与这种良好的对外交流环境不无关系。

二、"越医"学术对中医学术的重要影响

历代"越医"成就众多。试就其对中医药学影响最大的几点，略述如下。

（一）以外丹通内丹，万古丹经佐养生

东汉恒帝时，会稽上虞人魏伯阳著《周易参同契》，是对秦汉以来神仙家长生久视之道和各种炼养方术的系统总结，其理论被后世的金丹派葛洪、陶弘景以及内丹炼养派的司马承祯、钟离汉、吕洞宾、张伯端等继承吸收，很多内丹术语皆源于此书。

道教外丹术对长生的追求虽然无所成就，但炼丹术也是制药化学的先驱，对多种外科丹药的发明有所裨益。同时，《周易参同契》的炼丹术语，在后世内丹派中有着独特的解读，也成为指导内丹炼养（今人称之为气功）的理论基础。正如唐代司马承祯所言："观夫修炼形气，养和心灵，归根契于伯阳。"[3]现代学者王明在《〈周易参同契〉考证》一文中也评价说："自汉而唐而宋，论炼丹者，代不乏人。溯流寻源，大要如尔：魏伯阳导其源，

钟吕衍其流，刘（海蟾）张（紫阳）薛（道光）陈（泥丸）扬其波。由外丹而内丹，流变滋多，《参同契》洵千古丹经之祖也"。[4]《周易参同契》对养生气功的影响至为深远。

（二）融易理入医理，阐发阴阳启后人

明代会稽张介宾，倡论温补，后世赞誉虽多，也不乏如陈修园等攻击者。其实，张介宾最重要的贡献是将医学与易理相结合，从而使医理与易理融为一体。他的著名主张"阳非有余，阴常不足"实际是源于易学。张介宾将《易·系辞》所阐发的天地、阴阳、刚柔、动静变化之理相结合，归纳成一句话："《易》之为书，一言一字，皆藏医学之指南。"其根本在于阴阳，即"欲该医易，理只阴阳。"《景岳全书》说："凡人之阴阳，但知以气血脏腑、寒热为言，此特后天有形之阴阳耳。至若先天无形之阴阳，则阳曰元阳，阴曰元阴。元阳者，即无形之火以生、以化，神机是也，性命系之故亦曰元气。元阴者，即无形之水以长、以立，天癸是也。强弱系之，故亦曰元精。"[5]从易理而言，实际上阴阳可分不同层次，张景岳所论为先天生理之层次，重视阴阳互根。而其他医家如朱丹溪所论阴阳为后天病理层次，重视阴阳对立。丹溪所论本乎朱熹主静的主张，认为"凡动均属火"；而张景岳直接取法于《易经》，认为先天元阳即生命之本，"阳为生之本，阴实死之基……故凡欲保生重命者，尤当爱惜阳气"。由此表面上二人观点直接对立，实际层次完全不同。另外，通常被视为温补派奠基人的薛己，其补法的运用仍不脱六经概念，例如补阴指补肺脾肾三经。而景岳从阴阳的根本含义而论，指出李杲之补脾实为"温养"，将人体阴阳的概念区别于伤寒论六经的阴阳概念，更符合阴阳的属性。后世陈修园著《景岳新方砭》，大力批评张氏补阴之方，其实他只是固执伤寒六经概念，认为阴就是指太阴脾，其实与张景岳的真阴概念全不相同。

张景岳把握易理，以阴阳为纲，将其变化统为寒热、虚实、表里"六变"，很好地说明了辨证的基本原则，真正使中医理论具备了生理病理的基础概念，为后世遵从。包括陈修园《医学实在易》也采用了类似的表里寒热虚实盛衰八者为分类大纲。古代孙思邈虽有"不知《易》，不足以言大医"之说，但至张景岳始真正将易理与医理融为一体，遂奠定了超越于不同学派的中医基础理论门径。

（三）以六经统三焦，跨南北而统寒温

温病学派诞生后，伤寒与温病之争一直不断。温病家多认为伤寒六经辨证不适用于温病，以温邪从口鼻而入，故吴鞠通立三焦辩证为纲。当然温病派为求自立，有时批评伤寒太过，也引来不少医家批评。绍派伤寒在这一问题上，有自己的独特看法。他们重视伤寒，维护六经辨证，故属伤寒派；身处江南湿温之地，又面对多种温病挑战，不能无视温病的创见。在理论与实践结合的过程中，他们形成了以六经统三焦的做法。

绍派伤寒不认同《伤寒论》只可治伤于"寒"的观点，而是认为"伤寒二字，统括四时六气之外感证"。他们反对温邪从口鼻而入的观点，主张仍用六经辨证，但是指出"六经为感证传变之途径，三焦为感证传变之归宿"，"病在躯壳，当分六经形层；病入内脏，当分三焦部分"[6]。所以在《通俗伤寒论》中，虽然保留温病病名，但认为寒为诸邪之先导，因此命名为风温伤寒、春温伤寒、湿温伤寒等，像风温伤寒"伏气温病，感冷风搏引而发，或天时温暖，感风寒郁而暴发"[7]；湿温伤寒为"伏湿酝酿成温，新感暴寒而发"[8]等。在辨证方面，表寒证居多，虽然也列有表热证，则称为"阳明表热"。这是用六经统温病诸病的例子。但在治疗上，绍派伤寒并不拘于伤寒论方药，如论"治六淫病用药法"中，只是"寒病药"云："外寒宜汗，宜用太阳汗剂药；里寒宜温，宜用太阴温剂药，固已。"[9]也就是主要宗法于伤寒原方，其他五淫用药广泛应用后世医家包括温病医家的方剂，尤其在暑病、湿病方面极有见地。其《通俗伤寒论》的"发汗剂"中治正伤寒，也不用麻、桂二方，而是以苏羌达表汤代之，俞根初说："浙绍卑湿，凡伤寒恒多夹湿，故予于六温中佐以淡渗者，防其停湿也。"[10]显然不拘于经方范畴。也正因如此，《通俗伤寒论》虽名"伤寒"，书中方剂却常被温病学著作和教材引用。另据研究，书中俞根初的101方，源于经方的只有30首，而且均根据地理气候特点对用量作了调整，一般小于经方一服的分量；全部用药风格以应用凉润滋阴药物用量大，对温热、苦寒等药的用量小[11]。显然偏于温病家的风格。

绍派伤寒以六经而纳三焦，即以伤寒理法指导温病治疗的做法，不同于维护六经反对温病的守旧医家，为寒温之争开启一条研究新路。

（四）治疫善于通变，升降名方传后世

有绍派伤寒之名，而无绍派温病之说。但实际上，越医对温病学的贡献是很大的。以疫证治疗为例，有两个重要贡献。一是升降散的创立。一般认为此方出自杨栗山《伤寒温疫条辨》，实际原书已说明该方得自山阴陈良佐的《二分析义》。《二分析义》是一本讨论时疫的专著，"二分"指春分、秋分，"曰《二分析义》，以热疫多在春分后秋分前也"。书中说 1723 年，河南中州饥疫，"时山阴陈愚山先生客豫，为定热疫症方。药甚平常，功极神速，因名陪赈散"[12]。陈良佐字愚山，以所订"陪赈散"方为基础，衍化出大复苏饮子、小复苏饮子、大清凉涤疫散、小清凉涤疫散、代天靖疫饮子三方、宁心驱疫饮子三方共 10 方，"通治 36 种疫证"，成效显著，后来杨栗山将其改名升降散，进一步推广。现今升降散在临床各科应用极为广泛。

另一事例则是抗击流感。1918—1919 年的世界性大流感，死亡极多。但在中国，伤亡很少。绍兴医家对此留下难得的专门论著，即曹炳章的《秋瘟证治要略》。书中记载该病于 1918 年"由甬（宁波）而流至绍（绍兴）"，"京绥铁路一带，苏属之镇江、扬州，安徽之凤台，湖北之省城及各省，皆发见同样之流行病"，"实最初发生于西班牙，今且蔓延全球，美医遂名曰西班牙流行病"。曹炳章从中医角度论本病，指出："考其现状，察其受病原因，确为复气秋燥，燥热化火，病所在上焦心肺部分，用药宜辛凉清宣。"[13] 订立辛凉清解饮、新加银翘汤、清燥救肺汤及其他辛凉解表、凉营活血方剂。在各地中医的努力下，上海海关报告称：

"这场流行性感冒在整个中国，特别是上海，情况不像世界其他地方那样严重，死亡率也不像其他地方那样高。"[14]

（五）立医会办医报，整理文献存国粹

由于有着高水平的医生群体，清末民国在集群结社的时代潮流中，绍兴医界走在前列。1908 年绍兴医药研究社创办，翌年改称绍兴医学会，"以研究东西医药专门科学、输入新理、交换知识，并阐发吾国固有之医药学为宗旨"，会长何廉臣。该会创办有《绍兴医药学报》，于 1909 年至 1914 年由于经济支出等原因几度停办，共出 44 期。1915 年神州医药绍兴分会成立后，复刊《绍兴医药学报》，后来陆续有不同名称，共计《绍兴医药学报》

出至 141 期,《绍兴医报大增刊》及《绍兴医药学报星期增刊》共 158 期,《三三医报》共 132 期,《绍兴医药月报》共 48 期。这一系列的期刊,反映了近代中医斗争风云与发展境况,是近代中医刊物中的标杆。

更重要的是,绍兴医家在近代"保存国粹"思潮的影响下,还进行了规模更大的整理文献工作。民国时期中医抗争、办教育的一系列活动集中于上海,而整理文献、出版中医书籍的中心则集中于绍兴。尤其以何廉臣、曹炳章、裘吉生这近代"越医"三杰的工作最为宏伟。

何廉臣在 1916—1921 年间,先后出版《医药丛书》《国医百家》等,此外,还校订刊刻古医书 110 种,名曰《绍兴医药丛书》。1924 年他征集全国名医经验医案,编纂成《全国名医验案类编》,保存了许多重要的临床验案。裘吉生则不惜重金,千方百计搜集了中医孤本、抄本、善本、珍本等医药书籍 4000 余种,从 1916 年至 1936 年 20 年时间内,出版《三三医书》99 种、《珍本医书集成》99 种。曹炳章发奋购天下医书,曾搜集有达 3500 余种,1935 年由上海大东书局编辑成《中国医学大成》,拟收书 365 种,1000 册,后实际出版 128 种。这些工作保存了许多珍贵的文献,是近代中医文献整理工作难以超越的高峰。

粗列以上数者,均为历代"越医"对中医药学有着独一无二的贡献和影响的地方。归纳而言,可见有着人文根基深厚、学术见解深刻和实践成效超卓的特点。亦足以表明,对"越医"学术进行深入研究,对"越医"文化加以大力弘扬,必然对中医药的当代发展带来重要影响。

（作者为浙江中医药大学教授、博士生导师）

参考文献

[1]（明）萧良幹修;（明）张元忭,孙鑛纂. 万历《绍兴府志》点校本 [M]. 李能成点校. 宁波:宁波出版社,2012:1.

[2] 尚小明. 学人游幕与清代学术 [M]. 北京:社会科学文献出版社,1999:194.

[3]（唐）司马承祯. 司马承祯集 [M]. 北京:社会科学文献出版社,2013:329.

[4] 王明. 周易参同契考证 [J]. 中央研究院历史语言研究所集刊,1948.

[5]（明）张介宾. 景岳全书 [M]. 上海:第二军医大学出版社,2006:2.

[6] 何廉臣.增订通俗伤寒论 [M].福州：福建科学技术出版社，2004：62.

[7] 何廉臣.增订通俗伤寒论 [M].福州：福建科学技术出版社，2004：257.

[8] 何廉臣.增订通俗伤寒论 [M].福州：福建科学技术出版社，2004：262.

[9] 何廉臣.增订通俗伤寒论 [M].福州：福建科学技术出版社，2004：51.

[10] 何廉臣.增订通俗伤寒论 [M].福州：福建科学技术出版社，2004：67.

[11] 宋昊翀.《通俗伤寒论》101 首方剂方药剂量规律的文献研究 [D].北京：北京中医药大学，2012.

[12] 陈良佐.陪赈散论说·金石文序 [M].咸丰庚申（公元 1860 年）刻本。

[13] 曹炳章.秋瘟证治要略 [M].绍兴：和济药局印行，1929（2）：1.

[14] 徐雪筠，陈曾年，许维雍，等.译编.上海近代社会经济发展概况（1882-1931）——海关十年报告译编 [M].上海：上海社会科学院出版社，1985：235.

张景岳对中医学术的传承与创新

陈永灿

张景岳，名介宾，字会卿，"景岳"是其号，别号通一子。生于 1563 年，卒于 1640 年。张景岳祖籍四川绵竹，明初以军工授绍兴卫指挥，遂迁居会稽（今浙江绍兴）。幼聪颖，年十四随父游京师，与长者交往。后从名医金英（字梦石）学医，尽得其传。壮岁从军曾抵河北、山东，还出榆关，履碣石，经凤城，渡鸭绿。后以功名未就，乃回乡矢志攻读医学，医名日增。

张景岳撰《类经》《景岳全书》等著作，在我国中医药学术发展史上留下了光辉篇章。其学术思想对后世产生深远的影响，其精深的学识也赢得了人们的尊重。何时希称张景岳为"仲景以后千古一人的杰出医家"。在明代，我国名医辈出，众星璀璨。任应秋认为，在明代众多的中医名家之中，最为杰出者当首推张景岳。查《中医人物词典》，其词条依人物贡献之大小，按级分列，张景岳位于"医生""医家""医学家"之上，归列为"著名医学家"，可见其在中医发展长河中所处的历史地位。笔者认为，张景岳是推动中医学术传承和创新的伟大实践者。遵循中医自身规律，善于传承，勇于创新，这不仅是他对祖国医学的最大贡献，而且为我们留下的宝贵启示。

一、《黄帝内经》的整理和提高

张景岳撰《类经》，将《黄帝内经》中的《素问》和《灵枢》二书内容，重新调整归类，改编而成。全书共 32 卷，分为摄生、阴阳、脏象、脉色、经络、标本、气味、论治、疾病、针灸、运气、会通等 12 大类，每类又分若干小类，并附文，共 390 条，纲目清楚，分类合理。由于内容以类相从，故名《类经》。《类经》对《黄帝内经》原文进行了广泛深入的考注、释义，颇多发挥，自有新见。《类经》对《黄帝内经》全部内容整体分类，系统阐发，是历代整理研究《黄帝内经》书籍中享有盛名的著作，起到承前启后的关键作用，也是当今学习研究《黄帝内经》的极为重要的参考书，可谓不可或缺。明代黄宗羲《南雷文定》中云："其所著《类经》，综核百家，剖析微义，凡数十万言，历四十年而后成。西安叶秉敬谓之海内奇书。"张景岳再撰《类经附翼》和《类经图翼》。《类经附翼》共四卷，着重谈论周易、古音律理论与医理的联系。《类经图翼》共十一卷，用图解方式以辅助《类经》注文之不足，故名"图翼"。图解《类经》，图文结合，来解读《黄帝内经》，是张景岳的一大创举；《类经图翼》中有关五运六气学说的论述和图表，至今仍是研究中医运气理论的重要文献。《类经附翼》和《类经图翼》中，还详论经络俞穴，收集针灸歌赋，旁征博引，颇具价值。

张景岳对《黄帝内经》推崇备至，但又认为该书"经文奥衍，研阅诚难……详求其法，则唯有尽易旧制，颠倒一番，从类分门，然后附意阐发"。故撰《类经》等书，对其内容进行深入研究，释疑正误，在研究形式上大胆创新，科学分类，全面整理，遵循中医自身规律，追本溯源，不断提高，为今天的阴阳、五行、脏象、治则等中医基础理论的形成完善奠定了基础。清代黄凯钧《四库全书》医家类医籍概论中评《类经》等书，"论释亦为通贯详悉，虽不免割裂古书，而门目分明，易于寻检，洵为后学之宝筏也"。

二、各家学说的取长和补短

张景岳治学严谨，勤于实践。他深入系统地研读古典医籍，认真细微地学习前贤经验，并结合自己的临床实际，善于传承，敢于批评，对于各家学说能客观评价，指点得失，既遵循中医理论，又重视实践创新，在理论与实践密切结合，融会贯通的基础上，有理有据的阐述自己的见地。取人之长，补己之短，或避人之短，扬己之长。其晚年撰《质疑录》，对金元医家刘完素、张从正、李杲、朱丹溪等的某些学术观点进行评判，"取先贤之经，以辨先贤之误"。他说："凡读书稽古之士，宜加精究，勿谓古人之法如此，便可执而混用。"如述"中风"一证时，对刘河间的中风之证皆属火证、李杲的中风之因都由气虚所致的说法，认为有失偏颇，不予苟同。他主张中风"本皆内伤积损颓败而然，原非外感风寒所致"，并提出改"中风"之名为"非风"，见解大胆而独到。对朱丹溪的阳有余而阴不足学说，张景岳根据临床实践，以实事求是的态度，提出了不同的看法，他说："予自初年尝读朱丹溪阳有余阴不足论，未尝不服其高见。自吾渐立以来，则疑信相半矣，又自不惑以来，则始知其大谬矣。"认为临证治病并非阳常有余，相反是阳常不足，进而形成重视阳气，强调温补的学术思想。

张景岳对学术真理孜孜以求，在批评他人之弊的同时，也不断自省，批评自己。《质疑录》中还对其本人早年著作中立言未当之处，进行辨析和纠正。诚如王琪所言："考其所列诸论，有已见《全书》《类经》中者，亦有与《全书》《类经》之书少异，而悔畴昔立言之未当者。人以此疑其为晚年未定稿，又以此知其所学越老越明，未尝自矜已得，而孜孜日求正于至当为可则也。"这种不惜自曝其短，求实进取的治学精神，更为难能可贵。

张景岳评判各家学说，其目的是取长补短，倡明学术。尽管他有时言辞激烈，却并非全盘否认，如他反对丹溪的阳有余论，但同样重视其养阴补养精血的理念。张景岳批评前人的一些说法，是批评中有传承，传承中有创新。

三、临床各科的总结和拓展

在《景岳全书》的杂证谟、妇人规、小儿则、痘疹诠、外科钤等篇章中，张景岳纵论临床各科疾病的病因、诊断、辨证、治法、选方和用药，对许多疾病的诊治，以中医理论为依据，用临证实践做检验，既传承前贤的治疗方法，又结合自己的治疗心得，临床经验丰富，理论颇多创见。他总结的诊病疗疾经验，不仅有内科杂病，还涉及妇产科、小儿科、外科、耳鼻喉科、眼科、针灸科、精神科等疾病，治疗病种有所拓展，治疗方法自有新意，对当今中医临床具有重大指导意义。

如对痴呆的诊治，张景岳认为情志因素是重要病因，情伤于外，气郁于内，"或以郁结，或以不遂，或以思虑，或以疑贰，或以惊恐，而渐致痴呆"。其临床特征是"言辞颠倒，举动不经，或多汗，或善愁，其证则千奇万怪，无所不至，脉必或弦或数，或大或小，变易不常"。如何治疗，他也提出自己的看法，若形体强壮，饮食不减，别无虚脱者，"宜服蛮煎治之"；若大惊猝恐，一时偶伤心胆而致失神昏乱者，当速扶正气，"宜七福饮或大补元煎主之"。他指出："此证有可愈者，有可不愈者，亦在乎胃气元气之强弱。"强调顾护胃气对患者预后的重要性。

《外科证治全书》卷二"误吞类"记载：有一孩儿误将铁钉吞入喉，剧痛难忍，生命危在旦夕。张景岳忆本草有"针畏朴硝"之说，思得一方，用活磁石一钱，朴硝二钱，共研为末，令以熬熟猪油加蜜和调药末，嘱孩儿服之。昱日，孩儿便出一物，药护其外，钉在其中，苦痛若失。硝非磁不能令药附钉，磁非硝不能逐钉速出，非油无以润，非蜜未必吞。其疗疾救急之法，意巧而效实。

对不寐的治疗，张景岳辨证分有邪和无邪，"有邪者多实证，无邪者皆虚证"。有邪并非只是外邪，尚有"如痰如火，如寒气水气，如饮食忿怒之不寐者，此皆内邪滞逆之扰也"。无邪则是"思虑劳倦惊恐忧疑，及别无所累而常多不寐者，总属真阴精血之不足，阴阳不交，而神有不安其室耳"。证分两端，一是邪气之扰，一是营气不足。治疗则"去其邪而神自安"和"宜以养营养气为主治"。笔者宗其说，临床以育阴养血、开郁导滞、静摄心神为法，自拟育阴开郁汤治疗不寐，获效良好。

四、辨证施治的规范和发扬

张景岳在《景岳全书》提出的二纲六变辨证体系，为中医辨证施治的流程进行了规范，使辨证施治作为临床医学的核心理念和特色方法更加突显，至今仍在发扬光大。他以对中医阴阳理论的精深把握和基于临床诊治疾病的丰富经验，总结出阴阳为纲，表里、虚实、寒热为变的辨证方法，他说："凡诊病施治，必须先审阴阳，乃医道之纲领。"又说："医道虽繁，而可以一言蔽之，曰阴阳而已。"并专著阴阳、表里、虚实、寒热等篇章，详加论述。"病症虽杂，亦可以阴阳统据之"，言阴阳为纲，如表为阳，里为阴；热为阳，寒为阴；气为阳，血为阴；多言为阳，无声为阴等。"寒热者，阴阳之化也"。"表证者，邪气之自外而入者也"；"里证者，病之在内在脏也"。虚实之变亦有"表里、气血、脏腑、阴阳之虚实"。先审阴阳，再辨六变，诊治疾病的思路则了然于胸。曾读清代程国彭撰《医学心悟》，其云："病之总要，寒、热、虚、实、表、里、阴、阳八字而已。病情既不外此，则辨证之法亦不出此。"即后世所谓八纲辨证的基本元素，均已在张景岳的"二纲六变"之中。陈天祥认为，在张景岳的二纲六变中，阴阳为第一层次，以抽象概括疾病的属性；表里、寒热、虚实为第二层次，以表示疾病的基本特点；而第三层次则涉及病变的众多侧面，如表里中须考虑内外之邪、上下左右、脏腑经络、疾病趋势等等，通过这样辨析，可详细勾画出病症的具体特点，于是就形成了一个完整的辨证模式。

张景岳还将二纲六变辨证体系用来解读仲景《伤寒论》，颇具新意，并指导临床实践，开拓治疗思路。《景岳全书·伤寒典》载，"凡治伤寒，须先辨阴证阳证"，"凡阳证宜凉亦泻，阴证宜补亦温"。"阳邪在表则表热，阴邪在表则表寒"，"阳邪在里则里热，阴邪在里则里寒"。至于治法，"在表者宜散，在里者宜攻，此大则也。然伤寒死生之机则全在虚实二字"。他结合临证经验，体会"挟虚伤寒最为可畏"，指出补法也能治伤寒，提出"补中亦能散表"论断，发前人所未发，独具卓识。

五、制方选药的传承和创新

张景岳撰《景岳全书》，所载临证所需，理法方药，一应俱全。其中《本草正》《古方八阵》《新方八阵》等章，宏论制方选药，扶正祛邪，灵通变法，克敌制胜，特色鲜明。《古方八阵》将补、和、攻、散、寒、热、固、因列为八阵，解释古人立方之本意，分析古方中的某药为某经所用，自有深意，不可任意增删、配伍紊乱，以免各药之间相互凌夺。

张景岳世袭军功，热爱兵法，曾从戎转战，谈兵说剑，故在他的医学研究中参入军事学思想。"他山之石，可以攻玉，断流之水，可以鉴形"。张景岳将兵法之道用于制方选药，认为治病有如应敌，作《新方八阵》，以"八略"攻破之。他曾对其徒说：医之用药犹用兵也，治病如治寇，知寇所在，精兵攻之，兵不血刃矣。张景岳云："复创新方八阵，此其中有心得焉，有经验焉，有补古之未备焉。"实乃肺腑之言。他创立新方八阵之说，自制新方一百八十余首，其中许多至今仍为临床习用。他制方简洁，强调药专力宏。他说："观仲景之方，精简不杂，至多不过数味，圣贤之心，自可概见"。"但用一味二味便可拔之，即或深固，则五六味、七八味亦已多矣。然虽用之七八味，亦不过帮助之、导引之，而其意则一也"。如列于补阵的大补元煎（八味）全补其虚，纯正不杂，为"日天赞化，救本培元第一要方"；若见气虚下陷、血崩血脱、亡阳重危等症，确知宜举，则选举元煎直从乎升。张景岳的制方选药既传承了仲景用药精当的心法，又融入兵法，勇敢创新，组织方药，争取迅捷之效。遇复杂之病，其制方灵活变通，如治虚损便秘的济川煎，药用当归、肉苁蓉、牛膝补益而润下，少佐升麻，欲下先升，枳壳行气助运，全方寓通于补，颇具巧思。

《本草正》载药三百种，其中推人参、熟地为良相，大黄、附子为良将，号曰"药中四维"。张景岳临证喜用熟地，谓"精血形质中第一品纯厚之药"。《本草正》中专论熟地，多达千字。其云：阴虚而神散者，非熟地之守不足以聚之；阴虚而火升者，非熟地之重不足以降之；阴虚而躁动者，非熟地之静不足以镇之；阴虚而刚急者，非熟地之甘不足以缓之。

目前，中医药的发展面临着良好的机遇，但也遇到严峻的挑战。阻碍现代中医学术进步的瓶颈仍然是传承不够，创新不足。我们研究张景岳的医学著作，总结他的丰富经验，缅怀他的历史贡献，尤其要发扬他的遵循中医自身规律，善于传承，勇于创新的治学精神和学术思想，这对促进中医学术进步和推动中医事业发展具有十分重要的现实指导意义。

（作者为浙江省立同德医院主任中医师）

参考文献

[1] 何时希. 中国历代医家传录中 [M]. 北京：人民卫生出版社，1991：703-705.

[2] 任应秋. 明代杰出的大医学家张介宾 [J]. 北京中医药，1983（1）11.

[3] 李经纬. 中医人物辞典 [M]. 上海：上海辞书出版社，1983：50-351.

[4] 李志庸. 张景岳医学全书 [M]. 北京：中国中医药出版社，2002.

[5] 黄凯钧，刑玉瑞. 友渔斋医话 [M]. 长沙：岳麓书社，1990：620.

[6] 柳亚平，潘桂娟.《景岳全书》痰证诊治研讨 [J]. 中华中医药杂志，2007，22（7）：427-429.

[7] 陈永灿. 育阴开郁治不寐 [J]. 江苏中医药，2002，23（5）：14-16.

[8] 程国彭. 医学心悟 [M]. 北京：人民卫生出版社，2006：12.

[9] 陈天祥. 景岳学说研究 [J]. 浙江省绍兴市中医学会，1983：18.

绍派医家赵晴初学术思想研究

叶新苗

源远流长的浙江中医药，以其名医辈出、医著宏丰、世医显赫与学派林立等特色，对海内外形成深远影响，在我国医学史上留下辉煌的一页。据统计，清末以前，浙江有史可考的名医有 1700 多名，有案可稽的中医药著作 1800 多种。中国医学大事年表列出的 216 件重大人事中，属于浙江的就有 35 件，足见浙江中医药在全国中医药的地位与作用。

绍派伤寒为浙江中医十大学术流派之一，其医派发端于张仲景《伤寒论》与张景岳《景岳全书·伤寒典》的学术观点，发扬、形成于清代俞根初《通俗伤寒论》。上溯明清，下逮民国，三百多年来，随着临证经验的不断积累，绍派伤寒之学说不断丰富，形成以擅治热病，诊断重目诊、脉诊、腹诊，辨证重湿，施治主化等具有鲜明地域特色的诊断治疗组方用药体系，著称于杏林。其间涌现了大批的医家与医著，有殷于著书立说者，有勤于临床耕耘者，可谓各具特色。

赵晴初（1823—1895），浙江会稽（今绍兴市）长桥沿人氏，为绍派伤寒的重要临床家，赵氏一生医绩卓著，有《存存斋医稿》《存存斋医话稿》《存存斋教子学医法》等 15 本著作。但刊刻者，仅《存存斋医话稿》第一、二卷，是书曾于光绪辛巳年和辛卯年，先后两次木刻印行，后又被裘吉生收入《珍本医书集成》。

今有幸从绍兴古书籍藏家手中获赵公珍贵手稿本包括《存存斋医稿》《存存斋医话稿》《存存斋教子学医法》等书籍共 15 本。仔细阅读手稿，发现《存存斋医稿》《存存斋医话稿》最为系统，遂开展对《存存斋医稿》《存存斋医话稿》的整理研究。通过精读《存存斋医稿》《存存斋医话稿》手写稿，并加以句读和校注，参考《通俗伤寒论》《存存斋教子学医法》等著作，以探讨赵晴初学术思想，诊疗特点，制方用药特色等。通过本研究，填补对赵公学术研究的不足与空白，以丰富绍派伤寒的学术内容，加深对绍派伤寒更全面、深刻、系统的理解。

一、赵晴初与《存存斋医话稿》《存存斋医稿》

（一）赵晴初生平

赵晴初，原名光燮，后改彦晖，晚号存存老人，又号寿补老人，63 岁时曾号六三老人，浙江会稽（今绍兴市）长桥沿人氏。据陈天祥引《会稽昧草堂赵氏宗谱》记载：晴初公生于道光 3 年（1823），卒于光绪 21 年（1895），享年 73 岁，与晚清著名书画家赵之谦为同族至亲。赵公出生豪门，其父钟裁，是清代嘉庆咸丰年间绍兴巨贾，得四子，晴初排行最小（其弟子杨则民称赵公为"吾绍巨富省圆先生季子"[1]）。其幼时专攻举子业，是故于诗词六法功底扎实，与周伯度、樊开同为同科秀才。后因兵乱，家道中落，无意仕途，本着"务求实用之学"的诺言，立志种身杏林。

先生天分过人，孜孜不倦研读岐黄之术，犹虑耳目之隘也，虚心访道，不惮涉历，学业日进，与同里张畹香、江墅陈载安、乌程汪谢城诸公精研医理，苟遇疑难危证，或通函讨论，或函邀会诊，自备旅资，不向病家索酬。尤其是经治余姚邵小村中丞，高年痰中，群医束手，后经他一手治疗，病获豁然。于是医名大振，常被邀出诊，往返于大江南北。江督曾国荃等，皆常驰书敦聘。同治壬戌年（1862），赵公应聘赴苏出诊，归途中于吴县（长洲）逢饲鹤老人尤怡嫡嗣尤世梓、尤世楠，亲睹尤氏治病手段老到，每多奇中，能阐兰灵之秘，接长沙之源，至为服膺。向往其学，乃执弟子礼于尤氏门下。光绪 10 年、12 年，他又二度访道吴县，从尤怡门人。并亲手抄录《医学读书记》《静香楼医案》《伤寒贯珠集》等尤氏著作十数种，带回会稽悉心研究，深得尤氏学说之精髓。赵公一生医绩卓著，蜚声杏林，仅嫡传弟子中享医名者有四，一曰舒安，系其长子；二曰鲁东川；三曰贺吉人（鲁、贺二君曾联合校订《存存斋医话稿》）；四曰杨则民。赵公性和平而心慈善，救人之急，拯人之危，数十年如一日。族中义举如捐修宗祠、重修宗谱……皆力任经营，不辞劳瘁。花甲后修持净业，博阐内典，无疾而逝。

（二）《存存斋医话稿》版本的流传与研究

赵氏生在绍兴，行医在绍兴，与"绍派伤寒"名家同里张畹香、江墅陈载安、乌程汪谢城诸公交往甚密，在学术上接受"绍派伤寒"医理，后又在江苏尤氏中医世家，学尤氏门医技，其学兼绍派伤寒与江苏尤氏二门之长。赵公早年细研医理，诊务繁忙，晚年谢绝应酬，杜门著书，著有《存存斋医稿》《存存斋医话稿》《存存斋教子学医法》《存存斋本草撷华》等15本著述。《存存斋医话稿》系赵公40年读书、临证之心得。自谓"余自己冠后，喜读医书，有所见闻，随手识之，间附以心得，以备他日之参考"。由于随记随载，辗转有年，遗失多矣。戊寅（1878）秋，赵氏已55岁，杜门养疴，检旧箧得手稿若干条，命儿子录出成帙，重为芟润之，标其名为《存存斋医话稿》。其抉择甚严，若意度者，勿录；道听者，勿录；袭古与违古，勿录。违古而适合乎古，食古而不泥乎古，时或拾古之遗，纠古之失，补古之阙，释古之疑，或日一得焉，或月一得焉，或积日月而竟无得焉，历数十年得成此帙。是书凡7集（后称集为卷），其中一二集为合订本，最后1集为续集。光绪初年，同邑孙瀛阶、陈昼卿两先生序文，姚静安先生锓版，为时推崇，流播甚广。惜仅选一二集刊行，印数少，而访购者踵趾相接，又值兵乱祸结，原书多失散。

民国4年，裘吉生虑其书湮没不传，遍觅原版，"虽幸而购到，已缺多页，亟亟然为之重刻付印（重刻《存存斋医话稿·何廉臣序》），同时补入《绍兴医药学报》第1卷5—6两号（1924年5—6月）赵氏原著斑疹、瘥疹二节，由其门人杨则民加注，作为卷三一并编入《珍本医书集成·杂著类》（1936年世界书局出版），其序曰，"……《医案》一册，断证确切，方案明通，皆足为后学师范，惜无刊本，即《存存斋医话稿》五集，只有初二两集，由孙瀛阶、陈昼卿两先生为之序，姚静安先生代为刊行。不久其版散失，迄于今各书肆已无从购觅，本地如此，他省可知，同社友裘君吉生恐其书湮没不传，遍觅原版，虽幸而购到，已缺多页，亟亟然为之重刻付印……"，即现今流传之版本。后又在1935—1936年《绍兴新闻日报》"医药与社会"专栏上，见到由赵之后人赵能谷点校之《存存斋医话稿卷三》六十则，赵能谷在《序言》中曰："兹从书箧中检得先大夫定庵公手钞正续稿三本，不特初至五卷具备，且与初二卷校本版伪，间加注附，如二卷第二十一则乌程汪谢城先生略历等，殆当时拟总刊正续集而未果者。"该稿由赵之后代所抄，其真伪自明。

赵公著述虽多，但未在身前刊行，经其嫡传弟子鲁东川、贺吉人二君的再三努力，才将《存存斋医话稿》初集校订付梓，据《全国中医图书联合目录》记载仅《存存斋医话稿》二卷，版本情况为：①清光绪七年辛巳（1881）活字本；②清光绪十七年辛卯（1891）永禅室刻本；③清末抄本；④ 1915 年绍兴裘氏刻本（见珍本医书集成）。浙江仅存清光绪七年辛巳（1881）活字本版本，其余版本流散于全国各地。

《存存斋医话稿》一二集刊本与流传已如上述，现刊本三集即裘氏本只收赵氏原著斑疹、痧疹二节。

然赵氏著作手稿被柯桥人葛绥仔细收藏，《存存斋医话稿》手稿共有 7集。期间被同道多次借阅。

1983 年方春阳氏根据手稿，点校、整理了《存存斋医话稿》未刊稿六十一则，由赵之再传弟子徐荣斋先生作序，连载在《浙江中医药杂志》上。该稿与赵能谷所辑本颇为吻合，许多段落一字不爽；并作"赵晴初学术思想述略"[2]。

陈天祥医师根据手稿，与手稿拥有者共作"赵晴初先生与《存存斋教子学医法》"[3]，又作"清代名医赵晴初及其医学成就"[4]及"清赵晴初遗著《存存斋医话》节选"[5]，分别发表于中华医史杂志与中医药学报。

其他研究有：沈钦荣《绍兴医家及其医话》[6]，"赵晴初三代医方"[7]，刘景超、杨玉武"《存存斋医话稿》浅识"[8]，吕志连"清代名医赵晴初与《存存斋医话稿》"[9]等。

根据手稿后学黄雪莲、翁靖有"浅述清代名医赵晴初生平与学术传承"[10]，"清代名医赵晴初的诊疗特点"[11]，"赵晴初治疗头风病学术经验论析"[12]等。

《存存斋医稿》《存存斋教子学医法》《存存斋医案留底》等著述均未见刊行。诚如裘公所言："赵氏生平著述，虽不止此。但流传医林，唯此吉光片羽，弥觉可珍"。

《存存斋医话稿》，据裘氏珍本医书集成刻本何廉臣序说，"……《存存斋医话稿》五集，只有初二两集，由孙瀜阶、陈昼卿两先生为之序，姚静安先生代为刊行。……同社友裘君吉生恐其书湮没不传，遍觅原版，虽幸而购到，已缺多页，亟亟然为之重刻付印……"。

杭州孙仲圭在第二卷末按云，"《存存斋医话稿》何廉臣叙中云，共五卷。但镌版行世者，只此而已，即此二卷。据余所见，仅大小两种木刻版本，今且绝版无购处矣。三卷斑疹、痧疹二节，录自《绍兴医药月报》第一卷五六两号。注者杨则民，系赵氏弟子，蛰庐不知与赵氏有无渊源也"。

裘吉生在第二卷末也按：赵氏后辈，藏有散稿，不事整理。先人手泽，湮没不传，洵为可惜。蛰庐，即杨先生之别号。

实际是书手稿现存凡7集，其中一二集为合订本，最后一集为续集。

全书约13余万字，第一集（一二集合订）、第五集、第六集、续集，由16开皮纸作封面装订，第四集长度短2厘米，第三集系16开纸横排本。封面上，赵氏亲书"存存斋医话稿"（一二集合订）、"存存斋医话稿三集""存存斋医话四集""存存斋医话五集""存存斋医稿六集""存存斋医话续集附医方杂识 本草杂识"。书蕊第一集系毛边纸，竖排书写，每排约22字，每页9排。第四集、第五集、第六集、续集，书蕊系先生家印绿色直格毛边纸，每页摺口处必印有"存存斋"3字，每页9排，每排约30字；第四集，每页9排，每排约25字；第三集横排，每页12排，每行约21字。手稿除第三集外，绝大部分笔迹苍劲、以蝇头行楷书写，以楷书为主，小部分为草书。手稿与先生他稿比较，可确认其系亲笔书写。

（三）《存存斋医稿》版本的流传与研究

《存存斋医稿》上下2集，由16开皮纸作封面装订，书蕊系先生家印绿色直格毛边纸，每页摺口处必印有"存存斋"3字，摺口之内，楷书书写有与内容同步的病证名，便于检索翻阅。中间竖排书写，每排约38字，每页9排，以行书、草书为主。上册首为杨则民序，此为目次，目次下有"是册为先君子所著散佚未订成本民国5年岁次丙辰中秋前三日，养慊主人赵士琪晴孙甫识"。

本书是赵公临证实践记录。上册录风温、湿温、温热、暑、湿、霍乱、燥、瘟疫、瘢痧疹瘰、中风、头风、肝气、肝郁、肝火、肝风、眩晕、痉厥、癫狂痫、郁、惊悸怔忡健忘不寐、脱、痰、痰饮、喘、吐血、咳嗽、哮、失音、肺痿、胸痹、肺痹、肠痹、脾瘅、胃寒、汗、呃、噫嗳、噎膈反胃、三消、呕吐、痞满共 51 个病证。下册载胀、肿胀、黄疸、疟、痢、脾胃、不食、泄泻、生虫、吐蛔、积聚、癥瘕、痹、痿、大便闭、小便闭、小便血、大便血、脱肛、梦遗、白浊、涩淋、阳痿、肺损、肺阴亏、肺标、肾损、心损、心标、脾胃损、脾胃阴、脾胃标、肝胆标、肝损、肾标、命阳损、精损、奇经八脉损、虚损、大肠痈、小肠痈、疝、鼻衄、牙衄、眼、耳聋、杂症、调经、带下、胎前、产后、崩漏、热入血室共 53 个病证。

　　书中每述一证，先言大概，继述症候、病情演变、临床治疗，后归纳要点。每一病证的论述，均有论有方，其证治颇具特色。

二、赵晴初学术思想研究

　　赵晴初学术思想的形成主要来源于绍派伤寒与江苏尤氏中医。绍派伤寒语出何秀山为《通俗伤寒论》作之序文，"吾绍伤寒有专科，名曰绍派"。其学术特色为擅治热病，诊断重目诊、脉诊、腹诊，辨证重湿，施治主化等，具有鲜明的地域特色的诊断治疗组方用药体系，著称于杏林。其与吴门之温病学派虽同治热病，但其辨证纲领及论治内容却迥然有别，而又与一般仲景学派相异，自成一体，故曰"绍派伤寒"。其医派形成，发端于张仲景《伤寒论》与张介宾《景岳全书·伤寒典》的学术观点，发扬与形成于清代俞根初《通俗伤寒论》。但彼时理论上所形成的独特体系尚欠完整，后又有何秀山、何廉臣等医家的继承发扬才日趋完善。俞根初的《通俗伤寒论》也几经修订，其理论学说遂日益丰富。《通俗伤寒论》一书，奠定了绍派伤寒的学术理论体系。因此后世誉张景岳为绍派伤寒之开山祖，俞根初为集其大成者，何秀山、何廉臣是其深化与细化者。

　　尤氏医学遵内、难、仲景之学，承中梓"治病求本"与"喻昌伤寒学"之旨。辨证重八纲，治法多崇伤寒论。言中风病本在肝，创有治卒中八法，用药以肝胆经为主，功偏平肝熄风。治血证注重祛邪、温中、理气以止血，主张甘温止血。治痰饮注重补益脾肾以益本源，灵活运用祛湿四法。治疗内伤杂病，用药以脾胃经为多，喜用甘温之品补气，制方遣药注重升降沉浮之理。对后世影响颇大。

　　赵氏生在绍兴，行医在绍兴，受绍派学术思想影响最深，用药主轻清、治疗重护胃气、诊断重望舌、望色、辩证主用六经八纲等，都与绍派伤寒一脉相承。在行医过程中与同里张畹香、江墅陈载安、乌程汪谢城诸公相互探讨医技，后又在江苏尤氏中医世家，学尤怡医技，抄《医学读书记》《静香楼医案》《伤寒贯珠集》等尤氏著作十数种，其学兼绍派伤寒与江苏尤氏二门之长。现将其主要学术思想兹述如下。

（一）发扬上下病理

关于上下病理，医家很少讨论。而赵公有较多的阐发，其对病理之阐发，可谓独具慧眼，不落窠臼。明代卢之颐有"不得横遍，转为竖穷"之语，赵氏于此悟出"下既不通，必反上逆，不得上达，转为横格，上游阻塞，下必不通，中结者不四布，过泄者必中虚"之理。并解释说，"横遍者，自内而外，由阴出阳也；竖穷者，直上直下，过升过降也。此阴阳升降盈虚消长之理也。……阴阳各有定位，升降自有常度，此盈者彼必虚，此消者彼必长。医事之补偏救弊，变化生心，端在是矣"[13]。赵氏以此阐述病理，确有独到之处。又如以八味肾气丸为例阐释以下蒸上之义，指出：盖阳气凝结，不得上升，以致枯燥，治宜温热助阳，俾阴精上交阳位，如釜底加薪，釜中之水气上腾，而润泽有立至者，仲圣以八味肾气丸治，亦此义，以肺为之华盖，下有暖气上蒸，即润而不渴，若下虚极，则阳气不能升，故肺干而渴，譬如釜中有水，以板盖之，下有火力，暖气上腾，而板能润，无火力，则水气不能上板，终不可得而润也。再如治上焦湿郁，阐明启上开下之理：若阻上焦，法必夹缓，舌白头胀，《内经·病能篇》云："伤于湿者，首如裹，不食不饥，湿阻气也，便溺不爽，是肺与膀胱通气化，又膀胱为州都之官，气化则能出矣，今肺气湿阻，清肃不降，下焦不行"，又云，"湿载气得和耳"。当与天水散（滑石、生甘），加杏仁、苏子、蒌皮、郁金、藿香、半夏、云苓、苡米、泽泻、通草。脉洪口渴作燥，加荷叶、芦根，是开肺气以舒郁，通膀胱用淡参，即启上闸开支河导水势下行之理，此治上焦之湿郁也[14]。再如论风水，认为肺气郁遏，不得外达，水不得泄，遂直走肠间而为便溏；消渴系燥热导致肠胃之腠理致密，饮下之水不能侵渗于外，而惟直注于下，故饮水多而小便多；噎膈反胃，良由血枯气衰而成，故上不得入，下不得出，遂成上关下格之症，而阴裹于下，阳结于上也等，此等从上下阐述病理，皆发前人所未发。

（二）分部析病论治

按部论治，是绍派伤寒的一大特色。赵公在具体病证的讨论上，又多有发挥，如论头风。头风者，乃或正或偏，而虽不致毙，亦有失明之忧矣。先论标病，客风而头痛者，脉必浮弦，时刻痛甚，羌活汤之治。如或来或去，脉象虚浮，与当归、人参、荆芥、天麻、白芍、茯苓、川芎、僵蚕之类。有右偏头痛者，右脉气分必虚，须推建中之类。左偏头痛者，四物、复脉之治。亦或左右皆痛，即与八珍、养营之类。眉棱骨痛，此属肝风痰郁，天麻白术二陈汤必愈。或夏日暑风入脑，又必与杏苏散之治。或有头内时时鸣响，名曰雷头风，当用清震汤可也。或脉来滑数，此必痰火郁痛，又宜温胆汤、羚羊角散治之是也。……大凡内外之症，是必兼风，断不离天麻、菊花、钩藤、僵蚕、川芎、蒺藜，熄风之品随症加入可也。头风痛甚，有发厥损目之虞[15]。一个头痛病证，分左头痛、右头痛、左右皆痛、眉棱骨痛4部论治，又从病邪细分为客风痛、暑风入脑痛、痰火郁痛等，最后结论是头痛必兼风，治疗时要加用风药，如天麻、菊花、钩藤、僵蚕、川芎、蒺藜等，有论有方，与一般按六经泛论分治不同。再如论昏迷，赵氏认为昏迷有邪入心包与邪入血脉之分，认为心包络是心主之宫城，血脉为心主之支脉。邪入包络则神昏，邪入血脉亦神昏。两者的区别在于前者邪入深而症重，后者邪入较浅而症稍轻。因为"邪入包络，包络离心较近，故神昏全然不知人事；如入血脉，血脉离心较远，故呼之能觉，与之言矣知人事，若任其自睡而心放，即昏沉矣"。[16]。并进一步指出，如邪在血脉失治，则渐入包络，此为由浅入深；若邪在包络而治之得法，则渐归血脉，此为由深出浅；若邪盛势锐。不从气分转入，不由血脉渐入，而直入心包，其证最为凶险。昏迷分包络、血脉二部，其病理转归有邪气从气分入血脉、血脉入包络、由包络出血脉、由气分直入包络4种，此论，发前人之所未发，为辨证施治提供了依据。

（三）主用轻清养胃

胃主受纳水谷为气血生化之源，被医家称为"后天之本"，赵氏亦有云，"但有一分胃气，便有一分生机"、"有胃气则过，无胃气则死，此本病之大纲也，故诸症能食，势虽重而可救，不能食，势虽轻而必致延剧，此理然也"。因此赵公十分注重"后天之本"，临证遣方用药时不忘鼓舞胃气。认为，"饮食药物入胃，全赖胃气蒸变传化"，气血津液"总须胃化脾传"，才能上归于五脏六腑，旁走于四肢百骸。因此，他强调"用药治病，先须权衡病人胃气及病势轻重"。若脾胃有病，当理本脏无疑，即他脏有病亦宜调胃为要，庶可渐见转机。如骤病胃气未伤，势又危重，非用大剂、急剂不可。若胃气受伤，无论病之轻，总宜小剂徐徐疏瀹，庶可渐望转机。以"胃气已伤，药气入，艰于蒸变转化，譬如力弱人强令负重，其不颠踬者几希"[17]。他用药每以小剂缓剂渐图敏效。反对以"腻膈酸苦腥臭之药，浓煎大碗灌之"，认为大碗灌服败胃，厚腻之药难运，若以大剂厚腻之剂，"填塞胃中，即不药死，亦必塞死"。至于血肉有情之品，多具醇厚之质，必须胃化脾传，方能徐徐变精归肾，尚"病人胃口伤残，未可遽投"，若拘于常规而不问胃气如何，则未有不偾事者。这种强调顾中，注重"后天"的见解，除了他的学术渊源以外，与他在临床上的悉心研究，反复实践是分不开的。

赵公主用轻清之剂养胃，常用药露是其特点。他认为"凡诸药具有水性者，皆用新鲜物料，依法蒸馏得水，名之为露"，"义取清轻"，且诸药露"皆是精华，不待胃化脾传，已成微妙"，药露，乃轻清之品，对"气津枯耗，胃弱不胜药力者最为合宜"、"其功能有非他药所能及"。他细绎经旨，得出"气津之不相离"的结论，阐明气若离津，则阳偏胜，即为"气有余便是火"；津若离气，则阴偏胜，即为水精不四布而结成痰饮。指出药露"以气上蒸而得露，虽水类而随气流行，体极轻清，以治气津枯耗，其功能有非他药所能及"[18]。并介绍临床用于伤阴化燥，清窍干涩之证，每获良效。

赵公还主张病人之饮食也要配合养胃。患病时有禁食、当食、不当食等情况。如伤寒转轻，干霍乱上下不通吐泻之际，癍痧未达于表，瘟疫客于募原，疟邪交争，六淫初感、苔厚脉实、发热脘闷，邪气满漫、作呕痞胀，伤食恶等症，此必禁食矣。其胃阳虚，胃阴亏，命门火衰，热气阻。当食不食者，最虑土败，而淡饮淡粥人皆恶之，或辛或酸，人所喜也，其人素好之物，可酌而投之。经言以胃喜为补也，惟宜少而不宜多。赵氏还根据自己的经验提出即如米粥也有不当食之情况，曾治一暑湿证，已热退神清，胃动进食矣，忽急束邀诊，仍，更加，细询因吃粥油三四盏，遂致此，余力辞，病竟不起，阅《拾遗》言，"粥油能实毛窍，滋阴之功胜熟地"。暑湿初愈服此，安得不复发而增剧耶？又袁了凡先生曰，"煮粥饭，中有浓汁滚作一团者，此米之精液，食之最能补精"。由此提出暑湿初愈忌粥油，另外赵氏还提出痰湿证忌猪肉，失音证忌火腿及皮蛋等，均结合病情，因病而施。

（四）临床注重药性

与钱塘医派张志聪等人，从药物的形态、生长环境等阐发药性、药理不同，赵氏主要是从临证实践、药物配伍中去体味药性药理。其云："本草功夫最难最难"，难在识其药性，"非博览诸书，加之临证试验，细心参究，未能得其窍要"。赵公认为一药有一药之功能，一方观众药之辅助。因此，他对药性、方义的研究，颇为深入，且新见颇多。如论白术之药性，指出："世俗多炒焦用，未识何意？"认为："白术质润气香，一炒焦香损质枯，大失其性"，《神农本草经》于白术提出"作煎饵"三字者，以作丸、作散用火焙过，不若煎汤食饵，得味之全也。张隐庵《本草崇原》曰：太阴主湿土而属脾，为阴中之至阴，喜燥恶湿。然土有湿气始能灌溉四旁，如地得雨雾始能发生万物。若过于炎燥则止而不行，如便难之脾约之证，白术作煎饵，则燥而能润，温而能和，一经炒焦，其性"过于炎燥，则止而不行"，反增病势也。再如论调控大黄下瘀、泻下之药性，曰：一味大黄为末，醋熬成膏，罗谦甫名为血极膏，以治经闭，有污血凝滞胞门者，余随证寒热，加入他药为丸治血隔经闭，屡效。丸药缓，缓荡涤，毋虑大黄峻重也。近阅王子亨《全生指迷方》地黄煎，以生地八两熬耗一半，纳大黄末一两同熬为丸如桐子大，熟水下五丸，未效加至十丸。治妇人气竭伤肝，月事不来，病名血枯。盖瘀血不去，则新血枯也，即《内经》乌贼丸、仲圣大黄虫之义。大黄生则泻下，制则破瘀，其性走而不守，谓之将军之药，有畏其行窜，耗正而不敢用者，尤是夹虚之症，一言大黄则谈虎色变。素不知用大黄，实证以入煎剂，虚证以入丸剂，为遣药之要义，阅此当能长见识矣。其善用大黄可见一斑。

赵公认识药性，还从方剂配伍入手。认为：研究药性"若不综观全方，寻译意义，徒沾沾于某药入某经，某药治某病，则自窒灵机矣"。如论五味子，指出其功能"的在降入"，凡病情涉于宜升宜出者，决不可用之。"若六淫七气有以耗散之，致肺失其降而不归，肺之气因耗散而日虚，肾之精因不藏而日损，此际不用五味而谁用乎？五味子能收肺气入肾，肺气收自不耗散，入肾则五脏六腑之精，肾得受而藏之矣"[19]。他还把药物放在一定的环境里来考察，重视配伍后的作用，其见识也有过人之处。仍以五味子为例，赵氏认为若执前说以论射干麻黄汤、厚朴麻黄汤、小青龙加石青汤等方之五味子，就有不妥之处。因为古人治病用药，本着"实中求虚，虚中求实"之旨，不轻易补者一味补，攻者一味攻，所以用五味或杂于麻黄，细辛诸表散药中，或杂于射干、款冬诸降气降逆药中，或杂于石膏、干姜诸寒热药中，或杂于小麦、甘草诸安中药中。俾表散药得之而不致过散，降气降逆药得之而更助其降，寒热药得之而寒不伤正，热不劫津，安中药得之而相得益彰。总而言之，用五味意在保护肺气，不使过泄。至于桂苓味甘汤之治气冲，加减者四方（苓甘五味姜辛汤、苓甘五味姜辛半夏汤、苓甘五味加姜辛半夏杏仁汤、苓甘五味加姜辛半杏大黄汤），唯减桂枝，加味或治咳满，或去其水，或治形肿，或治胃热冲面，五味终在其中，以其能收敛肾气，不使气复冲。再如对桂枝类方的论述，指出："桂枝汤一方，加桂枝分两，名曰桂枝加桂汤；加芍药分两，名曰桂枝加芍药汤；去芍药，名曰桂枝去芍药汤；桂枝、甘草两味，名曰桂枝甘草汤"等，因"增一药之分量，或减某药一味"，方中桂枝药性也随之而变。从方剂配伍、临床应用中认识药性、寻绎药理，确是中药学的一个认识论、方法论。

（五）论治精细入微

由于赵公勤于临床，受绍派伤寒医家的学术影响，又学吴县尤氏医学，于临床多有见地，辨证精细入微，论治己见。如论喘证。指出喘者，在肺为实，在肾为虚。以外喘治肺，内喘治肾也。论治寒者，有寒有热，不饥不食，肺气不降，二便皆阻，兼肿胀而喘呛，古人谓先胀后喘治脾，今先喘后胀治肺，而必挟凝痰宿饮，此寒之实者之治，用三拗汤、小青龙汤治之。肿胀喘甚，五子五皮汤，再脉数口渴便涩，此寒化热也，不外乎蕴伏之邪，蒸痰化火而喘者，宜麻杏甘膏汤、苇茎汤，此寒热二喘是外喘治肺也。有左胁痛来冲喘，脉弦多怒，此肝升太过，肺降失职，背脊一线生寒，足冷夜剧，用旋覆花汤，此肝犯喘之兼症也。有出气太过，泄而不收，肺虚色弱而喘者，用大建中汤，此气虚作喘之治也。有晨起未食喘急多痰，食下稍安，此胃中虚馁，阳气交升，中无弹压而喘者，用黄精、云苓、胡麻、炙甘，此胃虚作喘之治也。有日喘稍安，入暮喘甚，卧不着枕，脉沉色痿，夫外感之喘治肺，今内伤之喘治肾，金匮肾气汤、附都气丸治之。此即填精浓厚治内喘之治也。或咳喘暴甚，身热汗出，乃阴阳枢纽不固，欲脱之象，亟用两仪煎，此治气脱根浮，吸伤元海危亡立待，草木无情刚柔难济，前方乃急续元真，挽回顷刻，补天之治，古所未及矣[20]。喘证之虚、实、寒、热、内喘、外喘，辨肺、辨脾、辨肾、辨胃、辨脱，辨证要点、论治方药，皆有见地，足资参考。

又如论痰，赵氏认为痰乃饮食所化，有因外感六气，则脾胃肺升降失度，乃致饮食输化不清而生者，是风痰，以散之，荆防杏苏加二陈。寒痰以温之，附子理中，附子、白术、干姜、炙甘，加南星、附子、二陈汤。有因多食甘肥腥腻茶酒而生者，痰火以降之，泻心汤、温胆汤之类。有因本质脾胃阳虚，湿浊凝滞而生者，湿痰以燥之，香砂平胃丸。热者，用刘松石猪肚丸、千金苇茎汤，加丝瓜子以通肺小管。有郁则气火不舒，蒸变而生者，加味逍遥散、金铃子散。久之津液枯涸，此燥痰，以润之，百合固金汤、清燥救肺汤、生脉散治之。又有肾虚水泛为痰，此乃土衰不能制水，是肾中浊阴上逆，非真有痰水泛也，用三才汤、唐郑方国方。此症由外邪，以治邪而痰自消。若涉内起，必治本病而痰自消。痰厥气闭四磨饮，其化痰药或凉或燥，稍为佐入。古人所谓见痰休治痰，指人当求其本矣[21]。

三、赵晴初诊疗特点

（一）四诊重望诊

望闻问切为四诊，以决阴阳生死，医者不能不知。绍派医家，四诊重望、切二诊，尤重观目、腹诊二法。赵氏强调四诊合参，尝曰，"望以目察，闻以耳听，问以言审，切以指凭，是为四诊，缺一不能"。先生阐述闻诊，"闻者以耳听声也，声者气之发也"，"声音虽出肺胃，实发丹田"，"闻其声之清轻重浊，可知病之新旧虚实"。凡"新病即气壅言浊者，邪干清道也；病未久而语声不续者，其人中气本虚也；言迟者风也……"，"言而微，终日乃复言者，正气之夺也，言语善恶不避亲疏者，神明之乱也"。脉诊一法，先生比较推崇李濒湖的脉学理论。并诲之曰：切脉之诊，最需实践，唯先明脉之上、下、来、去、至、止六态，再"观五脏别论，经脉别论，营卫生会三段经文，可以默识其微矣"，而运用之妙，则悉在临证之潜心体会之中。倘不重实践，议论虽多，也不过"心中了了，指下难明"而已，虚浮不实，学者不足取。先生传授四诊，全是实用经验之谈，决无玄妙莫测之泛泛虚言。

然于四诊之中尤注重望诊，《存存斋教子学医法》要求初学者先能掌握望诊，谓望为四诊之首。并谓之曰："欲先得病情，当从望诊中求之"。并将望色、望神、望行、望目、望舌列为望诊五大内容，对望色、望舌更是研究有素。曾曰，"色者，神之华也，望色即所以望神"，又将望色列为望诊之第一要义。云，"色贵明润不欲沉夭"，并以五色现于面部不同部位以察五脏之荣衰。如"眼胞上下如烟煤色者寒痰也"、"眼黑颊赤者热痰也"、"目睛黄非疸即衄"、"病人见黄色光泽者为有胃气，不死，干黄者为津液之枯，多凶"、"五色之中，青黑黯惨，无论病之新久，总属阳气不振"以及"凡暴惑客邪之色，不妨昏浊壅滞，病久气虚，只宜瘦削清癯，若病邪方锐而清白少神，虚羸久困而妩媚鲜泽，咸非所宜"。他于验舌也有见地，主张，"暴病（感症）先究苔，久病（内伤）先究舌"，再如舌苔部位诀云："满舌原来属胃家，中间亦属胃非差，尖心根肾旁肝胆，四畔为脾语不夸。部位既分经络别，江郎果是笔生花。"又临产观舌法云，"娘儿生死辨于苔，面舌皆青两可哀，活赤死青从古说，面娘舌子至今推，口中出沫伤娘命，角沫唇青母子灾"。这些论述不见前书，不失为有价值的望诊内容。

（二）外感宗六经

医圣仲景著《伤寒杂病论》，创立六经辨证理论体系，确立辨证施治的原则。对仲景学说的认识，绍派伤寒和吴门温病学派迥然有异。叶（天士）派认为《伤寒论》"专为伤寒而设，未尝遍及于六淫也"。绍派对此持有不同看法，认为"仲景书详于治伤寒，而略于治温"，绍派医家主张以六经钤百病，认为《伤寒论》之六经，乃百病之六经，非伤寒所独也。何秀山指出："……此即六经分主三焦之部分也。《内经》云，上焦心肺主之，中焦脾胃主之，下焦肝肾主之，乃略言三焦内脏之部分也。合而观之，六经为感证传变之路径，三焦为感证传变之归宿。"赵公在绍学医行医，熟悉绍派医家学说及论治，又与"绍派伤寒"名家张畹香等交往甚密。后又师事尤门，尤门中医也对《伤寒论》研究有成。从学术的整体来看，他对外感病的认识，亦是崇尚《伤寒论》之六经辨证，赞同俞根初的见解，认为"伤寒乃外感百病之总名"，南方感症亦属伤寒范围，此"当然之理"，主张以仲圣的"六经辨证法"辨析江南感症，对叶桂的卫气营血四层学说颇有商榷意见。对外感病的证治，反复强调，若"邪盛正虚，当去其邪以安正气；若用疲药，迁延时日，使邪炽而正日削，便难措手"。赵氏崇尚俞根初"治感症总以逐邪为先"的治病原则。在临证遣药时，却不拘泥于麻黄、桂枝，处方显得灵动活泼，对症发药，即是吴派的银翘、桑菊之类只要与证合拍也每用之，彰显其学术特色。

（三）内伤主虚损

先生为授学者以入门之捷径，提倡外感宜崇《伤寒》，主张治外感总以逐邪为先的原则，而治内伤则推虚损为首，尝曰：劳逸无度，或饮食不节，或先天不足，或七情内伤皆能令虚损。他认为："杂病惟虚损为甚"，是故，他将虚损列为内伤杂病之首。告诫医者：欲通杂病，必先精虚损。认为：大凡虚损"一损肺，皮枯、毛落、咳嗽；二损心，血液衰少、不寐、盗汗；三损脾胃，饮食不为肌肤、食减、便溏；四损肝，筋缓不自收持、善怒、胁痛；五损肾，骨痿不起于床、遗浊、经闭"，是为五损。论其治法，他推崇李士材的"肾为先天本、脾为后天本"之说，把补肾以益先天、调中以固后天定为治虚总则。细究五脏之虚，当宗"损其肺者益其气；损其心者调其营卫；损其脾者调其饮食，适其寒温；损其肝者，缓其中；损其肾者益其精"之旨，此五脏虚损论治之大略，入门握斯，嗣可触类旁通也，验之临床，洵非虚言。

然则，"五脏之损，总不离阴阳"，先生十分推崇马元仪之说，曾云，"马元仪分阳虚有二，阴虚有三，较时说颇深。所谓阳虚有二者，有胃中之阳后天所生者也，有肾中之阳先天所基者也。胃中之阳喜升浮，虚则反陷于下；肾中之阳贵凝降，虚则浮于上，故阳虚之治有不同也。所谓阴虚有三者，如肺胃之阴则津液也，心脾之阴则血脉也，肝肾之阴则真精也。津生于气，惟清润之品可以生之；精生于味，非粘腻之物不能填之；血生于水谷，非调补中州不能化之，此阴虚之治有不同也"。其对虚损病认识与分类，皆从《内经》经旨，并结合临床实际，有较大参考价值。

（四）病机纲阴阳

《存存斋教子学医法》开篇即言阴阳经络，名谓总义，尚为学医入门之冠。引经曰，"阴阳者天地之道也，万物之纲纪"，谓，"宇宙万物全在阴阳变化之中"，"阴阳交和则生，阴阳离决则死"，赵氏认为，"人身一小天地也，脏腑气血，寒热虚实、表里上下，一切无不本诸阴阳"。他审症候析病机，亦时时不离阴阳，而辨证更是细入毫芒。如对五脏虚损病机的认识，认为："五脏之损，总不离阴阳"。并详列了五脏六腑、功能精神的阴阳归属，是论深得医家阴阳真谛。若临证执斯，能由此及彼，举一反三，则鲜有不中者。同时又着重强调，阴阳两者非机械地绝然而分，引太极图说为印证，云：太极图中"白者为阳，黑者为阴。白中有黑小圈，阳中有阴也，黑中有白小圈，阴中有阳也。斯阴阳互根之义也"。证之人体也然，脏腑虽有阴阳之别，但阴中有阳，阳中有阴，脏腑又表里相关，也即阴阳互根之义。人体阴阳总以平衡为贵，"阴阳偏胜则病，阴阳相离则死"，"阴得阳则化，阳得阴则生"，"阳不得阴则阳亢为孤阳，阴不得阳则阴涸为死阴"。赵氏认为临证务须权衡阴阳，补不足，损有余，方为医之阴阳正道。

阴阳既明，当发经络之义。先生以为习医者宜首重阴阳，次重经络，若"不明阴阳经络，动手鲜有中者"。是故，先生以精炼之笔墨，详述手足三阴三阳十二经络之名称、含义。赵氏认为脏腑之相关、人身之协调、表里之联络全在经络汇通之功劳，为医者不可不明经络之理。

（五）用药主轻清

赵氏用药主张轻清，轻清药法之中，最喜用药露。其引熊三拔《泰西水法》云：凡诸药系草木果谷菜诸部具有水性者，皆用新鲜物料，依法蒸馏得水，名之为露，以之为药，胜诸药物。何者？诸药既干既久，或失本性，如用陈米为酒，酒力无多。若以诸药煎为汤饮，味故不全，间有因煎失其本性者。若作丸散，并其渣滓下之，亦恐未善（然峻厉猛烈之品，不得不丸以缓之）。赵氏认为：凡人饮食，盖有三化，一曰火化，烹煮熟烂，二曰口化，细嚼缓咽，三曰胃化，蒸变传化。二化得力，不劳于胃，故食生冷，大嚼急咽，则胃受伤也。胃化既毕，乃传于脾，传脾之物，悉成乳糜，次乃分散，达于周身。其上妙者，化气归筋。其次妙者，化血归脉，用能滋益精髓，长养脏体，调和营卫。所谓妙者，饮食之精华也。故能宣越流通，无处不到，所存糟粕，乃下于大肠焉。今用丸散，皆干药合成，精华已耗，又须受变于胃，传送于脾，所沁入宣布，能有几何？其余悉成糟粕下坠而已。若用诸露，皆是精华，不待胃化脾传，已成微妙，且蒸馏所得，既于诸物体中最为上分，复得初力，则气厚势大，不见烧酒之味醲于他酒乎？蒸露以气上蒸而得露，虽水类而随气流行，体极轻清，以治气津枯耗，其功能有非他药所能及。泰西赞谓不待胃化脾传，已成微妙。赵氏认为病患胃弱，不胜药力者，最为合宜。然其力甚薄，频频进之可也。其气亦易泄，新蒸者为佳。赵氏治伤阴化燥证，清窍干涩，运用于临床各种疾病，且屡救危笃，每获良效。

另外赵氏用药主轻清，还体现在药物剂量之上，这与绍派伤寒用药轻灵，轻可去实之学术主张一致。药剂的用量上，其常用药折合现代剂量均在至之间，少则至，多亦不过至。赵氏认为：病证本轻，因药而重，药不对证，固令病重，即或对证，病轻药重，亦令重也。赵公治一妇人，恶心呕吐，头眩恶食，医药两月，降逆如左金丸、旋覆代赭汤（代赭石质重下坠，孕妇所忌）；调气如砂、蔻、乌、沉之类；补君、四物等剂，转见心胸烦懑，恶闻食气，体重作痛，黄瘦倦卧，气息奄奄。一医谓血枯经闭，虚劳重证，嘱病家治后事矣。诊其脉，细弱之中，终有动滑之象，详细询问，腹虽不大，而时有动跃，断为妊娠恶阻。本属妊妇之常疾，因过药伤胃，致现种种恶候。劝令停药，不肯信从，乃立疏气降逆养胃，清和平淡之剂，服后胸膈稍宽，随后出入加减，总以轻剂渐渐收功，数月后，竟举一男。

（六）治病重护胃

"安身之本，必资于食。"胃气一败，百药难施。赵氏亦有云，"但有一分胃气，便有一分生机"，因此他特别指出用药之际，务须先权胃气之强弱，临症处方遣药时时不忘鼓舞胃气。若脾胃有病，当理本脏无疑，即他脏有病亦宜调胃为要，庶可渐见转机。纵然是重笃危症，也须全力挽其胃气，但有胃气，便有生机；倘胃气将绝，则活者甚稀。赵公认为：饮食药物入胃，全赖胃气蒸变传化，所以用药治病，先须权衡病人胃气及病势轻重，此古人急剂、缓剂、大剂、小剂之所由分也。如骤病胃气未伤，势又危重，非用大剂、急剂不可，杯水车薪，奚济于事？一味稳当，实为因循误人，倘或病患胃气受伤，无论病轻病重，总宜小剂、缓剂，徐徐疏沦，庶可渐望转机。以病人胃气已伤，药气入胃，艰于蒸变传化。譬如力弱人，强令负重，其不颠踬者几希？赵氏反对以"腻膈酸苦腥臭之药，浓煎大碗灌之"。认为：大碗灌服败胃，厚腻之药难运，若以大剂厚腻之剂，"填塞胃中，即不药死，亦必塞死"。赵氏此论，可为临证用药绳墨。先权胃气，颇具指导意义。临床不询胃气强弱，剂不分大小缓急，药味及药量皆以多多益善治疗者实不鲜见。如胃气盛者，药力尚可蒸变传化；胃气弱者不仅药难疗病，且更伤胃气。即使胃气强盛，用药宜应顾护胃气为要。曾亲睹一急黄患者，胃气素盛，因久服大剂茵陈蒿汤类清热利湿之品，月余后黄疸虽退，但胃皖痞闷，吐痰频频，纳食大减。后经三个月调理，上述症状才逐渐消失。此为苦寒损伤胃气之过也。药者，渝也。"药气入胃，不过借此调和气血，非入口即变为血气，所以不在多也。"因此，用药取效不在于大方、重剂，而在于藉助强盛之胃气，使药力布达周身，调血和气，以达治疗之目的。

四、赵晴初制方用药特色

（一）赵晴初制方特色

绍派伤寒，经由张景岳奠基，俞根初集成，近人何廉臣等人的补充发挥，创立了集伤寒、温病于一炉的六经辨证论治体系，扩大和充实了六经辨证的范畴，其间又吸收了卫气营血辨证体系的用药经验，创立了富有地域特色的众多新方，积累了许多新的用药经验。赵公秉承绍派伤寒一脉，又师从尤门，其学兼绍派伤寒与江苏尤氏二门之长，制方用药也具特色，据笔者统计，《存存斋医稿》计一类新方 8 首：荷蜜饮、旋覆通络汤、脾胃双补丸、加味玉屏风散、加味失笑散、复脉散、龙胆泻肝汤、苏子降气汤；二类新方 9 首：通气丸、四磨饮、金匮肾气汤、真武汤、天麻白术二陈汤、附都气丸、泻心汤、犀角地黄汤；善用古方 20 余首等。

（二）赵晴初用药特色

1. 地域多湿，因地制宜

伤寒时病治法以"太阳宜汗，少阳宜和，阳明宜下；太阴宜温，少阴宜补，厥阴宜清"。由于浙江地处江南沿海，天暖地湿，人多嗜食酒茶，故凡伤寒恒多兼湿，论治不论汗法与和法均应贯穿芳化，佐以淡渗，防其停湿聚痰。清代何秀山曰："吾绍地居卑湿，时值夏秋，湿证居十之七八，地多秽浊，人多恣食生冷油腻，故上呼秽气，中停食滞者甚多。"近人何廉臣也说："吾绍寒湿证少，湿热最多。"对治疗湿热时病，"宜芳淡以宣化之，通用蔻仁、佩兰、滑、通、二苓、茵、泽之类，重则五苓之品，亦可暂用以通泄之，所谓辛香疏气，甘淡渗湿也"这是绍派伤寒常用之药。胡宝书氏也认为："南方无其伤寒，多系温病，而吾绍地处卑湿，纯粹之温热亦少见，多类湿邪为患。"治疗上，湿温必先治气，气化则湿化。湿之所以停滞，皆因气之不运，运动则湿焉能留。治疗宜"辛苦淡并用，上中下同治是也，……故治湿虽宜宣上，运中皆用，而尤以运中为首"。同时又认为"南方偏热，阴液常苦不足，故香燥峻利、伤津耗液之品务须慎用，率而误投，则亡阴动风之险立至，救亡不易，诚不如保之为妥也"。赵氏恰当地把握浙绍地域疾病多湿的特点，治疗四时感证，立法多以芳香宣透，以开达上焦；以辛凉或微温之药微发其汗，通调水道；淡渗利湿，以运中渗下。所载之方，大多佐渗利之品，或芳香宣透之药饵。

2. 用药轻清，求灵与验

所谓轻清，其义是量小多轻芳香宣发，上浮之品，拨动气机；灵则以用药灵活机园，随症加减；稳则处方用药参合时令，综观病机，切中病因；验则是方药切证。赵氏主张用药不宜过量，用药贵在清淡。其临诊辨证，反复推详，选药制方，心思周到，往往一味佐药，亦费几许时刻思想而得，一得即全方灵透，历验如神。如用苏叶 4.5—9 克，防风 3—4.5 克，杏仁 6—9 克，羌活 3—4.5 克，白芷 3—4.5 克，广橘红 2.5—3 克（极重 4.5 克），鲜生姜 2.5—3 克，茯苓皮 6—9 克治外感风寒证。可见方中药量均较轻，尤其是辛温解表药，如苏、羌、防、芷用量较轻。大体得绍派医家用药之精髓，用药轻灵而朴实，能拨动气机，轻则几分，重亦不过 2—3 钱；制方精切稳健，能中病应验，小方能起大证，于平淡之剂中见奇效，如用犀角地黄汤主治温病热入血分证，他在原方中增入竹叶、甘草二味，治温邪初入血分，尚未见血证，用以透邪转气，成为温病热入血分证之治的一大亮点。

3. 常用化湿

赵氏治时病常用清渗宣透之剂。其辨证重湿，施治主化，或温化芳淡，或清渗宣透。治感证，"轻则薄荷，荆芥，重则羌活、防风，而杏、落、桔皮、桔梗，尤为宣气之通用"。并每兼以芳淡宣化之品，"通用如蔻仁、袭香、佩兰、滑石、通草、猪苓、获等、茵陈、泽泻，重则五等、三石亦可暂用以通泄之，所谓辛芳疏气，甘淡渗湿也"。且注重湿热互结，极易生痰之病理，常用化痰药，轻则蜜炙陈皮，重则括蒌、川贝及胆星、竺黄、蛤粉、积实、荆沥、海粉之属，而竹沥、姜汁尤为化痰之通用，也用化湿药、渗湿药。如用苇茎汤治湿温，温病所致上焦痰瘀互结证，症见胸满咳嗽，痰多气喘吐血等。用苇茎甘寒轻浮，善清肺热；瓜瓣清热化痰，利湿，以绝痰源，与苇茎配合则清肺宣壅，涤痰；薏苡仁甘淡微寒，上清肺热，下利肠胃而渗湿。药性平和，既清热化痰、又化湿渗湿。又如用五苓散治湿温、水湿阻于下焦，症见腹胀，胸闷，小水清利，便溏，不饥不食，舌淡苔润，脉濡等。五苓散原治蓄水证，其主症为小便不利等，赵氏取用甘淡泽泻，利水渗湿，茯苓、猪苓利水渗湿，伍白术健脾以运化水湿，使水湿之邪从小便而去。以治水湿阻于中下焦之肿胀、疟疾、涩淋、阳痿病症。其临床用药极具绍派特色。

4. 喜用鲜品及汁

赵氏认为药既干既久，或失本性，所以临床喜用鲜品药，有鲜芦根、鲜茅根、鲜生地、鲜石菖蒲、鲜紫苏、鲜茵陈、鲜藕芦、鲜荷叶、鲜西瓜皮、鲜冬瓜皮等，液汁药有荷叶露、蜜汁、蔗汁、梨汁、淡竹沥、生姜汁、鲜生地汁、鲜茅根汁、鲜藕汁、鲜菖蒲汁、鲜薄荷汁、西瓜汁等。如《存存斋医稿·噎膈反胃》治疗右寸虚数，口燥作渴，阳症阳脉之噎者，用五汁饮以救液，甜杏汁、杷叶汁、萝卜汁、梨汁、蔗汁、苏子汁、麦冬汁、芝麻汁、藕汁、柏子仁汁、生地汁、粳米汁、竹沥、松子汁、姜汁。用药都是鲜品，鲜汁润燥，取其质淳味厚，药专力宏，直捣病所之功。又如用荷蜜饮清暑生津，治温热、暑热伤津轻证。药用荷叶露、蜜汁、绿豆。荷叶鲜用取露，清香升散，消暑利湿，绿豆用汤清热解毒，消暑利尿，加用蜂蜜调和，成暑令饮品与清暑生津之剂。

（作者为浙江中医药大学基础医学院副院长、教授、博士生导师）

参考文献

[1] 清·赵晴初，存存斋医稿·杨序．手稿．

[2] 方春阳．赵晴初学术思想述略[J]．浙江中医学院学报，1982，（6）：37-38．

[3] 陈天祥，葛绥．赵晴初先生与《存存斋教子学医法》[J]．浙江中医学院学报，1982，(6)：39-41．

[4] 陈天祥．清代名医赵晴初及其医学成就[J]．中华医史杂志，1983，13(4)：206-209．

[5] 陈天祥．清赵晴初遗著《存存斋医话》节选[J]．中医药学报，1983，(1)：29-30．

[6] 沈钦荣．绍兴医家及其医话[J]．中医文献杂志，1998，(2)：33．

[7] 赵晴初三代医方[J]．中医药文化，2007，（3）：24．

[8] 刘景超，杨玉武．《存存斋医话稿》浅识[J]．河南中医，1994，14(4)：225-226．

[9] 吕志连．清代名医赵晴初与《存存斋医话稿》[J]．中医杂志，1996，37(11)：648-650．

[10] 黄雪莲，翁靖．浅述清代名医赵晴初生平与学术传承[J]．浙江中医药大学学报，2013，（5）：524-526．

[11] 黄雪莲．清代名医赵晴初的诊疗特点[J]．中国中医急症，2014，23，（5）：841-843．

[12] 翁靖，叶新苗．赵晴初治疗头风病学术经验论析[J]．中国中医急症，2014，23（2）：296—297．

[13] 清·赵晴初，存存斋医话稿·卷一．手稿．

[14] 清·赵晴初，存存斋医稿·湿．手稿．

[15] 清·赵晴初，存存斋医稿·头风．手稿．

[16] 清·赵晴初. 存存斋医话稿·卷二. 手稿.

[17] 清·赵晴初. 存存斋医话稿·卷二. 手稿.

[18] 清·赵晴初. 存存斋医话稿·卷二. 手稿.

[19] 清·赵晴初. 存存斋医话稿·卷二. 手稿.

[20] 清·赵晴初. 存存斋医稿·喘. 手稿.

[21] 清·赵晴初. 存存斋医稿·痰. 手稿.

浅谈景岳新方对后世的影响

陶御风

一、景岳新方流传简述

一般来说，一首方子好不好，价值高不高，从它的流传情况、后世的引用度及应用率，可以看出个大概来。考察景岳新方对后世的影响，首先可以从这方面着手。张景岳的《新方八阵》是《景岳全书》的一部分，了解《景岳全书》的版本情况可以反映出《新方八阵》的流传情况。据《全国中医图书联合目录》[1]记载，该书自清康熙三十九年（1700）刊行后至乾隆六十年（1795），在九十五年中就有15种刻本及翻刻本，以至出现了"《景岳全书》风行海内"[2]的现象。如果以整个清代统计，各种刊刻和翻刻本更多达46种之多。

除了《全书》形式，还有将《新方八阵》单独刊印或将新方编成歌诀加以传播。如清代吴宏定编的《景岳新方八阵汤头歌括》[3]（1767），清代林霈撰的《景岳新方诗括注解》[4]（1796），清代吴辰灿、高秉钧、姚志仁同撰的《景岳新方歌》[5]（1805），清代资玉清编的《新集八略》[6]，清代王锡鑫编的《景岳新方八略》[7]以及清代韩氏撰、清代韩鸿校的《景岳新方八阵歌》（1897）[8]等。还有题名为《景岳新方》《景岳新方歌诀》的抄本多种。此外，也有将景岳新方与仲景方一起分类作歌括的，如清代王旭高的《退思集类方歌注》[9]。另外，从清代有代表性的古方选本也可以看出当时医家对景岳新方的认可程度。如清代吴仪洛所著的《成方切用》[10]，选录古代名方1180余首，皆切于时用之方，其中景岳新方就有137首，比例颇高。再看当代，也有不少医家对景岳新方情有独钟，竭力推崇。当代著名临床医家马光亚先生就是其中的一位。他在《台北临床三十年》[11]中，不但根据自己的临床体验将景岳新方编成歌括，还以汗散、温中和中、清理、攻下、培补五类对其进行归纳，以方便临床应用。综上所述，可以看出景岳新方在后世流传很广，受到后世医家的广泛重视。

二、景岳新方褒贬述评

景岳新方传世后，在医学界引起了两种不同的反响：一种是持肯定、赞许的态度，另一种则持排斥、非议的态度。后者集中于清代中叶这一段时间，并且围绕着对景岳学说的评议，展开了一场比较激烈的学术争鸣，这也从另一侧面反映了景岳学说的巨大影响[12]。

在持赞赏态度的医家中，如清代吴辰灿认为"景岳之新方，诚纯粹以精者也……所以业医者莫不潜心体玩，奉以为宗，几等于《肘后》《千金》，俱为枕中之秘矣"。[13]清初三大名医之一张璐在其所著《张氏医通》中，对一些杂病的治疗，多采用景岳之法。他认为"《灵》《素》《金匮》而外，求其理明辞畅，如……张景岳者，指不多屈"。[14]并于书末附"张介宾八略总论"[15]，且补"兼略"一则。又如清代大家叶天士在其《临证指南医案》中引用景岳新方二十有余，书后"集方"将书中所引用的《伤寒论》《金匮要略》《医方集解》和《景岳全书》中的方剂药物一一列出，并说"以上四部书，谅业医者必备"[16]。可见叶氏将景岳新方放在相当重要的位置。清代医家任贤斗出于对景岳的敬仰，甚至到了"可以默诵《景岳全书》"[2]的地步，其留下《瞻山医案》四卷[17]，分伤寒、眩晕、呕吐等62证，共用到176首古方，其中70首是景岳新方。清末医家吴簏在学术上"师景岳而宗立斋"[18]，其所著《临证医案笔记》六卷[19]，分中风、伤寒、瘟疫等37门，共载医案924则，许多医案都是用景岳新方治愈的。其虚损门中共列方33首，景岳方有12首，包括大补元煎、两仪膏等。《景岳全书》在清康熙年间多次刊印后，影响日益扩大。据查礼南称，当时《全书》红火得很，甚至到了"凡言医之家，莫不奉为法守"[20]的地步。吴鞠通也说过"时医所宗者，三家（张景岳、吴又可、喻嘉言）为多"[21]。可见景岳学说在清康熙、乾隆年间颇受推崇。当代名家姜春华更把景岳评为"仲景后第一人"。

持反对意见的一派中，分歧主要集中在景岳的哲学思想和善于温补两个方面，而对景岳新方的非议主要表现在后者。如清代章虚谷主要反对景岳之偏执温补。他在《医门棒喝·论景岳书》中说，景岳"不识六气之变，故论外邪证治不切于理，而偏涉于补……而内伤证治偏执扶阳"。[22]陈修园之《景岳新方砭》则是专门针对《新方八阵》撰写的贬斥之作。他认为景岳组方"杂沓模糊，以启庸医混补之渐"[23]，而对六首柴胡饮贬斥尤过，说是"无知妄为，莫此为甚"，"凡伤寒病一年中因此方枉死几千万人，诚可痛恨"[24]。显然这些都是偏激之言，编造失实之辞。陈氏著作，浅近通俗，所以风行一时，在如何看待景岳新方这个问题上，该书对后世医家起了误导作用。另有托名叶天士而实为姚球所撰的《景岳全书发挥》[25]一书，则节录《景岳全书》原文，逐一加以评驳，攻击之辞，亦比比皆是。

景岳之后，对于其著述和新方出现的褒贬分歧，笔者的看法如下：第一，当时正值清朝中叶，尊经崇古的风气很浓，作为厚古薄今代表医家的陈修园在此风气影响下，对景岳以创新思想拟定的新方抱有很大成见，认为是离经叛道。因此，其所作的《景岳新方砭》对景岳之方大加抨击。但细读他的贬斥之言，发现存在着相当多的错误，有些纯粹是诽谤之言。如上文所说他贬斥的六首柴胡饮就是一个很能说明问题的例子。被陈氏诽谤为一年中"枉死几千万人"[24]的六首柴胡饮，实际是景岳活学活用仲景小柴胡汤的典范。其中的正柴胡饮更是已被现代临床和实验证实，是一首安全有效、不可多得的好方子。陈氏又攻击左归丸是"厨子所造八仙菜"[26]，补阴益气煎是"杂乱无章，入咽之顷，其害立见"[27]。而这两首方在后世应用广泛的事实，已经有力驳斥了陈修园错误的批评。在言必称古、言必称经方的年代，谁打出"新方"的招牌，很容易招致非议。崇古思想同样严重的徐灵胎，有一个基本论调，即"今人不及古人"，故"不敢自立一方"[28]。他尤其反对把古方稍作改动便称作是自己所创之方的行为，"用柴胡一味，即名柴胡汤，用大黄一味，即名承气汤，于古人制方之义，全然不知"。[29]徐灵胎的观点有正确的一面，但因此而不敢或一概反对自立新方，那是走极端了，是昧于学术发展的规律。问题还在于，景岳的借鉴古方、化裁古方，是根据具体情况，着眼于通权宜之变而另开法门，这种推陈出新的活学活用，与一般的因袭古方，泛泛加减者不可相提并论。

第二，景岳新方重视温补是事实。这与景岳所处的时代背景有关。景岳在《传忠录·阳不足再辨》一文中说："而余谓阳常不足，岂亦非一偏之见乎？盖以丹溪补阴之说谬，故不得不为此反言，以救万世之生气。"[30]此段话道出了景岳纠谬补偏，矫枉不得过正的良苦用心。金元以来，医者拘河间、丹溪之守，不能审求虚实，寒凉攻伐，动辄贻害，景岳是"以力救其偏"[31]，来纠正当时医家过用寒凉的偏颇。

第三，景岳重视温补，长于温补，但并没有滥用温补，偏执温补。这一点，笔者通过查阅其医案可以印证。如景岳曾治一七旬衰翁，陡患伤寒，初起即用温补调理，到十日之外，正气将复，忽尔作战，但不能得汗，寒慄危甚。景岳用六味回阳饮，入人参一两，姜附各三钱煎服，下咽少顷，即大汗如浴，时将及午，而浸汗不收，身冷如脱，鼻息几无。景岳复诊仍用前药，急令再进，遂汗收神复，不旬日而起。此案在亡阳危重之际，投以温补剂六味回阳饮，是当用温补而非偏于温补之例[32]。又如景岳长子，出生后不久患背疽。初起时，背中忽见微肿，数日后，按之则根深渐阔，其大如碗，而皮色不变，亦不甚痛，至十余日，身有微热，其势滋甚。疡医认为，此病温补一毫不可入口，乃投以解毒之药。一剂而身反大热，神气愈困，饮食不进。景岳念及丹溪说过，痈疽因积毒在脏腑，当先助胃气为主；脉证虚弱，便与滋补。遂用人参三钱，制附子一钱，佐以当归、熟地、炙甘草、肉桂之属。一剂而饮食顿进，再剂而神采如旧[33]。此新生儿背疽属于气血亏虚者，故亦属当用温补之例。患儿为景岳骨肉，温补用药无异，足证景岳对温补法的应用指征很娴熟，而且有自信。治从丹溪之论，说明景岳对丹溪学说并没有全盘否定。上举两例，说明景岳长于温补，而非偏于温补。再如其治金宅少妇呕吐厥脱，辨为胃火所致，用寒阵太清饮奏效[34]，是"弃温用寒案"；而用大承气汤加味治愈一壮年酒毒阳结危证[35]，是"弃补用攻案"。这两案说明景岳临证该清则清，该攻则攻，并没有滥用温补、概施温补。至于后世浅学之士，因失于全面领会，而造成滥用温补的弊病，笔者认为不能归咎于景岳温补学说的偏颇，也不能怪罪于景岳新方的不善。

第四，后世贬景岳者，常常是批驳他某些立论的偏颇。平心而论，景岳在一些具体问题的论述中，也确有可议之处。如他认为："凡临证治病，不必论其有虚证无虚证，但无实证可据而为病者，便当兼补……。亦不必论其有火证无火证，但无热证可据而为病者，便当兼温。"[36]这些话有点片面，客观上为后世滥用温补提供了借口。当然，这些偏颇，对于景岳总体的学术成就和学术贡献而言是大醇小疵，瑕不掩瑜的。姜春华非常赞赏景岳的创新精神，他说："张景岳以创新精神著为新方，学有渊源，并有巧思，虽新却不脱轩岐正旨，不离仲景规范，且其新意迈出前人。"[37] 景岳既独树理论，独立新法，独创新方，偏颇不足就在所难免，但就创新精神而言，这恰恰是区分平庸和杰出医家的一个重要标志。因此笔者认为，景岳新方最可贵处就是善于继承，善于创新，善于在继承中创新。

三、景岳新方应用验证

调查景岳新方的临床验案是考察新方对后世影响的一个重要方面。笔者曾主持承担了"中医古方筛选方案和利用研究"的课题。该课题的技术路线之一是全面收集古今医家应用古方治病取效的医案。从已经收集到并经审定的医案来统计，古今医籍（尚不包括各种中医杂志）中应用景岳新方并取得良好效果的医案有109则。其中，经用景岳原方取效的医案有26则，适当加减取效的有83则。109则医案中涉及用方医家52位，其中清以前医家23位，清以后至今的医家29位。统计显示，这些医案用到景岳新方38则，其中验案在3则以上的新方是滋阴八味丸（20则）、玉女煎（11则）、六味回阳饮（8则）、右归丸（8则）、左归饮（5则）、金水六君煎（4则）、两仪膏（4则）、暖肝煎（3则）、补阴益气煎（3则）、大补元煎（3则）、胃关煎（3则）、温胃饮（3则）、右归饮（3则）。如清代名医程杏轩曾治一农人，本伤寒之体，伤寒后误服凉药，更伤中气，虽表现一派亡阳之状，但程氏认为此病是"亡阳中之别有渊源者"[38]，遂用景岳六味回阳饮，以取"阴中求阳"之义，服之即效。其他如清代名医王九峰用补阴益气煎治疗肝风[39]，用六味回阳饮治疗类中风阳脱证[40]；任贤斗用镇阴煎治疗鼻衄[41]；当代名家裘沛然用金水六君煎治疗老年性慢性支气管炎[42]；台北名医马光亚用右归丸治疗肾阳虚型高血压[43]；等等，都是应用景岳新方的验案。通过调查发现，后世医家对景岳新方的应用还远远超过了原方所述的主治范围，而屡有发挥。如清代温病大家吴鞠通用玉女煎去牛膝加玄参，改熟地为生地，用治"太阴温病，气血两燔"之证[44]，用景岳新方雪梨浆治温病热邪伤津[44]，使景岳之方拓展到治温病的范围中。其他如补阴益气煎，原本为治疗阴虚外感所设，而王九峰加减用治淋浊[45]；暖肝煎原治肝寒气滞，疝气等证，任贤斗用其加减治疗宿食不消；左归饮原治真阴肾水不足等证[46]，朱世扬用其加减治疗小儿慢惊风[47]；右归丸原治元阳不足等证，张羹梅用其加减治疗荨麻疹[48]等等。另像滋阴八味丸，景岳原意主治阴虚火盛、下焦湿热之证，而从课题收集到的医案资料来看，治疗范围除了仍常用于腰痛、癃闭、泌尿系感染、盆腔炎等下焦疾病外，还拓展到眼科[49]、耳鼻喉科[50]及呼吸系统[51]等病症。

四、景岳新方现代研究

通过调查发现，景岳一些新方的功效，不但有古今验案资证，有临床报道证实，还有现代药理研究支撑。据笔者不完全统计，景岳新方，已做过药理研究的有16首，其中对正柴胡饮、左归丸、左归饮、右归丸、右归饮的研究比较深入。通过药理研究，有些新方已可用现代研究结果来解释景岳制方的合理性，从而对其做出比较客观的评述。如景岳散阵之正柴胡饮，富杭育等曾对其进行拆方、组方以观察对流感病毒感染小鼠引起肺病变的影响。结果表明，正柴胡饮全方有效，单味药仅芍药有作用，如在全方中轮流减去一味，即使这一药味单独并无作用，却可明显削弱全方的效应。方中诸药的相互关系亦复杂多变：仅无作用的二药相加（柴胡－陈皮），可以出现功效；无作用的同有作用的药味相伍，有的呈现相使（柴胡－陈皮，柴胡－防风），有的呈现相恶（芍药－陈皮，芍药－防风）。按照方中药味的主次顺序，依次累加，出现功效，作用明显增强，再累加上甘草和生姜（即全方），效果更明显，对肺病变呈现了最好的抑制作用。君药柴胡，本身无明显作用，伍上任何一味或全部臣药，作用显著增强。佐使药生姜，本身无明显抑制病鼠肺病变作用，但全方中减去生姜，功效明显下降[52]。在客观数据面前，我们不得不叹服景岳正柴胡饮组方的严谨。药理研究还发现该方具有广泛的抗病毒、良好的解热镇痛、显著的抗炎及增强免疫功能的作用。临床实践显示，该方对外感风寒初起效果更佳，不但能解热、镇痛，还能缓解感冒引起的全身症状[53]。这与该方主治强调适用于"凡外感风寒，发热恶寒，头疼身痛，疟疾初起等证"[54]非常一致。

又如，蔡定方等通过实验研究表明，温补命门的右归饮能有效改善皮质酮大鼠下丘脑－垂体－肾上腺－胸腺轴功能抑制状态，而阳中求阴的左归丸能有效改善左旋谷氨酸单钠大鼠下丘脑－垂体－肾上腺－胸腺轴功能亢进状态，提示右归饮与左归丸对下丘脑－垂体－肾上腺－胸腺轴功能调节效应与下丘脑－垂体－肾上腺－胸腺的病理生理状态相关，反映了命门水火（肾阴肾阳）与下丘脑－垂体－肾上腺－胸腺的内在联系。现代医学已经证明下丘脑－垂体－肾上腺－胸腺在保持自身稳态的前提下参与全身各系统功能活动的调节，中医命门水火（肾阴肾阳）的调节有可能通过改善下丘脑－垂体－肾上腺－胸腺轴功能来实现对五脏功能的整合[55]。这一研究成果的价值在于，用现代医学理论印证了张景岳某些新方所体现的"阴中求阳""阳中求阴"的阴阳互济理论的科学性。

除了上述的正柴胡饮和右归饮，景岳的左归丸被证明有抗衰老、参与机体免疫功能调节及改善下丘脑－垂体－肾上腺轴的功能等作用[56]，现代临床主要用于各种老年病、再生障碍性贫血、白细胞减少症、腰椎间盘突出及骨质疏松等病的治疗。举元煎被证明具有提高机体应激能力、增强机体免疫功能的作用[57]，现代临床用于治疗子宫功能性出血、流产症、尿失禁和产妇小便不利等病。金水六君煎被证明有祛痰、保护支气管黏膜、抗炎、增强免疫、抗应激等作用[58]，现代临床应用于治疗小儿咳喘、慢性支气管炎、口腔溃疡、美尼尔病等。

目前正柴胡饮、左归丸、右归丸已被《药典》收入，两仪膏亦被卫生部批准而转化成中成药产品。许多研究资料提示，景岳新方中还有一些效方具有潜在的应用前景，值得我们深入研究，加以开发利用。

（作者为上海中医药大学教授）

参考文献

[1] 薛清录. 全国中医图书联合目录 [M]. 北京：中医古籍出版社，1991：704.

[2] 清·任贤斗. 瞻山医案. 卷一. 民国十三年（1924）浏阳文昭堂木活字本. 序.

[3] 薛清录. 全国中医图书联合目录 [M]. 北京：中医古籍出版社，1991：239.

[4] 薛清录. 全国中医图书联合目录 [M]. 北京：中医古籍出版社，1991：240.

[5] 薛清录. 全国中医图书联合目录 [M]. 北京：中医古籍出版社，1991：240.

[6] 薛清录. 全国中医图书联合目录 [M]. 北京：中医古籍出版社，1991：237.

[7] 薛清录. 全国中医图书联合目录 [M]. 北京：中医古籍出版社，1991：747.

[8] 薛清录. 全国中医图书联合目录 [M]. 北京：中医古籍出版社，1991：240.

[9] 清·王旭高．王旭高医书全集 [M]．北京：学苑出版社，2001：158-164.

[10] 清·吴仪洛．成方切用 [M]．天津：天津科学技术出版社，1999：4.

[11] 马光亚．台北临床三十年 [M]．北京：人民卫生出版社，1992：274-303.

[12] 明·张介宾．景岳全书·校后记 [M]．北京：人民卫生出版社，1991：1824.

[13] 清·吴辰灿（鹤山）等．景岳新方歌 [M]．清嘉庆十四年（1809）刻本．序．

[14] 清·张璐．张氏医通·凡例六则 [M]．北京：人民卫生出版社，2006：27.

[15] 清·张璐．张氏医通 [M]．北京：人民卫生出版社，2006：549-552.

[16] 清·叶天士．临证指南医案·集方 [M]．北京：人民卫生出版社，2006：517-544.

[17] 清·任贤斗．瞻山医案．卷一．民国十三年（1924）浏阳文昭堂木活字本．

[18] 清·吴渭泉．临证医案笔记．中华民国八年（1919）上海集古阁石印．范序．

[19] 清·吴渭泉．临证医案笔记．卷五．中华民国八年（1919）上海集古阁石印．5.

[20] 明·张介宾．景岳全书 [M]．北京：人民卫生出版社，1991．查序．11.

[21] 清·吴瑭．温病条辨·问心堂温病条辨原病篇 [M]．北京：人民卫生出版社，2005：2.

[22] 清·章楠．医门棒喝·论景岳书 [M]．北京：中医古籍出版社，1999：106.

[23] 清·陈修园．景岳新方砭 [M]．见：林慧光．陈修园医学全书．北京：中国中医药出版社，1999：8. 969.

[24] 清·陈修园．景岳新方砭 [M]．见：林慧光．陈修园医学全书．北京：中国中医药出版社，1999：8. 982.

[25] 清·叶天士．景岳全书发挥 [M]．见：黄英志．叶天士医学全书．北京：中国中医药出版社，1999.

[26] 清·陈修园．景岳新方砭 [M]．见：林慧光．陈修园医学全书．北京：中国中医药出版社，1999：8. 970.

[27] 清·陈修园．景岳新方砭 [M]．见：林慧光．陈修园医学全书．北京：

中国中医药出版社，1999：8. 973.

[28] 清·徐大椿. 医贯砭·伤饮食论 [M]. 见：徐大椿医书全集. 上册. 北京：人民卫生出版社，1988：151.

[29] 清·徐大椿. 慎疾刍言·用药 [M]. 见：徐大椿医书全集. 上册. 北京：人民卫生出版社，1988：552.

[30] 明·张介宾. 景岳全书·传忠录（中）·阳不足再辨 [M]. 见：李志庸. 张景岳医学全书. 北京：中国中医药出版社，1999：906.

[31] 清·永瑢，等. 四库全书总目. 卷104. 子部. 医家类 [M]. 北京：中华书局，1965：877.

[32] 明·张介宾. 景岳全书·伤寒典（下）·战汗 [M]. 见：李志庸. 张景岳医学全书. 北京：中国中医药出版社，1999：974.

[33] 明·张介宾. 景岳全书·外科钤（上）·肿疡 [M]. 见：李志庸. 张景岳医学全书. 北京：中国中医药出版社，1999：1489.

[34] 明·张介宾. 景岳全书·杂证谟·呕吐 [M]. 见：李志庸. 张景岳医学全书. 北京：中国中医药出版社，1999：1131.

[35] 明·张介宾. 景岳全书·杂证谟·秘结 [M]. 见：李志庸. 张景岳医学全书. 北京：中国中医药出版社，1999：1303.

[36] 明·张介宾. 景岳全书·传忠录（上）·论治篇 [M]. 见：李志庸. 张景岳医学全书. 北京：中国中医药出版社，1999：891.

[37] 柴中元. 景岳新方辨 [J]. 绍兴：中华全国中医学会浙江省绍兴地区分会. 1982，姜序.

[38] 清·张山雷. 张山雷医集（下）[M]. 北京：人民卫生出版社，1995：502.

[39] 清·王九峰. 王九峰医案 [M]. 上海：上海科技出版社，2004：40.

[40] 清·王九峰. 王九峰医案 [M]. 上海：上海科技出版社，2004：9.

[41] 鲁兆麟. 二续名医类案 [M]. 沈阳：辽宁科学技术出版社，1996：3451.

[42] 裘沛然. 裘沛然医案百例 [M]. 台北：知音出版社. 2000：18.

[43] 马光亚. 台北临床三十年 [M]. 北京：人民卫生出版社，1992：52.

[44] 清·吴瑭. 温病条辨·上焦篇 [M]. 北京：人民卫生出版社，2005：21.

[45] 清·王九峰. 王九峰医案 [M]. 上海：上海科技出版社，2004：170.

[46] 鲁兆麟. 二续名医类案 [M]. 沈阳：辽宁科学技术出版社，1996：1139.

[47] 清·朱世扬. 诚求集 [M]. 上海：上海科技出版社，2004：11.

[48] 张羹梅. 张羹梅医案 [M]. 上海：上海科技出版社，2001：118.

[49] 姚和清. 姚和清眼科证治经验与医案 [M]. 上海：上海科技出版社，2001：15.

[50] 鲁兆麟. 二续名医类案 [M]. 沈阳：辽宁科学技术出版社，1996：3437.

[51] 鲁兆麟. 二续名医类案 [M]. 沈阳：辽宁科学技术出版社，1996：847.

[52] 谢鸣. 中医方剂现代研究上卷 [M]. 北京：学苑出版社，1997：218-219.

[53] 季克胜，朱千勇. 正柴胡饮的药理研究及临床应用概况 [J]. 上海中医药杂志. 2003：37（10）：58-59.

[54] 明·张介宾. 景岳全书·散阵 [M]. 见：李志庸. 张景岳医学全书. 北京：中国中医药出版社，1999：1588.

[55] 蔡定芳. 探讨阴中求阳与阳中求阴对谷氨酸单钠大鼠下丘脑 － 垂体 － 肾上腺 － 胸腺轴的影响 [J]. 中国中西医结合杂志.1999：19（7）：415

[56] 孙晓波，徐惠波. 现代方剂药理与临床 [M]. 天津：天津科技翻译出版公司，2005：514.

[57] 孙晓波，徐惠波. 现代方剂药理与临床 [M]. 天津：天津科技翻译出版公司，2005：346.

[58] 孙晓波，徐惠波. 现代方剂药理与临床 [M]. 天津：天津科技翻译出版公司，2005：1035.

张景岳康复医学思想及其学术成就

沈钦荣

张景岳（1563—1640），名介宾，字会卿，号景岳。浙江绍兴人，明代著名医家，越医的杰出代表。景岳精研医理，理论与经验均擅胜场，精通内儿妇外诸科，于医之外，象数、星纬、堪舆、律吕皆能究其底蕴，誉为通才。其所撰《景岳全书》《类经》《质疑录》集中反映了其学术思想及临证经验。黄宗羲《张景岳传》谓，"为人治病，沉思病原，单方重剂，莫不应手霍然。一时谒病者，辐辏其门。沿边大帅，皆遣金币致之"（《南雷文集》前集卷十）。《四库全书》"景岳全书"条评：张景岳"专以温补为宗，颇足以纠卤莽灭裂之弊，于医术不为无功"。景岳以为金元以来，刘守真立诸病皆属于火之论，朱丹溪创阳有余阴不足之说，后人拘执其说，不辨虚实，寒凉攻伐，动辄贻患，所以力倡人之生气以阳为主，且难得易失，故以温补为宗旨，遂成一家之言。后人于此阐发已深，而其博大的康复医学思想及学术成就，鲜有人论及。今不揣简陋，系统梳理，简述如下，以期抛砖引玉。

一、中年求复的预防观

（一）强调中年开始保养的重要性

景岳认为"人于中年左右，当大为修理一番，则再振根基，尚余强半"（《景岳全书·传忠录·中兴论》，下称《中兴论》）[1]。中年是人体由盛而衰的转折时期，《素问·阴阳应象大论》曰："年四十而阴气自半也，起居衰矣。"唐代孙思邈在《备急千金要方》中说："四十以上，即顿觉气力一时衰退；衰退既至，众病蜂起，久而不治，遂至不救。"景岳以国运中兴作为比喻，认为"国运皆有中兴，人道岂无再振？"（《中兴论》）中年求复，可使"老者复壮，壮者益治"（《素问·阴阳应象大论》），提倡不能在衰老之后再重保养。中年求复之理易明，如何"复"是关键。景岳自谓"敢云心得，历验已多，是固然矣"（《中兴论》）。其心得在振元气。"求复之道，其道何居？盖在天在人，总在元气，但使元气无伤，何虑衰败"（《中兴论》）。元气即人体生命活动的原动力，但元气是无形的，是通过人的形体反映出来的，如面色红润、精神光泽、形体结实、行动灵活等体征，即是元气充足的征象。而形体又是以精血为基础的。"故凡欲治病者，必以形体为主；欲治形者，必以精血为先。此实医家之大门路也。使能知此，则变化可以无方，神明自有莫测"（《景岳全书·传忠录·治形论》）。景岳认为补精血的最好办法是药饵。"然用此之法，无逾药饵"（同上）。在他的《新方八阵》中，有大补元煎、左归饮、三阴煎、两仪膏等著名方剂，常用药物有熟地、萸肉、菟丝子、杞子、人参、当归等。这些方剂为历代医家所喜用，并延至今日。景岳因擅用熟地，故有"张熟地"之美誉[2]。

（二）重视后天人能胜天的作用

景岳对先天（指禀赋、遗传）、后天（指后天的调摄）与健康长寿的关系进行分析，认为"两天俱得，其全者，毫艾无疑也；先后俱失其守者，夭促弗卜也。若以人之作用言，则先天之强者不可恃，恃则并失其强矣；后天之弱者当知慎，慎则人能胜天矣"（《景岳全书·传忠录·先后天论》）。特别重视后天的人为作用。"残损有因，惟人自作，是即所谓后天也。然而所丧由人，而挽回之道，有不仍由人乎？且此非逆天以强求，亦不过复吾之固有。"（《中兴论》）其思想源于《易》理，"所以《易》重来复，正为此也"（《中兴论》）。对于"慎"的具体方法，景岳曰："所谓慎者，慎情志可以保心神；慎寒暑可以保肺气；慎酒色可以保肝肾；慎劳倦饮食可以保脾胃。惟乐可以养生，欲乐者，莫如为善；惟福可以保生，祈福者切勿欺天。但使表里无亏，则邪疾何由而犯，而两天之权不在我乎？"（《中兴论》）景岳人能胜天的观点于现代康复医学之本义大有启迪。陈可冀等人的研究表明[3]，心血管疾病的发生与先天遗传、发病年龄等因素有一定关系，后天主动、合适的动静调摄对心血管健康作用更大。

二、五脏同补的整体观

景岳五脏同补的整体观源自《内经》的有关论述及其五行五藏的观点。

《灵枢·天年篇》:"帝曰:人之寿夭各不同,或卒死,或病久,愿闻其道。岐伯曰:五脏坚固,血脉和调,肌肉接利,皮肤致密,营卫之行,不失其尝,故能久长。""帝曰:其不能终寿而死者,何如? 岐伯曰:其五脏皆不坚,使道不长,空外以张,喘息暴疾,又卑基墙,脉搏少血,其肉不实,数中风寒,血气虚,脉不通,真邪相攻,乱而相引,故中寿而尽也。"所谓五行五藏,是指五行中的任何一行包括其他四行。《类经图翼·运气·五行统论》曰:"五行者,第人皆知五之为五,而不知五者之中,五五二十五,而复有互藏之妙焉。"如土之互藏,木非土不长,火非土不荣,金非土不生,水非土不蓄。万物生成,无不赖土,而五行之中,一无土之不可也。景岳五行五藏的观点,将五行与阴阳紧密结合起来,提出"五行即阴阳之质,阴阳即五行之气,气非质不力,质非气不行"(《类经图翼·运气·五行统论》)。将五行与五脏结合起来,即形成了五脏互藏理论[4]。《景岳全书·卷六·脉神章》曰:"凡五脏之气必互相灌溉,故五脏之中,必各兼五气。"同时又指出:"有一脏之偏强,常致欺凌他脏者;有一脏之偏弱;每因受制多虞者"(《景岳全书·卷二·传忠录·脏象别论》)。为此,景岳创制了五脏同补的代表方——五福饮。该方由人参(补心)、熟地黄(补肾)、当归(补肝)、白术(补肺)、炙甘草(补脾)组成,主治五脏气血亏损,方后自谓"凡五脏气血亏损者,此能兼治之,足称王道之最"。景岳五行互藏、五脏互藏的观点,对丰富中医理论贡献殊大,五脏同补理论揭示了五脏五藏之深意,对确立康复医学治则治法大有指导意义。

三、阴阳互引的辩证观

阴阳学说是中医理论的根基,景岳尝曰,"凡诊病施治,必须先审阴阳,乃为医道之纲领。阴阳无谬,治焉有差? 医道虽繁,而可以一言蔽之者,曰阴阳而已"(《景岳全书·卷一·传忠录·阴阳篇》)。其阴阳互引的辩证观包含三个方面。

(一)重视先后天阴阳互引

景岳认为人体当分先后天阴阳。气血、脏腑、寒热,为后天有形之阴阳,盛衰昭著,体认无难;元阴元阳为先天无形之阴阳,曰元精、元气,变幻倏忽，挽回非易。元精元气者，即化生精气之元神，生气通天，惟赖乎此。当时弊病是"今之人，多以后天劳欲戕及先天；今之医，只知有形邪气，不知无形元气"（《景岳全书·卷一·传忠录·阴阳篇》）。此语亦当为今日医家、病家共诫，病者当重视后天养先天，医者当重视无形之阴阳。

（二）制方用药擅长阴阳互引

景岳从《内经》阴阳互根的道理中悟出，"阴根于阳，阳根于阴。凡病有不可正治者，当从阳以引阴，从阴以引阳，各求其属而衰之。如求汗于血，生气于精，从阳引阴也；又如引火归源，纳气归肾，从阴引阳也。此即水中取火、火中取水之义"（《景岳全书·卷一·传忠录·阴阳篇》）。他提出"善补阳者，必于阴中求阳，则阳得阴助而生化无穷；善补阴者，必于阳中求阴，则阴得阳升而泉源不竭"（《景岳全书·卷五十·新方八阵·补略》）其创制的左归丸、右归丸，以育阴涵阳和扶阳配阴为组方宗旨，方中去"三泻"（茯苓、丹皮、泽泻），重用血肉有情之品，以调补奇经，充髓填精，深得水火既济之妙。又如列于散阵的大温中饮（熟地、冬白术、当归、人参、甘草、柴胡、麻黄、肉桂、干姜），用熟地、当归配散剂，即是"求汗于血"。景岳在方后还颇为自得地说：尝见伤寒之治，惟仲景能知温散，如麻黄桂枝等汤是也；亦知补气而散，如小柴胡之属是也；至若阳根于阴，汗化于液，从补血而散，而云腾致雨之妙，则仲景犹所未及。故予制此方乃邪从营解第一义也。列于补阵专治"劳倦伤阴，精不化气"的补阴益气煎（人参、当归、山药、熟地、陈皮、甘草、升麻、柴胡），用人参配熟地即是"生气于精"。列于热阵的镇阴煎（熟地、牛膝、炙甘草、泽泻、肉桂、附子），治疗"阴虚于下，格阳于上"之症，用熟地配附、桂，即是"引火归源"。列于补阵的贞元饮（熟地、当归、炙甘草），专治由"元海无根，亏损肝肾"所致的气短似喘、呼吸促急、提不能升、咽不能降，用熟地配当归，即是"纳气归肾"[5]。景岳此举，后贤每多效法。吴澄《不居集》曰："有血虚不能托邪外出者，宜大温中饮。此托补之大法，万世不易之理。凡禀质薄弱者速用此法，自有云腾致雨之妙。"

（三）制方阴阳泾渭分明

景岳又谓，"以精气分阴阳，则阴阳不可分；以寒热分阴阳，则阴阳不可混，此又阴阳邪正之离合也"（《景岳全书·卷五十·新方八阵·补略》）。在治疗疾病的寒热虚实上，景岳制方时泾渭分明。如胃关煎、抑扶煎，虽都用于治泻痢，但抑扶煎用干姜、吴萸、乌药直驱寒邪以抑阴为先，治泻痢之属寒实者；而胃关煎用熟地、山药配干姜、吴萸以益肾温脾，专为虚寒泻痢而设。景岳还特别告诫，抑扶煎"此胃关煎表里药也，宜察虚实用之"。又如金水六君煎、苓术二陈煎，同为治痰之方，但前者以熟地、当归加二陈，重在补精生气以治痰；后者用干姜配二陈、猪苓，直接温化水饮。掌握了景岳的阴阳互引辩证观，临证时就能纲举目张、左右逢源了。

三、灸药并重的简验观

灸法适应症广泛，具有简便廉验的特点，至今仍深受百姓欢迎。灸法为古代铃医所常用，景岳为大儒医，不以其简陋而弃之，且颇有心得。《类经图翼》卷十一"针灸要览·临证灸法要穴"中辑录了明代以前的数百首灸法验方，涉及内、外、妇、儿各科病症 [6]；《景岳全书·杂证谟》中20类提到针灸疗法，其中5类为针法，15类为灸疗 [7]。景岳重视灸法，首先，他认为艾灸的温阳作用很突出，与他提出的人体"阳非有余"的观点很相宜。"凡诸疯之作……针以开导之，灸以温暖之"（《图翼·卷四·经络二·针灸诸则》）；在"诸证灸法要穴"中提到"凡用灸者，所以散寒邪，除阴毒，开郁破滞，助气回阳，火力若到，功非浅鲜。""膏肓俞……此穴灸后，令人阳气日盛……则诸病无所不治"（《图翼·卷七·经络五·足太阳膀胱经穴》）。其二，认为某些疾病灸胜于针药，如中风后遗症、产后手足厥逆等症。"中风服药，可扶助，要收全功，艾火为良。""若妇人难产坠胎后手足厥逆，针之立愈，若灸更胜。"（《图翼·卷八·经络六·足少阳胆经穴》）其三，灸法的防病作用确凿。足三里，"凡一切病毒，皆灸足三里三壮，每日常矣，气下乃止"；风门穴，"善能泻一身之热气，常灸之可永无痈疽疮疖之患"；神阙穴，"在神阙行隔盐灸，若灸至三、五百壮，不唯愈疾，亦且延年"（《图翼·针灸要览诸证·灸法要穴》）。

明代多为药条灸，如太乙神针、雷火神针等，景岳对此亦有所创新。

《类经图翼》中还附有经络针灸图 79 幅，附歌、赋各 42 首，"针灸诸赋" 1 首，有助于推广应用，《医宗金鉴》中许多类似内容即源于此。尽管灸法易行有效，景岳仍重视灸法的禁忌症。《图翼》卷四《禁灸穴歌》指出 47 穴禁灸，在卷六——卷十一中 40 余次提到禁灸、不宜灸的腧穴及疾病，并说明产生的后果，如"天府……禁灸，灸之令人气逆"（《图翼·卷六·经络四·手太阴肺经穴》），17 次提到孕妇禁灸的穴位，其心可鉴。

四、结语

陈立典等人提出"整体康复与辨证康复的思想，内治与外治相结合的综合康复措施，治未病及养治结合的理念，是中国康复医学的特色，也是优势[8]。"为达到 2020 年基本建设覆盖全生命周期、内涵丰富、结构合理的健康服务体系的目标，从古代医家中吸取养料，是我们的重要任务，也是得天独厚的有利条件。当代医学工作者通过现代医学研究方法，对中医传统康复理论及古今医家名方名术做了深入探索，并取得了可喜成就，如刘献祥等对独活寄生汤防治骨关节病的疗效及机理研究[9]、陈可冀治疗骨性关节炎学术思想及经验研究[10]、姚新苗等从以筋为主的视角认识现代脊柱康复医学研究等等[11]。张景岳无愧为古代医家的杰出代表，其康复医学思想值得进一步深入研究；其创制的五福饮、左归丸、右归丸等名方，值得进一步挖掘和开发。当今社会，康复更加强调整体观[12]，从中医中吸取养分，中国康复医学老树开新花，我们将继续努力。

（作者为绍兴市中医院主任中医师）

参考文献

[1] 张景岳 . 景岳全书 [M]. 太原：山西科学技术出版社，2006.

[2] 张显耀 . 张景岳 "中年求复再振元气" 思想 [J]. 中华中医药学刊，2007，25（9）：1913-1914.

[3] 陈可冀 . 动静结合与心血管健康 [J]. 康复学报，2016，26（3）：1-4.

[4] 储全根 . 论温补学派对中医理论体系的贡献 [J]. 中华中医药杂志，2016，31（10）：3948-3951.

[5] 李一鸣，陶御风 . 张景岳《新方八阵》药物统计及分析 [J]. 中医文献

杂志，2009，27（1）：16-17.

[6] 张景岳 . 类经 [M]. 北京：学苑出版社，2005.

[7] 彭亮，常小荣 . 张景岳《类经图翼》灸法探析 [J]. 中国中医急症，
2011，20（8）：1277-1278.

[8] 陈立典，励建安 . 发展中的中国康复医学 [J]. 康复学报，2015，25
（1）：2-5.

[9] 吴广文，褚剑锋，许惠凤，等 . 独活寄生汤的药理作用及其在治疗骨性
关节炎中的应用 [J]. 中医正骨，2012，24（1）：37-39.

[10] 刘献祥 . 基于陈可冀学术思想之骨性关节炎研究 [J]. 康复学报，2016，
26（1）：2-5.

[11] 姚新苗，周国庆 . 从"以筋为主"的视角认识现代脊柱康复医学 [J].
康复学报，2015，25（4）：52-55.

[12] 冷向阳 . 骨科康复治疗现状与思考 [J]. 康复学报，2016，26（6）：
1-4.

试论绍兴伤寒学派的临证特色

沈元良

绍兴中医药史源远流长，文化积淀丰厚，代有名家。从于越至今建城已2500年的历史中，出现如裴宗元、马莳、张景岳、章虚谷、俞根初、何廉臣、胡宝书、裘吉生、曹炳章、徐荣斋等名医，承前启后，形成了独特的医学流派——绍兴伤寒学派。正如《通俗伤寒论》序中说：吾绍伤寒有专科，名曰"绍派"。上溯明清，下逮民国，三百多年来，由于仲景学说不断发展，绍兴以治伤寒著名者不乏其人，而更有发展与创新。其学说源于仲景、景岳，以擅治热病，辨证重湿，施治主化，立法稳健多变的特色，著称于杏林，其与吴门的温病学派虽同治热病，但其纲领及论治却迥然不同，而又与一般仲景学派相异，自成一体，故曰"绍派伤寒"。

"绍派伤寒"，自立流派，独树一帜，他们勤于实践，善于总结，著书立说。张景岳的《类经》《景岳全书》；俞根初著《通俗伤寒论》，何廉臣的增订，徐荣斋的重订；曹炳章编著校点加按的古今医药著作等，创意之新、医理之精、内涵之深、数量之多，功泽于后世。

"绍派伤寒"，由明代张景岳《景岳全书·伤寒典》开绍兴伤寒学派的先河，阐发了论伤寒之汗法、下法、补法，慎用苦寒药物等学术观点；至清乾隆嘉庆年间，俞根初著《通俗伤寒论》，提出了六经钤百病、治则尚六法、施治主清化、四诊详腹诊，以及病中病后调护等内容，奠定了绍派伤寒的理论基础，其可以概括为以下六个方面。

一、采纳乡间俗语俚语 病名通俗易懂

"绍派伤寒"，底定于俞根初，根基于绍兴的地域、气候、民族习俗等多种因素，人们感时邪而发病者，当有温、暑、湿、寒的差异。然而，绍兴医家统称之谓"伤寒"，但又分别按临床见证以冠名。如《通俗伤寒论》所

列的小伤寒、大伤寒、暑湿伤寒、大头伤寒、黄耳伤寒、赤膈伤寒、发斑伤寒、发狂伤寒、漏底伤寒、夹阴伤寒、脱脚伤寒等等，这也正是绍兴医家"通俗"之处，都源于绍兴当地民间的俗称，体现了中医药文化的乡土特点，来自民间，根植于人民之中。

二、宗六经融合三焦 寒温一统成新论

仲景著《伤寒杂病论》，被后世医家称为统治外感疾病的专书，创立了六经辨证理论，确立辨证施治的原则，被誉为统治百病的辨证纲领。但"仲景书详于治伤寒，而略于治温"其方药不能完全适应南方热病的情况。清代吴中叶、吴温病学派的兴起，却对此提出异议，认为《伤寒论》"专为伤寒而设，未尝遍及于六淫也""仲景之书专论伤寒，此六气之一气耳……其余五气，概未及之"。所以，叶天士创卫气营血辨证，吴鞠通倡三焦辨证，以别于伤寒的六经辨证。吴鞠通谓："若真知确见其为伤寒，无论何时，自当仍宗仲景；若真知六气中为何气，非伤寒者，则于本论中求之。"由此而引发了伤寒派与温病派之争。"绍派伤寒"则独辟蹊径，对《伤寒论》的"六经"实质提出了新的见解。

以俞根初为代表的"绍派伤寒"，注重温热病变的实，提出了以形层说解六经理论的新观点。第一是内外形层。俞氏说："太阳经主皮毛，阳明经主肌肉，少阳经主腠理，太阴经主肢末，少阴经主血脉，厥阴内部主筋膜。"第二是上下形层。俞氏说："太阳内部主胸中，少阳内部主膈中，阳明内部主脘中，太阴内部主大腹，少阴内部主小腹，厥阴内部主少腹。"俞氏还以太阳经的桂枝汤证、麻黄汤证之证，指出不仅有外在恶寒发热的皮毛病状，而且还有胸闷、咳喘的胸部症状。何秀山则在俞氏的基础上指出："此即六经分主三焦之部分也。《内经》云，上焦心肺主之，中焦脾胃主之，下焦肝肾主之，乃略言三焦内脏之部分也。合而观之，六经为感证传变之路径，三焦为感证传变之归宿也。"何廉臣说："张长沙治伤寒法，虽分六经，亦不外三焦。言六经者，明邪所从之门，经行之径，病之所由起所由传也；不外三焦者，以有形之痰涎水饮瘀血渣滓，为邪之搏结病之所由成所由变也。窃谓病在躯壳，当分六经形层；病人内脏，当辨三焦部分，详审其所夹何邪，分际清析，庶免颟顸之弊。"

绍派医家主张以六经钤百病。《伤寒论》之六经，乃百病之六经，非伤寒所独也，而温热病学说不能概括一切外感热病。何秀山说，"病变无常，不出六经之外。"俞根初说，"仲景著《伤寒杂病论》以伤寒二字，统括四时六气之外感证。"何廉臣说："温热病只究三焦，不讲六经，故属妄言，仲景之六经，百病不出范围，岂以伤寒之类，与伤寒截然两途乎？"胡宝书则有"竖读伤寒，横看温病"之说。近贤陆九芝亦对温病学派废伤寒弃六经，有所看法，他说"废伤寒则六经失传，废六经则百病失传"，是论要言不烦，击中肯綮。

绍派医家以"六经钤百病"，特别强调六经辨证伤寒（包括寒、温两类感症）。俞根初说，"以六经钤百病，为确定之总诀，以三焦赅疫证为变通之捷径"，他虽认为三焦分治温病是六经钤百病的变通办法，其主导思想，还是按照六经分治的。《伤寒论》实际上只讲六经辨证，没有讲三焦辨证，把三焦辨证纳入六经辨证之中，使两者有机结合起来，充实和发展六经辨证法，应该指出，"绍派伤寒"的六经分证，和仲景伤寒六大类证候群，其内容更有发展创新，对于临床辨证施治有很大的实践意义。如太阳病分为："太阳标证：头痛身热，恶寒怕风，项强腰痛，骨节烦疼，无汗者寒甚于风，自汗者风重于寒。太阳本证渴欲饮水，水入则吐，小便不利，甚或短及淋沥，或反小便自利，蓄血如狂。太阳中风证：见太阳标证，而大便不实，小便清白，甚则男子遗精，女子带多、腰脊坠痛，痛如被杖，甚或气促而喘、角弓发痉，若目戴眼上视，尤为危候。太阳兼证：兼肺经证，鼻塞流涕，鼻鸣喷嚏，嗽痰稀白……少阳兼证：兼胃经证，烦闷恶心，面赤便闭，身痛足痛，斑点隐隐……兼肺经证：喉痛红肿，咯则胸痛，甚则咯血；兼心经证；舌红齿噪、午后壮上热，神昏不语，甚则郑声作笑……"并把"大头瘟""春瘟""暑湿""秋燥"等外感热病，皆归类在伤寒之内，如"大头伤寒""春温伤寒""暑湿伤寒""秋燥伤寒"等，说明了"绍派伤寒"已把一般温病都包括在伤寒。总之，绍派伤寒，主张六经钤百病，以三焦为变通之法，融六经，三焦于一炉，创立寒温一统论，是绍派伤寒的一大特色，也是绍派伤寒对祖国医学的大贡献。

三、重观目四诊合参 腹诊别具一格

俞氏辨治伤寒，主张四诊合参、望、切二诊，尤以观目、腹诊按胸腹为要，其观舌察脉亦与众不同，则是俞氏的创新，亦是绍派诊察伤寒时病又一特色。俞根初谓："凡诊伤寒时病，须先观病人两目，此看口舌，已后以两手按其胸脘至小腹……"

俞氏观目之法，首以目开闭别阴阳。凡开目欲见人者阳症，闭目不欲见人者阴症。次观神之有无测重危症的吉凶。凡目有多眵有泪，精采内含者，有为神气，凡病多吉；无眵无泪，白珠色兰，乌珠色滞，精采内夺及浮光外露者，皆为无神气，凡病多凶。俞氏通过观察患者目白、目眵、目泪、目胞等的变化，辨其属热属寒，为湿为风。俞氏之观目法，使医者能在纷繁的证候中抓住主要矛盾，于危重病人尤为重要。何廉臣说："俞氏以观目为诊法之首要，洵得诊断学的主脑。"绍兴医家认为："五脏六腑之精皆注于目，目系则上入于脑，脑为髓海，髓之精为瞳子。凡病至危，必察两目，视其目色以知病之存亡也。"故列观目为诊法之首要，对其观目的描述亦很仔细，如"凡开目欲见人者阳证，闭目不欲见人者阴证。目瞑者鼻将衄，目暗者肾将枯，目白发赤者发热，目白发黄者湿热…"深得伤寒望目之真谛。

腹诊源于《内经》，经云，"胸腹者，脏腑之郭也"。绍派医家将腹诊（按胸腹），推为诊法之第四要诀，《通俗伤寒论》特辟专章加以记述。俞根初认为"胸腹为五脏六腑之宫城，阴阳气血之发源。若欲知脏腑何如，则莫如按胸腹，名曰腹诊"。

俞氏将腹诊的意义概括为：第一，虚里测吉凶。按之应手，动而不紧，缓而不急者，宗气积于腹中，是为常。其病理变化，按之微动而不应者，宗气内虚；按之跃动而应衣者，宗气外泄。按之弹手，洪大而搏，或绝而不应者，皆心胃气绝，病不治。虚里无动脉者搏动而高者，亦为恶候。第二，冲任辨真假寒热。俞氏认为，诊冲任预后与虚里同功，而辨寒热真假尤为可据。按冲任脉动而热，热能灼手者，症虽寒战咬牙，肢厥不利，是为真热而假寒。若按腹两旁虽热，于冲任脉久按之，无热而冷，症虽面红口渴，脉数舌赤，是为真寒而假热。第三，察有形实积。水积胸者，按之疼痛，推之漉漉。食结胸者，按之满痛，摩之嗳腐。血结胸者，痛不可按，时或昏厥。

腹诊者，按皮肤之润燥冷热以辨寒热，按其软坚拒按否，以察邪之有

无；重按察其痞硬以辨脏腑之虚实等，对诊断疾病有较大的参考价值。徐荣斋先生称："能补中医诊断之不逮，可法可传。"中医腹诊虽散见于古代各家文献，但像绍派医家能系统地加以阐述并应用于临诊，实为鲜见。

其对于望、切二诊中的舌诊、按脉亦有其自己的特点，不落俗习，首创六经之下，每经有其主脉、主舌（苔）统领以为纲，以下细分相兼脉夹杂苔（舌）为其目，以纲统目，纲举目张，便利分证识证，对临床诊断有很好的实用价值。

四、治燥创立温凉分治外感重透邪外出

《病机十九条》中六气独缺燥气为病，至刘完素补充了"诸涩枯涸，干劲皴揭，皆属于燥"一条，惜其语焉不详，后世医家也鲜有论及。至俞根初立法处方，创立以将燥分温、凉，并设凉润、温润二法。俞根初在《通俗伤寒论》中指出："久晴无雨，秋阳以暴，感之者多病温燥……秋深初凉，西风肃杀，感之者多病风燥，此为凉燥。"何秀山亦指出："秋月天气肃而燥胜，故秋分以后，风燥凉燥之证多。秋分之前，天气晴暖，秋阳以暴则温燥之证多。"二者在症状上有别，凉燥者"初起头痛身热，恶寒无汗，鼻鸣而塞，状类风寒，惟唇燥嗌干，干咳连声，胸满气逆，两胁窜痛，皮肤干痛，舌苔白薄而干，扪之戟手"。而温燥则"初起头痛身热，干咳无痰，即咯痰多稀而粘，气逆而喘，咽喉干燥，鼻干唇燥，胸满胁痛，心烦口渴，舌苔白薄而燥，边尖俱红"。对凉燥治以"辛温为君，佐以辛甘"，对温燥则"辛凉为君，佐以苦甘"。言简而意赅，为后世治燥提供了依据。

绍派医家治疗外感强调透达，重视透邪外出，给邪以出路，这又是绍派的一大特色。俞根初认为："病（邪）去则虚者亦生，病（邪）留则实则亦死，虽在气血素虚者，即受邪气，如酷暑严寒，即为虚中夹实，但清者暑散其寒以去邪，邪去则正自安。"至于驱邪之法，则强调透达。何秀山指出："凡邪从外来，必从外去，发表固为外解，攻里亦为外解。总之，使邪有出路而已，使邪早有出路而已。"对于先内伤兼外感者则"即有人虚邪实者，不过佐以托邪之法，护正之方，究当以驱邪为主，邪早退一日，正即早安一日，此为治一切感症之总诀"。而透邪外出之法又有宣散、宣气、化浊等不同，但总以开门而逐为要，处处开设通路，使其盗去而室安，正气自复耳。

五、辨证重湿施治主化 方药轻灵效卓

伤寒时病以"太阳宜汗，少阳宜和，太阴宜温，少阴宜补，厥阴宜清"，为治疗之大法。但浙江地处沿海，天暖地湿，人多嗜食酒茶，故凡伤寒恒多挟湿，论治不论汗法与和法均应贯穿芳化中佐以淡渗，防其停湿聚痰，这与其他伤寒及温病学派是一个明显的不同点。

俞根初说："浙绍卑湿，凡伤寒恒多挟湿。"何秀山说："吾绍地居卑湿，时值夏秋，湿证居十之七八，地多秽浊，人多恣食生冷油腻，故上吸秽气，中停食滞者甚多。"何廉臣说，"吾绍寒湿证绍，湿热最多"。如治疗风湿，常以温散之品通汗。通用如羌活、防风、白芷，重则二术、麻、桂，以取"风能胜湿"之意。治疗湿热时，以"宜芳淡以宣化之，通用蔻藿佩兰滑通二苓茵泽之类，重则五苓之品，亦可暂用以通泄之，所谓辛香疏气、甘淡渗湿也"，这是绍派伤寒常用之药。燥邪为病，虽有凉燥、温燥之分治有温润、凉润之异，但达郁宣气则一。郁火为患则宜发，发则火散而热泄，轻扬如葱、豉、荷、翘，升达如升、葛、柴、芎以发散之。

胡宝书认为，绍地不但真伤寒少见，纯粹之温热病亦不多见，所患外感多夹湿邪，提出治时病当化"湿"为先。治湿必先治气，气化则湿化。湿之所以停滞者，皆因气之不运，运之则湿焉能留。由于绍兴的天时地理环境和人们的饮食嗜好，决定了绍派伤寒"治疗（伤寒）外感时病，立法以芳香宣透，开达上焦利华盖；辛凉和微温发其汗，清其水之上源，淡渗利湿以运中渗下"。药物以轻灵而朴实，能拨动气机，制方精切稳健，能中病应验。如俞氏《通俗伤寒论》所载 101 方中，方方皆佐以渗利之品，或芳香透之药饵。绍派医家不但立法稳妥，而且在处方用药上，注重轻、灵、验。所谓轻则以量小质轻芳香宣发，上浮之品，拨动气机；灵则以用药灵活机园，随症加减；稳则处方用药参合时令，综观病机，切中病机；验则是方药切证。何廉臣说："余素心谨慎，制方选药，大皆以轻、灵、稳为主。"用药轻则几分重亦不过 2—3 钱，这在绍派医家治疗外感伤寒（时病）时尤为突出，至今被后学之辈奉为楷模。药物轻灵而朴实，能拨动气机，制方精切稳健，能中病应验，小方能起大证，于平淡之剂中见神奇，治伤寒时病是这样，治内科杂病亦是这样。

绍派医家治外感时病多选用质轻的草木花类药，还喜用新鲜之品，如鲜

芦根、鲜茅根、鲜生地、鲜菖蒲、鲜紫苏、鲜茵陈、鲜藕节、鲜荷叶之类，取其质淳味厚，药专力宏，直捣病所之功。尤其在治疗秋燥伤寒，则用药几乎全部是鲜品，既以药品鲜汁以润燥，又可解除用滋腻之品，以防湿滞之虑。

六、饮食调理顺应四时 疾病治养并重

中医治病医、药、护不分，主张"三分治、七分养"，其护理学说在张仲景著作中已有记载，为服桂枝汤后的"将息"和"禁忌"，注重服药后的病理反应与药理反应等护理学说。但后世医家尚不够重视疾病的调护方法，而绍派医家通过实践经验与教训，懂得中医调养护理的重要性，尤其强调"忌口"，即饮食的宜忌。徐荣斋先生强调："须知疾病与调护为医疗过程中一个关键，医药疗效之显著与否？与调护的合理不合理有密切关系……，即因关于调护而造成事故的例子，是不少概见的。"徐老认为调养对疾病的转归和痊愈有很大的影响，这也是"绍派伤寒"学术思想中较为突出的一点，不但在外伤寒（时病）是这样，而且在内、儿、妇等杂症中亦是如此。惟俞根初在《通俗伤寒论》中特列"瘥后调理法"，但尚不完臻，故徐氏在《重订通俗伤寒论》中编为《调理诸法》一章，补充了病中调护法、瘥后药物调理之法、食物调理之法、气候调理之法、起居调理之法等五个方面。

（一）病中调护

保持室内空气流通，温度适宜；病室宜整洁、闲静；病人保持平衡的体温；食物以素为主，尤其是外感病人，宜易消化适量调剂其食欲；力求精神安定，避免不良刺激。

（二）瘥后调护

温热伤寒诸证，邪虽退而余热留恋未尽，六气受损，脾胃未复，若调护失当，不知宜忌，过食则食复，过劳则劳复，郁怒则怒复，不避房事，则为伤寒房复，伤寒新感易痉，复证难愈。针对复证之因，慎防为伤寒瘥后之重点。如病后地热，察其阴伤之多少，余邪之轻重而予养阴清热；病后自汗、盗汗多由余热未清，心阳内炽以致蒸蒸燔灼，津液外泄而成，为阴虚有火以苦坚清养为宜；病后浮肿，脾虚不能制水，水溢于皮肤络脉痛，宜理脾渗湿

利水，常用米仁、赤豆煮粥服食之，并提出了病后不食者须辨不欲食者病在胃，食不化者病在脾，前者宜养胃，后者宜运脾。

（三）食物调理

伤寒温热之症，多属胃肠伏邪，运化无力，最能忍饥耐饿，要适其口味，投其所好，少食多餐，酌情与之，待邪去热退，苦净纳增才能少少与之糜粥，并要渐进渐厚以防食复。对暑湿伤寒，夹食伤寒，更应服食半流为宜，菜肴宜清淡汤料，徐徐饮之，既能顾护照脾胃，又能邪达表之外出。如在病中、瘥后的饮食调护中"忌口"（忌宜），则描述得更为详细，伤寒温热愈后，虽能食糜粥软饭，正气未复。凡饮食居处，俱不可不慎也。尤其对于伤寒禁食病人或久不进食的病人，瘥后的进食法是"先用荷叶擦洗杓器，次用青竹叶带水一滚，倾去竹叶，止用净水一碗，次入嫩鲜芦根指大数寸，置汤中一滚，再去芦根，次入陈冬米研磨之粉，法以水搅和清澄，去沉底粗者，止取上浮细者，入前汤中于熬沸后，粉糊已熟，芦根、竹叶气清香，入胃，能回清气退浊气，有湿化湿，有火清火，有痰消痰，如有燥粪，自能润下之，此伤寒瘥后禁食第一法也。"继则"先进清粥汤，次进浓粥汤，次进米粥，亦与少与之。切勿任意过食也，至于酒肉，尤当禁忌，若有不谨，便复发热"，这些都是从实践经验中得来的至理名言，不可不慎。酒肴、甘脆，肥鲜生冷等物皆不可犯；油腻腥发曲蘖炙煿熏灼脏腑者，固属禁绝，瓜果生冷，凡能冰伏脾胃者，亦宜禁不入口。最妙以萝卜汤，陈干菜汤疏导其胃肠，用清快露、细芽茶运其精液，次后可进藕粉燕窝粥及开水冲鸡蛋。这些都是病中瘥后的饮食忌宜。饮食必须"每次之食量宜少，每日之次数宜多"，以防瘥后胃气未复、疾病食复。

此外，对食物调补，程钟龄说："药补不如食补。凡病邪未尽，元气虽虚，而不任重补，则从容和缓以补之。相其机宜，循序渐进，脉症相安，渐为减药，谷肉果菜，食养尽之，以底于平康。绍派医家多采用药物性食物加以治疗，调理机体的平衡。徐荣斋说："人乳为补血神品，童便为降火仙丹，雪梨生食能降火，蒸熟则滋阴，米仁汤、肺热脾虚，服之有益，淡莲子汤、芡实粥、遗精泄泻最属相宜，扁豆枣仁汤，专补脾胃，龙眼肉汤兼养心脾，黄鲟鳔腺鱼胶，填精肺止血……此食补方法之大要也。"用既是食品，又是药物的物质，调理病者机体平衡，溶药于饮食之中，可谓独具慧眼，值得后世借鉴。

（四）气候调理

如冬温夏凉，不失时序，加强自身防护。先贤知摄生者，卧起有四时之早晚，兴起有至和之常制。调养筋骨，有偃仰之方法。节宣劳逸，则有予奇之要则。温凉调节合度，而百病不生。并认为如《太素经》所说：适寒温者，寒无凄凄，暑无出汗，居处毋犯八邪，则身自安。不独病后调理如此，平时无病摄生，亦当遵此，并详述了四时调理之各法，值得世人效法。

（五）起居调理

徐荣斋氏认为，吾绍之病家，病之安危，多有责之于医。不知待疾者对于病人往往居处不合理，身体不清洁，寒温不适宜，卧起不定时。不但无助医家之能力，实则助长病菌之孳生。故提出了"整居处、洁身体、适寒温、定卧起"的四项要求来指导病家，以促进疾病的康复，这与现代医学预防保健与康复的要求十分吻合。徐荣斋先生强调中医调护的重要性和必要性，补充的病中调护法、瘥后药物调理法、食物调理法、气候调理法、起居调理法这五个方面，对临床护理与康复以及治未病，均有实用意义和指导意义。

浙江中医药大学连建伟教授认为，越医是中华中医药史上一座独具魅力的丰碑，概括起来具有如下五大共性精神：一是师古不泥。越医特别讲究对症下药，因证制宜，施治手法不拘格，普遍具有"轻、灵、透、活"的特点。同时，越医具有基于实践基础上的强烈的质疑精神，清代越医章楠作《医门棒喝》，对古医籍和时弊进行订正抨击，就是其中的生动一例。二是敢于创新。从张景岳改写真阴真阳的辩证关系，凝成《景岳全书》功泽后世，到俞根初澄清"温邪""寒邪"之说，首创绍派伤寒造福一方，都具有高度的原创性。正是这种敢于创新的精神，使越医在杏林中脱颖而出，自成一派。三是勤于积累。据不完全统计，历代越医所著医籍多达600余种，以其鲜明的精品特色、时代特色和地方特色引领潮流，饮誉一时，并成为中医药文献宝库中的瑰宝。四是医风淳厚。越医平时都设有定期义诊，疫病流行之际，则更组织大规模的施医施药，福祐一方。所以千年以来，医生一直是越地最具声望的职业。五是与时俱进。越医与时俱进，包容大气，创办了早期的中西医汇讲沙龙，提倡中西医结合，开风气之先。在社会上怀疑乃至取消中医的风潮中，越医站在了捍卫中医的最前列，并做出了历史性贡献。中华五千年文明史，流淌着中医文化的血脉；五千年中医文化闪耀着越医文化的光芒。这就是绍兴伤寒学派之特色，也是精华之所在。

（作者为绍兴市中医院主任中医师）

追踪明清史前绍籍医家对中医学术发展的卓越贡献

吴妍静

　　绍兴市是浙江省下辖的一个地级市，春秋时期为越国之都城，距今已有2500多年建城史，历经诸朝又有别名会稽、山阴、越州之称，曾有"今之会稽，昔之关中"的大都会美誉。古今绍兴医家史称"越医"，名医辈出，名著迭出。《中国医学百科全书·医学史》记载的古今107位名医中有绍兴籍10人；国家"十五"规划重点图书"民国名医精华项目"所选13位医家的21种图书中，越医占3位有7种医籍。绍兴籍名医大家对我国中医药发展史的杰出贡献，集中体现在以下六个方面。

一、丰富中医理论体系的名著迭出

　　王充（27—97），字仲任，会稽上虞人（今绍兴），东汉哲学家、医药学家。著有《论衡》等书，其中《养性》共16篇专论养生保健之法，可惜早失。《论衡·自纪篇》中记载"养气自守，适时则久。闭明塞聪。爱精自保，适辅服药引导，庶冀性命可延，斯须不老"等。他倡导无神论，主张未病先防、已病早治的中医理念。《论衡》中有关中医养生论述为后世研究中医理论的发展提供了丰富的资料[1]。嵇康（223—262），字叔夜，祖籍会稽上虞（今绍兴）人。在哲学、文学、音乐及养生诸方面造诣颇深，魏晋时期誉其为竹林七贤之首。嵇康的《养生论》是我国古代养生论著中较早的名篇，论述了养生的必要性与重要性，主张在形神兼养中应尤重养神："精神之于形骸，犹国之有君。神躁于中，而形丧于外，犹君昏于上。"他提出养生应见微知著，防微杜渐，以防患于未然；要求养生须持之以恒，通达明理，并提出了一些具体养生途径。因此，在中国养生学史上占有极其重要的地位[2]。

陈世铎，字敬之，号远公，绍兴人，明清名医，一生勤于著述，著有《素问新编》《灵枢新编》《商论新编》《外经微旨》《脏腑精鉴》《脉诀阐微》《玉函辩证录》《六气新编》《伤寒条辨》《治伤指迷》《婴幼证治》《济世新方》《历代医史》《增补辩证录》《石室秘录》《洞天奥旨》《辩证冰鉴》《伤寒辩证录》《本草新编》《新增胎产秘录》等，其著书立说是浙医中的佼佼者[3]。

赵晴初（1823—1895），字彦晖，晚号存存老人，绍兴人，医术精深，勤于笔耕，拜师访道写有笔录《医学读书记》《静香楼医案》，专研医理著有《存存斋医话稿》《药性辨微》《医学杂志》《汤头新诀》《本草撷华》《医案》《教子学医法》[4]，体现了其博学和为丰富中医理论的勤奋精神。

二、全面分类研究《黄帝内经》的贡献突出

张介宾（1563—1640），字会卿，号景岳，山阴会稽（今浙江绍兴）人，明代著名医学家。著成《类经》32 卷、《类经图翼》11 卷、《类经附翼》4 卷。《类经》将《素问》及《灵枢》的所有内容进行重新编排，分为摄生、阴阳、藏象、脉色、经络、标本、气味、论治、疾病、针刺、运气、会通等12 大类，共 390 篇。该书基本反映了《黄帝内经》的理论体系，构建了中医理论体系的基本框架。是迄今为止最早最完整的一部对《黄帝内经》进行全面分类的著作，对研究中医基础理论具有极其重要的参考价值[5]。

马莳，字仲化，自号玄台子，明代会稽（今绍兴）人。曾任太医院院使，致力于注释疏证研究校注《内经》《灵枢经》，编撰《黄帝内经素问注证发微》《黄帝内经灵枢注证发微》各 9 卷，是最早的《灵枢》全注本。这两本书对原文中一些难解的医理和词义逐篇逐节加以注释和发挥，对深入研究《内经》很有参考价值，尤其是对《灵枢经》的注释可谓开山之作[6]。

徐渭（1521—1593），初字文清，后字文长，号山阴布衣，山阴（今浙江绍兴）人。明代著名文学家、书画家、戏曲家、军事家。徐渭对《黄帝内经》及道教养生颇有研究，著有《黄帝素问注》《庄子内篇注》《参同契注》等，他为了让中医经典高深妙理的学术思想更便于传播，用明代百姓的口语写成，很适合当时对中医有兴趣但古文功底薄弱的人阅读学习[7]。

三、独具诊疗特色创新学术主张的杰出代表

张景岳晚年集自己的学术思想和临床各科、方药针灸之大成，辑成《景岳全书》64 卷。内容丰富，囊括理论、本草、成方、临床各科疾病，主张辨治疾病必求根本，体现其诊疗特色以阴阳、六变为辨证提纲，是一部全面而系统的临床参考书。他提出"阳为阴之主，阴为阳之根""阳非有余真阴不足论""阴中求阳，阳中求阴"等新论，补充了丹溪学说之未备。他在李杲论脾胃为元气之本的基础上，进一步以脾、胃、肾、命门学说共论元气，补充了李杲"脾胃论"，并者《质疑录》1 卷，收载医论 45 篇，针对金元各家学说进行探讨，并对早期发表的论述有所修正和补充。张景岳成为中医主流各家学说中易水学派的重要医家，其巨大的学术成就无疑是为祖国医学发展做出了卓越的贡献[8]。

四、世界炼丹史上最早理论著作的惊世之作

魏伯阳（约 100—170），号云牙子，上虞（今绍兴）人，东汉著名炼丹家。擅长炼丹兼及内丹和外丹，著有《周易参同契》3 卷，把周易、黄老、炉火三家养生思想和实践经验参照会同而契合为一，总结了东汉之前炼丹术中的一些化学知识，是世界现存最古老的炼丹书，也是道教最系统、最具有权威性的丹经著作。魏伯阳被公认为留有著作的最早的炼丹家，誉称其为"万古丹经王"[9]。

五、占据中医地域学术流派的两席要位

在我国中医地域学术流派中，"浙派中医"占有重要地位，而在浙江中医十大学术流派中，绍兴就占有两席：温病学派、绍派伤寒，得到业界的充分肯定。

张景岳引领了浙派中医之"温补学派"，是以研究脾肾和命门水火的生理特性与病理变化为中心内容，以温养补虚、善用甘温为治疗特点的一个医学流派。张景岳力主肾命学说，善用温补之法倡用温阳益气之品，且注重真阴，养阴以治形，他所制定的左归丸、右归丸实用而有效，至今仍是常用的名医好药，为别开新局的温补学派的发展壮大做出了重大贡献[10]。

俞根初（1734—1799），名肇源。浙江绍兴人。清代著名伤寒学家，他

在薪传《景岳全书·伤寒典》学术主张的基础上发挥创新，根据绍兴江南水乡潮湿温热的治病特点，遵张仲景之旨，兼参温病学说，结合六淫致病理论，以六经统摄三焦、气血辨证，从表里寒热论治外感病，治四时感证多芳香宣透，既不同于伤寒学派，又异于温病学派，独能自成一家，对后世辩证外感病有较大影响。俞根初为"绍派伤寒"集大成者，著有《通俗伤寒论》，其序曰：吾绍伤寒有专科，名曰"绍派"[11]。

六、中医世家林立传承有序的非物质文化遗产

绍兴传统医学的越医专科中，被列入浙江省非物质文化遗产名录的有：三六九伤科，又叫"山阴下方寺西房伤科"，始于南宋高宗年间，沿袭至今，著《下方寺西房跌打大成》。顾氏伤科：始于清初，《道光会稽县志》载："顾士圣，善伤科，调筋接骨，应手捷效，子孙世其业。"传有《顾氏医案》。钱氏女科：又称石门槛女科，始于北宋末年。《嘉庆山阴县志》载："钱氏，自南宋以来代有名家，至象峒而荟萃先世精蕴，声远播焉。"其家传之作《钱氏产科要诀》《大生秘旨》《胎产秘书》等。还有一些绍兴市传统医学的非遗项目，对研究浙派中医的地域特色、简便廉验疗效优势和师承家传授业方式、医术传承经历等都有一定的学术价值[12]。

追踪明清史前绍兴籍医家对中医学术发展的重要贡献，目的是在梳理昭示的基础上，进一步显现越医的独特魅力和不朽功绩，不断深入挖掘提炼其各方面的研究价值，继承弘扬，开拓创新，造福人类。

（作者为浙江中医药大学附属第三医药院主任医师）

参考文献

[1] 张平．浙江中医药文化博览（下卷）[M]．北京：中国中医药出版社．2009：10．

[2] 张平．浙江中医药文化博览（上卷）[M]．北京：中国中医药出版社．2009：174．

[3] 张平．浙江中医药文化博览（上卷）[M]．北京：中国中医药出版社．2009：181．

[4] 秦玉龙，尚力．中医各家学说[M]．北京：中国中医药出版社．2012：37．

[5] 秦玉龙，尚力．中医各家学说 [M].北京：中国中医药出版社．2012：24.

[6] 张平．浙江中医药文化博览（下卷）[M].北京：中国中医药出版社．2009：18.

[7] 秦玉龙，尚力．中医各家学说 [M].北京：中国中医药出版社．2012：37.

[8] 张平．浙江中医药文化博览（下卷）[M].北京：中国中医药出版社．2009：48.

[9] 范永升．中医学术流派 [M].北京：中国中医药出版社．2009：191-196.

[10] 范永升．中医学术流派 [M].北京：中国中医药出版社．2009：320.

[11] 张平．浙江中医药文化博览（上卷）[M].北京：中国中医药出版社．2009：78、133.

[12] 张平．浙江中医药文化博览（上卷）[M].北京：中国中医药出版社．2009：164.

陆游《陆氏续集验方》管窥

徐　衍　指导：徐光星

陆游，字务观，号放翁，越州山阴（今浙江绍兴）人，南宋著名文学家、史学家、爱国诗人，兼通医学，撰有《陆氏续集验方》二卷。《渭南文集·跋续集验方》云："予家自唐丞相宣公在忠州时，著《陆氏集验方》，故家世喜方书。予宦游四方，所获亦以百计，择其尤可传者，号《陆氏续集验方》，刻之江西仓司民为心斋。"[1] 然而丹波元胤《医籍考》称此书已佚[2]，今从王璆《是斋百一选方》、王执中《针灸资生经》中辑录其方四首略作探究，以窥《陆氏续集验方》之一斑。

一、五味子锉散

《是斋百一选方》："五味子锉散，治肺虚寒，理喘下气。务观郎中娣忽发喘嗽，服诸药皆不差，得此方三服遂愈，《陆氏续集》（陆务观，绍兴府人）。干姜（炮）、甘草（炙）各半两，陈皮（去白）三分，桂、茯苓、五味子各一两。上为锉散，每服五钱，水一大盏，煎至六分，热服。"[3]

《金匮要略》曰："青龙汤下已……与茯苓桂枝五味子甘草汤治其气冲……冲气即低，而反更咳，胸闷者，用桂苓五味甘草汤，去桂加干姜、细辛，以治其咳满。"[4] 五味子锉散相较桂苓五味甘草汤多干姜、陈皮二味，温肺化痰、止咳平喘之力更胜，较苓甘五味姜辛汤则有下气之桂、陈皮，而无细辛之弊，正适用于肺虚寒之喘嗽上气。

二、金水膏

《是斋百一选方》："金水膏，钱寿叔施此药，亲见数人两目厚翳皆磨去，甚妙。乳香（研）、硇砂（研）、白矾（飞过，研）各半字，当归半钱，黄连一钱（去须），白沙蜜四两，青盐（透明者，研）一字，麝香（研）一字。上件药，除蜜外先研令极细，却同蜜一处拌匀，入新竹筒内，用油纸数重，以线紧扎，勿令水入，于净锅内用水煮，自早至午，水干则添，取出，倾药，以绵绢滤去滓，入净器中，埋地上一宿，取出点之，点毕，以温水洗。眼翳薄者，点三五次，即随药下。点药箸用金为之最妙，多点则取效尤速。亦见《陆氏续方》，叙述颇详。"[5]

此方亦见于《三因极一病证方论》，云治"眼生翳膜，赤脉努出，涩痒疼痛，有泪"[6]，可补金水膏所缺方证。《诸病源候论》云，"肝脏不足，为风热之气干之，故于目睛上生翳"[7]，今"目痒有泪"即为风，"赤脉努出，涩痛"即为热，治当祛风清热、养肝退翳。陈藏器云乳香"疗中风口噤，理风冷"[8]，《名医别录》载麝香"疗风毒"[9]，《日华子本草》云当归"治一切风"[10]，故金水膏中合用乳香、麝香、当归以辛散风邪。当归又可养血益肝，麝香并可"去目中肤翳"（见《名医别录》[11]）。《神农本草经》云矾石"治目痛"[12]，黄连"治热气目痛，眦伤泣出，明目"[13]，戎盐（青盐）"主明目，目痛"[14]，此三味药性寒凉，可清热明目止痛。白沙蜜即《神农本草经》之石蜜，孟诜云石蜜"治目中热膜，明目"[15]，《本草衍义》云硇砂"合他药治目中翳"[16]，此二味合用可明目退翳。全方共奏祛风清热、明目退翳之功。

三、不龟手方

《是斋百一选方》："不龟手方，甚奇，《陆氏续方》。沥青二两，黄蜡一两。上共熬搅匀，于不津器中贮。患者先以热酒洗，令皮软，拭干，将药于慢火上熬，令略溶，敷之，软帛盖定，一敷即差。廉宣仲云：加黄芪、防风各一两。"[17]

"沥青"一物，考宋以前本草未详，《本草纲目》称是松脂之别名[18]，似是。《药性论》云松脂"煎膏生肌止痛"[19]，《本草从新》载黄蜡"止痛生肌"[20]，二者熬溶则质润，故可外治手足皲裂。此外，本方亦可用于代指，如《证类本草》所载："《千金翼》疗伐指，以蜡、松胶相和，火炙笼伐指，即差。"[21]（"伐指"疑是"代指"之误，《本草纲目》引作"代指疼痛"[22]。）

四、治下血方

《针灸资生经》："《陆氏续集验方》治下血不止，量脐心与脊骨平，于脊骨上灸七壮即止。如再发，即再灸七壮，永除根本，目睹数人有效。"[23]

此灸法源出葛洪《肘后备急方》，《肘后备急方》云："葛氏治卒腰痛诸方，不得俯仰方。正立倚小竹，度其人足下至脐，断竹，及以度后当脊中，灸竹上头处，随年壮。"[24] 王执中又以此法治肠风甚效，《针灸资生经》云："近李仓肠风，市医以杖量脐中，于脊骨当脐处灸，即愈。予因此为人灸肠风，皆除根。"[25] 王执中治病取穴多取压痛点，有"按其穴酸疼，即是受病处"之语，故其注《陆氏续集验方》此方云："然亦须按其骨突处酸疼方灸之，不疼则不灸也。"[26] 今可参考《肘后备急方》与王执中之论，以此法灸其酸疼处治疗便血、肠风、腰痛等症。

五、小结

以上所辑之方虽仅四首，但已涉及内、外、眼、灸各科，且详其方意，多可上溯至《金匮要略》《肘后备急方》《千金翼方》等汉唐名著，可见《陆氏续集验方》应是一部内涵丰富、疗治明晰、临床价值较高的方书。

此外，笔者注意到中国中医科学院藏有抄本医书《陆沈园集验方》二册，题名清·陆沈园辑[27]。然历代医家中并无"陆沈园"此人，而陆游曾在绍兴沈园写下著名诗篇《钗头凤》，故此"陆沈园"疑是陆游之代称，《陆沈园集验方》二册或是清人抄录《陆氏续集验方》二卷后易名而成。《陆沈园集验方》与《陆氏续集验方》是否异名同书，有待进一步考察。

（作者为浙江中医药大学教师）

参考文献

[1] 陆游. 渭南文集校注：第三册 [M]. 马亚中，涂小马，校注. 杭州：浙江古籍出版社，2015：173.

[2] 丹波元胤. 医籍考 [M]. 郭秀梅，冈田研吉，整理. 北京：学苑出版社，2007：365.

[3] 王璆. 是斋百一选方 [M]. 刘耀，张世亮，刘磊，点校. 上海：上海科学技术出版社，2003：96.

[4] 张仲景. 金匮要略 [M]. 何任, 何若苹, 整理. 北京: 人民卫生出版社, 2005: 48-49.

[5] 陈无择. 三因极一病证方论 [M]. 侯如艳, 校注. 北京: 中国医药科技出版社, 2011: 282.

[6] 巢元方. 诸病源候论 [M]. 刘宇, 孙冬莉, 点校. 北京: 北京科学技术出版社, 2016: 273.

[7] 唐慎微. 重修政和经史证类备用本草 [M]. 陆拯等, 校注. 北京: 中国中医药出版社, 2013.

[8] 陶弘景. 名医别录 [M]. 尚志钧, 辑校. 北京: 中国中医药出版社, 2013.

[9] 神农本草经辑注 [M]. 马继兴, 主编. 北京: 人民卫生出版社, 2013.

[10] 李时珍. 金陵本本草纲目新校正 [M]. 钱超尘等, 校. 上海: 上海科学技术出版社, 2008.

[11] 吴仪洛. 本草从新 [M]. 朱建平, 吴文清, 点校. 北京: 中医古籍出版社, 2001: 241.

[12] 王执中. 针灸资生经 [M]. 上海: 上海科学技术出版社, 1959.

[13] 葛洪. 肘后备急方 [M]. 王均宁, 点校. 天津: 天津科学技术出版社, 2013: 118.

[14] 中国古籍总目编纂委员会. 中国古籍总目: 子部第二册 [M]. 上海: 上海古籍出版社, 2010: 914.

用中国古代哲学作为中医药学理论基础

连建伟

我的恩师岳美中教授在 1978 年病重期间，在北京西苑医院病榻上反复嘱咐我："你要学哲学……你要学哲学……"当时的我理解不了，认为我们做中医的，把中医学好就行了，为什么要学哲学呢？ 30 余年后的今天，在经过反复学习、反复临床后，我终于领悟到中医必须要学好中国古代哲学。

中医是以中国古代哲学作为理论基础的一门成熟的医学，是以人为本的医学，是构建人与自然相和谐的医学，是治未病的医学，是致中和的医学。正如刘长林老师所说："我们肩负着非常重要的历史使命，中华民族的复兴要靠中华传统文化的复兴，包括中医哲学的复兴，中医有极强的生命力，中医学的繁荣发展依靠中华传统文化。"

《黄帝内经》云："天覆地载，万物悉备，莫贵于人。人以天地之气生，四时之法成。""阴阳者，天地之道也，万物之纲纪，变化之父母。生杀之本始，神明之府也。治病必求于本。""阴病治阳，阳病治阴，定其血气，各守其乡。"这些中国古代哲学思想，必须要深深印在中医人的脑海里，并融化在血液中，落实在临床上。中国古代哲学主要存在于儒、道、释三家著作之中。体现了东方文明及东方圣贤的大智慧。如孔子云，"仁者爱人"，"恻隐之心，仁之端也"。医为仁术，不发大慈恻隐之心，怎能治好病？"子绝四：毋意，毋必，毋固，毋我"，即孔子杜绝四种毛病，即不凭空臆想，不全盘肯定，不固执己见，不以自我为中心。这四绝是人生处世必须克服的四种心理因素，是谨言慎行的基本规范。没有人与人、人与物之间的理解与尊重，不明患者之情、旁人之情，医人之情，意见各持，又怎能治病救人？老子云："道法自然。"自然界万事万物莫不由阴阳两端构成，这就是道，道即万事万物的自然规律。释迦牟尼云："因无所住而生其心"，就是使自己放下小我，方能达到岳美中教授所说的"治心何日能忘我，操术随时可误人"的无我境界。才能大慈大悲，一心赴救，利益切众生。古人云："医者，意也。"中医的灵魂是辨证论治，但又法无定法。法，非法，非非法。法外有法，何妨以非法法之。《金刚经》云："法尚应舍，何况非法？"此乃高境界的哲学层面。以中国文化为根柢的中医，当以儒、道、释等哲学思想为指导，进行辨证论治，应对时刻变化着的疾病。

现举本人治验一则，以证上说。

> 患者某，女，76岁，杭州人。2012年2月20日初诊2012年2月3日吐血、便血，西医诊断为胃溃疡出血。现出血已止，现周身皮肤瘙痒，发出红疹，右关脉实大，左关脉舌苔薄黄腻。此属阳明胃火，血分有热，以《金匮要略》泻心汤合四物汤、银花甘草汤出入。处方：炒黄芩10g，川连5g，大黄炭6g，当归炭6g，炒白芍15g，川芎5g，生地炭15g，银花炭15g，生甘草6g。7剂。
>
> 2012年2月27日复诊：周身皮肤瘙痒发疹已大退。右关脉实大，左关脉弦而有力，舌苔薄腻。守方减其制。上方大黄炭改为5g。14剂。服后皮肤瘙痒发疹病愈。

案析：《丹溪心法·能合色脉可以万全》云："欲知其内者，当以观乎外，诊于外者，斯以知其内。盖有诸内者形诸外，苟不以相参，而断其病邪之逆顺，不可得也……诚能察其精微之色诊其微妙之脉，内外相参而治之，则万举万全之功，可坐而致矣。"本案周身皮肤瘙痒发疹，其本在于阳明胃热，阳明为多气多血之经，血分蕴热，发于肌肤，故瘙痒发疹。患者右关脉实大，主阳明胃热，左关脉弦，主血分蕴热，以肝藏血故也。治以泻心汤清泄阳明胃热；合四物汤和血凉血止血；银花甘草汤清热泻火解毒。能合色脉，故收效迅捷。亦可以此管窥中医的临床实践必须建立在中医哲学思维之上。

我们要坚定不移地走中国特色的社会主义道路，必须坚持中西医并重的医药卫生。记得2012年3月4日胡锦涛总书记在接见出席第十一届全国政协第五次会议的医卫界委员时，当他得知我是中医界委员时，长时间紧紧地握着我的手，说："中西医并重，是党的方针政策，要坚定不移地贯彻执行。西医有西医的优势，中医有中医的优势，中医要保持和发扬自己的特色。要把中药搞好。"保持与发扬中医特色，是中医人才培养的目标与归宿，是中医人才培养的最关键问题。必须要从哲学高度认识中医药理论，并真正作为临床辨证论治的思维方式。正是有了中国古代哲学作为中医学理论的基石，中医学才有强大的生命力，并不断有所发现，有所发明，有所创造，有所前进。中医药既要为中国 13 亿人民的健康做出贡献，更应走出国门，造福于世界人民。

当前，摆在我们中医人面前的历史使命和唯一选择，就是正本清源，保持与发扬中医药自身的特色与优势。当中医的基本理论被扭曲，肢解到非西非中、似西似中时，中医的基本理论与临床诊疗体系就被颠覆了，也使中医的医、教、研事业蒙受了巨大的损失。中医生在中国，长在中国。中医是中国的，也是世界的。

习近平主席指出："中医药学凝聚着深邃的哲学智慧和中华民族几千年的健康养生理念及其实践经验，是中国古代科学的瑰宝，也是打开中华文明宝库的钥匙。深入研究和科学总结中医药学对丰富世界医学事业、推进生命科学研究具有积极意义。"研究越医文化更离不开用中国古代哲学作为理论基础，同时，与绍兴深厚的历史文化底蕴相结合，古为今用，推陈出新。我们中医人完全有信心、有理由以中国古代哲学为基石，以中医基础理论与临床诊疗技术为核心，全面振兴中医药事业，造福百姓，为促进全球卫生事业做出更大贡献。

（作者为原浙江中医药大学副校长，本文源自连建伟《中医传薪录》第二版）

越医文化之渊源初探

沈钦荣

　　越医文化是孕育并不断发展于越地的富有中医药特色的传统文化，包含了越医的价值观念、诊疗疾病的独特经验和思想，以及越医独有的风格和气度，蕴藏着越医的坚韧意志及智慧光芒。越医文化融合了中华传统文化与传统中医药文化的精华，凝聚着古越文化的核心思想，是中华传统医药珍贵的历史遗产，其重要的学术价值和文化价值，是浙江中医药的代表，是传统中医药百花园中的一枝奇葩，在中华医药史上有非常重要的地位。越医文化已列入浙江省非物质文化遗产名录，目前正积极申报"国遗"。探讨越医文化的形成渊源，有助于我们更深地了解其内涵，更好地发挥其现实价值。

一、越医文化的地域界定

　　要明确越医文化的地域界定，我们先要对越国与绍兴的地域所属作一简述。

　　越国是于越族以会稽（今浙江绍兴）为中心建立的国家，于越是远古时期生活在太湖和钱塘江流域的一支古老的民族。《史记·越世家》载："越王勾践，其先禹之苗裔，而夏后帝少康之庶子也。封于会稽，以奉守禹之祀。文身断发，披草莱而邑焉。后二十余世，至于允常。允常卒，子勾践立，是为越王。"《史记·越世家·正义》引《舆地志》载："越侯传国三十余叶，历殷至周敬王时，有越侯夫谭，子曰允常，拓土始大，称王，《春秋》贬为子，号为于越。"越国的历史，自夏王朝帝少康封无余于越，至秦王朝王翦降百越之君，大约延续了1800多年，但越国历史的源头应该更早，在新石器时代于越先民已活跃于这片土地，并创造了灿烂的文化。越国的疆域在历史上有一个发展变化的过程。越开始立国在会稽地区，即"封于会稽"。春秋时期其疆域以会稽为中心，据有太湖、钱塘江流域，包括杭嘉湖平原、宁绍平原、金衢丘陵一带。越灭吴后，据有吴地，后又"徒都琅邪"。战国初期，越国进入极盛时期，其疆域北起今山东琅琊，沿海而南，有今江苏北部运河以东和全部苏南地区、浙江全境、安徽的皖南地区、江西的东境，南抵福建，并可能深入今湖南境内。周显王三十六年（前333），楚威王兴兵败越，"尽取故吴地至浙江"，越始"服朝于楚"，而诸越邦国尚存，越国一度退出原吴国地区，楚、越在长江以南的分界线，大约在今赣东北和皖南西境之间。越国的中心地区是今浙江省的宁绍平原、杭嘉湖平原、金衢丘陵一带。

绍兴古称"越"，是古越国的中心，也是其国都所在地。史载大禹治水告成，在境内茅山会集诸侯，计功行赏，死后葬于此山，因更名茅山曰"会稽"。是为会稽名称之由来。秦始皇二十五年（前222），定江南，降越君，以越地置会稽郡，领20余县，治吴（今苏州）。东汉永建四年（129），会稽郡分置吴郡，移治山阴，领今浙江境内山阴等14县。隋开皇九年（589），改会稽郡为吴州，治会稽。大业元年（605），改吴州为越州，是为越州名称之始。唐及北宋，越州治山阴，领山阴、会稽、萧山、诸暨、余姚、上虞、剡、新昌8县。此后，领县数长期稳定。南宋建炎四年（1130）四月，宋高宗驻跸越州，取"绍奕世之宏休，兴百年之丕绪"（宋徐梦莘《三朝北盟会编》）之意，于翌年更元绍年；又仿唐德宗幸梁州故事，于绍兴元年（1131）十月升越州为绍兴府。是为绍兴名称之由来。元至元十三年（1276），改称绍兴路，治山阴。明、清复为绍兴府。民国24年（1935）6月，设绍兴行政督察区，领绍兴、萧山、诸暨、余姚、上虞、嵊县、新昌7县，驻绍兴县城。1949年10月，设绍兴专区。现为省辖市，领越城区、柯桥区、上虞区、嵊州市、新昌县、诸暨市，驻越城区。

越文化，从时间上讲不仅包括越立国之后的文化，还应包括越建国之前，越地先民所创造的文化，甚至越灭亡后越地的遗风遗俗。越国文化，指越立国期间的文化，从空间上讲涉及的地域不局限于越文化的分布区域，还包括一个特定时间内的原吴国疆域内的文化，至少包括越文化和吴文化，即一般所称的吴越文化。越文化是越医文化的母体，越医文化所属的地域与越文化所属的地域是一致的。由于时代变迁，特定地域的界定也在不断变化着，为便于研究，目前越医文化研究重点涉及的地域则以绍兴市范围（包括越城区、柯桥区、上虞区、嵊州市、新昌县、诸暨市）为中心。

二、"越医"之名的考证

越地"医"之记载甚早。《吴越春秋》卷十载,越王勾践为鼓舞士气,对士兵说:"士有疾病,不能随军从兵者,吾予其医药,给与糜粥,与之同食。"在妇女分娩时"令医守之"以接生,并规定"壮者无娶老妻,老者无娶壮妇"。春秋左丘明《国语·越语上》亦载:"将免者以告,公令医守之。"[1]这也是历史上对"医"称谓的较早记载。中医经典《黄帝内经》中提到了岐伯、雷公等十多位上古名医,但对这些名家,尚未使用"某医"或"医某"的称谓。殷商时期,在医疗行业出现了占统治地位的"巫医",但以医相称者仍很少见。李经纬先生认为公元前5世纪,始有秦名医医缓、医和的事迹记载,医为其职业,和、缓为其姓氏。考古发现战国玺中,有"事疡""事痛",或"王瘠""郭痤",前者为从事疮疡、痛疽治疗的医生,后者指治疗失音、嘶哑之王姓医生及治疗痤疮的郭姓医生。隋唐至明清时期,医生的称呼由于时间、地域与学术水平之不同,称谓更为丰富。宫廷多称"太医""大医""御医",民间则称"医生""先生""儒世""世医"等,南方多称"郎中",北方则称"大夫"[2]。此外,尚有"铃医""走方医""坐堂医""衙推"等,也有以地区名名医者,如"京医"。

"越医"一词,据方春阳先生考证,秦越人当为越医之鼻祖。《太平御览》卷七三八引晋·孔衍《春秋后语》说,"齐桓公六年,越医扁鹊过齐,桓侯客待之"。文中的扁鹊指秦越人,"越"是他的籍贯,"医"是他的职业,因此称他为"越医"。唐代陆德明《经典释文》卷八《周礼音义上》说,"《史记》云:姓秦,名少齐,越人"。宋代鲍彪《战国策校注》卷三《武王》说,"按《周礼释文》引《史记》:姓秦,名少齐,越人。今《史》无少齐字,恐《释文》为是,彼时所见本未缺也。越人似非名字"。《经典释文》是一部非常权威的经学著作,《四库全书简明目录》上说,"考证精博,至今谈经之士,钻仰不穷"(卷三·经部七·五经总义类)。此说虽非定论,但也是有理有据的一家之言。

据张效霞先生的考证,"越医"一词,可能首见于《淮南子·缪称训》"医骆以治病"句下东汉高诱所作的注:"医骆,越医。"明倪朱谟纂于天启四年(1624)的《本草汇言》,在"橘皮"的"集方"类目下,有"以上七方出越医顾朽匏《畅心集》"之句。顾朽匏,即顾尚,杭州人。这是将浙江医生统称为"越医"。清赵学敏利于 1765 年的《本草纲目拾遗·卷八·诸谷部·米油》云:"越医全丹若云:黑瘦者食之,百日即肥白。以其滋明之功,胜于熟地也。每日能撇出一碗,淡服最佳。"据朱德明先生考证,全丹若是绍兴人。成书于是年的王孟英《王氏医案》一书,多处出现"越医"这一称呼。如"抵杭日招越医陈六顺诊治"等(《王氏医案·卷一》)。这是外人对越医的称谓。清代平步青(1832—1896)在《霞外攟屑》卷四专列"越医"一条。开篇即云:"越中自昔多名医,代有传绪。"并且在"丛丛鱼复江边石,摆出新方八阵图"的自注中提到了张景岳:"景岳《类经》。梨洲比之周云渊易算,并叹为越中绝学。"作为绍兴人的平步青,在自己的著作中开列"越医"词条,说明"越医"作为"绍兴医"的代称,已经得到社会的普遍认同。身为"绍兴医"并自称"越医"的,较早的可能是何廉臣。1904 年第 16 期《医学报》载有《越医何廉臣明经论中国急宜开民智》一文,1909 年何廉臣编著的《新医宗必读》有《越医传派论》一节,何廉臣《增订伤寒百证歌注》"自序"的落款是:"民国十七年夏历十一月望,越医何廉臣识于绍兴卧龙山麓之宣化坊。"(方、张二文均引自 2009 年《全国首届越医文化论坛论文汇编》)

上述考证证实,"越医"之名起源甚早,古已有之,其内涵既有包括所有"浙江医"者,也有特指"绍兴医"者;有他人所称者,也有绍医自谓者。可以断定,历史上"越医"很早已形成特定的群体,并为社会所认同。卫生部副部长、国家中医药管理局局长王国强这样评价越医,"绍兴乃首批中国历史文化名城,中医药文化源远流长,底蕴深厚,并自成一派,世称越医。越医呈现出专科世家多、流派多、名医多、著述多的鲜明特点,具有重实践、敢创新、善总结、知行合一的独特个性,在中华医药史上有着重要地位,为发展、繁荣中医药做出了重大贡献"[3]。

三、越医文化形成的内外因素

作为稻文化的发源地、丝绸文化的发源地、原始青瓷的发源地、冶金术的创造者之一、最早面向湖泽走向世界的民族,越文化对中华文明的贡献是巨大的。越医文化根植在越文化的肥沃土壤中,越医文化的形成处处有其深深的烙印。

（一）越文化哲学思想的影响

越文化哲学思想对越医文化形成的影响，首推范蠡、计然之观点。范蠡认为处世行事，须按照客观规律办事。提出"时不至，不可强生；事不究，不可强成"（《国语·越语下》）。"圣人随时以行，是谓守时"（同上）。又认为客观事物都是可以互相转化的。"阳至而阴，阴至而阳；日困而还，月盈而匡"。在经商中也处处体现辩证思想，认为"八谷亦一贱一贵，极而复反"，"八谷贵贱更相胜"（《越绝书·枕中》），根据贵贱相互转化的规律，提出理财经商的方法，"候时转物，逐什一之利。居无何，则致资累巨万"（《史记·越世家》）。他以为要成事，既要根据客观形势，又要发挥人的主观能动作用。"天因人，圣人因天；人自生之，天地形之，圣人因而成之"（《国语·越语下》）。"天时不作，弗为人客。人事不起，弗为人始"；"得时无怠，时不再来"；"赢缩转化，后将悔之"。对抓住时机、充分发挥主观能动作用，范蠡有形象比喻，"从时者，犹救火、追亡人也，蹶而趋之，唯恐弗及"（《国语·越语下》）。计然认为"知斗则修备，时用则知物，二者形则万货之情可得而观已。故旱则资舟，水则资车，物之理也"（《史记·货殖列传》）。"凡人生或老或弱，或强或恃，不早备生，不能相葬"（《越绝书·计倪内经》）。范蠡的"守时"思想和计然的"备生"思想，对越医文化的形成影响深远，张景岳重阳气的学术观点、绍派伤寒重瘥后调理的特色等，无不打上其烙印。

（二）越文化的兼容思想

越地，除了于越人，还有吴人、楚人、晋人、齐人、徐人等，如文种、范蠡、陈音（著名射师）即是楚人，计然是晋人。《国语·越语上》记载，"四方之士来者，必庙礼之"，"其达士，洁其居，美其服，饱其食，而摩厉之于义"。《吴越春秋·勾践伐吴外传》载，"凡四方之士来者，必朝而礼之，载饭与羹以游国中"，"量其居，好其衣，饱其食"。结其果，"四方之民，归之若流水"。越与被视为中原正统的鲁国关系密切。早在越围吴时，越王勾践派人出使鲁国。据《左传》记载：哀公二十一年（前474），"夏五月越人始来"。杜预注："越既胜吴，欲霸中国，始遣使适鲁。"《春秋》哀公二十三年（前472），"秋八月，叔青如越，始使越也。越诸鞅来聘，报叔青也"。越国不仅与中原鲁国等关系密切，与远隔万水千山的秦国也有政治、经济、文化等方面的联系。《史记·六国年表》载：秦厉共公二十八年（前449）"越人来迎女"。公元前449年勾践之孙越王不寿（盲姑）在位时，秦女嫁越的史实反映了两国间的关系。越文化的对外交流活动和兼容思想，对越医创立融伤寒、温病学说于一炉的绍派伤寒学说，及早期对西医交流、包容、吸收的态度，是有深远影响的。

（三）地域特性及生活习俗的影响

越地的社会风尚，尚武轻死，讲究习武，崇信鬼神。越地习俗，断发文身、贯头左衽、饭稻羹鱼、习水便舟、喜饮酒水。《墨子·公孟》："越王勾践剪发文身，以治其国，其国治。"《战国策·赵策》："麻发文身，错臂左衽，瓯赵之民也。"《越绝书·记地传》说越人之性，"以船为车，以楫为马，往若飘风，去则难以"。越地是著名水乡，江河湖泊，纵横交错，星罗棋布，因此主要交通工具是舟楫。居住流行干栏式建筑。其特点一是干燥、通风、明亮，可以避潮湿。二是房屋建筑的整体结构科学合理。这些民风民俗，与绍地特有的时病——"伤寒病"，以及由此形成的伤寒专科，越医对诊治"伤寒病"积累的独特经验、创立的学说有密切关系。

综上所述，越医文化形成时的地域包括越国及特定时间内的原吴国疆域；"越医"之名起源甚早，并早已被社会认同；越医文化根植于越文化土壤中，深受其影响。

（作者为绍兴市中医院主任中医师）

参考文献

[1] 左丘明. 国语·越语上 [M]. 上海：上海古籍出版社，1989：638.

[2] 李经纬. 中医史 [M]. 海口：海南出版社，2007：2-3.

[3] 王国强. 千年越医，秀若奇葩 [J]. 中国中医药报，2008 年 8 月 15 日总第 2978 期.

越医文化内涵初探

沈钦荣

　　绍兴是国务院公布的首批中国历史文化名城。绍兴作为春秋越国的都城，至今已有 2500 年历史。陈桥驿指出，"由于建城年代的记载确凿和城址的稳定不变，作为一个古都，它的存在实际上比现代西安和洛阳等都要早得多，这就是绍兴名城在历史上的不同凡响"。[1]绍兴有名士之乡、书法之乡、越剧之乡等美誉，巍巍会稽山承载着古越文化的凝重积淀，悠悠鉴湖水流淌着古越文化的纵横脉络。置身于古越小桥流水、黛瓦粉墙之间，我们随时随地都能呼吸到越文化古老而又充满生机的气息，绍兴是一座没有围墙的历史文化博物馆。越医文化扎根于越文化的肥沃土壤中，自然是醴泉有源、芝兰有根了。

　　2005 年 8 月在安徽黄山召开的全国第八届中医药文化研讨会提出了"中医药文化"的初步定义：中医药文化是中华民族优秀传统文化中体现中医药本质与特色的精神文明和物质文明的总和。[2] 2007 年 12 月，国家中医药管理局《关于加强中医医院中医药文化建设的指导意见》指出，中医药文化是中华民族优秀传统文化的重要组成部分，是中医药学发生、发展过程中的精神财富和物质形态，是中华民族几千年来认识生命、维护健康、防治疾病的思想和方法体系，是中医药服务的内在精神和思想基础。张其成教授将中医药文化的核心价值概括为"仁、和、精、诚"四字。

　　越医文化是中医药文化的重要组成部分，她有两个特征，一是传承性。越医文化有悠久的历史渊源，于越先民在医药活动之始就蕴含了越医文化的形成；越医文化经代代传承并不断发展，出现了张景岳、章虚谷、俞根初、何廉臣、裘吉生、曹炳章等为代表的杰出越医，留下了《景岳全书》《类经》《医门棒喝》《通俗伤寒论》《珍本医书集成》《中国医学大成》等一大批名垂史册的医著，创立了"绍派伤寒"，涌现了以钱氏女科、三六九伤科等为代表的专科世家，越医文化绝不是今人杜撰的新名词。二是地域性。越医文化具有鲜明的地域特征，与越地的地理风貌、人文风俗密不可分，深受越文化熏陶。离开了这块文化土壤，越医文化不复存在。越医文化是孕育并不断发展于越地的富有中医药特色的传统文化，包含了越医的价值观念、诊疗疾病的独特经验和思想，以及越医独有的风格和气度，蕴藏着越医的坚韧意志及智慧光芒。越医文化融合了中华传统文化与传统中医药文化的精华，凝聚着古越文化的核心思想，是中华传统医药珍贵的历史遗产，其重要的学术价值和文化价值，是浙江中医药的代表，在中华医药史上具有非常重要的地位。

越医文化的内涵体现在以下几点。

一、励精图治的务实精神

绍兴人以勤俭务实名世，耕读传家是其传统。大禹治水，百折不回，三过家门而不入，历经千辛万苦，最终克洪荒而享太平。勾践卧薪尝胆，十年生聚，十年教训，灭吴雪耻而开创越国伟业。历代越医秉承的就是这种励精图治的务实精神，越医结社办报的成就，是其务实精神的明证。

清末民初，西学东渐，结社办报是很时鲜的事，据所见资料统计，1908—1920 年间全国创办中医杂志 20 余种，但其中许多杂志仅办一、二年即停刊 [3]，如《绍兴医药学报》办满 20 年，出到 189 期者寥若晨星 [4]。1908 年，由何廉臣、裘吉生等人发起成立绍郡医药学研究社；同年，创办《绍兴医药学报》。《学报》特聘海内中医名流章太炎、丁仲祜、张寿颐、张寿甫、恽铁樵、何公旦、袁桂生、杨燧熙、张汝伟、周小农、傅嬾园、时逸人、王肖舫、高思潜、张破浪等为名誉编辑，水准高，学风正，是当时全国中医药学术交流的中心阵地，从中展示的是越医制度严密、办事严格的作风。研究社的选举方法是当场投票、检票，当场公布结果，社长、副社长、评议员均按得票多少当选，并在《学报》上公布；连续三次无故缺席会议、连续三月未缴会费作自动退社论处；报社成立流通医药学书籍公司，在章程中明确规定"本公司专利医药书籍，出售除医药书外，可寄售各种书籍，但不能自印"；"本公司禀请教育部批准立案后施行，如有中外人等籍端滋闹者，送官究治"；"本公司所购各种旧版书籍，苟能保存者，必当维持，不可贪利求售，查出者倍罚。"可见越医筹划之缜密。同时，办事灵活。《学报》

以刊登广告增加收入，设立全国代售处增加发行量；"流通医药书籍有限公司"以书入股等等做法，至今仍可借鉴。

越医治学行医的作风也充分体现了其务实精神。从《通俗伤寒论》中俞根初引用的书看，有《内经》《千金方》《伤寒总病论》《医学心悟》《顾松园医镜》《世医得效方》《张氏医通》《医门法律》《和剂局方》《医方集解》《伤寒全生集》等，其读书之广，学习之勤，可见一斑。另一方面，俞氏勤于实践，说"谚云熟读王叔和，不如临证多，非谓临证多者不必读书也，亦谓临证多者乃读书耳"（《通俗伤寒论·伤寒要义》）。其诊病时一丝不苟，全神贯注，告诫后学"慎毋相对斯须，便处方药"（《通俗伤寒论·伤寒诊法》）。其诊病，必先观目察舌，用两手按其胸脘至小腹，有无痛处，再问其口渴与否，大小便通与不通，服过何药，然后切脉辨症，查明其病情，审定其现象，心中了了，毫无疑似，方始处方。俞氏对已在他医处诊过的患者，必问其所服何药，某药稍效，某药不效，明其有否药误，以便核前之因，配己之见，默为挽救，从不吹毛求疵，信口雌黄，并告诫说：如果"病已垂危，无可挽救，慎勿贪功奏技，而违众处方，以招铄金之谤"（《通俗伤寒论·查旧方》）。其务实如是。

此外，越医"巧思安能敌拙修"（《默坐》，《剑南诗稿》卷二十五）、"圣门初岂远，妙处在躬行"（《铭座》，《剑南诗稿》，卷七十七）的养生观，也反映了越医的务实精神。

二、不激不厉的和谐思想

书圣王羲之的书法得中和之美，雅俗共赏，后人评之"不激不厉而风规自远"（孙过庭《书谱》）；越剧以其悠扬优美之唱腔，尽显江南情调。天长日久，浸淫于越文化之中，不激不厉的和谐思想也成了越医文化的重要内涵。张景岳提出"易具医之理，医得易之用"；"命门者，为水火之府，为阴阳之宅，为精气之海"；"善补阳者，必于阴中求阳，则阳得阴助而生化无穷；善补阴者，必于阳中求阴，则阴得阳升而泉源不竭。"其"医易同源"的思想，阴阳既本同一体，又一分为二、体用一源的辩证观，是越医文化和谐思想的集中体现。张仲景伤寒之说统治医坛千余年，至清叶、吴温病学说兴起，寒温之争炽热化。俞根初创绍派伤寒，其体现的核心思想也是"和谐"二字。俞氏首次提出寒温一统观点。指出"伤寒，外感百病之总名也"（《通俗伤寒论·伤寒要义》）。"后汉张仲景著《伤寒杂病论》，以伤寒二字统括四时六气之外感证"（《通俗伤寒论·伤寒夹证》）。提出"以六经钤百病，为确定之总诀；以三焦赅疫证，为变通之捷径"新论（《通俗伤寒论·六经总诀》）。何廉臣称之曰，"廉臣细参吴氏《条辨》峙立三焦，远不逮俞氏发明六经之精详，包括三焦而一无遗憾"（《通俗伤寒论·六经总诀》）。其二，俞氏治养亦重，专设瘥后调理诸法。其三，俞氏用药轻灵，多选用质轻的草木花类药，药之用量亦较轻，并喜欢用鲜品及汁，深得举重若轻之奥秘。

三、择善而从的包容胸怀

蔡元培以其"思想自由，兼容并包"的理论奠定了北京大学成为中国思想活跃、学术兴盛最高学府的基础，越医的包容胸怀堪与之媲美。其表现如下：

一是皇家医与草根医的融合。南宋，宋高宗赵构驻跸于绍，一大批御医随之南渡，亦有不少流落民间，绍派医家喜用之栝蒌就传之于宫廷医；当地的钱氏女科亦因治愈高宗后、妃、嫔之疾有功而名声大噪。皇家医与草根医的无间融合，铸就了越医文化的权威性和创新性之魂。

二是越医乐于博采众家之长。一代宗师张景岳曾游学北京、辽东等地；御医傅懋光主持与朝鲜国御医的医学交流；章虚谷曾游学岭南、河北、苏州等地；清末民初，越医与江、沪医家交游更是密切。赵晴初曾为马培之《纪恩录》写跋；何廉臣曾寓苏垣一年，居沪三年；王慎轩更是把吴中作为第二故乡，承孟河医派衣钵，创办苏州国医学校，悬壶济世，以妇科大家"王神仙"享誉吴中。

三是中西包容。何廉臣《中西医学折衷论》中提出对中西医学须"择善而从，不善而改，精益求精，不存疆域异同之见"（《绍兴医药月报》民国16年7月第3卷12号67页）。其不但亲自在上海游学，并购多种译本以汲取西学新知，并且命其子幼廉专程去沪上学习新知。在其主持的1909年4月朔日绍兴医药学社的朔望讲学中，特邀美国传教士、绍兴福康医院的创办人高福林参加，商讨眼下常见疾病中西疗法的优劣。1934年6月杜同甲组织了"甲戌中西医联欢会。"1914年裘吉生在绍兴创办中西医兼备的裘氏医院，虽然规模小，却是一个有益的尝试，在当时是创举。1921年，裘氏迁杭筹建三三医院，延聘中西医师十数人。

四是能包容不同人的不同意见。《绍兴医药学报》在民国十七年四月第4卷第6期上发表了余云岫撰写的《中国医学结核病观念变迁史》一文，并在按语中说："余君为攻击中医最烈者，而此篇足资整理中医之助，病家之益，故发表之。本刊不以人废言也。"其包容如是。余云岫能向《学报》投稿，也从另一侧面证明了《学报》当时在全国的学术地位。

四、桀骜不驯的独立个性

东汉，绍兴出了一位无神论宗师王充。在越地，既有柔绵的越剧，又有高亢激昂的绍剧；既有西施之柔美，又有秋瑾之豪侠；既有得书法中和之美精髓的王羲之，又有被誉为"八法之散圣，字林之侠客"的徐渭（袁宏道《徐文长传》）；鲁迅一介书生，却心担天下，被誉为"民族脊梁"。历代科举中，绍兴出了15个文状元，同时也出了12个武状元。越人既能卧薪尝胆、韬光养晦，也能"横眉冷对"，卓尔不群。桀骜不驯的张扬个性是越医文化的重要体现。

章虚谷著《医门棒喝》，针砭时弊，棒喝警世。历代尊张仲景《伤寒杂病论》为方书之宗，辨证之师，千百年来后人不敢越雷池半步；清时吴中叶天士、吴鞠通创温病学说，自此寒温之争不绝。绍派鼻祖俞根初"以六经钤百病，为确定之总诀；以三焦赅疫证，为变通之捷径"新思路，标新立异；其后的另一绍派大家胡宝书提出"竖读伤寒，横看温病"，何等气势。民国中医存废之争中，余云岫是主张废除中医的第一人，其所著《灵素商兑》是鼓吹废止中医的重要理论工具，当时全国虽有无数文章应战，惟恽铁樵《群经见智录》方旗鼓相当。越医杨质民《内经之哲学的检讨》提出"吾人欲讨论《内经》之真价，宜以哲学的眼光衡量之，不当以自然科学的见解批评之。""《内经》之最高理论维何？曰辩证法的观察是也"（杨质民《内经之哲学的检讨》中华全国中医学会编辑铅印本，1984）。众人旋信杨氏之言高屋建瓴，振人耳目，余氏遇到真对手也。杨氏之文当时在全国转载者二十余家。越医傲然独立的个性张扬天下。

千年越医文化在历史长河中不断传承、发展，岁久而弥觉珍贵。今天，越医文化已入选第三批浙江省非物质文化遗产名录，正在积极申报"国遗"。越医文化定能为繁荣中医药文化、服务百姓，谱写新篇章。

（作者为绍兴市中医院主任中医师）

参考文献

[1] 沈钦荣 . 绍兴医药文化 [M]. 北京：中华书局，2004：1.

[2] 张其成，刘理想，李海英 . 近十年中医药文化学发展回展 [J]. 中医药文化杂志，2009（1）.

[3] 邓铁涛，程之苑 . 中国医学通史近代卷 [M]. 北京：人民卫生出版社，2000：250.

[4] 曹炳章 . 中国国医药月报杂志调查 [J]. 中国出版（月刊），1934 年第 2 卷医学专号 .

越医考略

方春阳

绍兴古为越地，越地之医家古称"越医"。越医在历史上的地位，与秦医媲美，因此古代有以"越医"与"秦医"并举者，如宋高似孙《纬略》卷三即以"秦医越医"标题，文中秦医即缓，越医即扁鹊。可见越地自古以来就拥有良医，对越医做一番研究，自然具有继往开来的深远意义。

"越医"一词，起源十分古老。《太平御览》卷七三八引晋孔衍《春秋后语》说："齐桓公六年，越医扁鹊过齐，桓侯客待之。"文中的扁鹊指秦越人，"越"是他的籍贯，"医"是他的职业，因此称他为"越医"。秦越人为越医之鼻祖，由此可以推定。"越医"后来也引申为医家高手，如明罗玘《圭峰集》卷二《送张用载南归诗序》说，"虽罹疾疢，群医危之，而起于越医，终底于勿药之喜"。"扁鹊"是上古良医，也可能是上古对良医的尊称，后世沿用其词，作为良医的统称。如唐代杨玄操《集注难经序》指出，秦越人因为"与轩辕时扁鹊相类，乃号之为扁鹊"。汉·司马迁《史记》卷一〇五《扁鹊仓公列传》记载，"为医或在齐，或在赵，在赵者名扁鹊"，这就是明证。秦越人为"扁鹊"之一，他的医术尤其高超。司马迁以扁鹊作为传名，而不用秦越人，实在含有深意，因为他广采古书上的良医事迹，合成一篇记传，姓名、籍贯、时代都有出入，必欲精核，既不可能，也无必要，所以用了一个泛称。至于秦越人究竟是什么人，也存在疑问。唐代陆德明《经典释文》卷八《周礼音义上》说，"《史记》云：姓秦，名少齐，越人"。宋鲍彪《战国策校注》卷三《武王》说，"按《周礼释文》引《史记》：姓秦，名少齐，越人。今《史》无少齐字，恐《释文》为是，彼时所见本未缺也。越人似非名字"。《经典释文》是一部非常权威的经学著作，《四库全书简明目录》上说，"考证精博，至今谈经之士，钻仰不穷"（卷三·经部七·五经总义类）。秦越人的姓名，说得十分明确，可惜证据无多，未能铁定，但我还是支持这一结论的。看来，越医鼻祖应该就是秦少齐。

越医的传承，自周代至清末，虽然有兴有衰，但仍然不绝辉煌。清代越中学者平步青，在卷四《越医》中说："越中自昔多名医，代有传绪，赭寇乱后，不特世医歇绝，崛起者更无人，一有危病，率以性命付之庸妄，可拗也。"又引《竹香斋诗钞》卷四《论医绝句八首，题潘院心小照》，自云可备越中故实。其一，"剑侠归来作圣儒，梨洲一传墨痕粗。丛丛鱼腹江边石，摆出新方八阵图"（原注：景岳《类经》，梨洲比之周云渊易算，并叹为越中绝学）。其二，"多少遗民学卖医，讲山方幅鼓峰奇。秀才品第才三等，欲问当年赵养葵"（原注：甬中高旦中，得赵养葵之传，一至杭，而讲山之门可罗雀，然梨洲谓君医正堪三等耳）。其三，"亭后难逢载席船，螺山社鼓自年年。纸灰一撮风吹尽，早入寒斋记异编"（原注：倪涵初所医多贫家，舟中必载席，遇破席易之。结茅庵螺山，以医之所得，为建桥之用，盖三年而桥成，今螺山大桥是也。殁后遂为螺山土地神，事载《东武山人集》。又傅紫霞记其佚事，有孕妇寒夜求医，明日发其所赠，则纸钱灰也。涵初居亭后村）。其四，"吴下渊源祖一王，翩翩薛叶衍波长。节庵琐屑嘉言僻，妙得心精仲景方"（原注：王子接遗书，叶天士刻之）。其五，"市上君平今若何？橘林丛杂杏林多。上池涸尽曾无水，翻笑龙门史笔讹"。其六，"只说磨刀井水甘，丹崖破宅更谁谙？砂锅满煮枇杷叶，写出风流范左南"（原注：王丹崖住磨刀井，好用重剂，当时有王砂锅之名。其用枇杷叶，讲炮制之法，尤为人所厌苦。余友范蘅洲为之立传）。其七，"墨杓香生樛木邻，竹丝门外雪痕深。传来八脉濒湖学，点墨研朱自古今"（原注：王培公与丹崖同时，所居在墨杓溇东能仁寺后，能仁寺即吕氏樛木园也。于医家书最博通，其与人言，必曰某书第几卷第几页第几行。当时谒病者，每传其竹丝门，今竹丝门尚在）。其八："木瓜桥下晚溶溶，五十今成六十翁。珍重刀圭遗法在，莫将秋水澹芙蓉。"诗后有平氏按语："传所记涵初事，今越人移之任凤波，任亦嘉道中名医也。王培公，康熙中人，为予友小岩、翰香、坤生世祖，其父七岩先生，为先师汪望之先生从姊夫，以诸生传父学，道光中，名重一时。小岩嗣其业，年未中寿卒。翰香殉发逆难。坤生困小试，仅博一俏舞生。乱后，改习度支，易名福垣，以府经需次吴门（原注：己丑卒）。王氏医学无传者，竹丝门亦毁于逆燹矣。"诗中涉及诸人，张景岳、倪涵初、王丹崖、王培公及小照主人潘浣心都是越医，而并及鄞县高旦中、长洲王子接等人，疑高、王也曾行医至越中，所以相提并论。

近代的越医，曾经重振雄风，在清末民初的医坛上大放异彩，既有临床大家，又有文献巨擘，对于中医事业的发展，贡献卓著。而其中的泰斗，当然要推何廉臣先生。先生学问经验，俱为同道所折服，著作等身，名满天下。我年轻时开始学医，常常有机会接触越医耆宿，聆听他们的议论，获益匪浅。石门槛妇科传人钱寿祺先生，有一次讲了许多廉臣先生的轶事。钱先生说："以前绍兴大户人家遇到危重情况或者疑难病症，会遍请名家高手会诊，而主持裁定必邀廉臣先生。先生德高望重，而又虚怀若谷，往往自己仔细诊察，然后讨论决定。先请在座诸医一一发表己见，先生侧耳倾听，从无倦容，等到议论结束之后，先生才开始剖析证因脉治，抽丝剥茧，无不洞中肯綮，而且允许同道质疑问难，细细解释而无丝毫愠色，最后酌定处方，命晚辈笔录，同时口讲指画，阐明立方用意所在，后进如有一得之见，也往往予以采纳，因此投剂辄效，挽回败局甚多。"钱先生又说，"廉臣先生极受同道尊敬，不论长幼，都称廉伯。我们当时年轻，求诊者不多，常盼有机会参加会诊，争相发言，如得先生首肯，则身价顿增，求诊者亦随之而至。"又说："年轻医生限于经验阅历，处方后每担心效果如何，于己之名、于人之病，责任攸关，且大多囊中不丰，向往报酬优厚之会诊。有廉臣先生在，一肩担重，分润不减，我辈自然轻松愉快、欢呼雀跃了。"钱先生亲炙于廉臣先生，资料来源可靠，可惜这种越医史料，知道者越来越少，吉光片羽，也更觉珍贵了。

以上仅就个人见识，从单一角度探讨越医的源流，线条极粗，意在抛砖引玉，引起同道研究越医之兴趣。文中不妥之处，敬请批评指正。其他如人物、著作、流派、专科、临床特色及影响等领域，上文没有涉及与展开，因为《越医千年》中已有丰富论述，可以参看。期待百尺竿头，更进一步，纵深研究，获得更多、更新、更大成果。

（作者单位为浙江中医杂志社）

越医历史文化追踪

邵田田 吴钊谦

在绍兴 2500 年建城史上，有一个重要的群体居功至伟，那就是越医。事实上，正是由于越医的一路福佑呵护，才使绍兴幸运地成为仅有的两个历经千年而城址不变的古都之一。

越医无论是对于古越都城的千年泽被，还是对于中华医药的繁荣发展，都是不容忽视的、无法绕过的话题。正是他们，创造了中华医药史上无数个传奇：首创腹诊，首创非处方药，首创格式化医案，首创绍派伤寒，首创中西医汇讲沙龙，首倡统一病名。越医是御医主产区，也是医书高产地《景岳全书》《中国医学大成》《珍本医书集成》等煌煌巨著为中华医药文化增添了浓彩重墨的一笔……

笔者通过对绍兴历史文化的检索和梳理，发现世代相传的越医在实践探索和理论创新诸方面都颇有建树，并形成了特色鲜明的流派，成为中华医药文化长河中不可或缺的重要一脉，为中华医药做出了不可忽视的重要贡献，在中华医药史上具有不可替代的重要地位。

一、南宋皇家医药的经典权威和绍兴草根医药的创新活力合流为越医一脉

《史记·货殖列传》说，"江南卑湿，丈夫早夭"。江南水乡，日照水蒸，潮湿温热，疫病丛生。古时的江南被称为南蛮之地，并不是像现在这样人人向往的宜居之地。

哪里有病魔的压迫，哪里就有医药的反抗。早在春秋战国时期，就有越人求医问药的记载。《吴越春秋》卷十载，越王勾践为鼓舞士气，对士兵说"士有疾病，不能随军从兵者，吾予以医药，给与糜粥，与之同食"。可见当时就有越医活跃的身影。

迄今尚存的"禹余粮""采药径"等，依稀可见当时求医问药的履痕。

古越砭石、唐代瓷枕……绍兴博物馆存列的这些出土文物，则明确见证着那个时代的"医疗生产力"。

不为良相，则为良医。儒医释道本是一家，所以古越历史上的一些名流大腕，往往也是杏林名家：魏伯阳撰《周易参同契》，首创气功养生学；王充撰《养生》十六篇，"养气""爱精""避邪"等说，一直影响至今；陆游"少时好方药"，中年研究养生之术，晚年更亲自行医乡里，救人无数。久病成医的文坛奇才徐渭对医药也颇有研究，曾留下了医书《素问注》。

在一般人的印象中，曾赴东瀛学医的鲁迅对中医药似乎颇多不恭，曾在《父亲的病》一文中对中医做过辛辣嘲讽。其实鲁迅鞭笞的是中医中的谬误之处，他一生对中医甚为笃信，无论是呵护家人还是为自己治病，都多问中医药，他认为"行之有效，即是科学"，曾与人广收辑药方并一一验证，留下了有效方剂五十首。

越医真正自立门户并形成品牌源于南宋。南宋建都临安（现杭州），越构成为南宋第一代药宗。当时河南汴梁（现开封）陷为金国，原来一批太医院、御医院御医及家属陆续南渡来到临安，赵构把他们安插到绍兴定居。从此，代代相传，原来一些宫廷秘录、验方也就慢慢流传到民间，这从越医名家张景岳、何廉臣、胡宝书等人的许多习用方药也可以看出和南宋宫方的渊源。

自此，皇家医药的经典权威和绍兴民间草根医药的创新活力合二为一，使越医成为中华医药文化的重要一脉，汹涌澎湃，奔腾不止，生生不息。

二、以张景岳为代表的越医名家在中华医药史上矗起了一座座丰碑

绍兴历史上名医辈出，其密度之高，成就、影响之巨，海内鲜有与之匹敌。以张景岳为代表的越医名家在中华医药史上矗起了一座座丰碑。

御医是封建时代从医者的最高"职称"，绍兴是名副其实的御医高产地，历代共贡献了十多位御医。其中以三朝御医戴思恭、三品正教傅懋光为突出代表。

戴思恭有一项特权，"风雨免朝"，就是遇到天气不好的日子，可以不用上班。当然，这是他以真本事争取来的，有例为证：咸丰年间，皇后得异

疾，舌出不能收，戴应召溥以消风散，立愈。戴在理论上也颇有建树，他在学术上继承了丹溪学派"阳常有余，阴常不足"的观点，并有发挥，提出"阳易亢，血易亏"乞血盛衰理论，强调顾护胃气，辨证精到，施治圆活。著有《证治要决》《推求师意》《本草摘要》等，被誉为"国朝之圣医"，名震朝野。

傅懋光是一个自学成才的典型，少时为生活所迫走上了学医之路。当时东北一带流行时疫，傅制方救人，"所活甚众"而"不取其利"，一时医誉大震。返回京师后，又遇时疫，傅再展身手，并晋升宫廷。

明万历四十五年，朝鲜国派遣内医院教习就医药学有关问题求救于明太医院，傅被任命为正教，主持讲学，和朝鲜医官一问一答，对答如流，并留下了答辩纪要《医学疑问》。后来他因为多次为皇上治病有功，接连封官晋级，直至"正三品"。

张景岳与其《景岳全书》，论其整体性，全面性，辩证性，至今无人能超越。四百年前的《景岳全书》现在还是中医药大学的教科书。

张景岳军人出身，足智多谋，用兵不拘一格，这一点也影响到他的医药观。张景岳精通《易经》，主张医易同源。在长期的实践中，结合研究《内经》，针对传统的中医观点"阳常有余，阴常不足"，大胆地提出"阳非有余，真阴不足"以及"人体虚多实少"等理论，提倡温补之说，这是中医药史上具有里程碑意义的创举。

张氏在制方用药方面也颇有特色，他认为"用药如打仗"，创八陈之说，自制新方，屡见奇效。其中如左归丸、右归丸、济川煎、玉女煎、两仪膏等著名方剂，至今仍为临床医生喜用。

张景岳注重理论总结研究，他精研《内经》，先后用30年时间编成《类经》，对《内经》分门别类，详加注释。晚年将其毕生临证经验进行系统总结，著成《景岳全书》，终成一代宗师。

三、越医原创的绍派伤寒是中华医药的不朽之作

越医在漫长的求索过程中，形成了自己的特色和流派，其中绍派伤寒是中华医药的不朽之作。

绍派伤寒以绍兴命名，缘于其因地制宜的地方性，独树一帜的创新性以

及前赴后继的可持续性。它以俞根初首创《通俗伤寒论》而得名，以胡宝书等的灵活推广运用而崛起，以何廉臣等的发展完善而勃兴，终成中华医药史上一大千古流芳的流派。

俞根初是绍派伤寒的创始人。他行医近半个世纪，擅伤寒时症，日诊百数人，大名鼎鼎，妇孺皆知。俞虽无名师指点，亦无深广游历，但他凭着勤奋、务实、谦逊的精神治学，实践，持之以恒，并首创《通俗伤寒论》，绍派伤寒因此发端。

俞根初勤于读书，博采众长但并不迷信泥古，同时更看重临证实务经验。何秀山评俞根初："其学术手法，皆从病人实地练习，熟验而得，不拘于方书也，一在于其经验耳。"俞根初自己也说："熟读王叔和，不如临证多。非谓临证多者不必读书也，亦衣临证多者乃为读书耳。"

如果说俞根初是绍派伤寒的奠基者，那么稍后的胡宝书则是一个勤奋的实践者、卖力的推广者和机灵的发挥者。

胡是医学世家，胡七岁起即随家人学医，年未及冠，就已能代祖应诊。他精研经典及诸家之说，结合自身实践，提出了"竖读伤寒，横看温病"的理论，辨证重湿，施治主化，用药轻清，制方透灵，治病以朴实、稳健见长，丰富了绍派伤寒的学术思想。

作为一个以"临床"见长的实践家，胡医声远扬，广受患者追捧，日诊百数人，高时多达三百人。为此，他世居的昌安门外营菖溇"辄见舟楫塞港，车马堵道"，镇上随之而开设的药铺、水果摊、杂货摊亦因之云集。小小营菖溇弱丸之地，俨然成了热闹的集镇。由于就诊者多以船来，船多时无法靠岸，胡宝书发明了就船应诊之法：即令众船有序排列，胡乃下船诊治，俨然一所水上医院，蔚为水乡一景。

绍派伤寒有明显的地方性，与一般中医流派有所不同，其前后医家无明显的师承关系，这在中医史上是一个特例。当然绍派伤寒并不是异想天开，空穴来风，事实上，绍派伤寒是俞根初、胡宝书们从每日百数个病人的临证实践中摸索出来的。可以说，绍派伤寒是实践的产物，是因地制宜的产物，是实事求是的产物。

后人如是评价"绍派伤寒"——

（一）绍派伤寒的形成标志着中医学对外感热病的认识和治法上的又一创新

绍派伤寒不是对伤寒派、温病派的简单折中，而是以对伤寒经典的深刻理解，对外感热病的实质深入钻研，汲取吴中温病学派的学术精髓，结合绍地特殊的地理人文特点后提出的，有其独特的理论和独特的辨证用药方法，丰富了祖国医药文化，为平息伤寒、温病学派之争做出了贡献。

（二）绍派伤寒有一大批临床经验丰富，又有创新精神的医家

在绍派伤寒学术体系的形成过程中，造就了一大批临床经验丰富，又有创新精神的医家，他们以俞根初、何廉臣、曹炳章、邵兰荪、胡宝书为代表，提高了绍兴医家的声誉，确立了越医的整体群像和地位，也为当时绍地人民的卫生健康立了大功。

（三）绍派伤寒的诊法创新

越医在传统的望、闻、问、切四诊的基础上，结合温病学察舌、验齿等经验，望诊特重望目，六经辨苔，首创腹诊，丰富了诊断方法。又根据绍地卑湿，绍人喜饮酒水的习俗，喜选用质地轻清的芳香药，鲜品、生品及药汁，其用药特色为医林中人重视。

四、灿若繁星的专科世家奠定了越医的坚实基础

中医讲究私承，越医也不例外。随着越医群体崛起，越医专科世家也日益勃兴，精彩纷呈。石门槛钱氏女科和下方寺"三六九"伤科是其中的佼佼者。

钱氏女科，世居山阴石门槛，又称石门槛女科，迄今己二十二代。有《大生秘旨》《胎生要诀》存世。宋高宗赵构在绍兴行宫暂留期间，后、妃、嫔染疾，每延钱氏女科诊治。钱氏女科所创之生化汤，妇人皆知，为妇科之常用方，药店备为通行官方，不必就医诊治，这是我国最早的非处方药滥觞，也是全世界最早的非处方药。

"清明时节雨潇潇，路上行人跌一跤，借问伤科何处有，牧童遥指下方桥"。绍兴"三六九"伤科，自宋迄今，相传数十代，历八百多年，其名

家喻户晓,名噪浙东北。"三六九"伤科源于河南少林。因"一四七"在下方寺坐诊,"三六九"到绍兴城内应诊,"三六九"伤科即由此而来。

"三六九"伤科的特色是诊断重按摩,手法简轻灵,用药精辨证,喜用草药生品、鲜品,别具一格。现存有相传为祖师嵇幼域所著《下方桥寺西房秘传伤科》和王俊林总结历代祖师之秘传,结合自己经验所编著的《跌打大成》两部手稿。迄今,绍兴县安昌人民医院的"三六九"伤科十分红火,且每日都有远道病人慕名而来。该院还利用"三六九"伤科品牌,设置"三六九"伤科展馆,开辟伤科专门区域,使患者就诊的同时,享受到中医药文化的熏陶。此外,顾氏伤科、竹氏妇科、寿明斋眼科、白果树下董氏眼科、螺蛳桥疳科以及下方桥祝氏草科等如满天繁星,熠熠生辉,名噪一时,造福一方。现在,石门槛钱氏女科、"三六九"伤科、顾氏伤科均已被列入绍兴市文化遗产名录受到保护。

五、清末民初越医开创了历史上最为繁荣活跃的局面

清末民初,西风东渐,风云激荡。科学、民主、革命犹如飓风,席卷神州大地,也猛烈地摇撼着中国传统文化。古老的中医首当其冲,频频受到冲击、质疑。

真所谓沧海横流方显英雄本色。以何廉臣、裘吉生、曹炳章为代表的越医"铁三角"引领越医与时俱进,他们结社办刊,著书立说,汇讲交流,义诊施药,创办医校,举行考试,开创了越医历史上最为繁荣、活跃的局面。此时的绍兴,宛如中流砥柱,俨然成为全国中医药学术活动的中心。何廉臣、裘吉生、曹炳章也被业界称为"医林三杰"。

(一)何廉臣与新式医案

何廉臣学业精深,颇孚众望,于结社办报、光大绍派伤寒学说、整理古籍、推动中西医汇通诸方面颇有建树。尤其倡导革新医案,影响甚广,为中医发展做出了不可磨灭的贡献,被同仁推为"越州翘楚",尊为"医林三杰"之首。并连任绍兴医学学会会长、绍兴中西医协会监察委员会委员长、评议长等职。何廉臣家学渊源,其祖父何秀山也是一代名医。他年轻时居上海、苏州等地,遍历名医,又悉心研读西医译本。1891年秋因病回绍,开

始悬壶卖药。何廉臣勤奋好学，精于钻研。他历十三年心血反复校勘《通俗伤寒论》，较俞根初原作增加了三倍之多，对发展、完善绍派伤寒做出了贡献。此外，他编著的《全世界名医验案类编》《重订广温热论》等书均有很多影响，其编撰的教材、教案、医案、医论、医话等多达20余种，可谓著作等身。

何廉臣的医德医风也广为人乐道。在疫病流行之时，他联络同仁，开展义诊，施医施药，拯救民瘼，传为佳话。当时绍兴医界有求诊者例先购签的习惯，或购快签，则可以不用排队，随到随诊，但诊费也高达两倍以上。何氏认为这是为宝贵者开方便之门，故其诊所独无快签之设，遇病贫者有时还出资相助。

作为绍兴医学学会会长、绍兴中西医协会监察委员会委员长，何积极推动创办了《绍兴医药学报》《绍兴医药月报》，并邀请基督教医院的外籍西医一起，每月举行"朔望汇讲"，这可能是我国最早期的中西医沙龙之一，对于推进中西医汇通起到了积极作用。

由何廉臣担任主编的医药刊物《绍兴医药学报》聘请名流章太炎、时逸人、恽铁樵、张如伟、周小农、傅嬾园为名誉编辑，其影响已远远走出了绍兴，走向五湖四海。曹炳章在《本报继续出版周年纪念辞》中说："回忆自去年出版至今未及一年，而本外埠之销数已达千份以上，全中国二十二行省，已无处无本报踪迹，且檀香山、槟榔屿、台湾等地，汇银订购者亦纷纷不绝。"可见，《绍兴医药学报》已成为当时的全国性的主流医药刊物。

何廉臣向重医案，"暇时辄笔记医案，藉以自镜其得失"。针对重虚轻实、不知所云的医案流弊，何氏内斟今古，外参东西，大胆创新，设计了"格式化"的新医案，新医案分病源、病状、病所、病变、诊断、疗法、药方、看护等八项，明白易晓，简便易行，一经问世，即广为流传，影响遍及全国。

（二）裘吉生与国医节

不久前，国内引发了一场中医存废之争。事实上，自西医东渐之后对中医的质疑和争论就没有断过。1929年，当时国民党中央卫生委员会悍然通过所谓《废止旧医以扫除医事卫生之障碍案》。以何廉臣、裘吉生、曹炳章为代表的越医闻之挺身而出，特别是裘吉生联合群英奔走呼号，为捍卫千年中医做出了历史性贡献。

裘生性刚毅，为人热忱，曾参加光复会，同盟会，与徐锡麟、秋瑾等均有交往，是一位具有革命精神和革命经验的医家。

裘少时曾患肺痨，群医束手，乃励志习医，自治而愈，从此走上了行医之路，成为业中高手。1916 年孙中山偕胡汉民来绍，胡患赤痢，请裘治之，一剂而愈，孙中山亲题"救民疾苦"四字相赠。

1929 年，裘听闻"废止旧医案"一事后，拍案而起，迅即联络同人发文表示坚决反对。作为浙江代表，他赴上海参加全国中医药团体代表大会，会上，裘慷慨陈词，涕泪横流，疾呼团结反击，并第一个站出来自荐赴南京请愿。他还提议会议当天为"中医药界大团结纪念日"，这就是后来"3·17 国医节"的由来。

在南京，裘据理力争，并上书立法院，尖锐地指出：消灭中医，"乃外人挟帝国主义借中国内奸走狗实行文化侵略也"。有意思的是，在请愿期间，有达官患病，欲验中医药之实效，召代表治病，代表咸推裘氏，裘应手而愈，一时传为佳话。

在全国中医药界的坚决反对下，提案被迫撤销，但中医一直备受歧视。裘凭着不屈不挠的精神，同当局反复斗争，当局终于通过了由他提出的设立中央国医馆的建议。

裘是一个医学实践家，一个医事活动家，也是一个医普推广家。他一生搜罗孤本、精抄本、医稿等三千余种约两万册，但他并不自私自秘，而旨在公开普及。针对旧时医家多守秘方，秘而不宣的流习，裘一生烧了"三把火"，一是成立"流通医药书籍有限公司"，以市场化的手段力促医籍流通公开；二是整理古籍，择优编辑《三三医报》，出版《三三医书》，更妙的是裘在书报底面注明"准许翻印，版权所无"的字样，这可能是出版史上绝无仅有的创举；三是毕其一生，编辑出版《珍本医书集成》，当时的中央国医馆馆长热情赞叹其是"最伟大的贡献"。

（三）曹炳章与《中国医学大成》

绍兴医家除了悬壶济世、妙手回春之外，一个最大的特点就是痴迷藏书，善于著书立说，从戴自恭、张景岳、俞根初、何廉臣、裘吉生概莫能外，而曹炳章更是个中翘楚，被人尊为中医学术理论家。

曹炳章一生节衣缩食，行医所得，广购医书。凡有孤本、秘本，一时难以购得，则想方设法谋求借抄，有时还自己动手装订，以致他的一张看病桌子边缘，全是密密麻麻的钻孔。如此十年如一日广搜博罗，至20世纪30年代，其藏书已近万种。他也以"书富家贫"为豪，以"终生医药，生死书丛"为其一生的写照。

1934年，曹受上海大东书局之聘，从所珍藏的近万种医籍中，精选珍稀名贵版本和自己著述、增订、圈点、校订365种，名曰《中国医学大成》，共13类1000册，于1936年编成。当时大东书局在《申报》刊登《中国医学大成》整版广告，附有全书1000册的书柜照片，煌煌巨著，洋洋大观，震撼了海内外中医界，纷纷预订，先睹为快，惜受战乱影响，只刊印出版136种。

因曹学识渊博，著述宏丰，1931年在中央国医馆成立大会上被推为名誉理事，并屡任绍兴国医公会常务主席。其间，他提出"统一病名"和印制"中医处方新衡旧称对照表"，广受业界好评。

曹善于博采众长，师古不泥，常说，"古人随证以立方，非立方以待病""只有板方，没有板病"，临证用方主张加减变通，每遇疑难危病，往往独具慧眼，进退自如，为病家所信任，也为医家所乐道。

清末民初，越医可谓群贤辈出，除了上述"医林三杰"，还有创办浙江中医专门学校的医学教育家傅嬾园，有"活神仙"之誉的绍派伤寒中坚人物邵兰荪，有曾任新中国医学研究院院长及新中国医院院长的祝味菊等等，不一而足，他们一起构成了沧海横流中的越医群像。

综上所述，我们完全可以得出这样的结论：在千年历史长河中，越医形成了重实践、敢创新、善总结的独特个性，呈现出流派多、名医多、著述多的鲜明特点，是中华医药史上一座魅力独具的丰碑。一代宗师张景岳等代表性人物，用绍派伤寒等独树一帜的理论以及灿若群星的特色专科，构成了越医的基础，撑起了越医的品牌。与新安学派等著名中医流派相比，越医毫不逊色，相映成辉。

越医的产生和勃兴是越地人民反抗恶劣自然条件、追求生存和健康的反映，是博大深厚的越医文化的滥觞，也是绍兴励精图治、敢于创新的"胆剑精神"的产物，当然也有南宋迁都临安后大批太医院、御医来绍的原因。越医之所以长期被人遗忘，很重要的一个原因是绍兴灿烂得令人炫目的历史文化遮蔽了其医药方面的辉煌，文名盛的结果是文掩医名，以至很少有人知道众多绍兴文人们在妙笔生辉以外还有妙手回春的一面。

越医源于春秋，兴于唐宋，盛于明清。概括起来具有五大特征：

一是师古不泥。越医特别讲究对症下药，因症制宜，施治手法不拘一格，普遍具有"轻、灵、透、活"的特点。同时，越医也有基于实践基础上的强烈的质疑精神，清代越医章楠作《医门棒喝》，对历代医籍和时弊一一订正抨击，就是其中生动一例。

二是敢于创新。从张景岳改写真阴真阳的辩证关系，留下名著《景岳全书》，到俞根初澄清"温邪""寒邪"之说，首创绍派伤寒，都具高度的原创性。正是这种敢于创新的精神，使越医在杏林中脱颖而出，自成一派。

三是勤于总结。据不完全统计，历代越医所著医籍多达 600 余种，以其鲜明的精品特色、时代特色和地方特色引领潮流，饮誉一时，并成为中医药文献宝库中的瑰宝。仅《中国医学百科全书·医学史》记载的古今 107 位中西医名家中，绍兴籍医家就有 10 人；国家"十五"规划重点图书民国名医精华项目中所选的 13 位医家的 21 种图书中，绍兴医家撰写的医籍就占了 7 种。

四是医风淳厚。平时都有定期义诊，疫病流行之际则组织大规模的施医施药，福佑一方。所以千年来医生一直是越地最具声望的职业。

五是与时俱进。一方面，在怀疑乃至取消中医的风潮中，越医站在了捍卫中医的最前列，并做出了杰出贡献。另一方面，越医与时俱进，包容大气，创办了最早期的中西医汇讲沙龙和中西医结合学校，开风气之先。

可以说，越医文化是古越文化的重要组成部分，正是因为越医的一路福佑，绍兴这个越国都城才能历经 2500 年而生生不息，城址不变。

可以说，越医不仅仅是属于地方的，更是属于中国的乃至世界的。作为中华医药的重要一脉，越医对中华医药做出了不可忽视的历史贡献，在中华医药史上具有不可替代的重要作用。

（作者邵田田时任绍兴市卫生局局长，吴钏谦为《绍兴日报》记者）

越医在中医药史上的十大首创

邵田田 吴钊谦

中医是有着 5000 多年历史的中华民族奉献给人类的最具原创性的科学和文化，其中具有高度创新精神的越医至少为之奉献了"十大首创"，为中医发展做出了不可磨灭的卓越贡献，在中医史上具有不可替代的重要地位。

一、张景岳首创温补之说

明代医学家张景岳精通《易经》，主张医易同源。在长期的实践中，他结合研究《内经》，针对传统的中医观点"阳常有余，阴常不足"，大胆地提出"阳非有余，真阴不足"以及"人体虚多实少"等理论，首创温补之说，这是中医药史上具有里程碑意义的创举。

张景岳晚年将其毕生临证（临床）经验进行系统总结，著成《景岳全书》，终成一代宗师。《景岳全书》一书，论其整体性、全面性、辩证性，至今无人能超越。

二、傅懋光开中外医药官方交流先河

明代御医傅懋光，少时为生活所迫走上了学医之路。当时东北一带时疫流行，傅制方救人，"所活甚众"而"不取其利"，时医誉大震。返回京师后，又遇时疫，傅再展身手，并晋升宫廷。明万历四十五年，朝鲜国派遣内医院教习就医药学有关问题求教于明太医院，傅懋光被任命为正教，主持讲学，和朝鲜医官一问一答，对答如流，并留下了答辩纪要《医学疑问》，为明朝挣足了面子。他的这一作为也首开中外医药官方交流先河。

三、俞根初首创"绍派伤寒"

《史记·货殖列传》记载："江南卑湿，丈夫早夭。"江南水乡，日照水蒸，潮湿温热，特别是以伤寒为主的疫病丛生，严重地危害着越地人民的健康。俞根初清乾隆年间行医近半个世纪，擅治伤寒时症，日诊百数人，并从越地实际情况出发，写出了《通俗伤寒论》，"绍派伤寒"因此发端。后来在一大批临床经验丰富又有创新精神的越医何廉臣、曹炳章、邵兰荪、胡宝书等前赴后继努力下，"绍派伤寒"形成了比较完整的学术体系。

"绍派伤寒"与一般中医流派有所不同，其前后医家无明显的师承关系，这在中医史上是一个特例。它的形成是中医学对外感热病的认识和治法的又一创新，其独特的理论和辨证用药方法，丰富了祖国医药文化，为平息伤寒、温病学派之争做出了贡献。

四、俞根初首创腹诊

俞根初在绍派伤寒理论创新的基础上，诊治手段也随之变化发展，在传统的望、闻、问、切四诊的基础上，结合温病学察舌、验齿等，望诊特重望目，六经辨苔，并首创腹诊。腹诊首见于《内经》，可惜零星而又逸散。俞根初在长期的实践中得出经验："若欲知其脏腑何如，则莫如按胸腹。"他集先贤菁华，融个人心得而汇为专篇，推腹诊为"诊法之第四要诀"。医界公认，系统完整的腹诊之法，自俞根初始。

五、钱氏女科首创非处方药

钱氏女科，世居山阴石门槛，又称石门槛女科，今已二十二代。宋高宗赵构在绍兴行宫暂留期间，后、妃、嫔染疾，每延请钱氏女科诊治。钱氏女科所创之生化汤，为妇科之常用方，药店备为通行方，不必就医诊治。这是我国最早的非处方药滥觞，也是全世界最早的非处方药，迄今还在应用。

六、何廉臣首创格式化医案

清末民初绍兴名医何廉臣学业精深，颇孚众望，于结社办报、光大绍派伤寒学说、整理古籍、推动中西医汇通诸方面，颇多建树。何廉臣向重医案，针对当时重虚轻实、不知所云的医案流弊内斟今古，外参东西，大胆创新，设计了"格式化"的新医案。新医案分病源病状、病所病变、诊断疗法、药方、看护等八项，明白易晓，简便易行，一经问世，即广为流传，影响遍及全国。

七、何廉臣首创中西医沙龙

作为时任绍兴医学学会会长、绍兴中西医协会监察委员会委员长，何廉臣积极推动创办了《绍兴医药学报》《绍兴医药月报》，并邀请基督教医院的外籍西医，每月一起举行"朔望汇讲"，这可能是我国最早期的中西医沙龙之一，对于推进中西医汇通起到了积极作用。

八、曹炳章首撰中医药大丛书

绍兴医家除了悬壶济世、妙手回春之外，一个最大的特点就是痴迷藏书，善于著书立说。曹炳章更是个中翘楚，1934 年，他受上海大东书局之聘，从所珍藏的近万种医籍中，精选珍稀名贵版本和自己著述、增订、圈点、校订 365 种，名曰《中国医学大成》，共 13 类 1000 册，于 1936 年编成。煌煌巨著，洋洋大观，这是中医药历史上最大规模的中医药丛书，震撼了海内外中医界。

九、曹炳章首倡统一病名

曹因学识渊博，著述宏丰，1931 年在中央国医馆成立大会上被推为名誉理事，并屡任绍兴国医公会常务主席。其间，他提出"统一病名"和印制"中医处方新衡旧称对照表"，从而结束了各地病名不一、新衡旧称混乱的局面。

十、裘吉生首倡设立"国医节"和中央国医馆

西医自东渐之后，对中医的质疑就没有断过。1929 年，当时国民党政府的中央卫生委员会悍然通过所谓《废止旧医以扫除医事卫生之障碍案》。以裘吉生、曹炳章为代表的越医闻之挺身而出，特别是裘吉生联合群英奔走呼号，为捍卫千年中医做出了历史性贡献。

裘生性刚毅，为人热忱，曾参加光复会、同盟会，与徐锡麟、秋瑾等均有交往，是一个具有革命精神的医家。

1929 年，裘听闻"废止旧医案"一事后，拍案而起，迅即联络同人发

文表示坚决反对。并作为浙江代表赴上海参加全国中医药团体代表大会，会上，他慷慨陈词，涕泪横流，疾呼团结反击，并第一个站出来自荐赴南京请愿。他还提议会议当天为"中医药界大团结纪念日"，这就是后来"3·17国医节"的由来。

在全国中医药界的坚决反对下，"废中医"提案被迫撤销，但中医一直备受歧视。裘吉生凭着不屈不挠的精神，同当局反复斗争，当局终于通过了由他提出的设立中央国医馆的建议。

综上所述，越医既有中医理论上的创新，如首创温补之说、"绍派伤寒"等，又有诊治手段的创新，如首创腹诊和非处方药，也有推动中医发展方面的创举，如首开中外医药官方交流和中西医汇讲沙龙，首倡设立国医节和中央国医馆等，还有中医制度层面的创新，如制定格式化医案和统一病名等。越医对中医的贡献在中医史上的地位，由此可见一斑。

（作者邵田田时任绍兴市卫生局局长，吴钊谦为《绍兴日报》记者）

张景岳阴阳思想探析

薛 松 张其成

阴阳学说作为方法论，帮助人们构筑中医理论体系的基本框架，自《黄帝内经》以来已成为中医理论体系中不可缺少的一个重要组成部分，历代医家无不对其进行发挥充实，尤以明代医家张景岳对中医阴阳学说的进一步完备贡献较大。作为医易大家，张景岳不仅对医学有着深入的研究，且易学造诣深厚，同时还熟知宋明理学思想，其阴阳学说深受易学思想的影响，试做探析如下。

一、一分为二，互为其根

宇宙间普遍存在着两个既相互对立又相互依存的方面，即阴阳。张景岳在《类经·阴阳类》中明确提出"阴阳者，一分为二"的著名论断，认为宇宙的形成是由太极之一气，一分为二，化为阴阳二气，阴阳乃构成万事万物的根本。他说："道者，阴阳之理也，阴阳者，一分为二也。太极动而生阳，静而生阴，天生于动，地生于静，故阴阳为天地之道也。"（《类经·阴阳类》）同时，张景岳认为"一分为二"乃万物化生的根本之理，他说："万生于一，一分为二，二分为四，四分为八，八分为十六，十六而三十二，三十二而六十四，以三百八十四爻，万有一千五百二十策，而交感之妙，化生之机，万物之数，皆从此出矣。"（《类经附翼·医易义》）

张景岳这种"一分为二"的思想显然受了理学家解易思想的影响。周敦颐《太极图说》称："太极动而生阳，动极而静；静而生阴，静极复动；一动一静，互为其根，分阴分阳，两仪立焉。"邵雍在《皇极经世·观物外篇》也说："太极既分，两仪立矣……是故一分为二，二分为四，四分为八，八分为十六，十六分为三十二，三十二分为六十四。"

"一分为二"具有深刻的辩证内涵：阴阳二者既对立又统一，这是阴阳互根思想的理论基石。周敦颐在《太极图说》中即提出"一动一静,互为其根"概念,把阴阳的对立与互根统一于太极之中。邵雍在《观物外篇》里也对阴阳互根思想做了深刻的阐述:"阳不能独立,必得阴而后立,故阳以阴为基;阴不能自见,必待阳而后见,故阴以阳为偶。"受此影响,张景岳在论阴阳关系时也着重强调"阴阳互根",明确指出,"阳为阴之偶,阴为阳之基,……一动一静,互为其根""阴根于阳,阳根于阴,……阴阳之气,本同一体"(《类经附翼·医易义》)。

张景岳将阴阳互根的思想充分应用于医学理论中,表现为以阴阳互根论统摄人体水火以及精气等关系,如:论"水火同原",张景岳说,"道产阴阳,原同一气,火为水之;主,水即火之源,水火原不相离也。何以见之?如水为阴,火力阳,象分冰炭。何谓同原?盖火性本热,仗火中无水,其热必极,热极则亡阴,而万物焦枯矣:水性本寒,使水中无火,其寒必极,寒极则亡阳,而万物寂灭矣。此水火之气,果可呼吸相离呼?其在人身,是即元阴元阳"(《景岳全书·转忠录·阴阳》)。说明人身之水火即元阴元阳是不可相离的。论"精气互生",张景岳说,"以精气分阴阳,则阴阳不可离"(《景岳全书·补略》)、"故先天之气,气化为精;后天之气,精化为气,精之与气,本自互生"(《类经·摄生类》)。精气虽可分为阴阳两个方面,但在生命活动中,精与气是时刻不能分离的整体:气为阳,阳必生于阴;精为阴,阴必生于阳。

张景岳在"阴阳互根"理论的基础上,对阴阳精气不足的治疗提出了自己独到的见解,他说,"善补阳者必于阴中求阳,则阳得阴助而生化无穷;善补阴者,必于阳中求阴,则阴得阳升而源泉不竭"(《景岳全书·补略》),又说,"善治精者,能使精中生气;善治气者,能使气中生精"(《景岳全书·传忠录·阳不足再辨》)。这种"阴阳相济"的治法,对后世论治阴阳虚损诸病,影响很大。

二、崇生重阳,提出"阳非有余"

虽云"阴阳互根",但从《易传》到理学家都以阳为主导,阴为从属。阳贵阴贱,扶阳抑明,可以说是易学的主导思想。《周易·系辞传》即明确提出"天尊地卑,乾坤定矣"。《程氏易传·坤卦》说,"阴阳尊卑之义,男女长少之序，天地之大经也"。朱熹也说，"乾坤阴阳，以位相对而言，固只一般。然以分言，乾尊坤卑，阳尊阴卑，不可并也"（《朱子语类·卷六十八》）。传统文化中"阳尊阴卑"的思想意识在以张景岳为代表的明代医易学中得到了充分的体现。

金元以来，时医多执补阴之说，专用寒凉、攻伐阳气之弊流行。张景岳为纠其偏，一反朱丹溪"阳有余阴不足"之说，而创"阳非有余"之论。在《大宝论》中，他主要从形气、寒热及水火之辨三个方面来说明人体阳气的重要性。

（一）形气之辨

从形气上看，张景岳认为："形气者，阳化气，阴成形，是形本属阴，而凡通体之温者，阳气也：一生之活者，阳气也；五官五脏之神明不测者，阳气也。及其既死，则身冷如冰，灵觉尽灭，形固存而气则去，此以阳脱于前，而阴留在后，是形气阴阳之辨也，非阴多于阳乎？"在张景岳看来，人体五脏六腑气化之所以变化无穷无不由于阳气的作用，及其死后，则身冷如冰，知觉尽失，形存而气则去，这种阳脱在前而阴存于后的状况说明了阳气的不足。

（二）寒热之辨

从寒热上看，张景岳认为："寒热者，热为阳，寒为阴；春夏之暖为阳，秋冬之冷为阴……是热能生物，而过热者惟病；寒无生意，而过寒则伐尽。然则热无伤而寒可畏，此寒热阴阳之辨也，非寒强于热乎？"春生夏长，显示着阳热的生化万物；秋收冬藏，象征着阴寒的缺乏生意，这种现象说明了阳气的重要性。

（三）水火之辨

从水火上看，张景岳认为，"水火者，水为阴，火为阳也。造化之权，全在水火"。虽然造化之权在于水火，但水亦由天一之阳而生，他说，"夫天一者，天之一也，一即阳也，无一则止于六耳。故水之生物者，赖此一也；水之化气者，亦赖此一也"。这说明了水之所以生物、化气，唯赖水中之阳气。

三、尊水重阴，亦倡"阴常不足"

传统文化虽以"阳尊阴卑"为主，但亦素有"尊水重阴"的传统，如《老子·第八章》说，"上善若水，水善利万物而不争"，《管子·水地篇》亦曰，"水者，何也？物之本原也，诸生之宗室也"。这种尊水重阴的传统观点在张景岳的医学思想中也得到了充分的体现。

张景岳虽重视阳气，但亦不忽视真阴。他在"阴阳互根"思想的指导下，认为阴阳是相对的，两者缺一不可，《真阴论》说："凡万物之生死，本由阳气；顾今人之病阴虚者，十之八九，义何谓哉？不知此一阴字，正阳气之根也。盖阴不可以无阳，非气无以生形也；阳不可以无阴，非形无以载气也。"阴不可以无阳，阳不可以无阴，但从"此一阴字，正阳气之根也"这一句可以看出张景岳虽重视阳气，尤立足阴精，其对真阴的阐述及阴虚证的治疗之法事实上是他学术思想中的主要核心之一。在《真阴论》中，张景岳从五个方面对真阴做了阐发。

（一）真阴之象

精、形为真阴之象。在《真阴论》中，张景岳引用《灵枢经·本神篇》"五脏主藏精者也，不可伤，伤则失守而阴虚，阴虚则无气，无气则死矣"以及《素问·三部九候论》"形肉已脱，九候虽调犹死"之意，认为"阴虚即精虚，精虚则气无所依附，气无所附则生化之机息"，而人之外在形肉由内在阴精所生，故观察人之外在"形质之坏与不坏"，即可确定人之内在"真阴之伤与不伤"。

（二）真阴之脏

与命门为真阴之脏。张景岳说："所谓真阴之脏者，凡五脏五液，各有所生，是五脏本皆属阴也。然经曰，肾者主水，受五脏六腑之精而藏之。故五液皆归乎精，而五精皆统于肾；肾有精室，是曰命门，为天一所居，即真阴之腑。"张景岳将肾作为人身真阴之脏，而统于命门，将真阴与命门联系在一起，强调命门为人身之太极，命门兼具水火，为性命之本。

（三）真阴之用

命门水火之功为真阴之用。张景岳说："所谓真阴之用者，凡水火之功，缺一不可。命门之火，谓之元气；命门之水，谓之元精。五液充，则形体赖而强壮；五气治，则营卫赖以和调。此命门之水火，即十二脏之化源。"张景岳认为人身形体之强壮、营卫之和调以及脏腑功能之运转均归于命门真阴之用。

（四）真阴之病

不足亏损为真阴之病。张景岳说，"所谓真阴之病者，凡阴气本无有余，阴病惟皆不足"。他认为"水亏其源，则阴虚之病叠出"，而见阳盛于标之证，此非阳盛而是命门之水亏，病在阴中之水；"火衰其本，则阳虚之证迭生"，而见阴寒偏胜之证，亦非阴盛而是命门之火衰，病在阴中之火。正如王冰所说："寒之不寒，责其无水；热之不热，责其无火。"无火无水，皆在命门，统称为阴虚之病。

（五）真阴之治

补肾命为真阴之治。张景岳说："所谓真阴之治者，凡乱有所由起，病有所由生，故治病必当求本。盖五脏之本，本在命门，神气之本，本在元精，此即真阴之谓也。"五脏为人体之本，肾为五脏之本，命门为肾之本，阴精为命门之本。因此凡阴阳诸病变，当从并具水火之命门入手。

四、小结

张景岳的阴阳思想以阴阳互根为核心，他明确提出"阴阳者，一分为二"的论断，认为"阳以阴为基，阴以阳为偶"（《类经·阴阳类》）、"阴阳之气，本同一体"（《类经图翼·阴阳体象》），阐述了阴阳对立统一的辩证关系。张景岳从医学角度将崇生重阳与尊水重阴的两种哲学思想统一起来，一反朱丹溪"阳常有余，阴常不足"，而创"阳非有余，阴常不足"说，认为肾主水而水中有火，命门真阴涵摄真阳。

（作者为北京中医药大学基础医学院教师）

参考文献

[1] 张宗明 . 奇迹、问题与反思 [M]. 上海：上海中医药大学出版社，2004：54.

[2] 周敦颐 . 周敦颐集·太极图说 [M]. 北京：中华书局，1990：3.

[3] 程颐 . 二程集·周易程氏传·坤卦 [M]. 北京：中华书局，1981：755.

[4] 朱熹 . 朱子语类·卷六十八 [M]. 北京：中华书局，1986：1652.

[5] 周德生 . 张景岳尊水重阴学术思想探析 [J]. 湖南中医学院学报，1997，17（2）：6.

张景岳制方特点探讨

陶御风

明代张景岳是中国古代名医，也是浙江人民引以为豪的医学大家。他的自制方集中在《景岳全书·新方八阵》中。"新方八阵"通俗来讲，就是说景岳把他自制的新方分成8个大类。《新方八阵》有161首内服方，25首外用方。据笔者初步考察，除"因阵"的槐花蕊方、秘传水银膏，"和阵"贝母丸，"补阵"养元粉和"寒阵"滋阴八味丸等5首方不是或怀疑不是景岳自制外，其余的181首方一般可认为确是景岳所创制。以这181首新方为研究对象，结合"新方八略"中的制方用药解说和《本草正》中对药物的认识，再联系景岳著作中相关论治理论和新方在内外妇儿科中的应用情况，笔者对其制方特点做了探讨，并归纳成以下五个方面：

一、以古方为借鉴

张景岳认为古方是历代实践经验的总结，其组织配伍自有一定道理，临证处方，如能依托古方，灵活变通，就能事半功倍。故其自创新方，脱胎于古方者甚多。纵观新方八阵中的方子，由古方衍化而成的比比皆是。

景岳借鉴古方创制新方大致有三种情况：

第一种情况是取一首古方为基础，加味推衍，举一反三，以适应临证遇到的不同症情。如"散阵"中的柴陈煎，"和阵"中的六安煎、和胃二陈煎、苓术二陈煎，都是由《局方》二陈汤衍化派生出来的。柴陈煎由二陈汤加柴胡组成，虽仅增加了一味药，但散邪之功得到了加强，适用于风寒之邪引起的咳嗽痰多之证。六安煎由二陈汤加杏仁、白芥子组成，显然在燥湿化痰的基础上，又增加了宣肺化痰的功效。和胃二陈煎由二陈汤加干姜、砂仁组成，由于加配了温中理气之品，对中焦的寒湿之痰更具效用。而苓术二陈煎则由二陈汤加猪苓、泽泻、白术、干姜组成，化湿利湿并行，从原来治痰湿证为主衍化为治水饮证为主，故临床常用它治疗痰饮水气停蓄心下之证。四首衍化新方，虽然仍不离治痰原旨，但由于增添了发散、宣肺、温中、理气、利湿等功效，使得二陈汤的主治范围进一步扩充。

第二种情况是景岳常熔几首古方于一炉，组成新方。其中值得称道的是"热阵"中的五君子煎。它巧妙地将古方理中汤和四君子汤合二为一。你既可以把它看成是理中汤加茯苓演变而来，也可以把它看作是四君子汤加干姜形成的一首类方。理中汤是温里剂的主打方，四君子汤是补益剂的基础方，本是两条道上跑的"车"，但经过景岳的神奇点化，仅仅增添了一味药，两者就天衣无缝地融为一体，你中有我，我中有你了。细细品味五君子煎的组方深义，你会有一种"开窍"的、融会贯通的感觉。除了五君子煎之外，"热阵"中的九炁丹也是熔古方四逆汤与四神丸两方于一炉，再加熟地、荜茇而成。四神丸是治疗脾肾虚寒引起五更泄泻的一首名方。但如果脾肾虚寒严重而见洞泄无度，则需加强回阳救逆之力，才能收到较好的效果。《伤寒论》中的四逆汤是回阳救逆的代表方，所以景岳将其和四神丸合为一方，用于脾肾虚寒所致的腹痛泄泻重症。方中再加熟地，是善补阳者，必于阴中求阳之意，这是景岳温阳救逆的独特配伍心法。

第三种情况，也是最值得强调的一种情况，景岳之借鉴古方，依托古方，并不满足于一般的因袭或泛泛加减，而是着眼于通权宜之变而另开法门。这是一种更高层次的化裁古方，推陈出新的境界值得我们悉心领悟。历代崇尚张仲景经方的临床医家大致可以分为两类，一类像曹颖甫、日本的吉益东洞等为代表的经方派，他们的处方风格以恪守仲景原方为主，即便加减，也多在一二味之间，且不改变原方主旨。另一类则以张景岳、叶天士等为代表，他们虽然没打经方派的旗帜，但实际上经方在他们手中用得最活，最有化境。他们常常将经方中药物稍作增损，而理法别开生面。如"热阵"中的理阴煎，景岳明确说是由仲景理中汤演变而来。其组成是将理中汤中补气的人参、白术换成补阴血的熟地、当归。两方比较：理中汤理中焦之阳，故用人参、白术，适用于中焦阳气不足而受寒者；理阴煎理中焦之阴，故用当归、熟地。理阴煎是临床遇到中焦阴血不足，损及阳气而感寒的，具有填补空白性质的代表方剂。其创新点有二：其一是在于"温补阴分，托散表邪"，其二是通过温理营血来复其中阳。这是景岳阳根于阴，从阴中求阳学术思想的体现。又如"寒阵"中的玉女煎，实脱胎于《伤寒论》的白虎汤，由白虎汤去甘草、粳米，加熟地、麦冬、牛膝而成。通过这样的增损，原来的大寒泻火之剂就变成了养阴清热之方，单纯的清热法权变为清滋并重法。针对火炎灼阴或阴伤火炎之证，熟地、麦冬配石膏、知母，旨在寓滋于清，邪正兼顾，于少阴不足，阳明有余之证，最为相宜。除了经方之外，景岳也常对宋元古方权变化裁，推陈出新，这部分实例，拟放在后面要讲到的"以灵变为活法"的制方特点中加以论述。

二、以阴阳为纲领

张景岳治学，得力于《内经》。他穷数十年的精力，探索到《内经》的指导思想在于"阴阳变化"。所以他说："凡诊病施治，必须先审阴阳，乃为医道之纲领……若阳有余而更施阳治，则阳愈炽而阴愈消；阳不足而更用阴方，则阴愈盛而阳斯减矣。设能明彻阴阳，则医理虽玄，思过半矣。"[1] 基于这样的认识，其制方也每以阴阳之理为指导，着意于平调阴阳。至于如何平调阴阳，他在《新方八阵·补略》中做了进一步阐述："有阳失阴而离者，不补阴何以收散亡之气？水失火而败者，不补火何以苏垂寂之阴？此又阴阳相济之妙用也。故善补阳者，必于阴中求阳，则阳得阴助而生化无穷；善补阴者，必于阳中求阴，则阴得阳升而源泉不竭。"[2] 又曰："以精气分阴阳，则阴阳不可离，以寒热分阴阳，则阴阳不可混，此又阴阳邪正之离合也。故凡阳虚多寒者，宜补以甘温，而清润之品非所宜；阴虚多热者，宜补以甘凉，而辛燥之类不可用。"[2]

对这段阐述，任应秋先生做了很好的分析。他说，"阳失阴而离"，是由于阴精虚竭，不能涵蓄阳气，以致阳气浮散于外的病变，故当补阴以涵阳。"水失火而败"，是元阳大衰，不能化生阴精，而致阴阳两虚的病症。"阴中求阳"法，即张介宾的右归丸；"阳中求阴"法，即张介宾的左归丸。"阳虚多寒者"，乃元阳大虚，阴寒邪盛之证，介宾尝治以右归饮；"阴虚多热者"，为阴精耗竭，元阳失守的虚阳亢奋证，介宾尝治以左归饮。如阳气阴血两俱不足者，介宾则制大补元煎以救本培元。这五个新制方剂，是张介宾平调阴阳学术思想在临床上的具体体现[3]。

景岳制方谨守阴阳为纲，还体现在他基于"阴阳互根"的认识，注重

"从阳引阴"和"从阴引阳"。他说:"凡病有不可正治者,当从阳以引阴,从阴以引阳,各求其属而衰之。如求汗于血,生气于精,从阳引阴也;又如引火归源,纳气归肾,从阴引阳也。"[4]细观景岳之新方,便知"求汗于血""生气于精""引火归源""纳气归肾"等语均非空泛之言,而是有所指的。比如"散阵"大温中饮用熟地、当归配麻黄、柴胡等散剂是"求汗于血";"补阵"补阴益气煎用熟地、山药是"生气于精";"热阵"镇阴煎用熟地、牛膝配附子、肉桂是"引火归源";"补阵"贞元饮用熟地配当归是"纳气归肾"等。上述诸方,均从阴阳立论,皆具精义。

三、以精血为基础

景岳制方用药常常顾及人的精血,重视培补精血。究其原因,是因为他对"形"有独到的认识。《类经》中曾对"真阴"做了五点阐发。第一,真阴之象,言外在的形肉是内藏的阴精之体象,故通过察其外之形象可测内藏阴精之情;第二,真阴之脏,言命门操精化气之权,为元阴、元阳之脏,兼具水火;第三,真阴之用,言元阴、元阳是阴精在生命活动过程中所表现的不同运动形式,为十二脏之化源;第四,真阴之病,言无水无火皆是阴精不足而致病;第五,真阴之治,言治病求本,要重视命门水火阴阳失常,燮理阴阳盛衰,补益水火,都着意充实阴精这一物质基础[5]。而精为阴,阴成形,这就引出了"精血为基础"的认识。

就"形"与"气"的关系而言,前人注重从"气"求"形",景岳则逆其意而用之,主张从"形"求"气"。他的"治形"说引发了证治上的变革,给后世带来了深远的影响。景岳的观点是:"先天因气以化形,阳生阴也;后天因形以化气,阴生阳也。"[6]人有形质之后,"所赖者唯形耳"[7]。那么怎样治"形"呢?景岳说:"治形之法,非止一端。而形以阴言,实惟精血二字足以尽之。所以欲祛外邪,非从精血不能利而达;欲固中气,非从精血不能蓄而强。水中有真气,火中有真液,不从精血,何以使之降升?脾为五脏之根本,肾为五脏之化源,不从精血,何以使之灌溉?……故凡欲治病者,必以形体为主;欲治形者,必以精血为先。此实医家之大门路也。"[7]

证之于方:则有填养精血以培补元气的大补元煎,有补精血以祛外邪的补阴益气煎，有蓄精血以固中气的五阴煎，有补精血以制水泛的金水六君煎，有补精血以逐寒邪的五柴胡饮，有补精血调经水的逍遥饮，有补精血治痹痛的三气饮，有补精血疗痘疹的六物煎等。

四、以精一为要则

景岳强调制方应方简药精。他说："观仲景之方，精简不杂，至多不过数味，圣贤之心，自可概见。"[8] 他认为，诊病辨证准确，掌握要领，通常只需一二味药就可拔除病根，即使病情深重，用五六味、七八味也差不多了。他创制的新方平均每方用药 6 味左右，药味数在 4 味以内（含 4 味）的就达 30 首。

景岳鄙视那些每以不寒不热、兼补兼泻之剂杂乱而投的庸医，指出："凡施治之要，必须精一不杂，斯为至善。"[8] 所以一般情况下，他用补不兼泻，用温不兼寒。考新方八阵，补阵中无一味泻下药，攻阵中无一味补益药，寒阵中无一味温里药，热阵中无一味清热药，其身体力行，组方选药之精一不杂，足可证明。如"补阵"中的左归丸、右归丸，乃是从六味地黄丸、金匮肾气丸化裁而成。因两方补益命门水火，纯补犹嫌不足，故化裁时减去了原方的茯苓、泽泻、丹皮这三味渗利之品，复增了补益之药，使药力精专，奏功更捷。景岳还主张确知为寒，则竟散其寒，如四味回阳饮；确知为热，则竟清其热，如抽薪饮；而确知为虚则竟补其虚的有大补元煎；确知为实则竟攻其实的有太平丸；宜抑者直从乎降的有排气饮；宜举者则直从乎升的有举元煎等。

当然景岳强调制方之纯正不杂是以"确知"为前提的，如病情复杂，则也不排除寒热并用，补泻兼施等兼治法。他说过："若必不得已而用行中之补，补中之行，是亦势所当然，如《伤寒论》之小柴胡汤以人参、柴胡并用，陶氏之黄龙汤以大黄、人参并用，此正精专妙处，非若今医之混用也。"[8]

五、以灵变为活法

景岳制方用药，最讲究通灵活变。他对经方权变化裁，推陈出新的实例，前面已有论及。其实，景岳新方脱胎于宋元古方者亦属不少。如"和阵"中的金水六君煎，是将古方六君子汤中的人参、白术，换成熟地、当归而成。经过这样一加一减，就变健脾化痰为益肾养阴化痰，原来单从脾胃论治，变为脾肾同治，而且诸药间刚柔相济，燥润并调，为肾虚水泛，或年老阴虚，血气不足所致的阴虚痰嗽者，另辟新途。又如"补阵"中的补阴益气煎，实为李东垣补中益气汤的变方：减去补脾阳的黄芪、白术，加入益脾阴的山药、熟地。药物虽然增减不多，理法却为之一新。两方方证同为气虚气陷，然一为脾胃受损，无气以生化；一为劳倦伤阴，精不足以化气，故于益气举陷之同中，又有补中健运和滋阴益精之异。

　　景岳制方之灵变还表现在他常能师古不泥，自成家法。如"补阵"中的济川煎由当归、牛膝、肉苁蓉、泽泻、升麻、枳壳六味药组成，为治老人肾虚便秘，创立一法。方中肉苁蓉温补肾阳，润肠通便，当归养血和血又能滑肠，牛膝强腰膝，又能下行，枳壳宽肠下气，用升麻配泽泻，又有升清降浊之妙。诸药合用，组成温润通便之剂。后世名医王旭高说："济川煎寓通于补，为景岳超出之方，通灵活变，是可为法。"[9] 又如"散阵"中的大温中饮，用人参、白术、炙甘草培中，肉桂、干姜振阳，配麻黄、柴胡解表散寒，用熟地、当归滋阴养营以资汗源。诸药相配，峻补托散——阳振气充而寒散，云腾致雨而邪解。景岳讲解说："尝见伤寒之治，惟仲景能知温散，如麻黄、桂枝等汤是也；亦知补气而散，如小柴胡之属是也。至若阳根于阴，汗化于液，从补血而散，而云腾致雨之妙，则仲景犹所未及，故予制此方，乃邪从营解第一义也。"[10] 景岳此方，后贤每多效法，并给予很高评价。如清代吴澄说："有血虚不能托邪外出者，宜大温中饮。……此托补之大法，万世不易之理也。凡禀质薄弱者速用此法，自有云腾致雨之妙。"[11] 程杏轩也说："古人用散法，有皮毛、肌肉、血脉、筋骨之殊，峻散、平散、温散之异。至于阳根于阴，汗化为液，云腾致雨之妙，独景岳先生得之，其所制理阴煎及麻桂饮、大温中饮数方，真可称长沙之功臣，而补其所未备也。"[12]

　　景岳不但化裁古方通灵活变，就是对自制的新方在应用时也常做药物加减和剂量增损。用他自己的话来说叫作"执持中不可无圆活也"。景岳新方中药物剂量常常不做硬性规定。如大补元煎，方中人参用量"少则用一二钱，多则用一二两"、熟地"少则用二三钱，多则用二三两"，总之药物用量每随病情不同而改变。至于方后药物加减之法更是常见。据统计，在新方八阵中，有 76.3% 即 142 首方后附有药物加减说明。有些方后的加减法甚至有十几项。另有几首外用方，方后附方，法中附法，充分反映了景岳制方以灵变为活法的特点。

（作者为上海中医药大学教授）

参考文献

[1] 明·张介宾．景岳全书·补略 [M]．见：李志庸主编．张景岳医学全书．第 1 版．北京：中国中医药出版社，1999：1575.

[2] 明·张介宾．景岳全书·传忠录（上）·阴阳篇 [M]．见：李志庸主编．张景岳医学全书．第 1 版．北京：中国中医药出版社，1999：877.

[3] 任应秋．明代杰出的大医学家张介宾 [M]．见：任应秋．任应秋论医集．第 1 版．北京：人民卫生出版社，1984：256.

[4] 明·张介宾．景岳全书·传忠录（上）·阴阳篇 [M]．见：李志庸主编．张景岳医学全书．第 1 版．北京：中国中医药出版社，1999：878.

[5] 陈天祥，张兆云，王少华，等．景岳学说研究．第一集 [J]．绍兴：中华全国中医学会浙江省绍兴市分会，1983：35.

[6] 明·张介宾．类经附翼·求正录·大宝论 [M]．见：李志庸主编．张景岳医学全书．第 1 版．北京：中国中医药出版社，1999：798.

[7] 明·张介宾．景岳全书·传忠录（中）·治形论 [M]．见：李志庸主编．张景岳医学全书．第 1 版．北京：中国中医药出版社，1999：897.

[8] 明·张介宾．景岳全书·传忠录（上）·论治篇 [M]．见：李志庸主编．张景岳医学全书．第 1 版．北京：中国中医药出版社，1999：890.

[9] 清·王旭高．医方证治汇编歌诀 [M]．见：清·王旭高．王旭高医书全集．第 1 版．北京：学苑出版社，2001：240.

[10] 明·张介宾．景岳全书·新方八阵·散阵 [M]．见：李志庸主编．张景岳医学全书．第 1 版．北京：中国中医药出版社，1999：8.1588

[11] 清·吴澄撰．不居集 [M]．第 1 版．北京．中国中医药出版社，2002：494.

[12] 清·程杏轩．杏轩医案并按·续录 [M]．第 1 版．合肥：安徽科学技术出版社．1986：152.

张景岳温补学说的现实意义

沈钦荣

温补学派是以研究脾肾和命门水火的生理特性和病理变化为中心内容，以温养补虚、善用甘温为治疗特点的一个医学流派。这一流派以薛己为先驱，浙江的代表人物为张景岳、赵献可、高鼓峰、冯兆张等。

张景岳（1563—1640），名介宾，字会卿，自号通一子，著有《类经》《景岳全书》《质疑录》等，为温补学派的中心人物。代表方左归、右归、大补元煎、五福饮，代表药为熟地，人称"张熟地"。景岳学说属温补学派中的补肾派。

景岳学术渊源受薛己、李东垣、许叔微的影响较大，其温补学说的中心思想是"重阳不薄阴"，早年首重阳气。"天之大宝，只此一丸红日；人之大宝，只此一息真阳。"这种以阳气为主的思想，反映在临床治疗方面，便是重视元气、重用温补。中年以后，在临证实践中逐步体会到真阴（元阴、元精）的重要性，提出"凡物之死生之本，由乎阳气，顾今人之病阴虚者，十常八九，又何谓哉？不知此一'阴'字，正阳气之根也"。治疗上除了重用温补外，又强调补阴。

一、景岳温补学说的主要观点

（一）命门主两肾，为真阴之府、真阳之宅

景岳认为阴精和阳气，是性命之本；阴阳之根，都在命门；命门总主两肾，补肾中真阴其阳，即所以补命门。"命门为天一所居，即真阴之府，精藏于此，精即阴中之水也；气化于此，气即阴中之火也""命门之火，谓之元气；命门之水，谓之元精。五液充，则形体赖以强壮，五气充则营卫赖以和调，此命门之水火，即十二藏之化源也"。景岳之意，命门与肾实是一而二、二而一，命门的元气元精，便是肾中的真阴真阳。所以他提出命门为真

阴之府、真阳之宅，乃一身元气之根，先天之本；而肾所以为五藏六腑之本，正由于命门为一身生化之原的缘故。另一方面他对《难经》"左肾为肾，右肾为命门"的说法表示反对。他认为："夫肾既藏男子之精，则左肾将藏何物？女子之胞又何能偏系于右？此其说之不能无疑也。命门之火即二肾中之元气，元气生于命门，而不偏于右，此千古之误。"

（二）"阳常不足，阴常有余"与"气不足便是寒"

"阳常不足，阴常有余"之论，是针对朱丹溪的"阳常有余，阴常不足"的论点而提出来的。景岳认为"难得而易失者，惟此阳气，既失而难复者，亦惟此阳气……即百虑其亏亦非过也"。又说："阳主生，阴主杀，凡阳气不光，则生意不广……故阳惟畏其衰，阴惟畏其盛。"

"气不足，便是寒"的论点，是针对朱丹溪"气有余，便是火"的理论而提出的。景岳在《新方·八略》中说："丹溪曰气有余，便是火；余续之曰，气不足便是寒；夫今人之气有余者，能十中之几？其有或因禀受、或因丧败，以致阳气不足者多见。寒从中生而阳衰之病，无所不至，第其由来者渐，形见者微，当其未觉也，孰为之意？及其晚成也，始知治难。"

丹溪所称的"阳常有余""气有余"，是指人身的"邪火"；其所常虑不足的"阴"，是指人身的"真阴"。景岳所百虑其亏的"阳"和"气"是指人身的"真阳""元气"，他所认为有余的"阴"，是指有害人体的"阴寒之气"。他们所争论的焦点，在于概念的不同。

问题的实质是：丹溪重视真阴，景岳重视真阳。真阴真阳都是人身的正气，"正气夺则虚"，应当予以扶植，自然常虑其不足。以正气言，阴常不足，阳也常不足。

丹溪责火邪有余，景岳责寒邪有余；火邪寒邪，都是伤人的邪气，"邪气盛则实"，应当予以抑制，自然常责其有余。以邪气言，阳常有余，阴也常有余。

从表面文字看，两家的意见似乎背道而驰，实质却是殊途同归。正如蒋星墀的评语所说："景岳之说日也，失其所则折寿而不彰；丹溪之说火也，飞走狂越，莫能御也。"如此看来，二说原无矛盾，若指日为火，或指火为日，都会造成错误的。

（三）相火不可言贼

景岳虽很推崇李东垣的学说，但对东垣的"相火为元气之贼"和"火与元气不两立"（东垣《脾胃论》）的说法，则不认同。景岳根据《内经》"君火以明，相火以位"的启示，提出了"相火为体，君火为用，体用合一"的主张，并以相火喻灯火，君火喻灯光，君火所以能总主神明，变化于无穷，都是从相火的根本上产生的。

他又认为藏府各有君火相火，相强则君强，所谓"析言职守，则藏府各有君相"，但"总言大体，则相火当在命门"，为生命的根本；人非此火不能温分肉、充皮肤、化精微、蒸津液。元气便是相火之所化。但是，相火与情欲妄动而起的"邪火"截然不同。

他说："其不可混者，以阳为元气之大主，火为病气之变见。夫情欲之动，邪念也；邪念之火为邪气；君相之火，正气也，正气之蓄为元气。"又说："凡火之贼伤人者，非君相之真火，无论在内在外，皆邪火耳。邪火可言贼，相火不可言贼也。"他反复说明相火与邪火不能混为一谈，邪火是贼，相火不可言贼。

二、景岳温补学说的现实意义

（一）中年求复的预防观

景岳认为"人于中年左右，当大为修理一番，则再振根基，尚余强半"（《景岳全书·传忠录·中兴论》，下称《中兴论》）。中年求复，可使"老者复壮，壮者益治"（《素问·阴阳应象大论》）。"故凡欲治病者，必以形体为主；欲治形者，必以精血为先。此实医家之大门路也。使能知此，则变化可以无方，神明自有莫测（《景岳全书·传忠录·治形论》）。"景岳认为补精血的最好办法是药饵。"然用此之法，无逾药饵（同上）。"在他的《新方八阵》中，有大补元煎、左归饮、三阴煎、两仪膏等著名方剂，常用药物有熟地、萸肉、菟丝子、杞子、人参、当归等。

（二）五脏同补的整体观

景岳五脏同补的整体观，源于五行五藏、五脏互藏理论。五行五藏，是指五行中的任何一行包括其他四行。《类经图翼·运气·五行统论》曰：五行者，"第人皆知五之为五，而不知五者之中，五五二十五，而复有互藏之妙焉"。如土之互藏，木非土不长，火非土不荣，金非土不生，水非土不蓄。万物生成，无不赖土，而五行之中，一无土之不可也。

五脏互藏。《景岳全书·卷六·脉神章》曰："凡五脏之气必互相灌溉，故五脏之中，必各兼五气。"同时又指出，"有一脏之偏强，常致欺凌他脏者；有一脏之偏弱；每因受制多虞者"（《景岳全书·卷二·传忠录·脏象别论》）。

景岳创制了五脏同补的代表方——五福饮。该方由人参（补心）、熟地黄（补肾）、当归（补肝）、白术（补肺）、炙甘草（补脾）组成，主治五脏气血亏损，方后自谓"凡五脏气血亏损者，此能兼治之，足称王道之最"。

（三）阴阳互引的辩证观

阴阳学说是中医理论的根基，景岳尝曰，"凡诊病施治，必须先审阴阳，乃为医道之纲领。阴阳无谬，治焉有差？医道虽繁，而可以一言蔽之者，曰阴阳而已"（《景岳全书·卷一·传忠录·阴阳篇》）。其阴阳互引的辩证观包含三个方面：

重视先后天阴阳互引。景岳认为人体当分先后天阴阳。气血、脏腑、寒热，为后天有形之阴阳，盛衰昭著，体认无难；元阴元阳为先天无形之阴阳，曰元精、元气，变幻倏忽，挽回非易。元精元气者，即化生精气之元神，生气通天，惟赖乎此。当时弊病是"今之人，多以后天劳欲戕及先天；今之医，只知有形邪气，不知无形元气"（《景岳全书·卷一·传忠录·阴阳篇》）。此语亦当为今日医家、病家共诫，病者当重视后天养先天，医者当重视无形之阴阳。

制方用药擅长阴阳互引。景岳从《内经》阴阳互根的道理中悟出，"阴根于阳，阳根于阴。凡病有不可正治者，当从阳以引阴，从阴以引阳，各求其属而衰之。如求汗于血，生气于精，从阳引阴也；又如引火归源，纳气归肾，从阴引阳也。此即水中取火、火中取水之义"（《景岳全书·卷一·传忠录·阴阳篇》）。提出"善补阳者，必于阴中求阳，则阳得阴助而生化无穷；善补阴者，必于阳中求阴，则阴得阳升而泉源不竭"（《景岳全书·卷五十·新方八阵·补略》）。其创制的左归丸、右归丸，以育阴涵阳和扶阳配阴为组方宗旨，方中去"三泻"（茯苓、丹皮、泽泻），重用血肉有情之品，以调补奇经，充髓填精，深得水火既济之妙。又如列于散阵的大温中饮（熟地、冬白术、当归、人参、甘草、柴胡、麻黄、肉桂、干姜），用熟地、当归配散剂，即是"求汗于血"。景岳在方后还颇为自得地说：尝见伤寒之治，惟仲景能知温散，如麻黄桂枝等汤是也；亦知补气而散，如小柴胡之属是也；至若阳根于阴，汗化于液，从补血而散，而云腾致雨之妙，则仲景犹所未及。故予制此方乃邪从营解第一义也。列于补阵专治"劳倦伤阴，精不化气"的补阴益气煎（人参、当归、山药、熟地、陈皮、甘草、升麻、柴胡），用人参配熟地即是"生气于精"。列于热阵的镇阴煎（熟地、牛膝、炙甘草、泽泻、肉桂、附子），治疗"阴虚于下，格阳于上"之症，用熟地配附、桂，即是"引火归源"。列于补阵的贞元饮（熟地、当归、炙甘草），专治由"元海无根，亏损肝肾"所致的气短似喘、呼吸促急、提不能升、咽不能降，用熟地配当归，即是"纳气归肾"[5]。景岳此举，后贤每多效法。吴澄《不居集》曰："有血虚不能托邪外出者，宜大温中饮。此托补之大法，万世不易之理。凡禀质薄弱者速用此法，自有云腾致雨之妙。"

制方阴阳泾渭分明。景岳又谓，"以精气分阴阳，则阴阳不可分；以寒热分阴阳，则阴阳不可混，此又阴阳邪正之离合也"（《景岳全书·卷五十·新方八阵·补略》）。在治疗疾病的寒热虚实上，景岳制方时泾渭分明。如胃关煎、抑扶煎，虽都用于治泻痢，但抑扶煎用干姜、吴萸、乌药直驱寒邪以抑阴为先，治泻痢之属寒实者；而胃关煎用熟地、山药配干姜、吴萸以益肾温脾，专为虚寒泻痢而设。景岳还特别告诫，抑扶煎"此胃关煎表里药也，宜察虚实用之"。又如金水六君煎、苓术二陈煎，同为治痰之方，但前者以熟地、当归加二陈，重在补精生气以治痰；后者用干姜配二陈、猪苓，直接温化水饮。

（四）灸药并重的简验观

景岳虽为大儒医，但不废外治，他认为艾灸的温阳作用很突出，"凡诸病之作……针以开导之，灸以温暖之""凡用灸者，所以散寒邪，除阴毒，开郁破滞，助气回阳，火力若到，功非浅鲜""膏肓俞……此穴灸后，令人阳气日盛……则诸病无所不治"。《类经图翼·临证灸法要穴》辑录明代以前的数百首灸法验方，涉及内、外、妇、儿各科病症。《景岳全书·杂证谟》中20类提到针灸疗法，其中5类为针法，15类为灸疗，为我们树立了灸药并重的典范。

景岳温补学说切于实用，具有理论创新，对当今临床有重要现实意义，值得进一步深入研究。

（作者为绍兴市中医院主任中医师）

浅述鲁迅与中医药

沈元良

　　医学的发展，如同任何科学发展一样，都有历史的继承性。恩格斯说，"任何新的学说……它必须首先从已有的思想材料出发"。不但各家之间互有吸收，就是他们自身也是在历代医学成就基础上发展起来的。清代陈修园在《医学三字经》中有"医之始，本岐黄；灵枢作，素问详"之说。但在文字尚未创造之时，人们早就口耳相传，述说着非常丰富的医药文明之初始。正如鲁迅先生所说，我想，人类是在未有文字之前就有了创作的，可惜没有人记下，也没有法子记下。我们的祖先的原始人，原是连话也不会说的，为了共同劳作，必须发表意见，才渐渐地练出复杂的声音来，假如大家抬木头，都觉得吃力了，却想不到发表，其中有一个叫道"杭育杭育"，那么，这就是创作；大家也要佩服、应用的，这就等于出版；倘若用什么记号留下来，这就是文学；他当然就是作家，也是文学家，是"杭育杭育派"（《鲁迅全集》6卷·门外文谈）。同样，医学也是如此，人们在经历了漫长的共同劳作、生活，并与恶劣的自然环境、疾病做斗争，积累和形成了传统的中医药学。

　　越医文化的不断积累，经医家们的著书立说，做成类似总结性的记录，形成了医理学说。每个学说的创建者的成就都是受他们自己的"主观理解、生活条件、知识水平和思维发展程度所决定的"。保守主义是任何科学发展的桎梏，在科学的长河中，没有革新的创造精神，是不可能有进步的。由此产生的"越医"正是在这样的条件以及越人其特殊的地理环境、越文化，耕读传家、学而良则医、"不为良相，即为良医"的影响下形成的。以张景岳、俞根初等为代表的越医，及杰出代表作《景岳全书》《通俗伤寒论》，是祖国医学文化重要的组成部分。乡贤宋志坚先生说："地域文化是在历史的过程中长期积累而成的，它是一种氛围。生于斯长于斯的人杰，都会为它注入新的因素，使这种地域文化丰厚而且鲜活；生于斯长于斯的人杰，又都会受它的熏陶与浸润，所谓一方水土育一方人才。"越医及越医文化也正是如此。

中医药的发展有着艰难的历程，存在保护与取消两种不同的态度。尤其鲁迅对中医的认识上有不和谐的声音。为此，笔者从越文化视角阐述鲁迅先生对中医的认识的轨迹。

鲁迅先生在早年文字中谈到中医，虽不乏嘲讽偏激的词句，但当他思想日趋成熟以后，对中医药则大力支持。

1893年秋，鲁迅祖父周介孚，因科场贿赂案发，导致其父周伯宜与案情有涉，被拘捕审讯，革去秀才，精神上蒙受沉重打击，又借酒浇愁，以致郁久成疾，于1895年春一病不起。为了治父亲的病，鲁迅从此与中医、中药结下不解之缘。

鲁迅在《呐喊·自序》中说"我有四年多，曾经常常，——几乎是每天，出入于当铺和药店里，我从一倍高的柜台外送上衣服或首饰去，在侮蔑里接了钱，再到一样高的柜台上给我久病的父亲去买药"。鲁迅是老大，据弟周建人回忆"……我大哥便把母亲交给他的东西送到当铺。当铺的伙计称朝奉，一副傲慢的神气。我大哥当了当头，拿了钱，又进药店，买药回家"。

在周家新台门东昌坊口西南拐角有一家泰山堂药店，鲁迅时而去配药。泰山堂店主申屠泉说，"鲁迅的一个同高祖的堂叔在里边做伙计，本家人往买苏叶薄荷或苍术白芷，辄多给好些，但亦有人危惧，如买大黄麻黄而亦如此，那就大要误事了"。因店小底薄，申屠泉又遭不测，不久，泰山堂药店倒闭了。而离鲁迅家不远的大云桥，有一家较有名气的药店——光裕堂，由于名医坐堂，生意兴隆，这亦是鲁迅为父亲买药最多的药店。光裕堂药店开店多年，闻名遐迩，为当时绍兴城内十大药店之一。该店原在大云桥西塊北首，因市政建设需要，拓宽解放南路，如今已迁至大云桥东塊南首的步行街中（后又移至解放南路西侧），与现今鲁迅路呈丁字形交叉。该店风貌不失当年，如果你涉步鲁迅故居，亦不妨光顾一下这家当年鲁迅经常出入的药店光裕堂。

董汉良教授曾就鲁迅《父亲的病》一文中有关鲁迅父亲周伯宜的病况，结合中西医知识，谈了鲁迅父亲的病。

鲁迅的父亲周伯宜于 1893 年冬一病不起至 1895 年秋冬病势日加严重，直至 1896 年 10 月 12 日（农历 9 月 6 日）去世，终年三十七岁，中道夭亡他到底死于什么病？根据分析主要死于肝硬化（肝癌），俗称臌胀病，中医称单腹胀。从病因上说，一是由于郁怒成积。1893 年秋鲁迅祖父周介孚科场贿赂案发，其父周伯宜在杭州乡试，与案情有涉，故被拘捕审讯，又革去秀才，在精神上蒙受沉重打击，于是其忧郁恼怒，肝失疏泄，失其条达，日久郁怒成积。二是酒精中毒。忧虑无处发泄，借酒浇愁，酒后常甩筷扔碗，大怒伤肝，酒精对肝脏损害更大，日久肝郁血瘀。周伯宜爱用水果做下酒菜，鲁迅常上街买鸭梨、苹果、花红之类给父亲下酒。根据绍兴人饮酒习惯，凡用水果做下酒物者多饮的是白酒（烧酒），白酒含酒精浓度高，因此对肝脏损害更为严重，而其父在生病期间照样喝酒，从不禁忌，故造成病况愈下。从症状看：先是大口吐血。周伯宜最初病象是突然吐血，鲁迅母亲用墨汁止血毫无效验。其实，这是呕血，血从胃中涌出，由于肝硬化，门脉高压造成胃底静脉曲张；郁怒或酒的刺激，致胃底血管破裂而大口吐血，这时用墨汁止血，是杯水车薪，无济于事，只有请医生急救止血。其次是全身浮肿。吐血量大，造成贫血，肝病日久也可致贫血，血浆浓度低可出现水肿；更主要的是门脉高压，下腔静脉受阻，造成下肢浮肿，后逐渐加重，漫肿到小腿，终于到了胸腹，连呼吸也变困难，用鲁迅父亲的感受说，好像一匹小布紧裹身体一样难受。再次是疼痛不止。肝硬化日久不愈，可致肝癌，从发病急骤和发病年令，有可能到晚期伴发为肝癌，再加严重腹水也可造成全身胀急疼痛，由于疼痛不止，有人劝他服鸦片救急，渐渐地有些非此不能止痛了。在治疗上，有冯医生用生姜、竹叶；有姚医生用芦根、甘蔗（经霜三年）；有何医生用蟋蟀（要原配），平地木及败鼓皮丸等，皆为肝病用药。生姜、竹叶化气利湿，芦根、甘蔗养阴利湿，平地木养血平肝，蟋蟀利水消肿，败鼓皮丸专疗膨胀。因此在治疗用药上切合病机，对症下药，没有失误。

其死因，一是臌胀病本是难治之症，即"风、痨、臌、膈"为内科四大证。臌胀一证，素来棘手，有谚云"神仙难医臌胀病"就是这个意思。二是当时医疗条件限制，因此最后成为不治之症而病故。

鲁迅父亲的病，当时请绍兴名医姚芝仙（姚芝仙，据说曾经做过"太医"，绍兴称"姚半仙"）诊治，病日复一日的加重，"我所有的学问，都用尽了。这里还有一位陈莲河先生，本领比我高，我荐他来看一看"。从此，姚名医销声匿迹，悄悄隐退了，而代之以当时名医何廉臣。因父亲患的是臌胀病，何廉臣用败鼓皮丸治之，"可惜这一种神药，全城中只有一家出售，离我家就有五里"。这药店就是当时在轩亭口的天宝堂药店。天宝堂药店离何廉臣家（宣化坊）不远，所以鲁迅买败鼓皮丸也去过几次天宝堂药店。

震元堂药店在当时药业中独占鳌头，此店在乾隆初期由慈溪杜景湘创办，讲究道地药材，做到货真价实，距今二百余年，长盛不衰。但此店开设在城北迎思坊水澄桥北首，离鲁迅家就不只是五里了，起初鲁迅是就近在东昌坊口的泰山堂、大云桥的光裕堂和轩亭口的天宝堂药店给父亲买药。鲁迅同学周梅卿回忆，因"毛病生得严重，大家都到水澄桥的震元堂买药了"。所以鲁迅为了父亲的病亦不顾路远涉足震元堂。

鲁迅作为周家的长男，为父亲的病东奔西走，他为购买药方中那些稀奇古怪的药引子，不顾路远，涉足绍兴城几大药店，虚耗了钱物，到头来父亲还不免一死，这对鲁迅来说是沉重的打击。

在鲁迅少年时代，绍兴城里药业兴隆，大小药店四十余家，星罗棋布，有名气的十大药店遍布东西南北。鲁迅为了父亲的病奔波于药店之间，然在这药店如林的绍兴城里，出入最频繁的是光裕堂，其次是天宝堂，为求稀罕贵重之品也去震元堂。为求近便也偶尔到泰山堂配药。如今除泰山堂已绝迹外，其余三店皆为当今绍兴城里知名的药店了，这或许也算是鲁迅的功德。

在鲁迅笔下，"陈莲何"是个迂腐的庸医，陈的癖好便是惯用特别的丸散和奇特的药引。如冬天的芦根，经霜三年的甘蔗，结的平地木，蟋蟀一对，旁注小引道，"要原配，即本在一巢中者"。鲁迅讽刺道："似乎昆虫也要贞节，续弦或醮，连做药的资格也丧失了。"鲁迅由于对父亲的死"怕也很挟带些切肤之痛的自己的私怨"，故在《父亲的病》一文中用辛辣嘲讽、尖酸刻薄的词句，鞭挞曾为他父治病的越中名医何廉臣，并将其名倒过来以"陈莲何"谐音进行无情地刻画，这无疑是鲁迅的一个过失。

过去的中医确实带有落后成分，使鲁迅对中医产生了一些看法，这是历史的局限所造成的鲁迅在回忆青少年时代生活经历的那一段痛楚。虽然先生说过"中医不过是一种有意的或无意的骗子"。但这并不意味着鲁迅在写《呐喊·自序》时还坚持这种看法。导致鲁迅对中医持偏见的态度，可能有两个方面：一是他把庸医与良医等同起来，似乎中医都像庸医一样弄技害人；二是因为他父亲的病用中药久治无效，于是对中医产生误解。鲁迅自己也承认这种偏见，并在《坟·从胡须说到牙齿》一文中十分中肯地剖析自己，"其中大半是因为他们耽误了我父亲的病的缘故罢，但怕也很挟带些切肤之痛的自己的私怨"。

鲁迅的思想日趋成熟以后，其中、后期的作品中反映出对中医药的真知灼见。他以辩证唯物论的科学态度，对中医药做出实事求是的评价。他十分肯定明代李时珍的《本草纲目》，在《南腔北调集》指出，"曾经费去许多牺牲，而留给后人很大的益处""里面却含有丰富的宝藏"。他用历史唯物主义的观点，论证了劳动人民创造历史；强调医学是人民大众发明的，是劳动人民长期生活实践经验的积累，而不是凭空想象出来的。在《花边文学·知了世界》中，他说："中国的学者们，多以为各种知识，一定出自圣贤，或者至少是学者之口，连火和草药的发明和应用，也和民众无缘，全由古圣一手包办，燧人氏、神农氏。"又指出："一切文物，都是历来的无名氏所逐渐造成，建筑、烹饪、渔猎、耕种，无不如此，医药也如此。"他还认为："药物是由一个神农皇帝独自尝出来的，他曾经一天遇到七十二毒，但都有解法，没有毒死，这种种传说现在不能主宰人心了。"对药物的发现，鲁迅也做了较合乎客观实际的推测和论述，指出："古人一有病，最初只好这样尝一点，那样尝一点，吃了毒的就死，吃了不相干的就无效，有自觉吃到了对症的就好起来，于是知道这是对于某一种病痛的药。这样的积累下去乃有首创的记景，后来渐渐成为庞大的书，如《本草纲目》即是。"鲁迅赞扬中医的精华，尤其对《本草纲目》种痘术做过高度评价，称赞《本草纲目》为"古人所传授下来的经验，有些实在是极可贵的"。表达出他对中医药的爱护和支持。鲁迅十分重视"古为今用，洋为中用"，认为秦始皇"焚书坑儒"没有烧掉医书也是他的一大功绩。他说："不错，秦始皇烧过书，烧书是为了统一思想，但他没有烧掉农书和医书。"也许是受这种思想的影响，鲁迅特别留心收藏中医的珍本、善本。经对鲁迅日记的研究发现，在1914—1935年的20余年时间里，他购买、收藏的书籍有《备急灸方·附针灸择日》，景宗本《王叔和脉经》《本草衍义》《巢元方诸病原候论》一部十册、《铜人腧穴针灸图经》《六醒斋医书》《汉药写真集成》《食疗本草之考察》《钦膳正要》等，有时购来的书已破旧不堪，便亲自动手进行修补。

关于"洋为中用"，鲁迅先生在《集外集拾遗·关于知识阶层》说："虽是西洋文明罢，我们能吸收时就是西洋文明也变成我自己的了。如象吃牛肉一样，决不会吃了牛肉，也即变成牛肉的。"他以《本草纲目》为例，认为所收录的药物"不独是中国的，还有阿拉伯人的经验，有印度人的经验"。

鲁迅非常重视民间验方，对验方持以"行之有效，即科学"的一贯态度。在浙江两级师范任教时，他与近代学者张宗祥先生一道收辑并验过有效方剂五十首，名为《验方实录》。此书收录范围很广，不仅包括内、妇、儿、外各科，而且用蒜皮片置天枢、气海，以绿豆大的艾绒灸治久泄不止也都收录。作家萧红在回忆文章中说，鲁迅住在上海时一次看到一位女同事因带下病，服"乌鸡白凤丸"而痊愈，改变了对中医的看法。许广平在一篇回忆录中说，鲁迅在居住上海的最后十年中常和周建人谈到《本草纲目》或其他中医用草药治急病见效的实例，并亲自向朋友介绍用《验方实录》上的中药方治病，在自己身体不适时也服点中药，"饮姜汁治胃痛""因肩痛饮五加皮酒。"又说他年轻时曾生过"抱腰龙"（注：带状疱疹）的病，也是在乡间用草药治好的，可惜忘记了药名。他常对一些效果很好的中医验方因年久失传而湮没无闻深表惋惜，希望有人加以科学地整理。

综上所述，鲁迅从对中医的态度从偏激到支持中医，并身体力行，不失伟人之风范。宋志坚先生说，"鲁迅是中华民族的儿子，他首先由稽山镜水所孕育。鲁迅植根于这方土地，他又是此地之地域文化以至整个中华民族文化的重要一脉"。以此作为本文的结束语吧。

（作者为绍兴市中医院主任中医师，本文曾发表于 2009 年 11 月"首届越医文化论坛暨张景岳学术思想研讨会"）

绍派伤寒的前世今生

沈元良

"绍派伤寒"发端于明代，成熟于清末民初。其发端于张仲景《伤寒论》与张介宾《景岳全书·伤寒典》，形成于清代俞根初的《通俗伤寒论》，但彼时的理论体系尚欠完整。后经何秀山的助推，何廉臣、邵兰荪、胡宝书、曹炳章、徐荣斋等传承与发扬，几经修订，其理论学说遂日益丰富，学术理论体系基本形成。因此，后世誉张景岳为"绍派伤寒"之开山鼻祖，俞根初为集大成者。因何廉臣等人的发展完善而勃兴，因胡宝书等人的践行与推行崛起。"绍派伤寒"以绍兴命名，缘于其因地制宜的地方性，独树一帜的创新性，以及前赴后继的可持续性。是祖国医学与地域文化在历史的长河中长期积累形成的，是稽山鉴水的孕育，又植根于这方土地。如乡贤宋志坚先生所说："生于斯长于斯的人杰，都会为它注入新的因素，使这种地域文化丰厚而且鲜活；生于斯长于斯的人杰，又都会受到它的熏陶与浸润，所谓一方水土育一方人才。"因此"绍派伤寒"以其独特的学术体系发展至今。

一、概述

《内经》的问世，标志着医学发展到了一定的水平，有了一套较完整的理论，并为医学流派产生奠定了基础。医学理论的发展中业已出现不同的学术见解，各有发挥。中医数千年的发展产生了众多的医学家，形成了众多的学术流派。学术上的百家争鸣，促进了中医学的发展，充实、丰富了中医学宝库。而"绍派伤寒"呈现名医多，著述多的鲜明特点，重实践、敢创新、善总结、知行合一的独特个性，是祖国医学的重要组成部分。

（一）特定的地理环境影响

绍兴地处特定的地理环境，江南水乡泽国，日照水蒸潮湿温热，疫病丛生。《史记·货殖列传》说:"江南卑湿,丈夫早夭。"地理环境的影响,先民与疾病开展了艰难的抗争,促成了独特的"绍派伤寒"。

(二)"绍派伤寒"的萌芽

绍兴医家述伤寒而宗仲景,博采诸家之说,参以己见,自成一家之言。"绍派伤寒"的理论渊源可上溯至《内经》、张仲景《伤寒论》,其萌芽于明代张景岳。徐荣斋先生说:"绍兴述伤寒而能法古宜今,并足以继仲景而昭来兹者,当推会稽张景岳。"《景岳全书·伤寒典》对仲景理论,有所发挥,信古不泥于古,且能与古为新。他强调勘病、辨证、论治的统一,勘病着眼于伤寒本病、兼病,旁及温、暑,指出"今时皆合病并病",壁龙点睛,使后人知所注意;辨证在全部《伤寒典》中占极大比例,是他诊察伤寒的要义所在,经验所钟;论治部分,古方与新方随宜而施,后篇详析"治例"九类,则是张景岳"论古法通变"的具体化,其说理多参照陶节庵,折衷己意,成一家言。张介宾之《景岳全书·伤寒典》的学术观点对后世影响颇深。但在理论上尚未形成独特完整的体系。

(三)"绍派伤寒"的形成

《伤寒论》被后世医家称为统治外感受病的专书,六经辨证被誉为统治百病的辨证纲领。清代随着吴中叶、吴温病学说的兴起,却对此提出异议。认为《伤寒论》"专为伤寒而设,未尝遍及于六淫也""仲景之书专论伤寒,此六气之一气耳……其余五气,概末及之"。所以,叶天士、薛生白、吴鞠通、王孟英等确立了三焦辨证,以别于伤寒之六经辨证。吴鞠通认为,"若真如确见其为伤寒,无论何时,自当仍宗仲景;若真知六气中为何气,非伤寒者,则于本论中求之"。叶派主张寒温对立,绍派主张寒温一统,这是一个根本性分歧。其实寒温之争,伤寒执以六经,温病主张卫气营血和三焦,这种把经络与营卫气血分割开来,脏腑与三焦混淆不清,其实质是辨证体系上的问题。由此引发伤寒学派与温病学派之争。

俞根初为息寒温之争,提出以六经、卫气营血和三焦融会贯通、合为一体,以伤寒六经辨证体系为支架,参合温病卫气营血和三焦辨证;从外感病的本质特征及其发展、演变的规律来认识,从而形成一个兼取并容的寒温两说之长的统一的外感病辨证论治体系。干脆对四时外感病的命名方式上采用伤寒与温病相结合，如风温伤寒、春温伤寒、湿温伤寒、热证伤寒、伏暑伤寒、秋燥伤寒、冬温伤寒、大头伤寒以及伤寒兼痧、伤寒兼湿、风湿伤寒等等。这种对外感病统一命名与分类，具有独到的见解。这样，既是温，又是寒，从命名上就标明了反对寒温对立的主张。故"绍派伤寒"以俞根初《通俗伤寒论》而得名，又以绍兴命名。《通俗伤寒论》序记载：吾绍伤寒有专科，名曰"绍派"。

凡一学派之成立，必有其内在的联系，否则，便无学派可言。所谓内在联系，不外两端："一者，师门授受，或亲炙，或私淑，各承其说而光大之一。二者，学术见解之不一致，各张其立说，影响于人。"而"绍派伤寒"的形成，有明显的地域性，与一般中医流派有所不同，其前后无明显的师承关系。理论又不是简单的寒温折中，而是有所创新，独树一帜，为热病、感证的论治丰富了内涵。

二、俞根初与《通俗伤寒论》

俞根初（1734—1799），山阴人，名肇源，根初为其字。俞氏世居山阴陶里村（今浙江省绍兴齐贤镇陶里村）。其先世祖俞享宗，为宋隆兴进士。据《绍兴府志》载："仕至秘阁修撰，后为刑部尚书。"至明洪武年间，由享宗后裔俞日新迁居陶里，操轩岐业，早在明朝洪武间即有医名，遂世代沿袭，迄俞根初已历十代有余。俞根初行医近半个世纪，擅伤寒时症，日诊百数人，大名鼎鼎，妇孺皆知。他凭着勤奋、务实、谦逊的精神治学、实践，持之以恒，著《通俗伤寒论》，奠定了"绍派伤寒"的学术理论体系，为"绍派伤寒"的形成、崛起与发展做出了很大贡献。

（一）寒温分争的三阶段

寒温之争，从史料记载看，大致可分三个阶段。

寒温一统，统于伤寒，这是以《内经》《难经》为代表的第一阶段。认为"今夫热病者，皆伤寒之类也""人之伤于寒也，则为病热""凡病伤寒而成温者，先夏至日为温病，后夏至日为病暑"。而后越医人进一步指出，"伤寒有五，有中风，有伤寒，有湿温，有热病，有温病"。

第二阶段，魏晋以后的隋唐时期，寒温分论，认为温病和伤寒虽然都属外感病，但两者之间又有明显的差异，隋唐医家便将二者分论，如"伤寒""温病""时行病"的内容分卷论述和传载，但此时界线不甚明晰，不时地有相互交叉。

第三阶段，金元时期刘完素主火论者之后，"寒温分论"的意识日渐明显，至明清时期，尤其在明末吴有性的《瘟疫论》，为温病学说体系分论奠定了基础。自此，伤寒、温病各自发展趋势已成，后经叶桂、吴瑭等人的推举，使温病理论自成体系，自立门户。由此，便出现了以俞根初为代表的寒温融合，"寒温一统"。

（二）伤寒温病兼收并蓄

寒温之争论，俞根初力就使寒温融会，主张以六经钤百病。《伤寒论》之六经，乃百病之六经，非伤寒所独也，而温热病学说不能赅括一切外感热病。俞根初说，"仲景著《伤寒杂病论》以伤寒二字，统括四时六气之外感证"。认为"六经钤百病"，特别强调六经辨伤寒（包括寒、温两类感症）。俞根初说："以六经钤百病，为确定之总诀，以三焦赅疫证为变通之捷径，融六经、三焦一炉，创立寒温宜统论，诞生了'绍派伤寒'。"

俞根初之《通俗伤寒论》，融合了古今有关伤寒之论述，结合个人临床之经验，阐述伤寒证治，别具一格，具有浓郁和独特的地方特色，为绍派伤寒的形成和发展奠定了坚实的理论基础。正如国医大师邓铁涛先生在《三订通俗伤寒论》序中所说：《通俗伤寒论》，其通俗之处在于发展了仲景的《伤寒论》，书中的"伤寒兼证"，很多内容今天看来已属于温病的范围了。温病学说的发生是有清代之重大成就，是历史的发展的必然结果。若以"寒温统一论"观点看，则俞根初先生可说是先行者。

（三）外感热病学的先行者

寒温统一，实现伤寒与温病的合二为一，俞根初建立了一个较为完整、统一的外感病学。由于六淫之邪除具有"首先袭表""与季节、环境有关""发病急、变化快，若与疫疠之邪相杂为患，则又兼具传染性、流行性"的特点外，还有"可单独或夹杂为病""在病程中可互相转化"的致病特点。

又由于外感病，虽病位与病性不同、证型与表现各异，但由六淫（包括疫疠）之邪侵袭所致有它一定的规律性。

一般邪从皮毛而入者，易涉经络、关节；邪从鼻入者，易涉清窍与肺，并旁及心（包）营；从口入者，易涉胃肠与脾，并旁及肝胆；邪从其他途径而入者，病多迁延难愈。外邪侵犯人体后，基本遵循由表及里、由浅入深、由轻到重、由实致虚的规律发展。再者就是致病的邪气与生活环境不同，人体禀赋强弱有别，治疗是否及时与恰当各异。如暑邪为病其较少出现表证而径见暑热蒸灼之里证，但与阴浊之邪相杂为患，则易患表证。以六淫之邪的致病特点以及外感病发生发展变化的规律性、特殊性与复杂性为基础，由此使寒温统一，促进外感病学的发展。

三、流派主要学术思想特色

（一）采纳乡间俗语俚语，病名通俗易懂

"绍派伤寒"，底定于俞根初。根基于绍兴的地域、气候、民族习俗等多种因素，人们感时邪而发病者，当有温、暑、湿、寒诸异。然而，绍派医家统称之谓"伤寒"，但又分别按临床见证以冠名。例如《通俗伤寒论》所列的小伤寒、大伤寒、暑湿伤寒、大头伤寒、黄耳伤寒、赤膈伤寒、发斑伤寒、发狂伤寒、漏底伤寒、夹阴伤寒、脱脚伤寒等等，这也正是绍派医家"通俗"之处，都源于绍兴当地民间之俗称。体现了中医药文化之特点，来自民间，根植于人民之中。

（二）宗六经融合三焦 寒温一统成新论

以俞根初为代表的绍派伤寒，注重温热病变之实，结合临床，提出了以形层说解六经理论的新观点。主张以六经钤百病。《伤寒论》之六经，乃百病之六经，非伤寒所独也，而温热病学说不能赅括一切外感热病。何秀山说："病变无常，不出六经之外。"俞根初云："仲景著《伤寒杂病论》以伤寒二字，统括四时六气之外感证。"何廉臣说："温热病只究三焦，不讲六经，故属妄言，仲景之六经，百病不出范围，岂以伤寒之类，与伤寒截然两途乎？"胡宝书则以"竖读伤寒，横看温病"。如"大头瘟""春瘟""暑湿""秋燥"等外感热病，皆归类在伤寒之内，如"大头伤寒""春温伤

寒""暑湿伤寒""秋燥伤寒"等，说明了绍派伤寒已把一般温病都包括在伤寒六经之中，解决了伤寒学派与温病学派长期纷争不休的对立局面，寒温得成一统。

（三）重观目四诊合参，腹诊别具一格

辨治伤寒，主张四诊合参。望、切二诊，尤以观目、腹诊按胸腹为要，其观舌察脉亦与众不同，则是俞根初的创新。"凡诊伤寒时病，须先观病人两目，此看口舌，已后以两手按其胸脘至小腹……"，观目之法，使医者能在纷繁的证候中抓住主要矛盾，于危重病人尤为重要。

腹诊源于《内经》，经云，"胸腹者，脏腑之郭也"。绍派医家将腹诊（按胸腹），推为诊法之第四要诀，俞根初认为，"胸腹为五脏六腑之宫城，阴阳气血之发源。若欲知脏腑何如，则莫如按胸腹，名曰腹诊"。亦是绍派诊察伤寒时病又一特色。

（四）治燥创立温凉分治

俞根初创方，将燥分温、凉，并设凉润、温润二法。他指出："久晴无雨，秋阳以暴，感之者多病温燥……秋深初凉，西风肃杀，感之者多病风燥，此为凉燥。"何秀山也指出："秋月天气肃而燥胜，故秋分以后，风燥凉燥之证多。秋分之前，天气晴暖，秋阳以暴则温燥之证多。"对凉燥治以"辛温为君，佐以辛甘"，对温燥则"辛凉为君，佐以苦甘"。言简而意赅，为后世治燥提供了依据。

（五）外感强调透达，重视透祛邪有出路

治疗外感强调透达，重视透邪外出，给邪以出路，是绍派的一大特色。"病（邪）去则虚者亦生，病（邪）留则实者亦死，虽在气血素虚者，即受邪气，如酷暑严寒，即为虚中夹实，但清者暑散其寒以去邪，邪去则正自安。"至于驱邪之法，则强调透达。何秀山指出："凡邪从外来，必从外去，发表固为外解，攻里亦为外解。总之，使邪有出路而已，使邪早有出路而已。"对于先内伤兼外感者则"即有人虚邪实者，不过佐以托邪之法，护正之方，究当以驱邪为主，邪早退一日，正即早安一日，此为治一切感症之

总诀"。而透邪外出之法又有宣散、宣气、化浊等不同，但总以开门而逐为要，处处开设通路，使其盗去而室安，正气自复。

（六）辨证重湿施治主化，方药轻灵效卓

胡宝书认为，绍地不但真伤寒少见，纯粹之温热病亦不多见，所患外感多夹湿邪，提出治时病当化"湿"为先。治湿必先治气，气化则湿化。湿之所以停滞者，皆因气之不运，运之则湿焉能留。由于绍兴的天时、地理环境和人们的饮食嗜好，决定了"绍派伤寒"治疗（伤寒）外感时病，立法以芳香宣透，开达上焦利华盖；辛凉和微温发其汗，清其水之上源，淡渗利湿以运中渗下。药物以轻灵而朴实，能拔动气机，制方精切稳健，能中病应验。如俞氏《通俗伤寒论》所载 101 方中，方方皆佐以渗利之品，或芳香宣透之药饵。绍派医家不但立法稳妥，而且在处方用药上，则注重轻、灵、验，所谓轻则以量小质轻芳香宣发，上浮之品，拔动气机；灵则以用药灵活机园，随症加减；稳则处方用药参合时令，综观病机，切中病机；验则是方药切证。

（七）饮食调理顺应四时，疾病治养并重

中医治病医、药、护不分，主张"三分治、七分养"，其护理学说在张仲景已有记载，为服桂枝汤后的"将息"和"禁忌"，注重服药后的病理反应与药理反应。

后世医家尚不够重视疾病的调护方法，而绍派医家通过实践经验与教训，懂得中医调养护理的重要性，尤其特别强调"忌口"即饮食的宜忌。徐荣斋先生强调："须知疾病与调护为医疗过程中一个关键，医药疗效之显著与否，与调护的合理不合理有密切关系……"因关于调护而造成事故的例子，是不少概见的。认为对疾病的转归和痊愈有很大的影响。这也是绍派伤寒学术思想中较为突出的一点。不但在外伤寒（时病）是这样，而且在内、儿、妇等杂症中亦是如此。唯俞根初在《通俗伤寒论》中特列"瘥后调理法"，但尚不完臻，故徐氏在《重订通俗伤寒论》中编为《调理诸法》一章，补充了病中调护法，瘥后药物调理之法、食物调理之法、气候调理之法、起居调理之法五个方面。强调疾病治疗，饮食调理顺应四时，治养并重。

四、《通俗伤寒论》成书背景

《通俗伤寒论》成书背景，一是明代已显端倪的学术之争，到了清代则更为明朗。主张错简重订或主张维护旧有编次的不同医家，观点突现，均宣称自己最能反映张仲景的原意。清代主张错简重订的代表医家是喻昌，其《尚论篇》影响之大超过了明代方有执的《伤寒论条辨》。另一派医家则认为即便是方、喻二家也未能尽复仲景原貌，因而他们的重订工作往往另辟蹊径而不循方喻。主张维护旧有编次的医家有钱塘二张即张志聪、张锡驹，以及陈修园等人。这种学术之争有一定意义，许多医家为了使自己的观点更有说服力，往往博览群书，寻流溯源，深思熟虑，力求得出精辟的分析，独到的见解。因此其中不乏出现具有影响的佳作。

二是清代前中期的医学发展，呈现出一个比较错综复杂的局面，中医学传统的理论和实践经过长期的历史检验和积淀，至此已臻于完善和成熟，无论是总体的理论阐述，抑或临床各分科的实际诊治方法，都已有了完备的体系，而且疗效在当时的条件下是卓越的。

三是清代温病流行，特别是江南湿地，气候温暖，河网密布，人口稠密，流动性大，温病流行频繁。尤其是温病学派形成，其观点与传统的仲景伤寒学说，外感由寒邪所致，六经辨证的理论迥异。

俞根初力使寒温融会，以张景岳《景岳全书·伤寒典》阐述论伤寒之汗法、下法、补法，慎用苦寒药物的学术观点，强调勘病、辨证、论治的统一，干脆把四时外感热病统称之为风温伤寒、春温伤寒、湿温伤寒、秋温伤寒、冬温伤寒等等。在这背景下便产生了《通俗伤寒论》。

五、《通俗伤寒论》的古今评价

《通俗伤寒论》是一部论述四时感证的专著，也是"绍派伤寒"之菁华。

何秀山评述《通俗伤寒论》，后汉张仲景著《伤寒杂病论》，传一百一十三方，方方皆古；立三百九十七法，法法遵经。又以六经钤百病，为不易之定法，"以此病例彼病，为启悟之捷法。故历代名贤奉为正宗。正宗则诚正宗矣，然就余临证经验，尚不敷用者，以其间兼证、夹证、变证、坏证，证证不同，还须旁采耳。余临证时，凡遇纯实证，每参以张子和法；纯虚证，每参以张景岳法；实中夹虚证、虚中夹实证，每参以张石顽法。庶几博采众法，法法不离古人，而实未尝执古人之成法也"。

何廉臣说，俞根初《通俗伤寒论》六经正治六法，统计一百零一方，方方有法，法法不同，真可谓门门透澈，息息通灵者矣。先祖为伤寒专科，必先通杂证，而后能善治感证。今观俞氏方法，益信而有证，但必列一百一方者，推其意，大抵仿陶氏肘后百一方侧耳。从此知其学虽博古通今，而宗旨则信而好古，直可新定其名曰六经百一选方，与肘后百一方，后先辉映。

何廉臣又说，《通俗伤寒论》，其辨析诸证，颇为明晰，其条例治法，温寒互用，补泻兼施，亦无偏主一格之弊，方方切用，法法通灵，其定方宗旨，谓古方不能尽中后人之病，厚恩不得尽泥古人之法，全在一片灵机，对症发药，庶病伤寒者其有豸乎？……俞氏此著，勤求古训，博采众法，加以临证多年，经验丰富，故能别开生面，独树一帜，多发前人所未发，一洗阴阳五行之繁文，真苦海之慈航，昏衢之巨烛也。学者诚能从此书切实研求，广为探索，则历代伤寒名家，皆堪尚友矣。

曹炳章认为，《通俗伤寒论》一书是医学界公认为的四时感证之诊疗全书，说："可谓方法美备，学理新颖，不但四季时病无一不备，而重要杂证，亦无遗漏矣。得俞、何及末学三人之经验，成伤寒独一无二之大观，为当今改进国学之先锋，可为后学登堂入室之锁钥，亦无不可。"

张山雷先生在《增订通俗伤寒论·序》中说：且言虽浅近，而取之不尽，用之不竭，智者见智，仁者见仁，老医宿学，得此而且以扩充见闻，即在后生小子，又何往而不一览了解，心领神会。

徐荣斋在《仲景学说在绍兴的发展》一文评价《通俗伤寒论》，"内容都是诊疗伤寒的临床经验，简明切要，完全系当时传道授业之口诀，浮泛语少，实用价值高"。

国医大师何任教授在谈及"绍派伤寒"时说：《通俗伤寒论》确实有很多实实在在的东西可研究，加以应用，并题词"弘扬中医学术，传承绍派伤寒"。

国医大师邓铁涛教授在《三订通俗伤寒论》序中说：《通俗伤寒论》，其通俗之处在于发展了仲景的《伤寒论》，书中的"伤寒兼证"，很多内容今天看来已属于温病的范围了。温病学说的发生是清代之重大成就，是历史的发展的必然结果。若以"寒温统一论"观点看，则俞根初先生可说是先行者。

六、《通俗伤寒论》版本沿革

话说《通俗伤寒论》，原系俞根初手稿，凡三卷，是俞氏行医四十余年，诊余之暇，将其临证心得所悟，记录成篇，名曰《通俗伤寒论》。俞氏认为中风自是中风，伤寒自是伤寒，温湿自是温湿，温热自是温热，然皆列入伤寒门中，因张仲景著《伤寒杂病论》，当时不传于世，晋王叔和以断简残编，补方造论，混名曰《伤寒论》，而不名曰四时感证论，从此一切感证，通称伤寒，从古亦从俗。故是书取名曰《通俗伤寒论》。

《通俗伤寒论》约成稿于乾隆四十年（1774）。由俞根初赠予绍兴长乐乡何秀山，何氏阅读后颇受启发，后经何秀山整理，在俞氏《通俗伤寒论》的三卷抄本上，每条每段各加按语，或做阐发，或做补正，于乾隆四十一年（1775）付梓。可以说何秀山为"绍派伤寒"助推者。嗣后，民国初期由何秀山之孙何廉臣再予勘订、补充、增订，综合了张仲景以后直至近代各家的伤寒、温热学说。1911年《通俗伤寒论》在裘吉生主编的《绍兴医药月报》上陆续刊出，并在该社出版的《医药丛书》中以单行本出版。然而刊行未到三分之二时，至民国十八年（1929年8月）因何廉臣先生谢世，全书未竟越三年，何廉臣之子幼廉、筱廉力请曹炳章先生助其整理，并由曹氏执笔，于民国二十一年（1932）冬补苴续成。曹氏又补其缺漏，仍将前印之稿，分编分章分节，重新编定，卷册匀分为十二卷。其原文不删一字，原书之中下未成二册，如是照何廉臣预定目录编次，整理残稿，依次编述。其原稿有未就缺失者，曹氏根据平时与何廉臣朝夕讨论的经验学识，为其撰补，之间有实验心得，另列"廉勘"之后，附入发明之，历时二载，名为《增订通俗伤寒论》，于1934年由上海六也堂书局出版。全书增为四编十二卷十二章。如此，斯书得以完璧，并于1948年以《校勘通俗伤寒论》由重庆中西医药图书社重版发行。但是由于时间仓促，书中章节有所重复，若干文字存在谬误，曹氏拟重新整理，因为年事已高，力不从心，于是由徐荣斋先生继续整理。

徐荣斋先生于1944年起，历时11年，潜心研究，系统整理，每节根据自己的体会进行补充加注，对原书亦做了一定的删减和修订。如对原书第二章六经方药中周越铭附入的方歌及第六章增附的"六经舌苔歌"，第十二章第四节"情欲调理法"予以删除，六经部分补入陈逊斋的"六经病理"；脉象部分补入姜白鸥的"脉理新解"，其他节目有重复的，均予适当合并。曹炳章先生亦斟酌若干条应修订之处，去芜存菁，益臻完善，复予重订，改名为《重订通俗伤寒论》，并于1955年1月由杭州新医书局出版，1956年上海科技卫生出版社再版，得以广泛流传。此后，徐荣斋又采纳了全国各地读者的反馈意见，对全书再予修订，个别文字加以修润，全书共十二章，条例清晰，内容更为精湛详明，是此书之佳本。该书于1959年2月由上海卫生出版社出版，一时风靡全国中医学界。

1981年徐荣斋先生与连建伟谈及《重订通俗伤寒论》，打算再次修订，无奈因次年重病谢世未能完成心愿。连建伟教授以1959年2月由上海卫生出版社出版的《重订通俗伤寒论》新1版为底本，以1934年5月上海六也堂书局铅印的《通俗伤寒论》十二卷本为主校本，1916年《绍兴医药学报》铅印"大增刊"《通俗伤寒论》为旁校本，1956年杭州新医书局出版的《重订通俗伤寒论》为参校本，对全书进行校勘。他将底本本中错字直接改正，文字重复加以删除，明显脱字增补并出校，将旧式句读改为标点，文中的谬误或费解之处加撰简要按语，某些重要的名词术语力求前后统一。2002年5月，《三订通俗伤寒论》由中国古籍出版社出版。经过重新修订的《三订通俗伤寒论》版本更臻完善。正如邓铁涛老先生在该书序中所说，面貌一新，使浙派医学再放光彩。

2006年1月，以1934年上海六也堂书局铅印《通俗伤寒论》十二卷本为底本，经连智华点校，由福建科学技术出版社出版，名为《增订通俗伤寒论》。

2011年1月范永生作序，徐荣斋医学丛书《重订通俗伤寒论》由中国中医药出版社出版。上述书的出版，基本保持了原书的内容，使我们今天得以见到原书的风貌。

七、"绍派伤寒"传承与发扬

"绍派伤寒"上溯明清，下逮民国，300多年来，由于仲景学说不断发展，临证经验不断积累，"绍派伤寒"的学说不断丰富，绍兴以治伤寒著名者不乏其人。其形成擅治外感热病，诊断重目诊、脉诊、腹诊，辨证重湿，施治主化等具有鲜明地域特色的诊断治疗组方用药体系，而著称于杏林。发端于张仲景《伤寒论》与张介宾《景岳全书·伤寒典》，出现了理论孕育期的张景岳，理论发端期的俞根初，伤寒与温病颇有发挥的陈士铎、章虚谷，理论发展与实践时期的何秀山、任澜波、何廉臣、傅嬾园、邵兰荪、胡宝书、祝味菊、裘吉生、曹炳章等，以及理论完善、传承时期的裘吉生、曹炳章、傅再扬、徐荣斋等大家。

（作者为绍兴市中医院主任中医师）

第三编

越医文化：非遗保护与文化遗存

有历史才有现在，唯遗产才知兴衰。

——保护文化遗产公益广告

绍兴市非物质文化遗产——传统医药

吴双涛

传统医药是绍兴非物质文化遗产的重要组成部分。其内容之丰富、流传之广泛、历史之悠久以及生命力之旺盛堪称是绍兴传统医药的优势和特色所在。

我国的传统医药，是以中医药为主的，包括民间医药和少数民族医药在内的传统医学、药学知识和实践的存在形态。联合国教科文组织 2003 年正式通过的《保护非物质文化遗产公约》，把人类非物质文化遗产划分为五大类。其中虽然也包含了"传统医药"的内容，但没有把它列为大门类，以致无法体现我国以中医药为代表的传统医药的独特性和整体性。因此，国务院在 2006 年 5 月 20 日公布《第一批国家级非物质文化遗产名录》时，就根据我国非物质文化遗产的现状和特点，将 518 项非物质文化遗产分为十大类，"传统医药"即为其中的一大门类。这种分类体系既解决了由于分类过于笼统而在具体实践过程中难以操作的问题，更重要的是，将"传统医药"单列作为一个独立门类表明传统医药在我国非物质文化遗产存在体系中的重要地位和实施严格保护的重要意义。

绍兴的传统医药，由中医药和民间医药两部分组成，由于历史悠久、名家辈出、著述众多、世家如林、学派纷呈，中医学界因此统称其为"越医"。董汉良先生等主编的《越医汇讲》一书，就是专门记载、分析、论述越医医事、医话医史、医论的一部专著。其中提到，由越地及越人传承下来的越医，经历过不断丰富、完善、深化的过程。特别是在宋室南迁、定都杭州以后，原在汴梁的一批太医院、御医院医官及其家眷也陆续南渡，定居畿辅之地的绍兴。因此，一些世代相传的宫廷秘录、验方也就逐渐流传到民间，不仅丰富了绍兴的民间医药，而且使越医的内涵得到了进一步的充实和发展，相继涌现了一批代表性的杏林人物。他们当中，有元代的王公显、贝

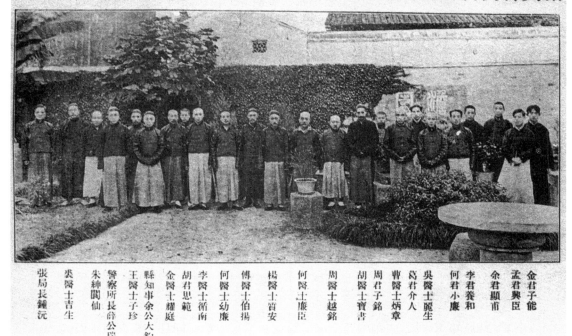

紹興縣同善局施醫各醫士暨官紳全體攝影時在民國十年九月

| 張局長鍾沅 | 裴醫士吉生 | 朱紳闐仙 | 警察所長薛公堂 | 縣知事余公大釣 | 王醫士子珍 | 金醫士耀庭 | 胡君思範 | 李醫士祐南 | 何醫士幼廉 | 傅醫士伯揚 | 楊醫士賓安 | 何醫士廉臣 | 周醫士越銘 | 胡醫士寶書 | 周君子銘 | 曹醫士炳章 | 葛君介人 | 吳醫士麗生 | 何君小廉 | 李君養和 | 余君顯甫 | 孟君輿臣 | 金君子能 |

绍兴县同善局施医医生与县知事余大钧等官绅合影

元瓒，明代的马莳、张景岳，清代的章虚谷、陈士铎、俞根初以及清末民初的何廉臣、裘吉生、曹炳章等。自宋迄清，因医术高明而被罗致为御医的就有陈师文、裴宗元、戴思恭、张廷玉、孟凤来、俞尧日、石邃、胡廷寅、祁坤、钱松、赵文魁等。

越医在传承过程中，逐渐形成了一批专科世家。有始于宋代的石门槛钱氏妇科、下方寺"三六九"伤科和始于清代的胡氏伤寒专科、顾氏伤科、竹氏妇科、寿明斋眼科、明明斋眼科、石门槛徐氏儿科、车家弄马氏喉科、祝氏草科和张氏疔科等。这些专科往往医术独到、疗效显著，深受百姓喜爱，而且是世代相传、声名远播，有很深的群众基础。其中，钱氏妇科首创于北宋末年，南宋赵构驻跸绍兴时，宫室后妃染疾，每每敦请钱氏妇科为之诊治。钱氏妇科迄今已传至22代，并有《大生秘旨》《胎产要诀》和《钱氏产科验方》等秘籍。越医传人中的明代张景岳、清代俞根初和民初何廉臣等，还根据绍兴温热多挟湿邪的自然环境特征，经过几代人的努力，创建了具有

保护传承的足迹

195

鲜明地方特色独树一帜的"绍派伤寒"。此外，越中医家还在总结临床治验的同时，广泛涉及医经、医史及伤寒、温病等，在医经研究脏象诊法研究、本草方剂研究、伤寒与温病研究中，多有建树，形成学术流派。

这些具有浓厚绍兴地方特色的传统医药，作为非物质文化遗产，既具有历史性、文化性，又具有知识性、实践性，无不与老百姓有着密切的关系，深得民间信赖与爱护，因而使许多属于非物质文化遗产的传统医药，至今仍然以深得民心而表现出旺盛的生命力。其中如钱氏妇科、"三六九"伤科，除设有专门诊所外，其传人或子弟进入当医院坐诊者也不乏其人。当然，也有不少单方、验方乃至独门秘术，是通过记忆、口传等方式保存下来，由于各种原因，或失传，或失去昔日的盛况，甚至濒临灭绝。因此，对于传统医药来说，同样面临着如何保护、传承和实现可持续性发展的问题，这不是一朝一夕能够完成的短期任务。从某种意义上说，非物质文化遗产越丰富，保护、传承和可持续性的任务也就越繁重，越艰巨。对此，我们应当保持清醒的认识。

2008年10月，中医中药中国行活动在绍兴启动，同日，绍兴市中医药文化研究所挂牌成立；11月，上海越商越医文化研究基金成立；12月，绍兴市创建全国农村中医工作先进市成功。同时，我市新世纪保护传统医药的工作正在全面展开。

（作者为绍兴市非物质文化遗产保护中心主任，原绍兴市文化馆馆长）

浙江省非物质文化遗产——越医文化

吴双涛

　　绍兴，春秋时为越国都城，故又有越州、古越、越郡之别称，古代绍兴医家亦因之被称为"越医"，其包括了绍籍在本地、外地的医家以及外籍长期在绍兴的医家。"越医"之记述早见诸史书、方志、各类文集笔记，其学术思想、临证经验反映在"越医"存世的医著及医方中。

　　"越医"肇始于春秋，兴起于东汉，发展于唐宋，鼎盛于明清，自发端流传至今，已有 2000 多年传承历史，它不但流传绍兴市属全境，还辐射全国乃至海外华人居住的地方，在日本、朝鲜等影响甚大。其传授方式多样，既有通过祖传、师承口授，也有通过著作自学私淑，源远流长，代代相传，具有浓郁的绍兴地方特色。"越医"是浙医的代表，与江苏孟河医派、吴中医派，安徽新安医派，近代上海"海派中医"交相辉映，在中华医药史上独树一帜。

　　"越医"具有下列特征：

一、名医辈出

　　据不完全统计，历代有重要影响的越医有 300 余人；《中国医学百科全书·医学史》记载的古今 107 位中西医名家，越医就有 10 人。代表人物中，首先有中医各领域的领军人物，如温补大家张景岳，温病学家、医学批评家章虚谷，"绍派伤寒"鼻祖俞根初，"越州翘楚"何廉

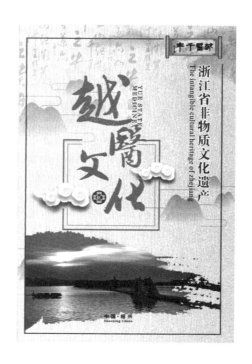

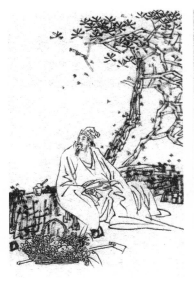
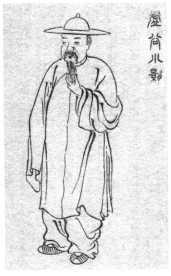
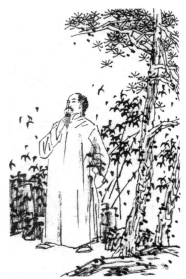

| 张景岳画像 | 章虚谷画像 | 俞根初画像 |

臣，中医活动家裘吉生，中医药理论家曹炳章，中医教育家傅崇黻、王慎轩，以及首次以哲学的观点研究《内经》、批驳余云岫《灵素商兑》的杨则民等。其次，有一批专门为帝王后妃服务的人群——皇家越医。宋代御医裴宗元、陈师文编撰了我国第一部国家颁行的成药专书《校正太平惠民和剂局方》；元代戴思恭为三朝御医，誉为"国朝之圣医"；明代傅懋光曾主持了对朝鲜内医院医官的讲学，为越医中开展对外交流第一人；赵文魁、祁坤一门，均为三代御医。两次，尚有通晓医理、但不以医名的编外越医，如汉代哲学家王充精通养生，宋代大诗人陆游曾行医乡里，明代著名书画家、剧作家徐渭著《素问注》等，是越医中一道亮丽的风景线。

二、世家林立

"医不三世，不服其药。"医家之专科世家，有如商家之老字号，其独门秘术特别被人称颂。越医世家源远人众，家家怀有绝技，造福乡里，声誉远播。越医有二大特色：一是起源早，流传长，影响广。钱氏女科，又称石门槛女科，为南宋著名御用女科，自南宋以来，代有名家，迄今已 22 代。"三六九"伤科，原名下方寺（里）西房伤科，源于河南少林，自宋迄今，历 800 余年，至今有后人继其业。"三六九"伤科为浙江著名伤科，其影响

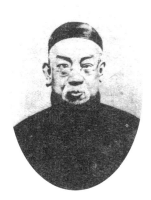
何廉臣像

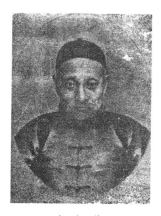
杨则民像

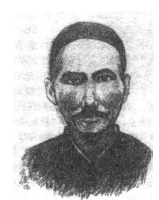
胡宝书画像

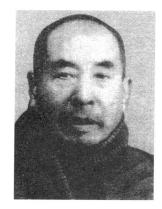
裘吉生像

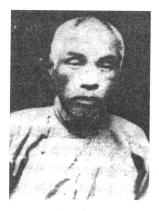
曹炳章像

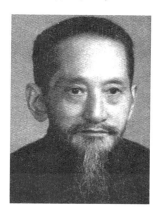
王慎轩像

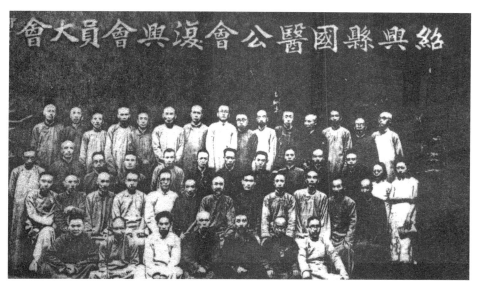
绍兴县国医公会复兴会员大会合影

远远超出了绍兴地域，有民谚可证："清明时节雨潇潇，路上行人跌一跤。借问伤科何处有？牧童遥指下方桥。"其名声家喻户晓。二是科目齐全。专科世家中有钱氏女科、嵊县竹氏女科、"三六九"伤科、顾氏伤科、新昌张氏伤科、诸暨陈氏伤科、徐氏儿科、骆氏儿科、汪氏儿科、螺蛳桥疳科、寿明斋眼科、明明斋眼科、董氏眼科、菖蒲楼胡氏伤寒专科、湖塘傅氏伤寒专科、傅氏伤寒专科（傅再扬）、王氏外科、丁氏外科、车家弄马氏喉科、下放桥祝氏草科等。

三、流派纷呈

医学流派的形成需要有一批代表医家做支撑，并有独特的学术观点及临床经验名世，大多具有明显的地域特征。"越医"流派纷呈，傲立医坛，其中以"绍派伤寒"最为著名。俞根初《通俗伤寒论》中何秀山序曰："吾绍伤寒有专科，名曰绍派。"它发端于明代，成熟于清末民初。"绍派伤寒"的形成，是中医史上对外感热病的认识和治法上的又一创新，是越医发展仲景学说的新贡献，代表医家有俞根初、赵晴初、何廉臣、邵兰荪、胡宝书、杨则民、曹炳章、徐荣斋等。

其二为医经学派。越医研究《内经》自成一派，著名者有七大家。明代马莳的《素问注证发微》及《灵枢注证发微》，前者为继王冰注《素问》之后第二注家，后者则为《灵枢》最早的全注本。张景岳的《类经》，对《内经》进行重新分类，条目清晰，标新立异。清代陈士铎的《素问新编》《灵枢新编》，姚止庵的《素问经注节解》，章虚谷的《灵素节注类编》，民国时田晋蕃的《内经素问校正》，何廉臣的《内经存真》，在阐述经旨、发挥医理方面，各有特色。

其三为中西汇通派。在近代西风东渐、中医生死存亡相争的关头，越医积极主张中西医汇通，并进行大胆尝试。何廉臣、裘吉生、傅崇黻、王慎轩、杨则民、赵逸仙、田晋蕃、何璧斋等为先行者。他们结社办报，创办新式中医学校及中西医并存医院，编撰新式教材，接受医学新知，扬吾中医之长，废旧有之陋习，在当时的中西汇通世潮中，越医的观点及做法独立潮头，为全国中医界瞩目。

其他尚有温补学派、养生学派等。

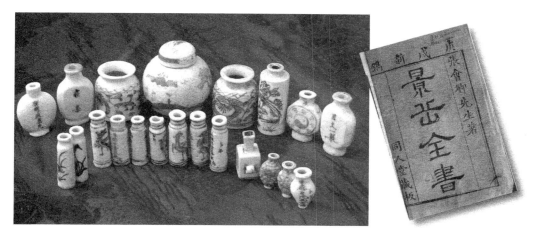

景岳全书

体现"越医"丰富内涵及价值的载体有"越医"医籍、处方、医药器物、"越医"活动遗迹以及口授经验等。其价值主要体现在四个方面。

一是学术价值。"越医"的学术思想和临床经验，凝集了"越医"的精华，是中医药理论的重要组成部分，具有很高的学术价值。

二是传承价值。"越医"世家历数百年而不衰，其独门绝活具有很高的传承价值。

三是借鉴价值。"越医"在近代率先结社办报，高举中西汇通大旗，开启近代中医教育先河等实践，给后人留下的宝贵经验，有重要的借鉴价值。

四是人文价值。透过"越医"兴盛的表象，对其产生根源、发展动力做进一步探析，可以发现"越医"与古越文化有着千丝万缕的联系，具有重要的人文价值。

随着现代医学的强力冲击和人们生活方式的转变，"越医"的传承受到了阻碍，亟待加强保护和挖掘，使之更好地弘扬和发展。

2009年6月，"越医文化"被列入浙江省第三批非物质文化遗产名录。

绍兴"三六九"伤科

绍兴"三六九"伤科，系"下方寺里西房伤科"，早期因行医者世居山阴下方禅寺里西房而得名，因每逢三、六、九至绍兴行医，门庭若市，久而久之，"三六九"便成了骨伤科的代名词。

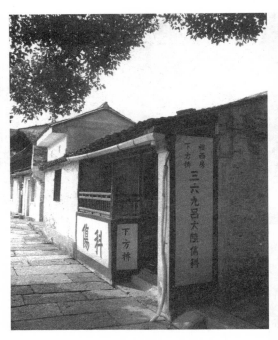

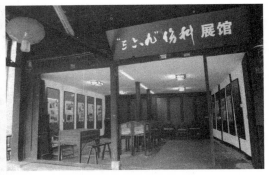

"三六九"伤科展馆

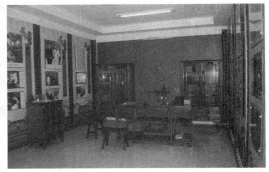

"三六九"伤科陈列室

名为"三六九""二五八"等绍兴伤科，原是根据
门诊时间来称呼的。其中"三六九"伤科历史悠
久，名噪浙东。后吕氏一脉迁居绍兴城内仍操祖
业，直至今日，该伤科仍在诊治伤患者。

　　绍兴"三六九"伤科始自南宋高宗年间，沿袭已数十代，迄今已有八百
多年历史，其支派繁衍，代有传人，在民间深负盛名，名噪浙东北。其鼻祖
嵇幼域，祖籍河南开封府，为少林武师徐神翁收养，授其武功和医术。后
护驾至临安（杭州），悬壶行医，堂曰，"善风草堂"。传其子绍师。明清之
际，其中一支迁来山阴居下方禅寺，创立"下方寺里西房伤科"，由宏达祖
师授钵于南洲和尚，再传于张梅亭、王春亭，每逢农历"一、四、七"在寺
中坐堂，"三、六、九"至绍兴宝珠桥河沿前应诊，"二、五、八"则赴萧山
县城坐诊。后以"三六九"伤科闻名遐迩。张梅亭传子授徒共六门，其孙张
凤鸣、徒王俊林青出于蓝。今"三六九"伤科尚有后人承业，傅氏传人顾瑞
康、傅庆儿等在绍兴县中医院坐诊，傅氏传人傅乃任、傅宏伟等在安昌镇人
民医院坐诊，位于绍兴市区宝珠桥河沿的吕大陆伤科，至今很有名气。

　　绍兴"三六九"伤科的治疗手法以少林武功为基本功，辅以秘制的
"三六九"伤膏，治疗骨伤功效显著，深受群众欢迎，具有极高的实用价值

和传承价值。现存祖师嵇幼域所撰著的《下方寺里西房秘传伤科》、王俊林所著《跌打大成》2部手稿及《下方寺伤科》手抄本中，关于骨伤治疗手法及药方、秘方等均以诗体、歌谣形式记载，蕴涵着深厚的历史与人文价值。同时，该伤科在针对伤骨科疾病的临床治疗、攻克伤骨科疑难病例等各方面都存在着重要的研究价值，而对现存文本、手稿的研究又可纳入中国古籍研究、中医文献研究中去。

目前，绍兴"三六九"伤科相关资料在绍兴县非物质文化遗产展示中心陈列展出。绍兴县中医院和安昌镇人民医院也都在积极努力建设绍兴"三六九"伤科特色专区，争取共同打响绍兴"三六九"伤科品牌。

石门槛钱氏妇科

石门槛钱氏妇科，又称钱氏女科，世居山阴石门槛（现在越城区仓桥直街）。与宁波宋氏女科、萧山竹林寺女科、桐乡陈木扇女科及近代杭州何氏女科，并称浙江著名女科。

据《语肥堂钱氏族谱》载，钱氏第十一代始操女科业（北宋末年），迄今已廿二代，有《大生秘旨》《胎产要诀》《钱氏产科验方》等书存世。钱氏女科不但享盛誉于民间，且为南宋著名御用女科，宋高宗赵构在绍兴行宫暂留期间，后、妃、嫔染疾，每延钱氏女科诊治。嘉庆《山阴县志》记载："钱象垌，字承怀，以医名。钱氏自南宋以来，代有名家，至象垌而荟萃先世精蕴，声远播焉。"象垌为钱氏女科第十四代世医，著《胎产要诀》。象垌之子廷选，孙登谷，曾孙琦瑶，承先辈业，精女科。钱氏十六代钱国富，字君颖，明时移居钱塘，早年浪迹各地，故地方志无载其事。君颖著有《女科百病问答》四卷，魏玉磺《续名医类案》曾采录其医案数则。第十八代世医茹玉亦精胎产。清代宝灿与族弟宝楠为第十九代世医。宝楠长子少堂，次子少楠（廿代世医），孙寿祺、寿铭，皆精女科，寿铭早年毕业于浙江中医专门学校，后又师从何廉臣、曹炳章，妇、内科俱精。钱氏妇科传子不传女，唯十九代世医宝灿破其戒，授徒两人，一为绍兴徐如忠，一为杭州何九香，九香即为近代杭州何氏妇科的祖师爷。

钱氏妇科识症用药与众不同，博采诸家以融会贯通，对丹溪学说尤为推崇，其特色为以风药调经；治崩漏不用固涩药，喜用清肝凉血以澄源析流；

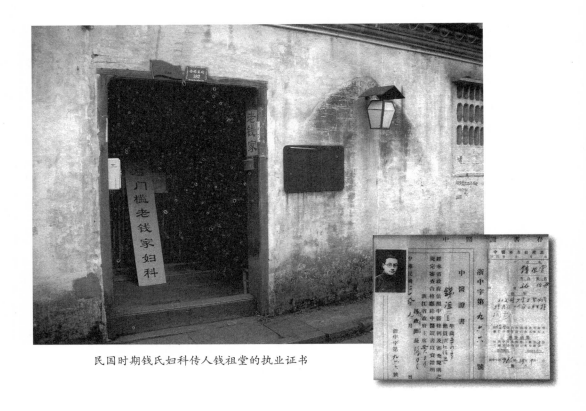

民国时期钱氏妇科传人钱祖堂的执业证书

治带推崇"五色带下"理论；主张胎前宜调肝脾、补气血，产后宜通忌滞；重视孕妇的食忌和药忌。所创之生化汤为妇科名方，风行天下。何廉臣曾说，"钱氏之方，得盛行者，实始于生化汤。吾越前哲张会卿载之于《景岳全书》。乃时，景岳之全书盛行，而钱氏产科之生化汤亦盛行，甚至妇人皆知，药肆备为通行官方，不必就医诊治，即向药肆购服矣"（《钱氏产科验方·序》）。钱氏生化汤是世界上最早非处方药的滥觞。

钱氏妇科享盛誉于南宋，鼎盛于清末民初，眼下因后继乏人，渐趋衰微，有关部门正在积极采取措施加以保护，重振钱氏妇科之名。

车家弄马氏喉科

宋代太医局分九科，内有口齿咽喉科，到元代，咽喉和口齿始分为二科。车家弄马氏喉科世居山阴马山车家弄，是绍兴唯一以喉科闻名于世的专科世家，始于清代，历代传子不传女，至今已第十代。第一代为马子长，第二代为马伯周，第三代为马成芝，第四代为马茂生，第五代为马加其，第六代为马杏园，第七代为马鹿山、马鹿世，第八代为马廷鹤，均在家中行医，自设药店。中华人民共和国成立后，第九代马春阳始参加联合诊所，曾在皋埠卫生院工作，后回家务农，但仍有病人寻到家中请其看病，马春阳有《喉科实践药方》存世。至今，第十代传人马天祥仍在家操祖业。

车家弄马氏喉科有以下特征：

一是唯一性。绍兴虽然有许多专科世家，但车家弄马氏喉科是绍兴境内唯一以喉科闻名于世的专科世家，在省内亦不多见。

二是有独门绝活。其治术分药物外吹、内服、手术排脓，认为咽属胃、喉属肺，临床当咽喉、寒热、虚实分别治之。

虽然，当今医学十分发达，外科技术水平越来越高，但对慢性咽炎等常见病却无良方，而传统中医颇有妙招。因此，对车家弄马氏喉科的特色治疗

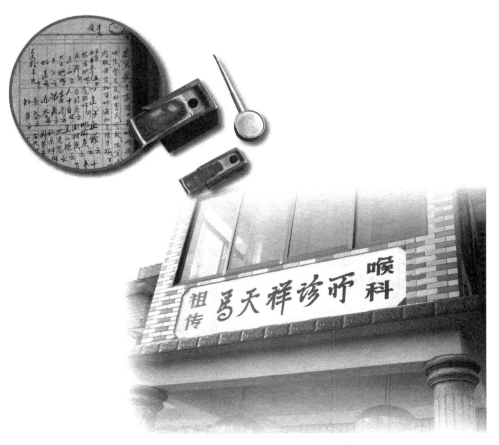

车家弄马氏喉科

加以保护、继承、挖掘和提高，刻不容缓。

石门槛徐氏儿科

徐氏儿科，原籍绍兴县柯桥州山乡项里村，迄今已有十四代。初时，徐氏以农为业，兼操治惊、挑痧服务乡邻，临床经验日积月累，逐代相传，渐而弃农从医，闻名山阴、会稽二县。第六代世医，年仅弱冠即精通医理，求诊者风雨无间，门庭若市。其时，山阴某太守之子，突发高热转惊，昏迷数日，城内众医回春乏术，太守即接徐氏进城诊治，徐氏诊后处一奇方，服后患儿热退惊停，神志清醒，又服数剂而愈。由此，徐氏儿科名噪一时，求诊者遍及诸暨、上虞等县。传至第十一代徐静川（字溶）即由项里迁入城里石门槛（今仓桥直街）悬壶行医，与石门槛女科相毗邻，此即石门槛徐氏儿科之名的由来。传至第十二代徐仙槎（安），15 岁随父静川习医，19 岁父亡即接班行医，因屡起危症，名闻浙东。仙槎乐做善事，对贫者常施医送药，中华人民共和国成立后，每逢"六一"国际儿童节，实行免费诊治，著有《婴科诊治概要》等书。仙槎传其子秋生（即十三代），后因秋生早年病逝，即授其孙铁钧（即第十四代）。铁钧于 1956 年创办石门槛中医联合诊所，1958 年下乡在乡医院工作，直到 1985 年退休。

徐氏儿科以诊病准、用药精、疗效好闻名，历代相传，形成三大特色：

一是善于根据不同发病季节及发病规律，迅速准确诊断疾病。因为患儿不能自述，诊断儿科疾病多凭医生经验。

二是处方精细，用药不多，常收四两拨千斤的效果。小孩脾胃功能弱，药物太多太杂，不但于治病无益，反而损伤脾胃。

三是对患儿的饮食、禁忌、护理事宜，交代特别清楚，因为这直接关系到治疗效果。

抗菌素的发明和应用，是人类战胜疾病的锐利武器，但使用不当带来的副作用也不容忽视，对儿童尤其如此。中医儿科世家的经验值得继承发扬。

（作者为绍兴市非物质文化遗产保护中心主任，原绍兴市文化馆馆长）

国家级传统医药非遗名录

序号	项目名称	申报地区和单位	入选时间	批次
1	中医生命与疾病认知方法	中国中医科学院	2006 年	第一批
2	中医诊法	中国中医科学院	2006 年	第一批
3	中药炮制技术	中国中医科学院 中国中药协会	2006 年	第一批
4	中医传统制剂方法	中国中医科学院 中国中药协会	2006 年	第一批
5	针灸	中国中医科学院 中国针灸学会	2006 年	第一批
6	中医正骨疗法	中国中医科学院	2006 年	第一批
7	同仁堂中医药文化	中国北京同仁堂（集团）有限责任公司	2006 年	第一批
8	胡庆余堂中药文化	胡庆余堂中药博物馆	2006 年	第一批
9	藏医药 （拉萨北派藏药水银洗炼法和藏药仁青常觉配伍技艺、甘孜州南派藏医药）	西藏自治区 中国民族医药学会 四川省甘孜藏族自治州	2006 年	第一批
10	中医养生（药膳八珍汤、灵源万应茶、永定万应茶）	山西省太原市	2008 年	第二批
11	传统中医药文化 （鹤年堂中医药养生文化、九芝堂传统中药文化、潘高寿传统中药文化、陈李济传统中药文化、同济堂传统中药文化）	北京鹤年堂医药有限责任公司 湖南省九芝堂股份有限公司 广东省广州潘高寿药业股份有限公司 广东省广州陈李济制药厂 贵州省同济堂制药有限公司	2008 年	第二批
12	蒙医药 （赞巴拉道尔吉温针、火针疗法）	内蒙古自治区	2008 年	第二批
13	畲族医药 （痧症疗法、六神经络骨通药制作工艺）	浙江省丽水市福建省罗源县	2008 年	第二批

序号	项目名称	申报地区和单位	入选时间	批次
14	侗医药 （过路黄药制作工艺）	贵州省黔东南苗族侗族自治州	2008 年	第二批
15	苗医药 （骨伤蛇伤疗法、九节茶药制作工艺）	贵州省雷山县 贵州省黔东南苗族侗族自治州	2008 年	第二批
16	瑶族医药	贵州省从江县	2008 年	第二批
17	回族医药 （张氏回医正骨疗法、回族汤瓶八诊疗法）	宁夏回族自治区吴忠市 宁夏回族自治区银川市	2008 年	第二批
18	中医传统制剂方法 （朱养心传统膏药制作技艺）	杭州市	2011 年 5 月	第二批扩展
19	中医正骨疗法 （张氏骨伤疗法）	富阳市（现改为杭州富阳区）	2011 年 5 月	第二批扩展
20	中医正骨疗法 （章氏骨伤疗法）	台州市	2011 年 5 月	第二批扩展
21	壮医药 （壮医药线点灸疗法）	广西中医学院	2009 年	第三批
22	彝医药 （彝医水膏药疗法）	云南省楚雄彝族自治州	2009 年	第三批
23	傣医药 （睡药疗法）	云南省西双版纳傣族自治州、 德宏傣族景颇族自治州	2009 年	第三批
24	维吾尔医药 （维药传统炮制技艺、木尼孜其·木斯力汤药制作技艺、食物疗法、库西台法）	新疆维吾尔医学高等专科学校 新疆维吾尔自治区和田地区 新疆维吾尔自治区 莎车县新疆维吾尔自治区维吾尔医药研究所	2009 年	第三批
25	中医证疗法 （董氏儿科医术）	宁波市海曙区	2014 年 11 月	第三批扩展
26	中药炮制技艺 （武义寿仙谷中药炮制工艺）	武义县	2014 年 11 月	第三批扩展
27	针灸 （杨继洲针灸）	衢州市	2014 年 11 月	第三批扩展
28	布依族医药（益肝草制作技艺）	贵州省贵定县	2014 年	第四批
29	哈萨克族医药（布拉吾药浴熏蒸疗法、卧塔什正骨术、冻伤疗法）	新疆维吾尔自治区阿勒泰地区	2014 年	第四批

浙江省级传统医药非遗名录

序号	项目名称	申报地区和单位	入选时间	批次
1	胡庆余堂中药文化	杭州市	2007 年 6 月	第二批
2	张同泰道地药材	杭州市	2007 年 6 月	第二批
3	方回春堂传统膏药制作工艺	杭州市	2007 年 6 月	第二批
4	畲族医药	丽水市	2007 年 6 月	第二批
5	寿全斋中药文化	宁波市海曙区	2009 年 6 月	第三批
6	婴薪堂中医正骨疗法	瑞安市	2009 年 6 月	第三批
7	越医文化	绍兴市	2009 年 6 月	第三批
8	衢州杨继洲针灸	衢州市	2009 年 6 月	第三批
9	章氏骨伤科	台州市	2009 年 6 月	第三批
10	蒋家山接骨	临海市	2009 年 6 月	第三批
11	松阳端午茶	松阳县	2009 年 6 月	第三批
12	朱养心传统膏药制作技艺	杭州市	2009 年 6 月	第三批
13	叶种德堂中药文化	杭州市上城区	2009 年 6 月	第三批
14	姚梦兰中药内科	杭州市余杭区	2009 年 6 月	第三批
15	张氏中医骨伤科	富阳市（现改为杭州市富阳区）	2009 年 6 月	第三批
16	传统中医药文化（桐君中药文化、彭祖养生文化、天目山中药文化、武义寿仙谷中药文化、沈宝山中药文化）	桐庐县、临安县、武义县、台州市黄岩区	2012 年 6 月	第四批
17	亭茶伤科	杭州市萧山区	2012 年 6 月	第四批
18	董氏儿科	宁波市海曙区	2012 年 6 月	第四批
19	施氏针灸	嘉兴市	2012 年 6 月	第四批
20	绍兴"三六九"伤科	绍兴县（现改为绍兴柯桥区）	2012 年 6 月	第四批
21	磐五味生产加工技艺	磐安县	2012 年 6 月	第四批
22	田氏传统接骨术	缙云县	2012 年 6 月	第四批

绍兴市级传统医药非遗名录

序号	项目名称	申报地区和单位	入选时间	批次
1	下方寺西房秘传伤科疗法	绍兴市与绍兴县（现改为柯桥区）共同申报	2006 年 7 月	第一批
2	顾氏骨科祖传疗法	绍兴市	2006 年 7 月	第一批
3	石门槛钱氏妇科疗法	绍兴市	2006 年 7 月	第一批
4	王小乐疮科疗法	绍兴市	2006 年 7 月	第一批
5	马山车家弄喉科	绍兴市	2008 年 11 月	第二批
6	石门槛徐氏儿科	绍兴市	2009 年 6 月	第三批
7	震元堂传统中医药文化	绍兴市	2009 年 6 月	第三批
8	越医文化	绍兴市	2009 年 6 月	第三批
9	祝氏草科	绍兴县	2010 年 1 月	第四批
10	追远堂王氏喉科	嵊州市	2013 年 1 月	第五批
11	新昌张氏伤科	新昌县	2013 年 1 月	第五批
12	新昌梁氏针灸疗法	新昌县	2013 年 1 月	第五批
13	骆氏化脓灸	越城区	2015 年 11 月	第六批
14	绍派伤寒疗法（傅氏疗法）	柯桥区	2015 年 11 月	第六批
15	接骨伤膏制作技艺（嵊州裘氏）	嵊州市	2015 年 11 月	第六批
16	肝胆科中草药疗法（新昌郑氏）	新昌县	2015 年 11 月	第六批

绍兴县（市、区）级
传统医药非遗名录

序号	项目名称	申报地区和单位	入选时间	批次
1	骆氏化脓灸	越城区	2015 年 8 月	第一批
2	"三六九"伤科	绍兴县	2006 年 6 月	第一批
3	寺山里宋氏伤科	绍兴县	2007 年 6 月	第二批
4	治疗烧烫伤配方	上虞市	2008 年 6 月	第二批
5	治蛇咬伤	上虞市	2008 年 6 月	第二批
6	治小儿疳病	上虞市	2008 年 6 月	第二批
7	挑疔疮	上虞市	2008 年 6 月	第二批
8	《诊余费墨》	新昌县	2008 年 9 月	第二批
9	祝氏草科	绍兴县	2009 年 6 月	第三批
10	倪氏针灸	绍兴县	2009 年 6 月	第三批
11	绍兴蛇医	绍兴县	2009 年 6 月	第三批
12	南庄草药	嵊州市	2009 年 1 月	第三批
13	新昌张氏伤科	新昌县	2012 年 4 月	第三批
14	梁氏针灸	新昌县	2012 年 8 月	第四批
15	追远堂王氏喉科	嵊州市	2012 年 7 月	第五批
16	郑氏中医肝胆科	新昌县	2014 年 5 月	第五批
17	接骨伤膏	嵊州市	2015 年 4 月	第六批
18	俞氏中医内科	新昌县	2015 年 4 月	第六批

绍兴市传统医药类
非遗代表性传承人汇总表

序号	项目名称	申报地区	姓名	性别	市级	省级	备注
1	越医文化	绍兴市	沈钦荣	男	第二批	第三批	
2	马山车家弄喉科	绍兴市	马天祥	男	第二批		
3	石门槛徐氏儿科	绍兴市	徐铁钧	男	第二批		2016年4月去世
4	王小乐疮科疗法	绍兴市	王伟玲	女	第二批		
5	震元堂中医药文化	绍兴市	金百仁	男	第三批		
6	骆氏化脓灸	越城区	骆建民	男	第五批		
7	下方寺西房秘传伤科疗法（三六九伤科）	柯桥区	傅宏伟	男	第二批	第四批	
8	绍派伤寒疗法（傅氏疗法）	柯桥区	傅金汉	男	第五批		
9	下方寺西房秘传伤科疗法	柯桥区	陆伟峰	男	第二批		
10	祝氏草科	柯桥区	祝瑞德	男	第四批		
11	接骨伤膏制作技艺（嵊州裘氏）	嵊州市	裘亦海	男	第五批		
12	肝胆科中草药疗法（新昌郑氏）	新昌县	郑黎明	男	第五批		
13	新昌梁氏针灸疗法	新昌县	梁德斐	女	第四批		
14	新昌梁氏针灸疗法	新昌县	岳艳	女	第五批		
15	新昌张氏伤科	新昌县	张孟超	男	第三批		

绍兴传统医药类
非遗传承基地名录

基地名称	传承项目	所在乡镇（街道）	所属县（市、区）
安昌镇社区卫生服务中心	绍兴"三六九"伤科	安昌镇	柯桥区
浙江景岳堂药业有限公司	景岳中医药文化	钱清镇	柯桥区
新昌县张氏骨伤医院	新昌张氏伤科	南明街道	新昌县
新昌县天姥中医博物馆	新昌郑氏肝胆科中草药疗法	七星街道	新昌县
绍兴市景岳堂越医文化研究院	越医文化	塔山街道	绍兴市

（以上名录由绍兴市非物质文化遗产保护中心提供）

保护传承的足迹

213

越医文化申遗纪录1：
关于要求对"越医文化"申报
第三批国家级非物质文化遗产名录
进行复审的报告

文化部非遗司：

第三批国家级非物质文化遗产名录推荐项目名单已经公示，"越医文化"项目未获入围。我们提出请求，要求对"越医文化"进行复审，理由如下：

一、绍兴古称越国，绍兴医家史称"越医"。"越医文化节"肇始于春秋，兴起于东汉，发展于唐宋，鼎盛于明清，源远流长，代代相传，迄今已有2500多年历史。越医独树一帜的学术理论，不拘一格的临证实践和独特多样的医术医方具有强烈的原创精神，浓郁的绍兴地域特色和人文气息，在中医药文化中自成一脉。据不完全统计，越医在中医史上的首创就达十项之多。越医文化源于绍兴，影响全国，波及海外，在我国中医药文化史上有着重要地位，是一笔非常宝贵的财富。我们认为，"越医文化"入选国家级非遗名录，必将有力地推动绍兴中医药文化的保护、传承和弘扬，有利于中医药事业的健康发展。

二、"越医文化"具有名医辈出、世家林立、流派纷呈、著述丰富、传授方式多样等鲜明特征；具有重实践、敢创新、善包容、知行合一的独特个性；尤其是近百余年来传承有序的越医专科世家灿若星河，如钱氏妇科、三六九伤科、顾氏伤科、石门槛徐氏儿科、马氏喉科等等；学术流派有绍兴伤寒学派、医经学派、中西医汇通派等；著名的绍兴伤寒学派起源于雍嘉年间，是中医辨治外感热病的创新，是对仲景学说的发展，其重要学术经验沿用至今，已编入中医药院校国家级教材。

三、"越医文化"既有重要的医学价值和学术价值，又有丰富的文化价值和历史价值。

"越医文化"与越剧、绍剧一样，具有鲜明的绍兴地域文化特色，并以众多剧目为代表而形成各自流派，越剧、绍剧早已入选国家非遗名录；与此同时，同仁堂、胡庆余堂、鹤年堂、九芝堂等中医药文化，也都入选了国家第一、二批非遗名录。所以，我们认为"越医文化"也应列入国家级非遗名录，从而推进科学保护。

四、目前，"越医文化"处于濒危状态，急需抢救、保护与传承。"越医文化"这一项目在浙江省推荐国家级非遗评审和国家初评中都得到了专家的充分肯定。鉴于以上理由，我们请求文化部非遗司对"越医文化"给予复审。

特此报告

国家中医药管理局

二〇一〇年五月二十日

（绍兴市卫生局代拟稿）

越医文化申报国家第三批非物质文化遗产名录复审补充材料

一、越医文化概述

绍兴，春秋时为越国之都城，故又有越州、古越、越郡之别称，古今绍兴医家亦因之称为"越医"。"越医"肇始于春秋，兴起于东汉，发展于唐宋，鼎盛于明清，源远流长，代代相传。

"越医"之记述早见诸史书、方志、各类文集笔记，其学术思想、临证经验反映在医著及医方中。《中国医学百科全书·医学史》记载的古今107位中西医名家，越医就有10人；国家"十五"规划重点图书民国名医精华项目所选的13位医家21种图书，越医占了3位7种图书。宋代越医裴宗元、陈师文编撰了我国第一部由国家颁行的成药方书，明代张景岳提倡温补学说，明代傅懋光开展对朝鲜国医学交流等；清末民初，以何廉臣、裘吉生、曹炳章、傅嬾园、王慎轩为代表的越医，创组绍郡医药学研究社，创办《绍兴医药学报》；创办浙江中医专门学校、苏州国医学校，开近代中医教育之先河；力倡中西汇通，在抗争"废除中医"活动中，引领时代潮流；颇具地方特色的绍派伤寒，与吴门温病学派争相映辉。越地是御医主产区，也是医籍高产地——《景岳全书》《中国医学大成》《珍本医书集成》等煌煌巨著，为中国医药文化写上了浓彩重墨的一笔。

越医独树一帜的学术理论，不拘一格的临证实践和独特多样的医术医方具有强烈的原创精神，浓郁的绍兴地域特色和人文气息，在中医药文化中自成一脉。据不完全统计，越医在中医史上的首创就达十项之多。"越医文化"具有名医辈出、世家林立、流派纷呈、著述丰富的鲜明特征，具有重实践、敢创新、善总结、知行合一的独特个性。"越医文化"自发端流传至今，已有 2500 多年传承历史，它不但流传绍兴市属全境，还辐射全国乃至海外华人居住的地方，在日本、朝鲜等影响甚大；其传授方式多样，可通过师承口授，也可通过著作自学私淑；既有重要的学术价值，又有丰富的文化价值，具有浓郁的绍兴地方特色。"越医"是浙医的代表，在中华医药史上有重要地位。

随着现代医学的强力冲击和人们生活方式的转变，"越医文化"的传承受到了阻碍，亟待加强保护和挖掘使之更好地传承、发展。

二、越医文化的特征及传承

越医文化主要特征：

（1）名医辈出。据史籍记载历代越医有 300 余人，御医 20 余人。自发端流传至今，已有 2000 多年的传承历史，其影响不但流传绍兴市属全境，还辐射全国乃至海外华人居住地。

（2）医学世家林立。有源于宋代的钱氏妇科、"三六九"伤科等数十家。其传授方式多样，既可通过师承口授，也可通过著作自学而私淑。

（3）流派纷呈，著作丰富。有绍派伤寒、医经学派、中西汇通派等。有文字记载的历代医籍约 500 余种。

（4）特色显著。既有重要的学术价值，又有丰富的文化价值，具有浓郁的绍兴地域特色和人文气息。

其主要传承谱系有石门槛钱氏女科、"三六九"伤科、石门槛徐氏儿科、车家弄马氏喉科等。

石门槛钱氏女科

世居山阴石门槛（现在越城区仓弄），与宁波宋氏女科、萧山竹林寺女科、桐乡陈木扇女科及近代杭州何氏女科，并称浙江著名女科。

嘉庆《山阴县志》记载："钱象坤，字承怀，以医名。钱氏自南宋以来，代有名家，至象坤而荟萃先世精蕴，声远播焉。"象坤为钱氏女科第十四代世医。象坤之子廷选，孙登谷，曾孙琦瑶，承先辈业，精女科。清代宝灿与族弟宝楠为第十九代世医。宝楠长子少堂，次子少楠（廿代世医）孙寿祺、寿铭，皆精女科。

其特色为以风药调经；治崩漏不用固涩药，喜用清肝凉血以澄源析流；治带推崇"五色带下"理论；主张胎前宜调肝脾、补气血，产后宜通忌滞；重视孕妇的食忌和药忌。所创之生化汤为妇科名方，风行天下。何廉臣曾说："钱氏之方，得盛行者，实始于生化汤。吾越前哲张会卿载之于《景岳全书》。乃时，景岳之全书盛行，而钱氏产科之生化汤亦盛行，甚至妇人皆知，药肆备为通行官方，不必就医诊治，即向药肆购服矣"（《钱氏产科验方·序》）。

"三六九"伤科

"三六九"伤科源于河南嵩山少林，其鼻祖嵇幼域，适逢高宗圣帝被兀术攻逼迁都南渡，护驾到杭城，后于玉屏山麓筑善风草堂，号南通大和尚，定居修行，为民治伤嵇幼域授子绍师，再授宏达祖师、南洲和尚，再传于张梅亭、春亭两公。张梅亭传子授徒张、王、单、傅、吕及在杭另支共六门。

"三六九"伤科治伤特色一是伤药有品牌，如"新伤膏药""陈伤膏药""跌打伤药末""金疮纸膏药""润肠保真丸""神妙接骨丹""玉肌玄英膏""血海五宝丹""立效定痛散""汤火伤药"等；二是形成了治养并重的诊疗风格，如王俊林（"三六九"伤科传人）专门印有"王俊林伤科食单"，告诫食物禁忌；三是行医方式很有特色。定期在绍城、肖城坐诊；开设流动诊疗船的方式，既方便百姓看病，同时也大大提高了"三六九"伤科的知名度；为防他医冒牌，由官府示谕禁止僧俗冒名行医，对品牌保护起到积极作用。

石门槛徐氏儿科

徐氏儿科，迄今已有十四代。第十一代徐静川（字溶）由项里迁入城里石门槛悬壶行医，与石门槛女科相毗邻。传至第十二代徐仙槎（字安），15岁随父静川习医，屡起危症，闻名浙东。仙槎传其子秋生（十三代），后因秋生早年病逝，即授其孙铁钧（第十四代）。铁钧于1956年创办石门槛中医联合诊所，现已退休。

徐氏儿科以诊病准、用药精、疗效好闻名，历代相传，形成三大特色。一是善于根据不同发病季节及发病规律，迅速准确诊断疾病。因为患儿不能自述，诊断儿科疾病多凭医生经验。二是处方精细，用药不多，常收四两拨千斤的效果。小孩脾胃功能弱，药物太多太杂，不但于治病无益，反而损伤脾胃。三是对患儿的饮食、禁忌、护理事宜，交代特别清楚。

车家弄马氏喉科

车家弄马氏喉科世居山阴马山车家弄，是绍兴唯一以喉科闻名于世的专科世家，始于清代，历代传子不传女，至今已第十代。第一代为马子长，第二代为马伯周，第三代为马成芝，第四代为马茂生，第五代为马加其，第六代为马杏园，第七代为马鹿山、马鹿世，第八代为马廷鹤，第九代马春阳，第十代传人马天祥仍在家操祖业。

马氏喉科特色是有独门绝活，其治术分药物外吹、内服手术排脓，认为咽属胃、喉属肺，临床当咽喉、寒热、虚实分别治之。

王小乐疮科

王氏疮科始创于清末，第一代为王家乐，传子幼乐、小乐，现有小乐之女伟玲继父业。

王小乐疮科以擅治疮、毒、痈、疽闻名遐迩，其祖传秘制的"加味太乙膏"家喻户晓，民间赞其为"王氏膏药奇效，有毒不用开刀"。其诊疗特色为"按、看、闻"诊断三法，簿贴、油膏、药散三种剂型。按，按疮面之软硬、皮肤之松紧以及寒热、湿燥以辨其顺逆；看，看疮面之色暗、色黑、色红等辨其吉凶；闻，闻其气味之恶臭、微臭辨其急缓。簿贴多用于拔毒、发散，油膏多用于收敛疮口，药散多用于解无名肿毒。

此外，顾氏伤科、菖蒲楼胡氏伤寒专科、湖塘傅氏内科、寿明斋眼科、白果树下董氏眼科、螺丝桥疳科、下方桥祝氏草科以及嵊州竹氏妇科、新昌张氏伤科、诸暨陈氏伤科、上虞章镇圹峇王坤泰外科等等，如满天繁星，熠熠生辉。

越医流派

"绍派伤寒"以俞根初《通俗伤寒论》而得名。《通俗伤寒论》何秀山序曰："吾绍伤寒有专科，名曰绍派。"它发端于明代，成熟于清末民初。绍派伤寒的形成，是中医学对外感热病的认识和治法上的又一创新，其"以六经钤百病，为确定之总诀；以三焦赅疫证，为变通之捷径"的理论，是对仲景学说的新贡献。在绍派伤寒学术体系的形成过程中，造就了一大批临床经验丰富，又有创新精神的医家，他们以俞根初、何廉臣、邵兰荪、胡宝书、徐荣斋等医家为代表，提高了越医声誉，也为绍地人民的健康立了大功。

医经学派

越医研究《内经》自成一派，著名者有七大家。明代马莳的《素问注证发微》及《灵枢注证发微》。前者为继王冰注《素问》之后第二注家，后者则为《灵枢》最早的全注本。张景岳的《类经》，对《内经》进行重新分类，条目清晰，标新立异。清代陈士铎的《素问新编》《灵枢新编》，姚止庵的《素同经注节解》，章虚谷的《灵素节注类编》，民国时田晋蕃的《内经素问校正》，何廉臣的《内经存真》在阐述经旨、发挥医理方面，各有特色。

中西医汇通派。在西风东渐、中医生死存亡的关头，越医们自强自立，积极主张中西医汇通，并进行大胆尝试，何廉臣、裘吉生、傅嬾园、杨则民、赵逸仙、田晋蕃、何璧斋等为先行者。他们的具体办法是结社办报，创办新式中医学校及中西医并存医院，编撰新式教材，接受医学新知，扬吾中医之长，废旧有之陋习，在当时的中西汇通世潮中，越医的观点及做法独立潮头。

代表性传承人有：

何廉臣（1840—1929），创组绍郡医药学研究社、《绍兴医药学报》，增订《通俗伤寒论》，有《何氏医学丛书》十余种存世。为弘扬越医文化、绍派伤寒的开拓者。

曹炳章（1878—1956），受业何廉臣，一生著述甚丰，编撰《中国医学大成》《浙江医传略》等，为越医文化重要传播者。

徐荣斋（1911—1982），受业曹炳章，《浙江中医学院学报》编辑室主任，著《重订通俗伤寒论》，为当代绍派伤寒重要代表人物，越医文化重要传播者。

沈钦荣（1963—　　），1985 年毕业于浙江中医学院，受业徐荣斋，现为绍兴市中医药文化研究所副所长、绍兴市中医院主任中医师、浙江中医药大学兼职教授。《绍兴医药文化》（独著）2004 年由中华书局出版，是第一部公开出版的越医文化研究专著。与他人合著《绍兴市卫生志》《越医千年》等 4 部著作，已在全国各杂志、报刊发表越医文化研究文章 40 余篇；收藏古医籍 2000 余册及部分手稿，其中大部分为越医著作。2007 年沈钦荣被评为绍兴市越城区十大藏书家。他积极筹划建立越医文化博物馆，编撰《越医文化丛书》，在《浙江中医药大学学报》开设《越医溯源》专栏，征集海内外越医、越医世家资料，举办首届越医论坛等。

三、越医文化的主要价值

（1）学术价值。"越医"的学术思想和经验，凝集了"越医"的精华，是中医药理论的重要组成部分，具有很高的学术价值。

（2）传承价值。"越医"世家历数百年而不衰，有如商家之老字号，具有很高的传承价值，其独门绝活与今天"名院、名科、名医"创建结合起来，定能焕发勃勃生机。

（3）研究价值。"越医"在近代率先结社办报，高举中西汇通大旗，开启近代中医教育先河等实践，给今人留下可借鉴的宝贵财富，有重要的研究价值。

（4）人文价值。透过"越医"兴盛的表象，通过对其产生根源、发展动力做进一步探析，我们可以发现"越医"与古越文化有着千丝万缕的联系，研究"越医"具有重要的人文价值。

四、越医文化的濒危状态

在现代医学的强力冲击以及现代人生活观念、生活方式明显改变的情况下，传统中医药面临着严峻的考验与挑战，"越医文化"的发展也受到了严重阻碍：医学世家后继乏人，名家医术失传，医籍医方湮灭，年轻一代对越医的辉煌历史知之甚微，如不及时加以抢救性发掘、整理、继承和发展，造成的损失将不可挽回，愧对祖先和后人。

越医文化申遗记录 2：
浙江省申遗专家委员会评审意见

　　"越医"自发端流传至今已有 2000 多年传承历史，在历代史书、方志、各类文集笔记早有记载，其学术思想、临证经验反映在医著及医方中。

　　在绍兴，越医辈出，名闻遐迩的有裴宗元、陈师文、张介宾、章楠、俞根初、赵晴初、何廉臣、裘庆元、曹炳章、祝味菊、傅懒园、杨则民、王慎轩、金寿山、郭若定等。尤其是"绍派伤寒"对外感热病的认识和治法上有所创新，极大地提高了越医声誉，也为绍兴人民的医疗保健工作做出了卓越的贡献。

　　"越医"不仅流传绍兴市，还辐射全国乃至海外华人群，在日本、韩国、朝鲜影响甚大。越医文化不仅具有重要的医药价值、学术价值、又有丰富的文化价值，在中国医药发展史上占有重要地位。

　　经传统医药组专家集体评审，同意"越医文化"申报国家级第三批非物质文化遗产名录。

浙江省申遗专家委员会

越医文化申遗纪录3：
致全国人大韩启德副委员长的信

尊敬的韩启德副委员长：

首先衷心感谢您对家乡经济社会发展的亲切关怀和大力支持！

我曾任绍兴市委、市政府副秘书长、市委宣传部副部长、市节会办主任，在绍兴重大节会活动中多次有幸聆听您的教诲，今天，有一事要向您汇报并恳请得到您的大力支持。绍兴是历史文化名城，越文化渊源长，底蕴厚，影响大。越医文化是越文化的重要组成部分，它源于绍兴，影响全国，波及海外，具有名医辈出、世家林立、流派纷呈、著述丰富、传授方式多样等鲜明特征；具有重实践、敢创新、善包容、知行合一的独特个性。越医文化蕴含了非常可贵的医学价值，具有十分可观的文化价值，在我国中医药史上有着重要地位，是一笔非常宝贵的财富。为保护和弘扬越医文化，我们在市委、市府的大力支持下，专门成立了绍兴市中医药文化研究所，设立越医文化专项扶持资金；启动越医经典再造工程，已编辑出版《越医千年》《景岳全书》(精选)，被誉为"浙江省中医药文化精品工程建设的首批优秀成果"；举办了全国首届越医文化论坛；2009年6月，"越医文化"成功入选第三批浙江省非物质文化遗产名录，同年申报国家非遗名录。但今年5月15日公示的第三批国家非遗名录中"越医文化"没有入围。根据公示规定，一个月内可提出申请复议。目前，浙江省文化厅、国家中医药管理局均向文化部非遗司提出了"越医文化"项目申请复议与增补要求。您既是领导，又是这方面的专家，我们恳请您在百忙中过问此事。再次感谢您对家乡卫生、文化事业的大力支持！

此致

敬礼！

绍兴市卫生局　邵田田敬上

2010年5月30日

保护传承的足迹

越医文化申遗纪录 4 ：
致国家文化部王文章副部长的信

尊敬的王文章副部长：

您好！今委托绍兴市文广局徐之澜副局长专程去北京拜访您，恳请您对绍兴的越医文化申遗给予支持和指导。因为越医文化申遗，我和绍兴市卫生局的同事在网上查阅了很多资料，其中有一篇是您在成都的演讲稿。题目是《中国非物质遗产保护：守护人类的精神家园》。觉得很有针对性、实践性、导向性，深受教育，深受启发。非常敬佩您提出了关于"从单一性项目保护走向整体性、系统性的保护""申报是手段，保护是目的""为发展而保护"等观点。但是，在实际操作过程中要贯彻落实这些科学保护的理念何其之难。

我曾担任过分管文化的市政府副秘书长和文化局长多年，与基层的同志一起，为绍兴的非物质遗产保护做了大量的基础工作，深知其中的不易和艰辛，尤其是在起步阶段，我们付出了很多汗水和心血。好在各级党委、政府十分重视这项工作，我们的申遗工作曾得到时任浙江省委书记习近平主席的支持，他曾为绍兴的申报项目亲自给孙家正部长写信，给了我们极大的鼓舞和信心。现在我虽然不再担任文化局长，但这依然成为我全力推动这项工作的动力。目前越医文化申遗碰到困难，如果是由于我们工作上的原因而使它失去成为国遗的机会，这会使我感到自责和惭愧。我坚定地认为，越医文化申报非遗完全符合整体性、系统性保护的原则。目前，申报的医药类项目大多为零星的、单个的项目。这些项目虽然在技术性方面具有一定优势，但往往容纳不了深刻的文化内涵。整体系统性项目则不一样，它可以反映一个或多个历史时代的文化面貌。因此，我们认为，越医文化与所有医药类已进或未进的项目、单个或某一项技术比，绝对毫不逊色。相信不会给非遗抹黑，只会给她增光添彩。

您非常了解绍兴，曾多次来绍视察和指导工作。绍兴的古越文化历史悠久，积淀深厚。越医文化是越文化的重要组成部分，它源于绍兴，影响全国，波及海外，具有名医辈出、世家林立、流派纷呈、著述丰富、传授方式多样等鲜明特征；具有重实践、敢创新、善包容、知行合一的独特个性，在我国文化史和中医药史上有着重要地位。越医文化是一片蕴含了非常可贵的医学价值和文化价值的文化空间，是一笔非常宝贵的和亟待保护传承的财富（今年4月我曾给您寄送过申遗文本和越医文化研究等一箱资料）。但是长期以来，就像被尘土埋没的珍珠，文化和卫生同时忽略了她。

近年来，在浙江省文化厅的重视下，"越医文化"成功入选第三批浙江省非物质文化遗产名录。卫生部副部长、国家中医药管理局局长王国强、浙江省政府副省长郑继伟和省人大专委会主任肖鲁伟对越医文化非常关注，精心指导越医文化申遗，并亲自为《越医千年》撰文作序，王国强部长还亲自参加全国首届越医文化论坛并演讲。绍兴市政府钱建民市长亲自协调要求越商支持越医，筹款150万元用于越医文化研究，批准成立绍兴市越医文化研究机构，启动越医文化保护传承工程。越医文化保护与传承迈出了很大的步伐，同时推动了全市中医药事业的发展，2008年绍兴市被国家中医药管理局命名为全国中医药工作先进市，2009年被浙江省人民政府命名为首批浙江省卫生强市。

我们之所以如此执着地为越医文化申遗而努力，不仅仅是因为我曾担任过多年的文化局长，有着深厚的文化情结，更多的是出于对文化遗产保护的社会责任和公民意识。而且在实践中非物质遗产保护传承充分凸显它的现实意义，何况我身后是有着2500年建城史的历史文化名城绍兴，这是一块真正的文化热土，曾有无数的文化名人把仰慕的目光投向这块土地，并为她的现代繁荣做出过努力，包括文化部的历任部长。相信王部长一定能理解这种文化情怀。再次恳请王部长在百忙中抽出时间关心绍兴越医文化。相信在您的支持和指导下，越医文化一定能够成功入选国家非物质遗产名录。

衷心地感谢！希望您能莅临绍兴指导工作，并有当面汇报的机会。

此致

敬礼！

绍兴市卫生局　邵田田敬上

2010年6月2日

保护传承的足迹

越医文化申遗纪录 5：
中国越医文化发展战略研究
工作思路

一、中国越医文化概况

（一）概况

绍兴，春秋时为越国之都城，故又有越州、古越、越郡之别称，古今绍兴医家亦因之称为"越医"。"越医"肇始于春秋，兴起于东汉，发展于唐宋，鼎盛于明清，源远流长，代代相传。

越医自发端流传至今，已有 2000 多年传承历史，它不但流传绍兴市属全境，在江、浙、沪三地影响尤其巨大，还辐射全国乃至海外华人居住的地方，在日本、朝鲜等影响甚大；其传授方式多样，可通过师承口授，也可通过著作自学私淑；既有重要的学术价值，又有丰富的文化价值，具有浓郁的绍兴地方特色。"越医"在中华医药史上有重要地位。

"越医"之记述早见诸史书、方志、各类文集笔记，其学术思想、临证经验反映在医著及医方中。《中国医学百科全书·医学史》记载的古今 107 位中西医名家，越医就有 10 人；国家"十五"规划重点图书民国名医精华项目，所选的 13 位医家 21 种图书，越医占了 3 位 7 种图书。

越医编撰了我国第一部由国家颁行的成药专书和配方手册——《和剂局方》；研制了世界上第一个非处方药——钱氏女科生化汤；在清末民初，以何廉臣、裘吉生、曹炳章、傅嬾园、王慎轩为代表的越医，创组绍郡医药学研究社，创办《绍兴医药学报》，开近代中医教育之先河——浙江中医专门学校、苏州国医学校，力倡中西汇通，在抗争"废除中医"活动中，引领时代潮流；颇具地方特色的绍派伤寒，与吴门温病学派争相辉映。越地是御医主产区，也是医籍高产地——《景岳全书》《中国医学大成》《珍本医书集成》等煌煌巨著，为中国医药文化写下了浓彩重墨的一笔。

（二）基本特征

（1）名医辈出。据史籍记载历代越医有 300 余人，御医 20 余人。自发端流传至今，已有 2000 多年的传承历史，其影响不但流传绍兴市属全境，还辐射全国乃至海外华人居住地。

（2）医学世家林立。有源于宋代的钱氏妇科、"三六九"伤科等数十家。其传授方式多样，既可通过师承口授，也可通过著作自学而私淑。

（3）流派纷呈，著作丰富。有绍派伤寒、医经学派、中西汇通派等。有文字记载的历代医籍约 500 余种。

（4）特色显著。既有重要的学术价值，又有丰富的文化价值，具有浓郁的绍兴地域特色和人文气息。

（三）主要价值

（1）学术价值。"越医"的学术思想和经验，凝集了"越医"的精华，是中医药理论的重要组成部分，具有很高的学术价值。

（2）传承价值。"越医"世家历数百年而不衰，有如商家之老字号，具有很高的传承价值，其独门绝活与今天"名院、名科、名医"创建结合起来，定能焕发勃勃生机。

（3）研究价值。"越医"在近代率先结社办报，高举中西汇通大旗，开启近代中医教育先河等实践，给今人留下宝贵的可借鉴财富，有重要的研究价值。

（4）人文价值。透过"越医"兴盛的表象，对其产生根源、发展动力做进一步探析，可以发现"越医"与古越文化有着千丝万缕的联系，研究"越医"具有重要的人文价值。

在现代医学的强力冲击以及现代人生活观念、生活方式明显改变的情况下，传统中医药面临着严峻考验与挑战，"越医"的发展也受到了严重阻碍：医学世家后继乏人，名家医术失传，医籍医方湮灭，年轻一代对越医的辉煌历史知之甚微，如不及时加以抢救性发掘、整理、继承和发展，造成的损失将不可挽回，愧对祖先和后人。

二、越医文化的研究工作思路

（一）指导思想

弘扬越医文化，围绕绍兴"加快建设文化休闲城市"建设的总体要求，利用越医申遗工作契机，积极加强越医文化研究、开发和利用，积极探索越医文化研究的现实意义和有效作用，不断提升越医综合水平，增强国内外影响力和可持续发展能力。

（二）原则

（1）正确定位。"越医"是中华医学史上璀璨夺目的一面旗帜，是影响包括东南亚一带在内的百越文化圈中医传承的越医，因此，越医文化研究不应该只定位在绍兴，而应该作为全省、全国的中医文化研究重要组成部分加以研究，作为振兴祖国中医药文化的必不可少的工作加以部署。

（2）拓展视野。越医文化研究要兼容并包，不但要拓展中医药理论和越医文化研究的领域，更要着眼于整合市内外各方面研究力量和理论研究基础，努力丰富和完善越医文化积淀。

（3）注重实效。越医文化研究要注重传承和保护，更要加强与现代知识结合，在中医文化开发与利用、中医药产业化发展、养生保健、特色文化旅游等方面发挥积极的作用，同时，在与现代产业发展互动中提升越医文化形象。

三、工作设想

（一）做好顶层设计

认真制定《中国越医文化发展战略研究工作规划》。争取用三年左右时间，每年确定一个研究方向，重点在越医文化的形成、特点、关系、代表人物和思想、文化遗存等越医文化的过去和越医文化研究的现状包括其在中医学中的地位、作用、传承、理论基础、实效性探索等，以及越医文化研究的将来包括理论化、产业化、大众化（普及化）、信息化等，从这三方面进行总体谋划，整合力量，集中攻关，力求在更高层次实现越医文化的理论建树和应用。

（二）建立工作机构

成立以分管副市长为组长的越医文化研究工作领导小组，加强领导、统筹协调，领导小组成员建议有发改委、经贸委、财政局、科技局、卫生局、文化局、旅游集团、文理学院等部门和单位参加，领导小组办公室设在绍兴市卫生局，具体承担研究开发利用和保护工作职能，包括承担申遗等的协调工作任务。

（三）形成工作机制

加强对越医文化研究的投入，设立研究工作专项资金，同时，积极争取上级部门的经费支持，建立一整套课题申报评审、立项机制，根据《中国越医文化发展战略研究工作规划》确定的课题方向，在全国范围内开展招标研究，加快丰富越医文化研究成果，加快形成保护工作机制和越医文化传承管理机制，加快越医文化研究产业化应用步伐。

（四）成立越医文化发展战略联盟

由地方政府或政府部门牵头，联合一定区域内相关企业、医院、高校和研究院所，包括文化、旅游、战略投资机构等组成越医文化发展战略联盟，集聚名家，整合资源，大力弘扬越医文化。

四、对策建议

（一）高度重视

要在指导思想上真正把越医文化的研究发展工作摆上位置，作为振兴中医药文化、丰富理论研究学术研究基础、强化产业化应用实效的重要工作举措加以认识，加强领导，协调各方，形成合力。

（二）设立专项

设立"越医文化研究"专项基金，专项用于传承保护、理论集成和成果转化应用。

（三）营造气氛

积极开展多渠道、多形式宣传，特别是加强与现代医疗养生保健知识的结合与普及，扩大"越医"知名度、影响力，引起社会各界关注与支持，探索引入社会资金做好越医研究成果的转化工作。

（四）发挥研究所功能

进一步支持绍兴市中医药文化研究所发展，拓展其对顶层设计实施的综合协调功能，发挥其与产业化应用的桥梁纽带作用。

绍兴市卫生局 绍兴文理学院

2011 年 5 月 31 日

（越医文化申报国遗补充材料）

保护好传承好传统中医药非遗项目

徐伟伟

中医药文化是中华民族优秀传统文化的重要组成部分，是中华民族几千年来认识生命、维护健康、防治疾病的思想和方法体系，是中医药服务的内在精神和思想基础。越医文化在越地孕育并不断发展，蕴含了越医诊疗疾病的独特经验，凝聚着古越文化的核心思想，其重要的学术价值和文化价值，是中华传统医药珍贵的历史遗产，是浙江中医药的代表。2009 年 6 月"越医文化"以其悠久的历史、丰富的内涵入选浙江省第三批非物质文化遗产名录。如何将中医药类非物质文化遗产项目保护好、传承好，是我们面临的新课题。

非遗保护的最终目的是为了人类社会的今天及未来的发展服务，因此保护只是其中的一个部分，其中还有一个重要的部分，就是要在保护的过程中产生出新的创造力。一般将其分为三个层级：第一，是做先行的记录和调查研究，摸清家底，确立非遗的保护名录；第二，当我们确立了非遗的保护名录以后，需要确立非遗传承人，并为他们传承非遗文化和技艺提供必要的条件和经费；第三，科学家、艺术家们挖掘非遗资源，并在此基础上，进行科学的或艺术上的创新，发展出具有原创性的科学或艺术的成果，贡献给全世界，促进世界文明的发展，这是非遗保护所带来的中华民族文化复兴的一个重要层级。如获诺贝尔医学或生理学奖的屠呦呦，她是从中国传统的中草药知识中，发现了青蒿素，这些中草药知识现在也被定义为非物质文化遗产，是中国传统文化的重要部分。

2015 年，习近平总书记在祝贺中国中医科学院成立 60 周年的贺信中说："切实把中医药这一祖先留给我们的宝贵财富继承好、发展好、利用好，在建设健康中国、实现中国梦的伟大征程中谱写新的篇章。"习总书记的讲话大大提振了全国中医药工作者的精气神，为在国家战略中谋划中医药事业发展增添信心，也为传承、保护中医药非物质文化遗产工作指明了方向。

绍兴历来人文荟萃，越医文化底蕴深厚。在绍兴市委市政府的大力扶持下，时任绍兴市卫生局局长的邵田田同志大力推动越医文化的挖掘和传承，成立绍兴市中医药文化研究所，启动《越医经典》再造工程，举办首届全国越医文化论坛，编印《绍兴中医药》内刊，为越医传承奠定了坚实基础。近年来，绍兴市卫生和计划生育委员会领导将传承越医文化与深化公立医院改革、促进中医药健康等工作有机结合，并取得了实绩，绍兴中医药文化建设工作走在了全省前列，越医文化已成为绍兴中医药的一张金名片。

（作者为浙江省中医药管理局局长，本文为《越医文化》序言）

浙江省传统医药
非物质文化遗产现状
——以越医文化为例

朱德明

国务院颁发的《中医药发展"十三五"发展规划》重点任务之五"弘扬中医药文化"中指出："加强中医药文物设施保护和非物质文化遗产保护传承，推动中医药项目申报联合国教科文组织非物质文化遗产名录和国家级非物质文化遗产名录。"同时，在规划中的中医药健康文化素养提升工程指标指出，在"十三五"期间，推动20—30个中医药项目列入国家级非物质文化遗产名录。现将浙江省传统医药非物质文化遗产名录及《越医文化》申报国家级非物质文化遗产项目名录准备情况汇报如下：

一、浙江省传统医药非物质文化遗产现状

传统医药是各民族在历史上创造和应用的生命认知及医药技能所构成的知识体系，它是国务院公布的非物质文化遗产代表性项目医药类的统称。

浙江传统医药非物质文化遗产十分丰富，包括传统医药8大门类中的7类，活态中药文化、民族医药、针灸、正骨疗法、特色疗法、中药材及制剂、中药炮炙（制），分布于杭州、宁波、绍兴、温州、嘉兴、湖州、金华、衢州、台州、丽水、舟山11个地区，其中杭州和温州是传统医药非物质文化遗产存世量最多的地区。浙江传统医药非物质文化遗产存世早且量大，相关保护工作名列全国前茅。

其中有9项浙江传统医药已列入国家级非物质文化遗产代表性项目名录，它们分别是：胡庆余堂中药文化、畲族医药（痧症疗法）、朱养心传统膏方制作技艺、张氏中医骨伤疗法、章氏骨伤疗法、方回春堂传统膏方制作

工艺、衢州杨继洲针灸、武义寿仙谷中药炮制技艺、董氏儿科。

其中有 27 项传统医药已列入非物质文化遗产代表性项目名录，它们分别是：越医文化、绍兴"三六九"伤科、张同泰道地药材、叶种德堂中医药文化、姚梦兰中医内科、田氏妇科、寿全斋中药文化、王爕薪堂中医正骨术、蒋家山接骨、松阳端午茶、桐君中药文化、沈宝山中药文化、磐五味生产加工技艺、施氏针灸、彭祖养生文化、茶亭伤科、田氏传统接骨疗法、天目山中药文化、万承志堂中医药养生文化、天一堂中药文化、朱丹溪中医药文化、三溪堂中医药文化、一指禅推拿、叶同仁中药炮制技艺、鼻宝传统治疗法、陆氏医验、吴氏中医内科。

其中有 80 项已列入市级传统医药非物质文化遗产代表性名录，杭州地区 3 项、宁波地区 6 项、温州地区 38 项、湖州地区 8 项、嘉兴地区 3 项、绍兴地区 9 项、金华地区 4 项、衢州地区 3 项、舟山地区 2 项、台州地区 2 项、丽水地区 2 项。

二、《越医文化》《景岳中医药文化——张景岳中药古法炮制技艺》申报更高层次非物质文化遗产项目名录应注意事项

（一）《越医文化》早已列入第三批浙江省非物质文化遗产名录，进一步申报国家级非物质文化遗产项目名录应注意 5 个事项

（1）"越医"地理范畴和历史文化背景需进一步阐述清楚。

（2）提供"越医"两字 100 年以前（1917 年以前）的佐证材料，充实和丰富申报材料内容。如 1917 年以前的官修史书、《浙江通志》《绍兴府志》《绍兴县志》、历代医药典籍、野史稗乘、文人笔记、中华人民共和国成立前的报纸和期刊、遗址、遗迹、旧居、遗物、图片、照片、原始凭证、古建筑、金石碑刻、族谱、家谱、手稿、书信、日记中的相关文字记载材料。

（3）进一步理清"越医文化"内涵和轴线。在申报内容中补充中医流派张景岳、俞根初《通俗伤寒论》的"绍派伤寒"；张景岳的"温补学派"；徐彦诚《本草发挥》本草学派；养生学派（距今 2000 多年，越国大夫范蠡已提出"服饵之法"，即注重饮食调节，强调食疗保健的养生法；上虞人王充的《论衡·雷虚篇》中强调未病先防、已病早治的预防思想，是中国最早的养生学大家；明朝绍兴人马莳的《黄帝内经素问注证发微》《黄帝内经灵枢注证发微》的医经学派、临证各科（钱氏女科、嵊县竹氏妇科、"三六九"伤科和顾氏伤科）、群体名医、绍兴名医编著等资料。

（4）理清个人和群体传承谱系，阐明五代以上的传承脉络。

（5）需根据国家最新申报书撰写要求和申报录像片拍摄要求，对10年前陈旧的申报书和录像片重新撰写和拍摄，并以高质量的文本和录像片赢得评审专家的一致好评。

（二）《景岳中医药文化——张景岳中药古法炮制技艺》申报第六批浙江省非物质文化遗产名录应注意的事项

（1）申报题目的论证和确定。"张景岳中药古法炮制技艺"，可从1624年张介宾的《景岳全书》中找到依据。《景岳全书》共64卷，分16种。其中第10种"本草正"（卷48—49），载有药290种，分山草、湿草、芳草、蔓草、毒草、水石草、竹木、谷、果、菜、金石、禽兽、虫角、人等14部，每药述其性味、功用、主治等。

（2）理清传承谱系，需阐明五代以上的传承脉络。

（3）需根据浙江省最新申报书撰写要求和申报录像片拍摄要求，做好申报系列材料。

（作者为浙江省非遗专家，本文是其在第二届景岳堂越医文化高峰论坛上的主旨发言）

继承好、发展好"三六九"伤科
是我们的责任

肖鲁伟

    三年前的一个冬天，我们一行人乘夜色驱车由杭州去宁波象山参加学术研讨会。途中大雪封路，受阻于绍兴柯桥区附近。有同行者熟识绍兴县中医院的傅宏伟院长，给他打了个求助电话。很快，他就驾单车冒风雪寻到了我们。在他的引导和安排下，我们在柯桥住了下来。那一夜，雪一直下个不停，直到天明。这次偶然机会，我认识了傅院长，他给我的印象是年轻，充满朝气和活力，热情而落落大方。他盛情邀请我们去看看他所在的医院。

    医院不算太大，但整整齐齐，银装素裹下，静谧安宁。步入门诊大厅，一股暖流扑面而来。古色古香充满中国文化元素的就医环境，弥散着沁人心脾的艾兰馨香和时时处处可以感受到的对病人无微不至的关怀。可以看出，主政者是个有理念、有抱负、有文化、有经验的管理者。经傅院长自我介绍，我才知道，我们是同行，同为中医骨伤科医生。他还告诉我，他是傅氏"三六九"骨伤流派的嫡系传人。那一天最令人难忘的不再是阻隔我们行程的漫天大雪，而是随后傅院长带我们去看的一座小楼。楼上有一个傅氏伤科历史及技术的展厅，历史照片、人物介绍、固定器具、传统药膏等等，一览无余。让人眼睛一亮的是一个不起眼的书橱，透过玻璃，有一摞叠在一起的封面封底泛黄残缺、斑驳、破损，写有"闲人目（莫）入""为子孙用"而传世的书籍。傅院长告诉我，这些都是祖上流传下来的家传秘籍和他收集到的与"三六九"伤科有关的古籍。因为受时间的制约，容不得我细读，恋恋不舍时，我向傅院长提出要求：希望有一天，能专门来这里，允许我单独拜读这些家传秘本。他欣然应允。

    一年后，我如约专程来到了这座小楼。如愿独自躲进小楼，享受这些秘籍带给我的满足和欣喜。通过时间隧道，沿着"三六九"伤科发展轨迹，我慢慢地探视着"三六九"伤科的神秘。我在这里看到的家传秘籍有《里西房方药集（一）》《里西房方药集（二）》《下方寺伤科医录》手抄本。其中《下方寺伤科医录》在《中国中医古籍总目》中未收载，该书或为孤本，尤为珍贵。

"三六九"伤科的正式称谓应该是山阴下方桥伤科或下方寺里西房伤科。山阴之名，是因其地处绍兴会稽山之阴（北）而得之。下方桥是山阴地中的一个地名。根据《绍兴宗教》介绍，"寿量寺亦称下方禅寺，在绍兴齐贤镇庙溇。后唐（930）陈司空舍基建，初名寿安庵，后久废。明崇祯十六年（1643）重建为寺，号寿量。清顺治年间，僧广恩西院扩建旧寺"。根据《傅氏'三六九'伤科人物记》傅长生项下："傅长生（1893—1954）为傅氏"三六九"伤科创业祖师，13岁进下方寺里西房为小沙弥，随侍下方寺伤科大师单廷魁左右。"由此计算，在1906年至1913年间，下方寺应仍存有。

《下方寺伤科医录》编纂者沈吉人自序曰，"有文者必有武备，要知血道，须要知灵验仙方，伤人能知生死日期，须要预制丹药救人""予上交八座翰院科甲缙绅，中交农工商，下交三教九流"。可见沈吉人家境殷富，与道佛医有缘，不避贫贱富贵，是喜好结交、留心医术的仁人贤士。其于三十岁时遇八十八岁的卖跌打膏药的葛大人得秘法，依方试过，皆有应验。其后三十年，"连年遭困，致未整理"。至六十一岁时，每日采集，成册后视之为"传家之宝"。这些传家之宝如何传至傅氏，不得而知。根据现有资料分析，傅氏"三六九"伤科脉络从南宋经明清至民国可分为三段。第一段：源头鼻祖嵇幼域，祖籍河南开封府，从少林武师徐神翁习武业医。康王南渡（1127），护驾至临安，悬壶行医，钻研医术，传其子嵇绍师，一代一代至明清，自临安迄今已有887年历史。至今在杭州城太庙遗址旁，仍有一座青石雕花桥，名为嵇接骨桥，是宋高宗因杭州接骨名师嵇清为其治伤获愈而赐建。古桥为这一支的存在留下了实证。第二段："明清之际，其中一支迁来山阴居下方寺"创立"下方寺里西房伤科"。这支传承有案可查的是南洲和尚传业至宏达祖师，后经几传至张梅亭。张梅亭授子传徒六门，有张、王、单、傅、吕及在杭一支脉徐氏，其主持时，是下方寺伤科的鼎盛时期，枝繁叶茂，声名显赫。张梅亭师徒有独特的行医方式，即每逢三、六、九去绍兴宝珠桥，二、五、八去萧山凤堰桥，一、四、七在下方寺内坐

保护传承的足迹

诊。逐渐"三六九"成了下方寺伤科的代名词。"三六九"伤科名自张梅亭始应当无疑。第三段：清末民初，傅长生成为"三六九"伤科举旗人。"绍兴'三六九'、擎旗傅家将"，傅氏"三六九"自长生以下，至傅宏伟已是第四代传人。在传承中，毫无疑问傅氏是当代"三六九"伤科中最具有代表性的。针对其家传秘籍，我冒昧提议，对家传秘籍进行整理，选择有代表性的著作，适时出版，让更多的人了解"三六九"伤科。

今年春夏交际之时，傅宏伟专程来杭州送来了他花了一年多时间完成的《里西房方药集》和《下方寺伤科医录》的点校本样稿，希望我为点校本的出版写个序。有幸先睹，非常感谢他的高看。

《里西房方药集》《下方寺伤科医录》为傅氏家传秘本。在《下方寺伤科医录》书末落款题有"时在壬子孟夏下瀚为瑞生贤倩鉴赏，仰峰陈国标书赠"。瑞生当为人名，古称女婿为贤倩。仰峰应为地名。这是陈国标为其婿抄录沈吉人编纂的一本方药集。如何传至傅家，不得而知。《里西房方药集》《下方寺伤科医录》理简技深，简便实用。综观两书所收录的方药，知道下方寺伤科当属少林武医流派。其中，《里西房方药集》收录了《少林寺伤科秘方》原方约20首。还有些方药是直接摘录自《铃方》《理伤续断妙方》和《跌损妙方》，而有些则较原方明显简化。对照校本，或为撰写者化繁就简，或为实用的临床心得，也有些是抄写过程中的错讹。如五色救苦丹，明代《证治准绳》载有黄白黑红没药，《理伤续断妙方》载有黄没药，但药物组成较纷杂，在《里西房方药集》中每一种颜色的药末均为一味药；将《江氏伤科》中的鸡鸣散药味精简为三味药，体现了里西房的用药选药的特点。儒释道合一，整骨理筋尤重手法。

家传秘本点校本出版，不仅仅是体现了点校者的技巧和水平，通过诸本对勘，考证史实，补益漏缺和纠正错讹以求取真义，更是体现了作者的心底无私，将家私和盘托出。有人好问：秘籍原本属于谁？又如何传到傅家？这已不重要，事实是现存傅家，由傅家世代保管并传至傅宏伟，由傅宏伟献出并展示于众。点校本的付梓出版，凝聚了宏伟的心血和付出，功不可没，也为继承和发展"三六九"伤科提供了翔实的史料。继承好、发展好"三六九"伤科是我们的责任，我们应该努力担当。

（此文是作者为《里西房方药集》《下方寺伤科医录》点校本作的序）

缅怀徐老功绩 弘扬越医文化

邵田田

今天我们在这里聚会，纪念徐荣斋先生诞辰 100 周年，同时举行《徐荣斋医学丛书》首发仪式，缅怀徐老对中医教育、学术研究、弘扬越医的贡献，是一件非常有意义的事。徐老一生从事中医教学、临床及学术研究，硕果累累，桃李遍及省内外，许多学生已成为今天中医界的栋梁之材。我作为徐老的家乡人，有幸参加此会，倍感骄傲和亲切。

徐老医学得自绍兴名医曹炳章、杨则民亲授，早年在家乡从事中医临床工作，后任教于浙江中医学院，晚年又担任《浙江中医学院学报》编辑室主任。他治学严谨，勤于著述，毕生精研《内经》等经典著作，颇有心得。著有《重订通俗伤寒论》《内经精义》《妇科知要》等论著，校点了《医宗必读》等医书，在国内外中医药刊物上发表了大量有影响的学术论文。先生将毕生奉献给了中医事业，几十年精勤不倦地耕耘在中医医疗、教学、科研的领域，不仅为学子们所尊敬和爱戴，更为中医界同道所称颂。

徐老传承、弘扬越医的功绩可圈可点。徐老对于传承、弘扬绍派伤寒做出了巨大贡献，对越医于祖国医学的贡献做了深入的研究和阐述。可以这样说，没有徐老的《重订通俗伤寒论》，以及相关绍派伤寒的系列文章，就没有今天绍派伤寒在中医学术界的地位和影响。今天，绍派伤寒已列入中医药大学各家学说的教材。徐老撰写的《明清间绍兴的〈内经〉四大注家》等文章，使马莳、张景岳、姚绍虞、章虚谷等人研究《内经》的贡献得以传承，引起中医学术界同行的广泛重视。

徐老始终关心家乡的中医事业，尤其关心越医研究，20 世纪 80 年代，陈天祥、董汉良、柴中元等创办《绍兴中医药》杂志以及编印有关越医研究医籍，都得到徐老无微不至的关怀。徐老无愧为当代越医的杰出代表，徐老传承、弘扬越医的功德，深深铭记在家乡人心里。

借此机会，我也向在座的领导、专家汇报一下我市近年在传承、弘扬越医文化方面所做的工作。2008 年，"中医中药中国行"走进绍兴，《越医千年》《越医经典》之一《景岳全书》（精选）出版，绍兴市中医药文化研究所成立挂牌。2009 年，"越医文化"入选浙江省第三批非物质文化遗产名录，成功举办全国首届越医文化论坛暨张景岳学说研讨会，此次大会得到了浙江省卫生厅、浙江省中药管理局、浙江中医药大学的大力支持。2010 年，选定了 1 个越医文化传承基地，9 个传承点，以及相应的传承人；《越医文化研究》课题列入绍兴市社科年度重点项目；已将"越医"进行商标注册；积极筹建越医文化博物馆；编印《越医文化》（初集）、《越医经典》之二《类经》（精选）。《越医文化》（初集）汇集了当代有关专家研究越医文化的最新成果，《类经》（精选）展示了著名越医代表张景岳研究《内经》一生心血的结晶，该书以浙江中医药大学馆藏明天启年间版本影印线装出版，弥觉珍贵。此项工作得到了浙江中医药大学范永长校长、连建伟副校长、李如辉馆长的大力支持，在此也深表感谢。新年伊始，由绍兴市卫生局主管、绍兴市中医药文化研究所主办的《绍兴中医药》即将复刊。该刊以弘扬中医药精粹、传承千年越医、普及中医药知识等为主旨，打造我市中医药工作者学术研究、成果推广交流的平台，也将成为外界了解我市中医药发展近况的窗口。

绍兴中医药事业取得的成绩，离不开各级领导、学术界前辈以及广大同仁的大力支持。在今后的发展中，我们也必将继续依托和争取省卫生厅、省中医药管理局等上级部门和浙江中医药大学一如既往的关心和支持。我们力争"越医文化"申报国家级非物质文化遗产成功，热切希望得到省卫生厅、中医药管理局、浙江中医药大学的大力支持和悉心指点。去年，绍兴市人民医院正式挂牌为浙江大学绍兴医院；绍兴市中医院也即将成为浙江中医药大学非直属附属医院，这些都是我们成功合作的典范。

今天，我们在徐荣斋先生的学术精神和人格魅力感召下相聚一堂，为发展我们共同的中医药事业集思广益、出谋划策，我感到特别振奋。我们要认真学习，总结，把先生对中医的挚爱之情、勤精不倦的治学精神带回去，把同道们的意见、建议带回去，把朋友们的深情厚谊带回去，推动绍兴中医药事业更快、更好发展！

（作者时任绍兴市卫生局局长，本文根据其讲话整理）

绍派伤寒的传承与创新

沈元良

1982年绍兴地区中医学会张景岳学说研究会成立。1983年，绍兴市中医学会举办张景岳学术思想暨"绍派伤寒"专题学术研讨会，会上分别对张景岳学术思想、"绍派伤寒"发展历史，及学术思想研究进行交流，"绍派伤寒"的成果，引起中医界的关注。

1982—1994年浙江省中医研究院编的《医林荟萃》分别对胡宝书、曹炳章等学术思想做了介绍。专家、学者，尤其绍兴医家撰文著述，在医学期刊上发表众多文章，从不同的视角对"绍派伤寒"学说进行了阐发和研究。

1986年，由董汉良、陈天祥整理的《潜庵医话》，由人民卫生出版社出版。

1994年董汉良等主编的《越医汇讲》，内容新颖，采撷众长，以越医医著、医理发微、病证治略、治法要义、析方话方、说药用药、养生保健、诊余琐谈八类近200篇，反映了绍兴医家的医疗特色和学术水平。并附《吴医汇讲》，由人民卫生出版社出版。

2009年我们在《通俗伤寒论》原著基础上，并着重对俞根初——六经方药的组方含义、用药特色、临床应用、随证加减、现代应用进行了阐述。经整理编著《通俗伤寒论新编——绍派俞根初方应用》，由金盾出版社出版。

经对"绍派伤寒"的研究，编著《"绍派伤寒"与〈通俗伤寒论〉今释》一书，2009年11月由中国中医药出版社出版。该书具有重大的史料价值、传承价值和人文价值。

2009年11月1日，由浙江省卫生厅、浙江省中医药管理局、浙江中医药大学主办，绍兴市卫生局、绍兴市中医药文化研究所、绍兴市中医院承办的首届越医文化论坛暨张景岳学术思想研讨会在绍兴举行。该论坛主题以"弘扬千年越医文化，传承景岳学术精华"为主题，专家、学者180多位参加了会议。

会上进行了《"绍派伤寒"与〈通俗伤寒论〉今释》一书首发暨签赠仪式。

2012年10月，国家中医药管理局发文拟在全国遴选一批疗效显著、特色鲜明、优势突出的中医学术流派传承工作室，组织实施中医学术流派传承工作室建设项目，为此申报"绍派伤寒"学术流派。

2013年在各省、自治区、直辖市中医药管理部门和有关单位遴选推荐的基础上，国家中医药管理局组织专家审核、确定首批全国中医学术流派传承工作室建设单位，"绍派伤寒"成为国家中医药管理局公布的第一批64家全国中医学术流派传承工作室建设单位之一。绍兴市中医院作为建设单位，由沈元良医师为"绍派伤寒"学术流派传承工作室代表性传承人暨项目负责人，并建立柯桥区中医院、上虞区中医院等五个二级工作站。

2014年建立"绍派伤寒"网站和"绍派伤寒"微信。网站建立充分体现流派文化特色，有一定的访问量。通过网络平台、微信、报纸期刊、新闻媒体等开展内容丰富、形式多样的宣传推广工作，有效扩大流派辐射面与影响力。

徐荣斋先生曾说：我曾反复研读《通俗伤寒论》的每条按语，体会何氏运用仲景学说，确臻神妙，不拘迹象，已入化境；对张景岳之《伤寒典》及张璐玉之《伤寒缵绪》二论，亦多揣摩有得，其出自心裁处；真如天女散花，缤纷夺目。如果把《通俗伤寒论》按语部分辑成"何秀山医话"，可知其学术评价肯定极高，不仅仅限于一隅之"绍派伤寒"见称。沈元良医师整理而成的《何秀山医话》一书于2014年6月由中国中医药出版社出版。该书的出版旨在传承其学术思想、学术经验，化茧从蝶，传道济世。

2014年6月，《蒿芩清胆汤妙用集萃》一书，由中国中医药出版社出版，该书具有临床应用的科学性、实用性和传承价值。

2014年，"绍派伤寒"流派工作室及代表性传承人被《中国中医药年鉴》收录。

2014年，以沈元良医师为课题负责人承担的浙江省中医药科技项目《"绍派伤寒"名医名家学术思想学术经验传承研究》通过验收，成果登记。

在传承研究中，我们发现"绍派伤寒"名家医理之精、内涵之深、创意之新、著述之多，无不是受"卧薪尝胆、励精图治"的精神影响。中医大家的学说，四诊技术的磨炼，治疗经验的积累，养生治学，品格修养等方面，都达到了一般人难以企及的境界。透过他们不平凡的个人经历，可以折射出中医在近代走过的坎坷历程；品味他们的从医人生，正如已故国医大师何任教授曾经探讨历代名医特点时所说："一是济世救人，仁爱为怀；二是读书临诊，学验俱丰；三是博学多才，乐于创新。"

通过传承研究，力求能反映"绍派伤寒"名家的学术思想与临证经验，提升中医学术流派的内涵，编纂《"绍派伤寒"名家学术集萃》丛书，共三册，分别是《"绍派伤寒"名家学术精要》《"绍派伤寒"名家医话精编》《"绍派伤寒"名家验案精选》。"绍派伤寒"名家与吴门之温病学派虽同治热病，但其辩证纲领和论治内容却迥然有别，又与一般仲景学派相异，自成一体，其独特的学术思想可于《"绍派伤寒"名家学术精要》中觅得。"绍派伤寒"名家的医话宗《内》《难》，法古人，匠心独运，别开生面，殊有见地，发人深省，使人耳目一新，可于《"绍派伤寒"名家医话精编》中窥见。"绍派伤寒"名家的医案翔实，实用性强，于临证有所遵循，有所教益，使流派特点风现粲然，可于《"绍派伤寒"名家验案精选》中品味。全书近80万字，2016年5月由中国中医药出版社出版。

2015年5月，国家卫生计划生育委员会副主任、国家中医药管理局局长王国强视察了"绍派伤寒"传承工作室。

2016年3月，"绍派伤寒"通过国家中医药管理局的验收。

2017年，《绍派伤寒研究》《通俗伤寒论名方讲用》由人民卫生出版社、中国中医药出版社出版。

"绍派伤寒"目前在探索中医流派学术传承创新、临床运用、推广转化的新模式，培育有特色优势明显、学术影响较大、临床疗效显著、传承梯队完备、辐射功能较强、资源横向整合的中医学术流派传承群体，以丰富和发展中医药的理论和实践，促进中医药传承型人才培养，繁荣中医药学术，更好地满足广大人民群众对中医药服务的需求。

"绍派伤寒"工作室将进一步梳理流派文献史料，探究流派发展规律；根植越医传统文化，深挖流派传承研究；立足临床疗效，提炼流派特色诊疗技术；多途径重视人才培养，构建传承人才梯队；研究流派经典名方，科研孵化有所成就；注重流派经验推广运用，增强辐射影响力；加强流派间学术交流，提升流派特色优势。

（作者为绍兴市中医院主任中医师，"绍派伤寒"代表性传承人）

省级非遗"三六九"伤科的
传承之路

傅宏伟

　　绍兴，这一座古越文化积淀深厚、人物风流、历史悠久又富江南风情的古城，在历史的长河里，这片古老而厚重的土地沉淀了越文化的璀璨，也造就了诸多名人雅士。古有羲之《兰亭序》，近有鲁迅大文豪，至今绍兴仍是一方人才辈出的圣地。在灿烂的古越文化长廊里，越医文化的辉煌素来是点睛之笔。一如我的祖传家业——傅氏"三六九"伤科，历代衣钵相传，沿袭惠世，至今仍枝繁叶茂，造福一方百姓。

　　作为绍兴"三六九"伤科傅氏一脉的传人，在对先辈存留的家传秘本《里西房方药集》《下方寺伤科医录》进行点校之际，有感于绍兴"三六九"伤科的学术理论即将铺就更为广阔的交流平台，不免有些许激动。在美丽的瓜渚湖畔，写下寥寥数文，谨以此作为本书之前言吧。

　　我的祖业傅氏"三六九"伤科，是绍兴"三六九"伤科中传承连续、保护完善、前景广阔的代表性支脉之一。时光荏苒，"傅氏"在时光的长河里业已走过了 120 个春秋。代代传承，我们"傅氏"人始终秉承着绍兴"三六九"伤科"仁爱救人、治学精勤、正骨理筋、精益求精"的古训，一步一个脚印。如今，傅氏"三六九"伤科在古城绍兴已有了不小的品牌价值。

　　"问渠哪得清如许，为有源头活水来。"傅氏之"活水"，正是绍兴"三六九"伤科 800 余年来积淀的治伤精髓和独特疗法。追本溯源，绍兴"三六九"伤科，又名"下方寺里西房伤科"，源于河南嵩山少林寺。鼻祖为嵇幼域，早年从少林武师徐神翁习武业医。后康王南渡时，护驾至临安（杭州），悬壶行医，钻研医术，传其子嵇绍师。一代代传至明清之际，其中一支迁来山阴居下方禅寺，创立"下方寺里西房伤科"。因每逢三、六、九至绍兴行医，门庭若市，久而久之，"三六九"便成了下方寺里西房伤科的代名词。之后开枝散叶，代代相传。至今，仍执祖业者主要集中在绍兴地区，有三个支脉后人仍以此为生：一是我们傅氏；二是单家之后；三为吕氏一脉。

傅氏"三六九"伤科，几经传承，自"创业祖师"太祖父傅长生迄今，在120多年的历史变迁中，薪火传递，革故鼎新，在不断发展的医学潮流里保持着继承传统和研精毕智的精神，如同越医长廊里的一颗璀璨明珠熠熠生辉。太祖父傅长生，出身贫寒，13岁进下方寺里西房为小沙弥，随侍下方寺伤科大师单廷魁左右。其聪慧好学、勤勉刻苦、独得秘传，至20岁出道行医，医名日盛，后自立门户，始有"三六九"傅氏伤科。祖父傅松樵、二祖父傅松春系傅氏第二代传人。两位祖父深得太祖父傅长生真传，静心守业，淡泊名利，苦读中医典籍，汲取精华，研究里西房秘籍，苦练基本功。傅氏第三代传人为我的父亲傅乃任、二叔傅乃骞、三叔傅建华及五叔傅幼华，他们传承祖传伤科精髓，从事中医骨伤几十年，至今仍在坐堂问诊。作为傅乃任的独子，我从父亲手中接过了傅氏"三六九"伤科第四代传人的接力棒，跟其他几位第四代传人在继承祖传秘籍的基础上结合现代医学，为把"三六九"伤科的学术经验发扬光大而不遗余力。

2012年，绍兴"三六九"伤科被浙江省人民政府列入第四批浙江省非物质文化遗产名录；本人于2013年被浙江省文化厅列入第四批浙江省非物质文化遗产项目代表性传承人名单。对此，我深感荣幸，但也觉肩上担子之沉重。如何把"三六九"伤科保护好、传承好、利用好、发展好，突破传统狭隘，扩大其流传范围，培养更多优秀的伤科医家，是一件迫在眉睫、造福百姓之幸事。收集、整理"三六九"伤科医籍，并期待公开出版，一直是我孜孜不倦的追求。目前，"三六九"伤科现存医籍主要有：鼻祖所撰之《下方寺西房秘传伤科》；张梅亭著、王俊林修编之《下方寺西房跌打大成》；不著撰人之《下方寺里西房伤科秘本》《里西房方药集》；其他尚有零星抄本。而《里西房方药集》《下方寺伤科医录》为我们傅氏家传秘本。两书均为元书纸毛笔抄录，抄本高宽为24cm×16cm。《里西房方药集》分药品歌、诊相、拔捻、夹敷、修正法、医治法、忌宜、脏腑施治、论治身骨脉、秘授跌打损伤神药方及金疮论诸节；《下方寺伤科医录》载仓堂等35穴的引经药及其他治伤方药，并附外、妇、儿、五官、眼科诸方。两本书中记录了"三六九"伤科丰富的治伤经验和精髓，包括创伤诊断、手法、开放性创伤的处理及预后、宜忌等。书中"取出碎骨、别骨补之"的记述，是我国古代异种骨植骨的重要史料。更为珍贵的是，抄本保存了"三六九"伤科独特的用药经验，如洗药方、麻醉方、接骨方、桃花散、七厘散、末药方、膏药方等，其所体现的学术观点与少林派一脉相承，一直沿用至今。

鉴于傅氏祖传秘本之于骨伤学科存有实用价值，也有感于传统中医教育传承模式的狭隘性，不利于医家后继人才的广泛培养，作为沐浴越医恩泽的傅氏"三六九"伤科代表性传承人，我想为越医、为祖国医学的发展尽我绵薄之力，突破传统医学教育狭隘，跨越"医术秘不外传"的雷池，把凝聚绍兴"三六九"伤科治伤精髓的家传秘本《里西房方药集》《下方寺伤科医录》几经整理、考证，并得以点校问世。希此点校本能为广大中医骨伤同行做参考之用，我也希望能听到来自祖国四面八方关心该点校本、心系中医骨伤科学发展的志同道合者的声音。此番点校，得到浙江省名中医、浙江中医药大学硕士生导师、绍兴市中医院沈钦荣主任中医师全稿审阅之助，并撰写《"三六九"伤科治伤成就及其发展轨迹的启示》作为附篇，谨致谢忱！并承万分之荣幸，特邀浙江省中医药学会会长肖鲁伟前辈为此书作序，得此提携，诚表真挚谢意！

（作者为浙江省非遗"三六九"伤科代表性传承人）

沈钦荣：让千年越医薪火相传

章关春 杨志云

　　30年来，他对越医文化进行了全面梳理和总结，多部专著展示了越医文化的传统精髓；他将越医诊疗特色融入了现代骨伤学，研究成果多次获奖——

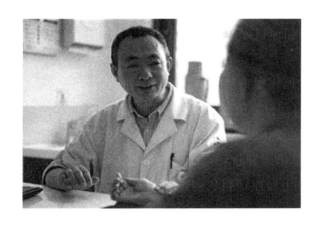

　　绍兴古称越，越医文化源远流长，历代医学名家辈出。说起对它的研究，浙江省名中医、绍兴市中医药文化研究所副所长沈钦荣，可谓是一个举足轻重的人物。

　　作为浙江省非物质文化遗产越医文化项目代表性传承人，沈钦荣研究越医文化已有30年，在他的推动下，"越医"已注册了商标；作为浙江省中医药重点学科中医骨伤学科的带头人，他将越医精髓运用到现代骨伤学中，为越医发展寻找到一条可行的传承之路。

笔耕不辍，传承越医文化

　　越医传承谱系主要包括石门槛钱氏女科、"三六九"伤科、石门槛徐氏儿科、车家弄马氏喉科、王小乐疮科、顾氏伤科、陈氏伤科等；主要学术流派则有绍派伤寒、医经学派、温补学派、中西医汇通派等。

　　说起沈钦荣和越医文化的渊源，要追溯到绍兴市第一部《绍兴市志》。1985年沈钦荣从浙江中医药大学中医专业毕业后，进入绍兴市中医院骨伤科工作。1988年，他有幸参与到《绍兴市志》医疗卫生卷的编撰，从此与越医文化结下了不解之缘。"那时花了2年多的时间，走访了很多地方，拜访了很多名医，淘到了很多珍贵的资料，为后来做研究打下了基础。"沈钦荣回忆。

之后，他相继发表有关越医研究的论文近百篇，《绍兴"三六九"伤科及其学术经验探要》《绍派伤寒的形成及对仲景学说的贡献》《越医对祖国医学的贡献》等文，梳理了越医文化的历史渊源及越医的历史功绩；他著述的《绍兴医药文化》《绍兴市非物质文化遗产读本——传统医药》《越医千年》《越医名家名著名方》等书籍，展现了越医文化的精髓。2009年，越医文化入选浙江省非物质文化遗产名录，这些著述为越医文化成功申遗出了力，沈钦荣也成为浙江省非物质文化遗产越医文化传承人。

2004年出版的《绍兴医药文化》，是沈钦荣第一本越医研究专著，从越医的起源，到专科世家，张景岳、戴思恭的学术思想以及越医的成就，介绍得很详细。序言中记述了沈钦荣多年来著书的初衷："我常为先贤们所创造的非凡辉煌业绩而自豪，常常为先贤们的精湛医术、坚韧不拔的毅力而激动不已，我觉得我们这一代有责任将先贤们所创造的不凡历史写出来，告诉后人。"

《顾氏伤科经验与特色》是其另一部代表性著作。清初，有位叫顾士圣的人善于治骨伤，"调筋接骨，应手捷效子孙世其业"（《会稽县志》）。顾氏伤科由此成为越医专科世家的代表，独创的顾氏伤科膏药更是闻名遐迩。

沈钦荣花两年时间，多次走访顾氏伤科后人，对其学术思想和经验做了系统的总结，收录和整理了大量顾氏经典药方。在他看来，"如今年轻的医生对骨伤的现代诊疗技术了解不少，对传统的中医骨伤特色诊疗技术却掌握不多"，将传承了七代的顾氏伤科技术展现给世人，是自己作为越医文化代表性传承人的职责所在。

博采众长，弘扬古医精髓

沈钦荣说："越医的发展，基于传承，更在于创新。"

临床上，他博采众长，将"三六九"伤科、顾氏伤科融入现代骨伤科技术中，形成了独具特色的诊疗方法。腰腿痛在临床上非常多见，手术、推拿、针灸等都有其局限性，那么外敷如何呢？沈钦荣在研究古方的基础上，结合多年临床经验，创制了"灵仙痛消散"，一经面世就以其损伤小、使用方便、疗效突出等特点而备受患者喜爱。

2001 年，《灵仙痛消散热熨治疗腰椎间盘源性腰腿痛临床研究》获得浙江省中医药科技创新三等奖。

几年前，一位在绍兴做生意的老板患严重的腰突症，家人已在某医院为他预约了手术。听朋友说"绍兴市中医院的沈医生很厉害"，就抱着试试看的心情找到他。令病人意想不到的是，外敷"灵仙痛消散"及内服中药一段时间后，腰痛明显减轻了，他立即把其他医院约好的手术取消了，至今腰腿痛未复发，行动自如。

膝骨关节炎好发于中老年人，是关节软骨出现的退行性病变。沈钦荣大胆设想五脏虚损是该病病机之一，应用越医张景岳名方"五福饮"，采用"五脏同补法"改善病人体质，从而防治膝骨关节炎，成效初显。一位来自南美洲的膝骨关节炎患者，服用"五福饮"一个月后，膝盖疼痛症状明显缓解。每次来中国，这位患者都会专程来绍兴市中医院，配好几个月的"五福饮"带回南美。

在经方活用上，沈钦荣不断摸索：桂枝茯苓丸本为妇科经典名方，他发现用在骨折病人身上，有利于局部早期消肿；在古代医家祛瘀接骨说、补肾接骨说的基础上，他提出"健脾接骨说"，化裁参苓白术散后用于骨折病人，可加速骨折愈合进程。治疗小儿骨折时，沈钦荣多采取手法整复，尽量不做手术，"例如小儿腕骨骨折，我们一般采取手法复位，辅之以小夹板。因为小孩正处在生长发育期，自塑能力强，愈合快，并且这样做也不会留疤痕"。

小儿桡骨远端骨折是儿童常见的损伤，沈钦荣自创压、端、牵的整复手法，成功率高，免除患儿手术之苦。有个女童摔倒后造成左手桡骨远端骨折，先去省人民医院做手法整复，效果不如意后找到沈钦荣。特色手法复位加上小夹板治疗，患儿 3 个月后完全康复，连药物带治疗费，总共花费2000 多元。

针对小儿伸直型肱骨髁上骨折，沈钦荣自创屈肘 130° 绷带悬吊外固定法。"儿童手法整复存在 2 个难点，一是整复难，二是固定难。"沈钦荣介绍说："这个方法的优点是，不用石膏和夹板，固定效果好，局部肿胀易消退，操作又简便。"

由于医术精湛，沈钦荣被评为浙江省名中医、第六批全国老中医药专家学术经验继承工作指导老师。虽然是骨伤科医生，他临床上特别注重整体辨证，他强调"西医是看人的病，中医则是看病的人"。每周3次门诊，诊室总是挤满了远道而来的患者。

一位70多岁的大娘，肩关节习惯性脱臼40多年，"打封闭"、针灸治疗等均不见效，肩关节长期疼痛，抬不起来。沈钦荣从整体辨证入手，患者服了一个月的中药后，自述："疼痛减轻了，肩膀也能活动开了，现在我们一家人都找他看病。"

除了著书、临床，沈钦荣亦投身于科研项目，硕果累累：顾氏伤科文献整理研究项目2017年荣获浙江省中医药科技二等奖，近代（1840—1949）绍兴医家撰写的医籍研究、越医文化研究等项目也分别获省市级奖项；他成功申办了5个国家中医药继教项目，包括《越医文化研究新进展》《"三六九"伤科治伤经验研究及临床应用新进展》等，让越医研究更深，让了解越医的人更多。

他说："每3年一个项目，从立项到项目结束，然后又是另一个项目，一直没中断。"传承发扬越医，沈钦荣一直行走在路上。

（本文源自《中国中医药报》2018年8月17日）

浙江医药卫生文物遗迹
存世现状调查

朱德明

浙江历史文化悠久，也是医药卫生发达的地区之一，遗留着大量医药文物遗迹，它们承载着浙江医药文化发展的重要信息，是研究浙江医药文明史的重要物证，也是中国医药文明乃至世界医药发展的有机组成部分。随着浙江城市化进程加速，许多医药卫生文物遗迹遭到破坏，还有许多散落在偏僻地区的医药文物遗迹因未被发现，有湮灭的危险。因此，调查省内医药文物遗迹状况，有助于浙江医药文物的保护和合理利用，是一项亟待开展的工作。

2003 年伊始，我从浙江省图书馆古籍部和浙江省档案馆查阅了大量的原始文献，理清了文献记载的浙江各市县历代遗留下来的医药卫生文物情况，并以此为线索，同时结合各地区中医药界提供的线索，展开此项调查工作。调查对象设定为 1949 年前的医药卫生文物的遗迹，如有重大历史价值的医药卫生文物遗迹，时限延后 10 年。

此项工作受到相关部门重视，2017 被列为浙江文化研究工程（第二期）第二批立项课题。现将调查结果按史迹、寺庙、医疗机构、研究机构、中西药厂、中西药店、中西医学堂、博览会、故居、墓葬、碑刻、饮用水井等分述如下 [1]。

一、史迹

我们探寻到的重要史迹有 17 处，桐庐桐君山、萧山跨湖桥文化遗址、余姚河姆渡遗址、余杭良渚文化遗址、临安彭祖遗迹、临安天目山中医药遗迹、桐庐西庄村华佗后裔生活村落、临安天目山洗眼池、临安天目山张道陵炼丹遗迹、杭州葛岭、杭州葛洪炼丹遗迹、缙云葛洪炼丹遗迹、瑞安陶公洞

251

源远流长的文化遗存

陶弘景炼丹遗迹、杭州履巉岩王介遗迹、杭州嵇接骨桥、诸葛八卦村、杭州侣山堂遗址等。

其中考古发掘遗址有 3 处：萧山跨湖桥文化遗址、余姚河姆渡遗址、余杭良渚文化遗址，这些遗址出土了较为丰富的中医药实物，享誉中外；历史遗迹有 6 处：桐庐桐君山、杭州葛岭、杭州葛洪炼丹遗迹、杭州嵇接骨桥、兰溪诸葛八卦村、瑞安陶公洞陶弘景炼丹遗迹，存世已久，保护较为完整，广为人知。值得关注的是瑞安陶公洞陶弘景炼丹遗迹，本是道观，现变成佛、道混杂且不伦不类的宗教遗址，应恢复原来陶弘景炼丹道观旧貌，将陶公洞中的佛教寺庙移至其他地方安置，当地管理部门已采纳我们的建议。临安彭祖遗迹、临安天目山中医药遗迹、桐庐西庄村华佗后裔生活村落、临安天目山洗眼池、临安天目山张道陵炼丹遗迹、缙云葛洪炼丹遗迹、杭州履巉岩王介遗迹、杭州侣山堂遗址等 8 处遗址保护较为完整，但传播力度不大，名声较小。

二、寺庙

现存于世的与医药卫生文物相关的寺庙有 12 处：杭州抱朴道院、杭州灵隐寺药师殿、庆元卢福神庙（俗称扁鹊庙）、杭州吴山药王庙、松阳天师殿、武义天师峰（天师殿）、楼英祠堂、庆元西洋殿、衢州神农殿、宁波药皇殿、磐安玉山镇古茶场（每年 4 月同时在此交易药材白术）和兰溪药王庙等。在上述 12 处寺庙中，有不少是著名旅游景区，如杭州抱朴道院、杭州灵隐药师殿、杭州吴山药王庙、楼英祠堂（故居）、庆元西洋殿、磐安玉山镇古茶场等；还有一些寺庙医药文化价值较大，知名度尚小，如卢福神庙（俗称扁鹊庙）、衢州神农殿和兰溪药王庙，当地政府应投资整修进一步扩大它们的知名度，尤其是卢福神庙。

卢福神庙，俗称扁鹊庙，位于浙江省丽水地区庆元县松源镇大济村东面，坐东朝西，整体布局呈长方形，自西至东依次分为四进。整体建筑依山势缓坡递进设计，第一中亭延踏跺而建，占地面积约 2300 平方米，面宽 37.35 米，近深 63.60 米，风格古朴，气势宏伟，是庆元县现存较为完整的最大古庙。现址卢福神庙（俗称扁鹊庙）始建于元惠宗至正元年 (1341)，历经清康熙十一年（1672）、乾隆五十八年（1793）和嘉庆二十年（1815）等数次扩建重修，迄今已有 660 年的历史。该庙是大济吴氏先祖为纪念战国时期的神医扁鹊而建。当时在朝中任"大理寺评事"的大济进士告老回乡后，创建了"扁鹊卢医庙"，纪念这位神医。如今人们在这里祈求平安，也在这里举行庙会等活动。虽然 2005 年，扁鹊庙成为浙江省级文物保护单位，浙江省文物管理局高度重视这一能折射江浙一带医药卫生文化的遗址，但当地县、镇、乡政府重视程度尚需进一步提高。现保护责任归村委会，修缮资金缺乏，对外宣传力度不够。

三、医疗机构

根据文献记载，浙江应该有 43 处医疗机构，分别是：绍兴"三六九"伤科 [2]、宁波华美医院、嵊州昌后堂、杭州广济医院、杭州仁爱医院、嘉兴福音医院、瑞安利济医院、杭州市立医院、温州白累德医院、温州瓯海医院、台州恩泽医局、永嘉普安施医施药局、杭州寿山堂、绍兴福康医院、嘉兴圣心医院、兰溪广慈医院、嵊州芷湘医院、绍兴钱氏妇科诊所、金华福音医院、吴兴福音医院、杭州毛凤翔诊所、杭州三三医院、杭州钟德产科诊所、慈溪鸣鹤镇中医诊所、义乌葆元堂、杭州广济医院男麻风病院、杭州广济医院男麻风病院礼拜堂—圣约翰堂、杭州广济医院男清气院（肺痨疗养院）、杭州广济医院女麻疯病院、杭州广济医院附属女时疫病院、20 世纪 50 年代的富阳图山乡巡回医疗站和东图乡中医联合诊所、浙江医学院附属第一医院（现为浙江大学医学院附属第一人民医院）、浙江省第一辅助医院、浙江省立处州医院、新四军苏浙军区后方医院、新四军苏浙军区十六旅后方医院和疗养所、常山县卫生院、浙江省精神病防治所郑家山病房、浙江省康复一院精神病防治所碑亭村住院病房、浙江省康复一院精神病防治所应山村病区、浙江省精神病防治所天车罗村病区、浙江省精神病防治所金鸡山病区、浙江医院等 [3]。

上述 43 出医疗机构，现保存完好的有：宁波华美医院、杭州仁爱医院、瑞安利济医院、台州恩泽医局、杭州寿山堂、绍兴福康医院、吴兴福音医院、杭州广济医院（现为浙江大学医学院附属第二人民医院）。遗迹尚存，但年久失修的有：绍兴"三六九"伤科、嵊州昌后堂、兰溪广慈医院、嵊州芷湘医院、绍兴钱氏妇科诊所、杭州毛凤翔诊所、杭州三三医院、杭州钟德产科诊所、义乌葆元堂、新四军苏浙军区后方医院、新四军苏浙军区十六旅后方医院和疗养所。如当地政府能投资整修，可进一步扩大其的历史价值。其他文献所记医疗机构，原址上的旧医院建筑已荡然无存，被新矗立起的大楼取而代之。

四、管理及研究机构

浙江近代的医药管理及研究机构有 2 处，即浙江省卫生试验所和杭州热带病研究所。

浙江省卫生试验所是中国最早创建的卫生检验机构之一，1929 年 11 月成立，设在当时杭州市西湖区里西湖 13 号（今杭州市北山街 35 号）的妇女养病院内，该处原为海盐望族徐氏的西湖别业，号称海盐馆，孙传芳曾一度居于此，1950 年后成为民居杂院，2017 年被全面整修，现虽已改作他用，但遗迹现保存尚完好。

杭州热带病研究所也创办于 1929 年，最初在杭州浣纱路桂华里，1931 年迁至钱王祠思井阁，后又屡经搬迁。该所遗址之一钱王祠思井阁已复建为钱王祠之一部分[4]。

五、中西药厂

现存于世的中西药厂遗址有胡庆余堂胶厂一堵围墙，该厂的部分围墙已当作中国美术学院教职工住房围墙，这堵胡庆余堂胶厂围墙原貌保存着，只是做了外立面的粉刷，成为南山路上一道亮丽的风景线。

六、中西药店

我们调查到遗迹尚存的中西药店有 15 处，其中杭州朱养心药室、杭州方回春堂、绍兴震元堂、嵊州鹤年堂、杭州张同泰、杭州叶种德堂、宁波冯存仁堂、杭州万承志堂、杭州胡庆余堂、杭州爱仁堂药店、杭州保大参号共 11 家药店，屡经维修，依然保存了原有建筑的风貌；缙云问松堂、椒江方万盛药店、龙泉三和堂、衢江顺泰号等 4 家药店建筑尚在，已岌岌可危。

问松堂位于浙江省丽水地区缙云县壶镇镇下街 21 号，建于清顺治六年（1649），创始人吴肇麟，兰溪永昌上山下村（现称社峰村）人。药店初有三开间店面，纵深而建，占地面积 600 多平方米，后来又扩建有养鹿园 2 个，养有梅花鹿最多时达 30 多只，能自制鹿角胶、龟板胶、鳖甲胶、全鹿丸、归脾丸等 180 多种成药。该店丸散膏丹、参茸燕耳等中药品种齐全，配料讲究，加上坐堂医生医术高明，服务周到，颇负盛名，东阳、永康、仙居等毗邻县均来该店进货配药，生意兴旺发达，是浙南地区药业历史最悠久的百年老店之一，丽水地区历史最悠久的药店。应当引起当地政府的重视。

文献记载的杭州寅丰参燕号、杭州中英药房、杭州大华药房、杭州华德药房、杭州五洲药房、杭州万国药房、杭州裕昌参行、杭州国民药房、杭州华英药店等 9 家药店，原建筑已无存，新建筑也改作他用。

七、中西医学堂

浙江省中西医学教育机构遗迹有 5 处，分别是浙江私立广济医学专门学校、瑞安利济医学堂、兰溪中医专门学校、浙江医学院（后依次改为浙江医科大学和浙江大学医学院）和浙江省立杭州高级医事职业学校等。

瑞安利济医学堂位于浙江省温州地区瑞安市玉海街道办事处公园路 10 号，清光绪十一年（1885），陈虬等创办，为温州首所具有相当规模和较高水平的中医医院。该遗址现保存最为完好，已成为全国重点文物保护单位。

浙江私立广济医学专门学校位于浙江省杭州市上城区解放路 88 号。1906 年，在杭州广济医院内建立了广济医学堂，梅藤更任校长，广济医学堂设病理实验室。后杭州广济医学堂改为浙江私立广济医学专门学校，遗址位于现浙江大学医学院附属第二医院内的住院楼，保存很好。

兰溪中医专门学校位于浙江省金华地区兰溪市雀门巷 23 号，同时也是兰溪灏西药业公所和药王庙所在地，始建于清乾隆九年（1744），面积 1158 平方米。该遗址尚在，但没有很好保护。2017 年 11 月 23 日，中共兰溪市委、市政府主持开展了纪念张山雷的活动，并举办"创新发展中医药，服务大健康产业"论坛，借此机会，我们呼吁中共兰溪市委、市政府应高度重视兰溪中医专门学校遗址的整修，并建议对外开放，得到了兰溪市政府的热烈响应，将其纳入兰溪古城建设规划中。

浙江省立杭州高级医事职业学校位于浙江省杭州市上城区崔家巷 6 号。该校原为浙江省立杭州高级护士助产职业学校，1943 年，改名为省立杭州高级医事职业学校（简称省立高医），设护士、助产、助产特科、药剂共 9 个班，学生 126 名，但该遗址无人问津，急待当地政府重视。

浙江医学院，现仅剩位于杭州市下城区庆春路 258 号的红楼，该红楼建于清宣统元年（1906），1952 年成为浙江医学院的行政楼，占地 474 平方米，已用作杭州城市建设陈列馆。原校区现为杭州嘉里中心商业区。

八、故居

浙江省名医及与医药有密切关系的名人故居有 16 处，衢江杨继洲故居残垣、慈溪叶谱山故居、杭州胡雪岩故居、余杭章太炎故居、绍兴傅长生故居、绍兴张梅亭故居、杭州乔华堂、磐安羊焕文故居、乐清宋万年和宋再余故居、乐清洪式闾故居、杭州渤海医庐、杭州徐祖鼎妇科诊所、杭州张星一诊所、杭州姜卿云诊所、杭州何任故居和宁波屠呦呦故居等。

上述名医故居中，杭州胡雪岩故居建筑宏伟，举世闻名，已被国务院列为全国重点文物保护单位；慈溪叶谱山故居、余杭章太炎故居、杭州乔华堂、磐安羊焕文故居、杭州渤海医庐、宁波屠呦呦故居已被各地政府所重视，保存完好。

尤其是拍摄了修缮后的洪式闾故居，它位于浙江省温州地区乐清市乐成开元巷洪宅。洪式闾出生于此，先后在乐清小学就读和 1905 年春温州中学读书，均生活在洪宅内。洪式闾（1894—1955），字百容，乐清人，中国寄生虫学学科的奠基者，毕生致力于医学教育、卫生行政和寄生虫病研究、防治工作，在疟疾、钩虫病、毛圆线虫病等研究中做出了卓著贡献，历任北京医科大学校长、杭州热带病研究所副所长、中央卫生研究院华东分院院长、浙江卫生实验院院长。浙江省卫生厅厅长、浙江医学院（今浙江大学医学院）院长等职。而杭州徐祖鼎妇科诊所、杭州张星一诊所、杭州姜卿云诊所建筑尚在，但已改作他用。

九、墓葬

浙江名医及与医药相关的人物墓葬共有 14 处，包括义乌朱丹溪陵园、萧山楼英墓和祠堂、瑞安陈虬墓、杭州胡雪岩墓、兰溪张山雷墓、余杭姚梦兰墓、乐清宋康池和宋万年墓、宁波范文甫墓、绍兴曹炳章墓和杭州宣振元墓等、与医药相关的名人墓葬还有上虞王充墓、杭州沈括墓、杭州俞曲园墓、杭州章太炎墓。

上虞王充墓、杭州沈括墓、义乌朱丹溪陵园、萧山楼英墓和祠堂、杭州俞曲园墓、杭州章太炎墓已成为各级政府的文物保护单位，亦是旅游园地。

杭州胡雪岩墓、兰溪张山雷墓、余杭姚梦兰墓、乐清宋康池及宋万年墓、宁波范文甫墓、绍兴曹炳章墓和杭州宣振元墓还是家冢，未被进一步开发成中医药文化宣传基地。

尤其值得一提的是我们在调查中发现了陈虬墓。陈虬是康有为"公车上书"的主要人物之一、同盟会的主要成员之一和瑞安利济医学堂（医院）的创始人，利济医学堂已被定为国家文物保护单位，其墓葬尚不为人知，本次调查结果向浙江中医药大学和浙江省中医药学会反应后，已受到重视，将会进一步得到浙江省各级政府的重点保护。

十、碑刻

现存于世的有关医药卫生的碑刻有 7 处，杭州葛仙庵碑、杭州日生堂重兴记碑、宋太医李君墓志铭、抚院司道府为胖袄药材不许签报铺商禁约碑、宁波重建药皇庙碑、宁波药皇殿祀碑和温州《鸥海医院碑记》等，绝大多数保存完好。

十一、饮用水井

饮用水井的开掘为人类的定居生活创造了条件，井水的清洁程度直接影响了周边居民的身心健康，保持井水的清洁历来受到重视，浙江现存的著名的饮用水井有 35 处，杭州葛洪炼丹古井、杭州葛洪还丹古井、嵊州葛洪炼丹井、杭州龙井和龙井泉、义乌富井、永嘉仙人井、杭州相国井、长兴圣井、桐庐双眼井、松阳天师渠、钱塘第一井、杭州净慈寺运木古井、杭州上八眼井、缙云下井、慈溪十八井、慈溪烂水门堂井、云和沙溪井、杭州金鱼井、仙居吴机井、常山水阁井、江山双井、净慈寺双井、磐安九思堂井、庆元季家井、嵊州仕熜龙井、磐安榉溪井、江山王氏家井、兰溪余庆井、龙游义井、龙游王槐祥井、杭州朱养心药室井、兰溪桃花坞井、孝丰三眼井、武义八角井和缙云双眼井等。其中大部分已被列入省级、市级文物保护单位。

当然，浙江古老饮用水井远不止 35 口，许多古老饮用水井隐藏在城市庭院、穷乡僻壤、高山寺庙和道观及村中民宅院落中，尚需开展细致的调查。

十二、20 世纪 50 年代有重大历史价值的医药卫生文物遗迹

列入本次调查范围的重要遗迹有两处，一是毛泽东主席视察杭州小营巷卫生工作遗迹，二是上海市总工会杭州屏风山工人疗养院。

1958 年 1 月 5 日，毛主席在杭州准备回北京途中听说上城区小营巷卫生搞得好，临时决定视察小营巷居民区卫生工作。毛主席视察了 61 号、56 号和 42 号三个墙门后，察看了居民的卧室、厅堂、厨房、菜橱、水缸等，赞许地握住程瑜的手说："你们这里的卫生工作搞得不错嘛！"顿时小营巷名扬全国。此后，小营巷成为全国城市卫生文明的样板街。为纪念这一事件，1964 年，小营巷人民将 56 号墙门建成毛主席视察小营巷纪念馆，陈列毛主席视察小营巷卫生工作的历史图片资料，该馆共接待过众多海内外参观者。

上海市总工会杭州屏风山工人疗养院位于浙江省杭州市西湖区九溪路 15 号，坐落在西湖著名景点"九溪十八涧"风景区，始建于 1955 年，仿古宫殿式风格，占地 440 多亩。1958 年 10 月，周恩来总理曾陪同苏联专家来此参观。该疗养院原用于接待劳模、先进工作者、领导干部休养，现已用作宾馆。

浙江省有关医药卫生文物遗迹远不止本文所呈现的内容，许多淹没在民间的医药卫生文物遗迹有待挖掘，进一步细致的田野调查有待继续开展。

（作者为浙江省非遗专家、教授）

中医药文化博物馆
存留瓯越千年医脉

王晓鸣

中医文化，源远流长，民医迭出，连绵不绝。想要走近温州，对其中的中医中药发展脉络以一窥而见全貌，非温州市中医药文化博物馆莫属。

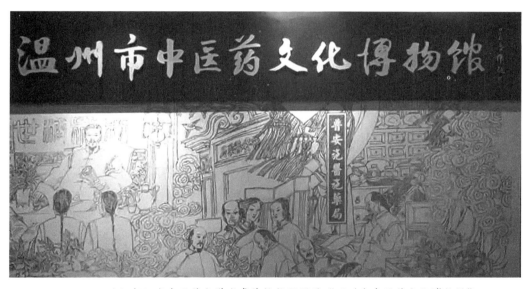

时任浙江省中医药大学肖鲁伟校长题写的"温州市中医药文化博物馆"

当我们走进位于温州市中医院景山院区内的博物馆，浓郁的中医药文化氛围迎面扑来。只见时任浙江中医药大学肖鲁伟校长题写的"温州市中医药文化博物馆"几个大字，红木烫金，字体隽秀，富有立体感。上面是"博施济众"的匾额，匾额下边是早期中医问诊现场的画布，前面摆放着参照画布呈现医家给病人把脉的铜像，栩栩如生。

顺着过廊，一个个陈列柜里面摆放着古代医书、中药器具、诊疗设备等具有历史感的旧物件。墙壁有半截是仿古的青砖墙裙，使人有种穿梭在历史长河隧道的感觉，仿佛一幅灵动的带有浓郁中医药文化气息的百米画卷就这样在眼前铺展开来：古色古香的中药铺把脉场景、泛黄发皱的医学典籍和中医处方、形态各异的药秤药罐、"永嘉医派"开山鼻祖陈无择及相关成员的著作刻本、近代徐定超先生的《伤寒论讲义》、陈虬与陈介石、陈葆善等人效仿西学开创利济医学堂的史料、叶同仁的发展历程、铁皮石斛、温郁金等本地药材的标本⋯⋯

南宋时期（约1174—1244），温州地区形成了以陈无择为首，以陈氏弟子王硕、孙志宁、施发、卢祖常等为骨干的"永嘉医派"，其学术影响至今。同时，还有瑞安针灸学家王执中所著的《针灸资生经》，这本图文并茂的针灸用书，记载了不少临床有效穴位和针灸疗法。宋代施发在1241年创作的33种脉图，是世界上最早描绘的脉搏形象图。元代王与的《无冤录》（1308），是我国最早流传国外的法医名著。陈虬1885年创办的"利济医学堂"，可视为近代中医教育事业的开端，中华人民共和国成立前后许多名老中医，均出自其门下。陈虬开创的另一个先河是推行了股份制，"瑞安利济医院股份票"是温州现存最早的股票，是陈虬大胆试行股份制的历史见证。

陈虬等人在温州率先试行股份制并不是偶然的，这与当时瑞安是温州维新浪潮的中心有直接的关联。股份制能使分散的资金得到有效的利用，能促进企业经营管理的改善，因而成为市场经济的宠儿。陈虬敏锐地看到这些，并勇敢地身体力行，从而开创温州股份制的先声。

1923年，工商界开明人士蔡冠夫等人，创办了"永嘉普安施医施药局"，即现温州市中医院的前身。普安局以"施医施药救济贫民者"为宗旨，在社会上产生了极大的反响，据说当时每天来看病的有数百人之多。"男女患者分开按序候诊""医师为坐在轿子里的患者诊脉"等老照片，映射出医者仁心，百姓尊医的场景。这所充满爱心的医疗慈善机构，真正体现了"普安"的精神。

这个并不大的博物馆里，还陈列着几十份50年代温州名中医的处方原件，从中我们可以看到潘澄濂和陆芷青的处方手稿。这不禁勾起我们对往日的回忆——30多年前，在浙江中医学院，潘、陆二位老师曾经给我们上过课。潘澄濂，毕业于上海中医专门学校，曾任温州普安局医务主任，后开业行医；中华人民共和国成立后，历任浙江省中医药研究所副所长、所长、浙江中医学院副院长。陆芷青，毕业于上海中国医学院，曾受聘于普安局医师，1953 年任温州市第一人民医院中医科主任，1959 年调入浙江中医学院，从事教学、科研、临床工作。虽然两位中医大家已相继过世，但留下脉案精要、药味简单的处方手稿，令人感慨和深思。

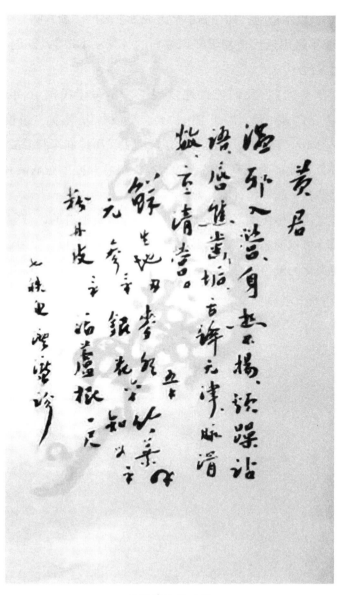

潘澄濂的处方稿

博物馆内古色古香的老字号中药铺，锈迹斑斑的中药店招牌匾，形态各异的药秤药罐……那一件件刻印着岁月痕迹的馆藏，为我们留存了一段瓯越医药史。据唐朝徐坚所著《初学记》和南唐《续齐谐记》记载，三国时期就有永嘉朱儒子、唐代段成式和王玄真等对温州产的菊花、枸杞、牡丹、芍药等中药的药用功效进行记述。北宋政和六年（116），瑞安飞云江两岸已有中药蓬莪术（郁金）栽培，宋《政和经史证类备用本草》记载时，就冠以"温州"二字，以示道地，如今温郁金已成为著名的"浙八味"中药材之一。李苣在 1898 年运用近代植物学知识编写的《东瓯本草》，开创了我国科学整理本草之先河……

作为"学会人"，我们惊奇地发现了一份写于民国 16 年（1927）的"温州中医协会宣言"和"温州中医协会会员证书"，堪称"镇馆之宝"。据说，当年温州 160 多位中医界前辈，在帝国主义压迫和军阀混战的时代，为了中医的教育事业，为了真正贫苦的病家，决意开办中医病院和中医学校，于是他们团结在一起，精神着实难能可贵。

习中医文化，传灵素之光。那一件件满布岁月痕迹的馆藏宝贝，为人们留存了一段行将被遗忘的瓯越医脉史，同时也为我们开启了一次体验温州特有的中医药文化的魅力之行。

（作者为浙江中医药学会副会长、秘书长）

大师辈出 名医璀璨

王晓鸣

任何行业，若要形成一个流派，不外乎两大标志：一是有代表性的名人，二是出版名著。

正是三朝御医戴思恭、一代宗师张景岳、绍派伤寒奠基人俞根初等名家以及以《景岳全书》《通俗伤寒论》为代表的巨著，支撑起了千年越医品牌。

戴思恭：丹溪嫡传，三朝御医

如果不是诸暨一位朋友推荐，也许我永远也不会知道这个几乎消失在历史长河中的马剑戴氏宗祠。

诸暨马剑镇地处富阳、桐庐、浦江三县市交界，历史上曾经归桐庐、浦江管辖过，现今归属诸暨。其实，马剑在元明清三个朝代曾诞生了许多风风光光的人物，有叔侄同科，有三朝御医，有文官良将等。马剑这一特殊的地理位置导致了一定程度的文化孤立性，既不归金华八婺文化，又不属绍兴越医文化。所以，这颗埋没在乡野间的珍珠，渐渐淡出人们的视线。今天，在打造大健康的环境下，她终于重新进入人们的视野，对我们这些中医药文化的传播者来说，真是一个意外之喜。

走入马剑老街，戴氏宗祠就在街的右边。宗祠的前面有一空旷地，门面气势雄伟，一排高大的木门上用漆彩画着文武门神。这个建筑始建于清乾隆年间，历经两百余年保存基本完好，戴氏家族的传承脉络在这里得以展示。

我们一行人在戴氏后裔戴关土的陪同下进入戴氏宗祠，跨过高高的青石门槛，这是三进三底的大宗祠，门楣有块大匾，上书：总理七省漕务。穿过林立的大柱子一直入内，宽敞的厅堂，祭祀先祖的场所，其间，满目的雕梁画栋，展示出戴姓人的无比荣耀。从银青光禄大夫官至尚书令，到诗礼传家，映射出当时戴门子弟读书至上的场景。从东依次看过去，有翰林，进士，贡拔，授教，榜副，父子同科……最大的一块牌匾是太医院使，是明太祖封给戴思恭的，真是令人敬仰啊！

戴思恭，明代著名医学家。朱元璋时被朝廷征为御医，曾任太医院使，永乐初年辞归——历任洪武帝、建文帝、永乐帝三朝皇帝的御医，在全国仅此一人。

戴思恭自幼庄重，不苟言笑，孝谨温良，读书明大义，颖悟绝人。弱冠之年追随名医朱丹溪学医。朱丹溪对戴思恭十分欣赏，"爱思恭才敏，尽以医术授之"。他是同门中的佼佼者。相传有一病人服用朱丹溪的药没有取得理想的疗效，复诊时刚好碰到戴思恭，他只加了一味药后就治好了这个病人。朱丹溪知道后对他说，你可以出师了。但他仍然一边行医，一边学习，往返马剑与义乌之间二十余年。

在明朝早期，官员掉脑袋是最家常便饭的事。御医"伴君如伴虎"，常常因为身涉宫廷的明争暗斗而难得善终。但戴思恭不仅生前名满天下，死后亦荣获帝王亲撰祭文祭奠，十分难得。

由于医术高明，洪武十九年，朱元璋久病不愈，听闻戴思恭的大名，于是传诏戴思恭进宫诊治。戴思恭也不辜负名医圣手的名号，一副药便药到病除，朱元璋高兴之下就将戴思恭召为太医院御医，戴思恭从此平步青云。

晋王得了重病，王府中的医生治疗后疗效并不佳，遂请戴思恭诊治，发现晋王病入膏肓，但经过戴思恭的治疗后一度康复了。戴思恭对晋王说，因病已深，如果复发那就无药可救。过了段时间，晋王旧病复发身亡。朱元璋得知晋王病死的消息后十分沉痛，便迁怒于王府太医，欲治罪。戴思恭知道后，对明太祖说，晋王的病上次是他治好的，当时已病入膏肓，如果复发则必死无疑，现在的情况果然如他所言。明太祖听后就赦免了诸医。明太祖死前对戴思恭说："汝仁义人也，毋恐。"朱元璋死后，"太孙嗣位，罪诸医，独擢思恭太医院使，奉政大夫"。

史载，永乐皇帝朱棣在还是燕王的时候患瘕，请戴思恭看病，"见他医所用药良是，念何以不效，乃问王何嗜。曰：'嗜生芹'。思恭曰：'得之矣'。投一剂，夜暴下，皆细蛭也。"治愈了燕王"瘕"病后，朱棣对戴思恭十分敬重，登基后赐予戴思恭一项权利：遇到天气不好的日子，可以不用上朝，即"风雨免朝"；见了皇帝，可以不下跪，即"朝见免跪拜"。

随着戴思恭年事渐高，他不再管理太医院杂务，请求皇帝准许他退休还乡。之后皇帝依旧经常召他进京，连戴思恭去世多年的父亲也被追封为太医院院使。

戴思恭一生潜心医学理论，洞悉诸家奥旨；治疾多获神效，以医术名世。他的医学理论多能阐《内经》之旨，开诸家之悟。翰林学士王汝玉认为，戴思恭的医学"所得于丹溪者，触而通之，类而比之，研精殚思，明体适用。后人能知丹溪之学者，是公有以倡启之也"。朱国桢则尊其为"国朝之圣医"。他在学术上继承了丹溪学派"阳常有余，阴常不足"的观点，且有所发挥，提出"阳易亢，血易亏"的气血盛衰理论，强调顾护胃气，辨证精到，施治圆活。

戴思恭尊重自己的老师，但从不盲从。他写的《推求师意》一书，虽是本着探究其师朱丹溪之道，予以研究阐发，发挥老师的未竟之意。但他也善于灵活运用，不拘一家之言，敢于正视自己的不足，借鉴刘河间、张子和、李东垣等人的长处，取长补短，兢兢业业，显示出一代良医的优秀风范。

所以，他被后世称为"明代医学之冠"，实乃当之无愧。

我们得以在戴氏宗祠文化展览馆看到戴氏一族世代为儒行医的传承脉络和历史文物，得益于86岁的戴关土的努力，几十年来，他孜孜不倦研究整理马剑历史和戴氏家族文化，记录和收集散落于民间的历史遗迹，编辑了《戴氏宗谱》《马剑镇志》《明代医学之冠戴思恭》等书籍。他期盼着，马剑这一历史文化的金名片，能够发扬光大，不要在我们这一代泯灭……

张景岳：一代宗师，仲景再生

无论是越医，还是整部中医史，张景岳这个名字都是一个无法绕开的话题，也是一个无法逾越的高峰。他还在世时，百姓就把他"比之仲景"，当代名医姜春华更是称他为"仲景后第一人"。

原浙江中医药大学副校长连建伟教授说："张景岳与其《景岳全书》，论其整体性、全面性、辨证性，至今无人能超越。四百年前的《景岳全书》，现在还是中医药大学的教科书。"

张景岳的人生轨迹和大多数名医有点不同。他祖上立下军功，世袭"绍兴卫指挥使"，算得上军官世家了。父亲张寿峰是定西侯门客，素晓医理。

所以张景岳幼时即从父学医，13 岁时随父亲游历京师，拜名医金英为师，尽得真传。然而他并没有继续研究医学，当时北方蒙古族、满洲军事力量兴起，漫长的边境线时常被侵扰。张景岳决定继承家族传统，从戎报国，参军幕府，游历北方，足迹及于榆关（今山海关）、凤城（今辽宁凤城县）和鸭绿江之南。

可惜，张景岳生不逢时，明末政治腐败，军事局势一败涂地。五十七岁时，张景岳心灰意冷，尽弃功利之心，解甲归隐，回到山阴老家，专心从事于临床诊疗，著书立说。于是世上少了个杀敌的将军，却多了个救人无数的名医。张景岳 78 岁时去世，仅 4 年后，李自成攻破北京，崇祯帝自杀，大明灭亡。

张景岳为将时足智多谋，用兵不拘一格，这一点也影响到他的医药观。他认为"用药如用兵"，主张对症下药，灵活用方。他创八阵之说，自制新方，屡见奇效。其中如左归丸、右归丸、济川煎、玉女煎、两仪膏等著名方剂，至今仍为临床医生所用。

在长期的实践中，张景岳结合研究《内经》，针对传统的中医观点："阳常有余，阴常不足"，他大胆地提出"阳非有余，真阴不足"等理论，提倡温补之说。这是中医药史上具有里程碑意义的创举。其著作《类经》分经文 12 类，将《灵枢》《素问》分门别类后加上详细的注释，敢于破前人之说，取他人之长，有独到的见解，是明朝以后学习《内经》重要的参考书。

张景岳个人的医学成就，则集中体现在《景岳全书》。《景岳全书》集学术思想、临床各科、方药针灸等之大成，共集成 64 卷，录新方 186 方，古方 1533 方，外科 374 方及砭法、灸法 12 种，内容丰富，囊括理论、本草、成方、临床各科疾病，是一部全面而系统的临床参考书。《景岳全书》也成就了张景岳一代宗师的地位。

彼时，大明最流行的学说就是王阳明"知行合一"的心学。张景岳也是心学的践行者，著书研究医理的同时，始终不忘悬壶济世。

有一天，一个小孩误将铁钉吞进肚子，剧痛难忍，命在旦夕。张景岳恰巧路过，他用活磁石一钱，朴硝二钱，一起碾成细末，用熟猪油、蜂蜜调和好，让小孩服下。第二天，小孩大便里排出异物，仔细一看，药包裹在铁钉的外面。小孩脱离险境。

张景岳这样解释他的药方：用磁石是为了吸附铁钉，芒硝可以推进铁钉磁石排出体外，猪油润滑肠道，加蜂蜜则是为了让这颗药可以入口。四药相辅相成，共同为力也。张景岳选方用药之灵活，由此可见一斑。

有一个吴参军，误食鲜蘑菇中毒后，大吐大泻，张景岳先用黄连、黑豆等苦寒解毒的药物，没想到病情反而加重了，吴参军开始气喘、胸腹胀满，甚至无法喝水。张景岳再用附子理中汤加茯苓，病人一开始有疑虑不肯喝药，最后不得已才含着泪喝下去。这次药起作用了，一帖下去呕吐就渐止，第二帖服下后胸腹胀闷稍稍减轻，张景岳及时调整药方，又加了熟地等药，前后二十余帖药，吴参军恢复如初。

人们把张景岳比作张仲景再世，甚至称他为"医术中杰士"。他当之无愧。

傅懋光：大医精诚，时疫克星

和张景岳同时代，还有一个绍兴籍御医，名叫傅懋光。

和戴思恭的平步青云、张景岳的优越出身不同的是，傅懋光的人生充满了曲折和艰辛。

傅懋光本是一个儒生，熟读四书五经，然而科举屡屡失败，生活十分艰辛。为了生计，不得不弃儒习医，详读《素问》《难经》及诸家医书。命运就此为他打开了另一扇大门。

他在北京学医三四年后，奉父命前往辽东寻找失散的胞弟，正好赶上当地流行时疫。

今天的人不太懂得什么叫时疫。古人特用来指一切流行的瘟疫，现代的禽流感、非典均可算作时疫范畴。

身为儒者的傅懋光谨记孔圣人"仁者爱人"的教诲，没有犹豫，当即冒着生命危险投入到抗击时疫的工作中。他制方救人，"所活甚众"，所救之人一概不取酬劳。一时间，他的医德医术声名远播。

四年后，傅懋光回到北京。不巧的是，京师也正流行时疫。傅懋光再次大展身手，救百姓无数。朝廷听闻后，给予他奖励。在经过礼部考核后，被授以太医院吏目，允许他到御药房（圣济殿）供职，兼任教习官。虽然只是个从九品的芝麻小官，但也算是开启了傅懋光的御医生涯。十年后，他被升为御医（正八品）。

傅懋光的一生除了和时疫有着不可分割的关系外，也为明朝中医文化的传播做出了重要的贡献。

明万历四十五年，朝鲜国派遣内医院御医为医药学有关问题就职于明太医院，明朝庭对此甚为关注。经过调查发现，傅氏曾任太医院教习官，又在东北一带治过疫疾，学验俱丰，遂被任命为正教，主持对朝鲜内医院医官的讲学。傅懋光主持讲学期间，和朝鲜医官一问一答，对答如流，并留下了答辩纪要《医学疑问》一书，为明朝挣足了面子，创造了中医药中外交流的一个成功范例。同时，他自己也官升一级，被升为上林苑右监丞。

傅懋光的仕途远没有结束。后来因多次为皇上治病有功，接连封官晋级，直至太常寺卿（正三品）。傅懋光用自己坚实的足迹，丈量了在那个时代"一个医官能走多远"的里程。

傅懋光年渐老，又因明代后期朝廷腐败，政治动荡，傅懋光不愿卷入朝廷纷争，于是以病老请求辞归。后退居乡间许多年，济世救人。明末有这样一位慈悲心肠救济众生的名医，是社稷之幸、百姓福祉。

（作者为浙江中医药学会副会长、秘书长）

绍兴卧龙山上的"动静乐寿"刻石

董汉良

《论语·雍也六·二十三》子曰:"知者乐水,仁者乐山;知者动,仁者静;知者乐,仁者寿。"知,聪明智慧;仁,仁义道德;聪明智慧的人喜欢水;水象征活泼灵动,即所谓流水不腐;山象征肃穆庄重即所谓义重如山;智慧聪明的人注重快乐人生,仁义道德之人常能健康长寿。这里把水、乐、动与知,山、静、寿与仁归结一起,并总结出切实可行,人人皆晓的四字"动静乐寿"来养生,把孔子之学用于人类健康长寿,这是孔子的一大贡献。现代国学研究者于丹提出:"《论语》真谛,就是告诉大家,怎样才能过上我们心灵所需要的那种快乐的生活。"这似乎集中地体现在这四字上。于丹提出真谛是指《论语》这"动静乐寿"是谓养生之道的精髓和升华。明代著名水利学家、书法家、养生大家汤绍恩享年97岁,身体力行,将这"动静乐寿"四字手书刻写在绍兴卧龙山北坡上,成为自古至今人类养生之道,并昭示后人遵行养生,健康长寿。

一、题写"动静乐寿"的汤绍恩

古越绍兴,山明水秀,人才荟萃。汤绍恩,字汝承,四川安岳县人。家世累代仕宦,自幼聪颖过人,三四岁时在母亲的启蒙下认字读书,五岁能吟诗对句,故有神童之称。于明代嘉靖五年(1526)考中进士,任户部郎中;十年后湖广德安府知府移守绍兴。在绍兴任上,热心办学,并发动民众兴建抗海潮、排内涝的大型水利工程三江闸(今为古迹之地),使绍兴成为富甲江南的鱼米之乡。

对汤绍恩的功德,古越人十分感恩。绍兴人民为纪念汤太守,建了两处汤公祠作为祭祠之所,一处在越城中的开元寺内,一处在三江闸边。明万历年间(1573—1620),徐渭在游三江闸时,写了一副楹联:"凿山振河海,千年遗泽在三江，缵禹之绪；炼石补星辰，两月新功当万历，于汤有光。"联中的"汤"即指汤绍恩。

汤绍恩政务之暇，常以翰墨自娱，善真、行、草三体书法，他书法不光是消遣应酬，而把练书法与保健有机联系起来，通过写字锻炼臂力，调节情绪，以消除疲劳，松弛精神、活动关节、增强肌肉，从而促进健康，延年益寿。于是，汤氏在切身体会中根据儒家经典《论语》中："知者动，仁者静；知者乐，仁者寿"之句，概括成"动静乐寿"四字，亲手书写并镌刻于绍兴府山（卧龙山）望海亭下石壁浅龛内，一直流传至今，作为养生之道，以流传千古，昭示后人遵行。

二、题刻"动静乐寿"的卧龙山

绍兴城内有座府山又称卧龙山。自唐代元稹守越之后，始称为卧龙山，因其山形如一条盘曲于江湖上的卧龙，其西北小山岗似龙尾，山脊如龙脊，东南麓的仪门为龙嘴。龙喜戏珠，故卧龙山东麓，隔河的小而圆的山丘，称为火珠山，这一带地方，至今称为龙珠里河上的桥称作宝珠桥。

自古有"天下山川越为先"，又说"佳气龙山冠越州"，可见卧龙山之风光了。因卧龙山是历代府治所在地，故至今称为府山，府山海拔74米，自然景观与人文景观非常丰富，是绍兴之所以成为历史名城的缩影，现存就有越王台、越王殿、飞翼楼（又称望海亭）、文种墓、风雨亭及唐宋摩崖题字处等。

越王台在府山东南麓，越王殿在半山腰上，坐北朝南，气象开豁正对越王台。飞翼楼在府山之巅，又称鼓吹楼，因楼有兴废，名有更易，故又有五桂亭、越望楼、镇越楼及望海亭之名，1997年仿春秋时期风格重建，楼高四层，每层有檐廊，可环顾绍兴城市全景，命曰"飞翼楼"。飞翼楼下，面东北坡上是文种墓。墓西崖壁上，为唐宋名人摩崖题字处，有唐、宋、明、清题刻12处，因年久剥蚀，多难辨认，唯"种山""动静乐寿"诸题刻，仍清晰了然。其中"动静乐寿"四字尤为养生百家、书法家、游客所乐于临摹，并广为流传，成为养生格言或座右铭。"动静乐寿"刻石壁龛，长2.5米，高1.35米，深约0.35米，四字位于龛壁中央，每字长0.6—0.7米不等，宽0.5米。上下款署着"嘉靖十六年九月"和"□□汤绍恩书"字样，均属楷书阴刻。在书法上反映出相当高的艺术水平，古往今来，一般书法家都认为写榜书（即书写匾额大字）难于写普通的大字，因写榜书需要沉着的笔力和开拓气势，非达深厚的功底，便不能得心应手。汤绍恩的这方刻石，既得汉碑之含蓄，又兼赵（赵孟頫）体之温润，它虽不像中、小楷那样写得周密精到，但在整体上通过藏头护尾，润燥相间的运转，向人们展示了一种稳健流动的盎然意趣，实为我国古代摩崖书法中的上乘之作。若您有机会不妨亲临观赏，也是一种不可多得的精神享受，或许也能起到保健养生的作用。

三、刻石"动静乐寿"的养生学

养生从小做起，青少年也需讲究养生，并非到了中老年才谈养生。随着我国经济发展，人民生活水平提高，现在我国已有1亿多老年人，已进入老龄化国家，应该看到，我国是在经济尚不发达的情况下进入老龄化社会，不能完全解决人口老龄化所带来的一系列问题，在这种情况下，提倡和发扬我国传统养生学，具有更加重要和积极的意义。所以中、老年人讲养生显得更为迫切和重要，而中国传统养生学是指导人类养生保健的好方法。

早在春秋战国，古代先贤提出了自我修养和锻炼的方法，来解决健康长寿的"健康老龄化"问题。历经数千年养生学家的实践、认识再实践、再认识，逐步形成了"自我主宰，性命双修""不治已病治未病，不重药疗重食疗""人身自有长生药，我命由我不由天"等一系列传统养生理论和方法。这种弘扬中国传统的养生之道，是解决"健康老龄化"的有效途径，"动静乐寿"就是中国传统养生学之升华融儒、释、道、医各家养生理论和方法于一体，是简便、易行、明白易学的养生方法。

中国传统养生学包括儒、释、道、医、武各家的养生理论和方法，其内容博大精深，但就基本精神可总结为八个字"自我之宰，性命双修"。"自我之宰"指不靠别人，不靠客观的外界条件，而强调内因，自己掌握自己的健康。"性命双修"指通过穷理悟道来修性，以调整由于各种心理因素而失去平衡的心理状态，因此"性"是指人的心理状态。通过练习养生方法和规范日常生活，以调整由于各种因素而失去平衡的生理状态，因此"命"指人的生理状态。性和命统一于人体之中，二者互为因果，相辅相成。欲求健康长寿，必须性命双修，达到心理、生理上平衡。祖国医学在《内经·上古天真论》中明确指出："上古之人，其知道者，法于阴阳，和于术数，食欲有节，起居有常，不妄作劳，故能形与神俱，而尽终其天年。""法于阴阳"，动属阳，静属阴，动静结合，懂得阴阳变化，所以动静其实就是阴阳之法。同时，动与静还存在于各种养生方法，即"和于术数"。"饮食有节，起居有常"即是生理上调节做到"不妄作劳"。

中医认为："心者，君主之官，神明出焉。悲哀愁忧则心动，心动则五脏六腑皆摇。""主明则下安，以此养生则寿"这是养性的精华，所以有"性命双修，重在修性"之说，用一个字来表述即"乐"。关于快乐人生，民谚有"笑一笑，十年少，愁一愁，白了头""伍子胥过关，一夜白了头"。中医有七情之伤"喜伤心，怒伤肝，忧伤脾，悲伤肺，恐伤肾"之说。明代龚廷贤有《长寿乐》诗云："老年应唱老年歌哪有蓬莱与仙阁？淡薄宁静明素志，涵养心中有太和；穷欲自然神气爽，清心克制念头多。广阔胸襟容四海，浩然正气弥六合，青松不老人长寿，愿为鹤桥渡天河。"所以这告诉我们要养性，要常乐，乐是长寿的重中之重，也是养性的重要内容。现代科学也证明心理卫生对于健康的作用，一种新的医学理论即感情应力学认为："外界不良刺激，日积月累形成潜在'能量'超过一定限度，会使人体消化、血液、神经系统失调，而引发各种疾病。"所以加强自我修养，遇事乐观、豁达、开朗、大度是健康养生的好方法。巴西老年病专家戈麦斯说："人只能活到生存一半时间，主要是因为忧郁。""忧郁是加速衰老的最大原因"，长期处于忧郁状态，会引起过多的肾上腺素和皮质类固醇。这除了降低肌体的抵抗力外，还加速产生单胺氧化酶，单胺氧化酶会加快衰老。

由上分析，可知动、静、乐、寿是传统养生学的升华，从这四字中悟出真谛，作为养生格言，来主宰自己，对青少年、中老年的保健养生、健康长寿都将起着不可估量的作用。

（作者为绍兴中医院主任中医师）

近代越医医籍特色

沈钦荣

绍兴医家撰写的医籍不但数量众多，且精品迭出。国家"十五"规划重点图书"民国名医精华"，选了13位著名医家21种著作，绍兴医家占了7种，它们是何廉臣的《增订通俗伤寒论》《感症宝筏》《全国名医验案类编》《重订广温热论》；曹炳章的《辨舌指南》《增订伪药条辨》；祝味菊的《伤寒质难》。这些都是从数以百计的中医著作中经反复论证、严格筛选出来的，均具有较高的学术价值，在当时流传较广，社会影响较大，对今天也有指导意义。

一、精品特色

何廉臣认为我国幅员辽阔，民俗各异，南北土性燥湿，而这与医理息息相关，如无各地医家出验案，以析异同，交流经验，将无法促使医学的发展，于是，编辑了《全国名医验案类编》。每案以病者、病名、病因、证候、诊断、疗法、处方、看护、效果以及复诊为程序，并附个人看法和自己的临证心得。何氏的新式医案在1908年4月15日绍兴医药学研究社朔望汇讲上首次推出，即受同人欢迎，至本书出版后，其影响更广。何氏自谓如此立案，明白易晓，其便利有三：一便于医家填写；二便于查阅前案；三便于病家调理。新案改革了以前病案辞多空泛或语焉不详、不得要领的流弊，为促进医案规范化起到积极的推动作用。

曹炳章的《辨舌指南》，为其五易其稿的精心之作。书中援引古今医籍近百家，旁及当时报刊所载的国外新知，参以己见，编撰而成。其特色是具有较高的文献和临床参考价值。书中援引了历代医家的辨舌经验，值得一提的是引述了不少不经见的医籍，如郭元峰的《脉如》、马氏《医悟》、梁特岩《舌鉴辨证》、胡玉海《察舌辨证》、刘吉人《察舌辨证心法》等书，目前尚未再版，而我们现在能从《辨舌指南》中读到这些书籍的辨舌精华。《辨舌指南》以古人经验、个人经验，参以西医新知，再配彩图，图文对照，极具临床参考价值。在今天看来，《辨舌指南》仍不失为一部察舌辨证内容丰富、条理清晰、实用性强的专著，该书的主要观点被现行高等中医院校诊断学教材及《舌诊研究》（陈泽霖等著）等其他著作所采用。

《伪药条辨》为福建郑肖岩（奋扬）专为辨别药品真伪的专著，书成后邮示曹炳章，请其评注撰序。早在 1913 年，曹炳章在绍兴药界支持下，与何廉臣等志同道合者创设和剂药局，主持日常事务，刊行《医学卫生报》，并以身作则，考正传讹药品，改革不良炮炙，订正丸散膏丹方书，全国各地时有关于药品真伪信息的反馈，有意编撰一部辨别伪药的专著，收到郑氏的《伪药条辨》大有天下无双之感。细读该书，惜其门类未分，药品产地混乱，质量不齐，未免遗漏，遂将各药别其门类，条分缕析，分订四卷，在忠实原著的基础上，将自己的实践经验，列为每条之下，使该书质量大为提升。曹氏在书中提出了革除时弊，改良药物的积极主张，具体提出了辨证讹药厘定品种的六个方面，包括：①乱真之假托；②仿造之伪品；③不精之炮制；④不良之贮藏；⑤埋没之良材；⑥删除之次货。曹氏既精医又通药，有大量第一手资料，又获得全国各地的反馈信息，书中记载了大量的宝贵经验。《订正伪药条辨》问世直至今天，一直是药物辨伪的重要参考书。

祝味菊的《伤寒质难》为其与陈苏生的问难之作。书中阐述了祝氏对伤寒病因、病理、治法的独特观点。对于外感病的病因，祝氏主张六淫原无温邪之说，且寒温皆非致病之原。所谓伤寒、温热都是一种想象之邪，根据治疗效果反溯而得。即邪病之用温药而愈认为是寒邪，用凉药而愈认为是温邪。同时，认为邪有无机有机之别，六淫为无机之邪，为病之诱因，而细菌是有机之邪，为病之主因，二者狼狈为奸，侵犯人体而发病。对伤寒发病病理，以"五种阶段"代替六淫。太阳为开始抵抗，少阳为抵抗不济，阳明为抵抗太过，太阴、少阴同为抵抗不足，厥阴为最后之抵抗。对于伤寒的治疗，特重阳气的维护与扶持，认为"阳衰一分则病进一步，正旺一分则邪却一分"，因擅用附子，有"祝附子"之称。祝氏研究《伤寒论》使人有耳目一新的感觉。

曹炳章的《中国医学大成》、裘吉生的《珍本医书集成》《三三医书》

在丛书编辑中，赵晴初的《存存斋医话》、邵兰荪的六种《邵兰荪医案》，在医话、医案类书籍中，都是很有影响的。

二、时代特色

中国近代医学的发展是在特殊的历史背景下进行的，与西方国家的殖民侵略、宗教传播活动以及国内的政治与社会变革紧密相关。它包括西方医学的传入、近代医疗卫生体系的确立、对中国传统医学的反思等过程。医疗卫生体系开始由古代模式向近代模式转变，主要特点表现在：医疗卫生行政机构的设立；以医学团体的建立和医学期刊的出版为特征的医学社会化建构；医院成了医疗活动的中心；新型的医学教育体制的建立。在这种历史背景下，越医编撰的医著也明显地带上了时代的烙印，具体有三个方面：

（1）教科书

赵逸仙在《中西医学竞争论》中提出振兴中医三条建议，将中西并参，新编医学教科书立为第一。"如欲维持医界也，第一，宜中西合参，新编医学教科书；第二，宜广筹经费，大则立医学堂，小则办医学补习科；第三，宜要求政府考验，合格者给予出身，成为医官，或为教员，本准其悬牌营业，为图进化，相驰骋于竞争剧烈之场。"其时，各种教科书应运而生，占了一定比例。何廉臣曾有《公编医学讲义之商榷》专文《医药论文初集》，在答山东诸城王肖舫来函问为何没有将《通俗伤寒论》卷下及《增订叶氏药学指南》编著完璧，何氏答曰"弟意在访求医材，汇编讲义，故亦置之"（《绍兴医药月报》民国十三年二月第 1 卷第 2 期），可见对编撰教材类书籍的重视。

由于绍籍医家傅嬾园为浙江中医专门学校首任校长（1915 年创办于杭州），王慎轩 1926 年在苏州创办女科医社，1934 年改组为苏州国医学校，两校的师资中有不少是绍籍人士，他们编撰了大量教材，以付教学之需，在全国中医界亦有一定影响。如傅嬾园的《运气学讲义》《组织学讲义》《众难学讲义外科要旨讲义》等，王慎轩的《新中国药物学》《女科医学实验录》《胎产病理学》等，而以杨质民所编教材最多，有《内经讲义》《症候学通论》《药物概论》《方剂学》等，其所著《内经之哲学的检讨》更是影响深远。其他，尚有徐究仁《医学通论讲义》《方剂学》，傅炳然《药物学》，王治华《药物学讲义》《药物纲要》《诊断学讲义》，邢钟翰等编《药用植物学》，邢熙平《种痘讲义》，王普耀《伤寒学讲义》等。上面所提到的都是专门为学生定制的教材，也有本来不做教材，学生以为好，才作为教材的。如何廉臣的《实验药物学》，是浙江中医专门学校绍籍学生徐幼耕假期回绍时见到的，带回学校后，学生及老师都觉得做教材很合适，遂定为教材，校长傅嬾园专门做了序言。由于当时医生的考试由警察所主管，警察所委托绍兴医学会具体负责考务事宜，何廉臣等人还编撰了《绍兴医学会课艺》《绍兴县警察所考取医生试艺选刊》等书，这更是当时特殊时代的产物。

（2）科普类书及译著

杨则民《国民卫生宜重饮食论》谓："余读《卫生学论》，至慎重饮料，辨别食品，不禁喟然曰，西人知摄生哉［《绍兴医药学报》乙酉年（1945）五月］。"随着西方科学思想的渗入，绍兴医家中有识之士，逐渐重视关注民生健康，欲革日常饮食卫生之陋习，这些书籍以"简便"为主义，以"灵验"为要点，虽不足与《万国药方》抗衡，但影响亦不小。有张若霞的《食物治病新书》《中西合纂实验万病治疗法》，王景贤的《家庭实用良方》，曹炳章的《家庭卫生饮食常识》《痰症膏丸说明书》《鸦片瘾戒除法》。译著有张若霞译《药草与毒草》（日本筱田平三郎原著）。

（3）中西医汇通类医籍

医籍中出现了将中西医进行比较，并试图进行汇通的思想。如杜同甲《白喉忌表抉微驳议》中载："凡感邪喉病，宜照感邪治法；凡疫痧喉病，宜照疫痧治法；至白膜喉病，则莫若延西医照实扶的里注射血清为最有效。"曹炳章的《辨舌指南》，"凡生理解剖之实质，则参用西法；气化理想之经验，则仍宗中医"（绪言）。何廉臣的《实验药物学》以中医传统药物学理论为主导，旁参西医实验研究成果，并以临床经验佐证。张若霞《通俗内科学·自序》："近来西医流入，别树一帜，遂发现中西医学竞争的世界。""余希望吾国医家，不分疆域，不限种类，悉心研究，使古今中外学说，融会而贯通之，非特病者幸福可期，而医者治疗方法，不无进步也。本书病理多采新学，处方均用中药，详揭内科诸病，分病因、证候、经过、类症、治法各节，学说既新，利权亦不致外溢。文字浅显，开卷了然，作中西汇参之内科学读可，作通俗方书读亦可。"赵晴初《存存斋医话》，主张医家当参阅西医书与《医林改错》。所录"脑散动觉之气"一说，即引自《主制群微》对于脑和神经的解剖形态、生理功能的描述。如所谓"脑皮分内外层，内柔而外坚"，当是指硬脑膜与蛛网膜。亦有直接以中西医命名的著作，如何启运《中西一贯伤寒圆机奥义》等。

这类书籍是当时时代的一大特色，虽然尚处于初探阶段，但对于我们今天编撰教科书、科普书、译著，以及进行中西医汇通的探索，有重要参考价值，这是前辈留给我们的宝贵财富。

三、地方特色

绍派伤寒以俞根初《通俗伤寒论》而得名。在《通俗伤寒论》中何秀山序曰："吾绍伤寒有专科，名曰绍派。"它发端于明代，成熟于清末民初，是绍兴医家创新精神的最好体现，而其学术思想、学术成就反映在医籍中，可分两类：

一类是以《通俗伤寒论》为代表。《通俗伤寒论》原系俞根初手稿，凡三卷。书稿由俞氏赠予何秀山，何秀山遂整理加按，何秀山之孙何廉臣再予勘订补充，于1916年首次在裘吉生主编之《绍兴医药学报》上陆续刊出，并在该社出版的《医药丛书》中以单行本出版。1929年8月何廉臣谢世，廉臣哲嗣幼廉，力请曹炳章助其整理完全。曹氏乃将前印之稿，分编分章分节，重为编定，卷册匀分为12卷。其原文不删一字，原书之中、下未成二册，悉照何廉臣预定目录编次，整理残稿，依次编述，其原稿有缺失者，根据平时与何氏朝夕讨论之经验学识，为其撰补，之间有实验心得，另列"廉勘"之后，附入发明之。历时二载，始告竣工，全书增为四编十卷十二章。1934年5月上海六也堂书药局出版，卷首有曹氏所撰《通俗伤寒论诸言》，末附曹氏所编《历代伤寒书目考》。是书既出，赞誉四起。张山雷谓该书"且言虽浅近，而取之不尽，用之不竭，智者见智，仁者见仁，老医宿学，得此而且以扩充见闻 即在后生小子，又何往而不一览了解，心领神会（《增订通俗伤寒论·序》)"。徐荣斋于1944年起，历时11年，撰成《重订通俗伤寒论》。徐氏每节根据自己的体会，进行补充加注。如第十二章中的"病中调护法"一节，就是徐氏新增的。另外，还补充了陈逊斋的"六经病理"、姜白鸥的"脉理新解"，对原书亦做了一定的删减和修订。是书1955

年由杭州新医书局、1956年上海卫生出版社出版。《通俗伤寒论》经过几代人的共同努力，创建了完整的绍派伤寒理论，包括"以六经钤百病，为确定之总诀；以三焦赅疫证，为变通之捷径"的寒温一统观，望诊重观目，辨苔划分六经，推崇腹诊；辨证重湿，施治主，用药轻灵，喜用质轻芳香、生品鲜汁的用药特色；专设瘥后调理诸法的诊疗规范，于仲景伤寒学派吴中温病学派之外，别树一帜。

另一为非《通俗伤寒论》类。何廉臣《重订广温热论》《感证宝筏》，校刊许叔微《伤寒百证歌注》、日本丹波氏《伤寒广要》《伤寒述义》、浅田栗园《伤寒论识》，编著《湿暑时疫治疗法》增订《时病论》；曹炳章《暑病证治要略》《瘟痧证治要略》《秋瘟证治要略》；周伯度《六气感证要义》，张畹香《暑温医旨》，胡宝书《伤寒十八方》，赵晴初《存存斋医话》，黄寿衮《梦南雷斋医话》，张鲁峰《堂医话》，六种《邵兰荪医案》等，进一步阐发了绍派伤寒的学术观点，丰富了绍派伤寒的学术内容。

近代绍兴医家撰写的医籍所取得的成就，是近代中医药的一个宝藏，值得进一步挖掘、研究。

（作者为绍兴市中医院主任中医师）

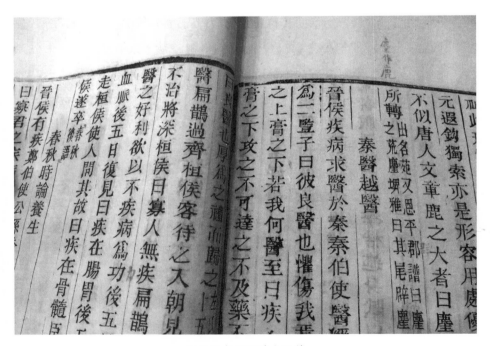

绍兴图书馆馆藏古医籍

附：绍兴图书馆馆藏部分张景岳医籍目录

普查编号	索书号	分类	题名卷数	著者	版本	册数	存卷
330000-1716-0014094	子补4008/14094	子部/医家类/方书之属/单方验方	景岳八阵全方二卷		清抄本	2册	
330000-1716-0003214	普子0038/03214	子部/医家类/综合之属	景岳全书发挥四卷	（清）叶桂撰	清光绪五年（1879）吴氏醉六堂刻本	4册	
330000-1716-0021864	子补0344/21864	子部/医家类/综合之属	景岳全书发挥四卷	（清）叶桂撰	清刻本	2册	存2卷（3-4）
330000-1716-0015248	子补2839/15248	子部/医家类/综合之属	景岳全书发挥四卷首一卷	（清）叶桂撰	民国六年（1917）赣进书局石印本	4册	
330000-1716-0000109	地献0003/00109	子部/医家类/综合之属/合刻、合抄	景岳全书六十四卷	（明）张介宾撰	清刻本	36册	
330000-1716-0000110	地献0001/00110	子部/医家类/综合之属/合刻、合抄	景岳全书六十四卷	（明）张介宾撰	清光绪广州十八甫石经堂书局刻本	32册	
330000-1716-0000111	地献0002/00111	子部/医家类/综合之属/合刻、合抄	景岳全书六十四卷	（明）张介宾撰	清大文堂刻本	24册	
330000-1716-0008674	古越0290/08674	子部/医家类/综合之属/合刻、合抄	景岳全书六十四卷	（明）张介宾撰	清越郡黎照楼刻本	24册	
330000-1716-0011035	普子1996/11035	子部/医家类/综合之属/合刻、合抄	景岳全书六十四卷	（明）张介宾撰	清咸丰五年（1855）佛山连元阁刻本	12册	存33卷（1-2、9-12、16-25、30-42、58-60、64）
330000-1716-0012807	地献1392-8/12807	子部/医家类/综合之属/合刻、合抄	景岳全书六十四卷	（明）张介宾撰	清刻本	1册	存2卷（1-2）
330000-1716-0013625	地献1392-7/13625	子部/医家类/综合之属/合刻、合抄	景岳全书六十四卷	（明）张介宾撰	清刻本	1册	存2卷（8-9）
330000-1716-0015105	地献1392-6/15105	子部/医家类/综合之属/合刻、合抄	景岳全书六十四卷	（明）张介宾撰	清刻本	3册	存6卷（39-41、47、53-54）
330000-1716-0020079	地献1392-1/20079	子部/医家类/综合之属/合刻、合抄	景岳全书六十四卷	（明）张介宾撰	清刻本	3册	存7卷（1-5、49-50）
330000-1716-0020507	地献1392-2/20507	子部/医家类/综合之属/合刻、合抄	景岳全书六十四卷	（明）张介宾撰	清文光堂刻本	1册	存1卷（64）
330000-1716-0020512	地献1392-3/20512	子部/医家类/综合之属/合刻、合抄	景岳全书六十四卷	（明）张介宾撰	清刻本	1册	存4卷（34-37）

普查编号	索书号	分类	题名卷数	著者	版本	册数	存卷
330000-1716-0021324	地献1392-4/21324	子部/医家类/综合之属/合刻、合抄	景岳全书六十四卷	（明）张介宾撰	清经元堂刻本	3册	存6卷（47、50-51、61-63）
330000-1716-0025674	地献1392-5/25674	子部/医家类/综合之属/合刻、合抄	景岳全书六十四卷	（明）张介宾撰	清刻本	8册	存25卷（16-18、22-29、34-37、48-51、58-63）
330000-1716-0022530	地献1613-1/22530	子部/医家类/综合之属/合刻、合抄	景岳全书六十四卷	（明）张介宾撰	民国二年（1913）上海育文书局石印本	15册	缺5卷（20-24）
330000-1716-0024188	地献1613-2/24188	子部/医家类/综合之属/合刻、合抄	景岳全书六十四卷	（明）张介宾撰	民国石印本	7册	缺6卷（1-6）

绍兴图书馆馆藏古医籍

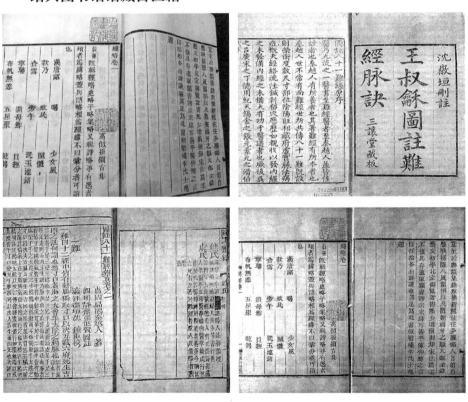

绍兴图书馆藏善本医籍举隅四种

唐　微

　　绍兴图书馆的前身是光绪二十八年（1902）乡绅徐树兰先生独资创建古越藏书楼，也是中国近代第一所具有公共图书馆性质的私家藏书楼，第一次实现了向公众开放，并将私藏化为了公藏，不仅绵延传承了古代藏书重镇的历史文脉，更因此奠定了百余年来绍兴图书馆馆藏古籍文献基础。

　　2007 年，国务院正式颁布"中华古籍保护计划"，我馆的古籍保护工作就此迎来发展契机。同年，浙江省中华古籍保护计划全面展开，我馆作为一家省内较早开展古籍普查的单位，于 2011 年 12 月确立古籍普查方案，全面启动古籍普查工作。在随后几年中，笔者有幸全程参与了本馆的古籍普查，与本馆同仁一起，齐心协力，全力以赴，历时四年半，于 2016 年 6 月圆满完成任务。此次普查，共计完成馆藏古籍（含民国线装书）29 996 种，148 838 册。全面彻底摸清了馆藏古籍家底，从整体上掌握本馆藏品的品种、数量、学术价值和文物价值，实现了包括 6 万余册未编书在内的全部馆藏的编目数据处理，具体到每部古籍的题名数卷、著者、版本、册数、定级定损及批校题跋、钤印等个体信息的客观记录，同时上传书影以备考查。

　　普查完成后，通过对馆藏古籍文献的全面梳理，笔者发现，绍兴图书馆馆藏古籍中传统医籍所占比例显著，在本馆近十五万册馆藏古籍中，医籍类文献共计 2097 种，11 000 余册，约占馆藏古籍总数的 7%，此比例放在存世古籍中来比较，也是偏高的，由此可知，医籍文献是馆藏古籍中不可忽视的部分。不仅数据可观，馆藏医籍的学术价值及版本价值也不可小觑，可以说，无论数据还是质量，绍兴图书馆馆藏医籍皆处在浙江省内同行前列。究其原因，一是在中国古典文献中，医学典籍作为一种实用书，向为旧籍大类，历代刊刻、递刻、翻刻不断，不仅有大量的刊刻本，还有很多以稿秒本的形式流传至今，可谓藏量丰富，卷帙浩繁。二是绍兴素来崇文，代有医

源远流长的文化遗存

281

家，民间文人或官宦善医者不乏其人，他们大多爱著书立说，自成流派，源远流长，世谓"越医"，也多赖此而形成。

绍兴图书馆馆藏医籍中，门类多样，医经、本草、方书、伤寒金匮、温病、通论、临床各科、医案医话、养生等，包罗万象，应有尽有。同时，医籍类之版别也异常丰富，多为清末民初刻本，以坊刻为主，民国间医籍以石印铅印居多。而同一部书不同时代、不同版别的情况也大量存在。如明代张介宾撰《景岳全书》一书，馆藏就不下十余种版本。同时医籍中不乏明清两季流传较少的珍稀善本，也不乏名家稿抄本，如清张曜孙撰《产孕集二卷》，入收第二批《国家珍贵古籍名录》，清山阴周岩撰《本草思辨录》等五种入收《浙江省珍贵古籍名录》，馆藏医籍质量之上乘，可见一斑。

为更好地揭示馆藏，笔者经过比对遴选，在馆藏中特别列举医籍刻本四种，二种明刻，一种清刻，一种域外古书，皆为不可多得之善本医籍，试图通过图录及提要著录的形式，择其精要，对四部医籍之内容、价值及版本流传等信息，一一予以考证并揭示。妄陈管窥之见，以飨读者。

一、重刊经史证类大全本草三十一卷

本书集《神农本草经》以后至北宋之前各家医药名著，以及经史传记、佛书道藏等书中有关本草资料，内容极为丰富。全书30卷，共计收录药物1700余种。对于本草的基本理论，及各种药物的名称、药性、主治、产地、采收、炮制、附方等记述颇详。

作者唐慎微，字审元，宋代著名药学家。原籍崇庆，后迁成都。世医出身，长于经方。治病多不取酬，只求酬以名方、秘方，终得撰成此书。该书被后世誉为本草学之基本，在《本草纲目》刊行前五百年间一直被视为本草学范本。

作为古代本草学中的一部重要文献，该书传世版本不下三十种。馆藏是该书最早刊本之重刻本，即据明万历五年（1577）王秋本重刻。首卷卷端题"春谷义民王秋原刊，知南陵县事楚武昌后学朱朝望重梓"；卷

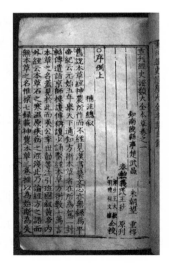

（宋）唐慎微撰。明万历二十八年（1600）籍山书院刻三十八年（1610）彭端吾重修本。

三十一末牌记题"万历庚子岁秋月重镌于籍山书院";卷首有万历庚戌年彭端吾重刻序。是书入收《中国古籍善本书目(子部)》一八〇五。

二、新刊医林状元寿世保元十卷

本书约成于明万历四十三年（1615）。龚氏既作《万病回春》，意犹未尽，复作是书。共十卷。卷一系总论脏腑、经络、诊断、治则等基础理论。卷二至十论述内、外、妇、儿各科病证的辨证论治，先论述、后列方，并附医案。取材广泛，资料收集丰富，立论精详，选方又多切于实用。

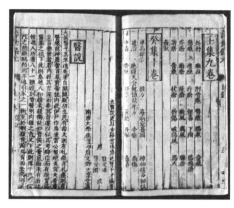

（明）龚廷贤撰。明末周文卿光霁堂刻本。

因是书适于临床参考，故从明代至民国，历代翻刻不断，现存版本中，仅笔者目验之刻本就不下十种，其中至为重要者有：一明末周文卿光霁堂刻本；二日正保二年（1645）仿明周文卿光霁堂刻本；三清康熙六年（1667）刻本；四清乾隆四十年（1775）文会堂刻本；五清嘉庆二十二年（1820）经国堂刻本；六清道光九年（1829）刻本；七清末经纶堂刻本。民国间，亦有多种石印本存世。

馆藏是书卷端题"南雍太学生茇印周文卿光霁堂镌"，比对书影，与《续修四库全书》册1021中所收南京图书馆藏"日本正保二年（1645）仿明周文卿光霁堂本"相似，应为明末周文卿光霁堂原刻本，然断板、漫漶严重，当为后印本。

三、石室秘录六卷

全书假托岐伯口授，张机、华佗、雷公评述，实际是清代傅山遗著，由陈氏整理而成。共六卷，卷一至五统述正治、反治、内治、外治、上治、下治、先治、后治等一百二十八法，分列方药。每一治法的论述，多有独特见解。治法、处方也多新意思。卷六为伤寒及中暑、气郁、厥等杂证及痈疽、

源远流长的文化遗存

疮毒等的证治。

著者陈士铎，字远公，又字敬之，山阴人。清代医家。平生著述甚多。

《石室秘录》为历代所珍，乾隆年间被收入《四库全书》中。现存主要版本有：一清康熙二十六年（1687）本澄堂刻本；二清康熙二十八年（1689）明德堂刻本；三清雍正八年（1730）萱永堂刻本；四清校经山房刻本。馆藏是书即清雍正八年（1730）萱永堂刻本。首有《石室秘录源流姓氏》。版心下镌"萱永堂"。钤"吴学泗印""鲁滨"印，印主未详。

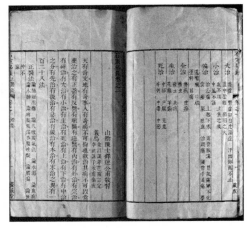

（清）陈士铎述。清雍正八年（1730）萱永堂刻本。

四、东医宝鉴二十三卷目录二卷

《本草集要》作者明王纶有"东垣北医，丹溪南医"之说，因而朝鲜医称东医；又以元罗谦甫撰《卫生宝鉴》、明龚信撰《古今宝鉴》，故合称为《东医宝鉴》。该书撰成于明万历三十八年（1610），四十一年（1613）始刊行，共23卷。全书分内景篇、外形篇、杂病篇三类，分108门。按人体解剖部位，先述生理，后述病因病候，其次详列治则、方药、单方、针疚等。每方均注明出处。又汤液篇、述本篇、针灸篇，介绍经络腧穴及灸法。

作者许浚，系朝鲜宣祖及光海君时代的太医。早年学医，近三十岁即成名医。朝鲜宣宗丙申（1595）命许浚及仁医郑碏、太医杨礼寿、金应铎、李命源、郑礼男等撰《东医宝鉴》。此书作为朝鲜最佳的综合性传统医学医籍，在朝鲜汉

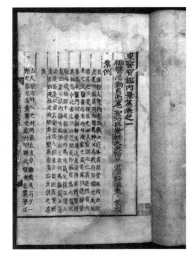

（朝鲜）许浚等撰。明万历朝鲜内医院刻本。

方医书著作中最负盛名。

此书作为古代医学文献不可缺少的资料，故版本颇多，比较重要的版本有四：一明万历朝鲜内医院刻本；二日享保九年（1724）大阪书林刻本；三清乾隆二十八年（1763）璧鱼堂沃极园刻本；四清嘉庆元年（1796）江宁敦化堂刻本。

馆藏此书系明万历朝鲜内医院刻本。墨色、镌刻、用纸，皆符域外高丽古本特色。钤"姚江张氏""递寄斋藏"印，印主未详。

（作者单位：绍兴市图书馆）

三朝御医诞生地
——马剑

戴关土

马剑素属浦江县，称浦江北乡。1967 年划归诸暨，称诸暨西陲。马剑村四周环山，平均海拔 154 米，四季分明，自然生态环境良好，完全是一个山旮旯儿，昔时须翻越山岭始入马剑。然而翻开这小山村的历史，令人目瞪口呆。

《大清一统志》馆总纂官吴省兰云："马剑处婺杭越三郡之交，溪山清邃，岩谷雄伟，九灵山拱其北，剑水潆其南，东引洩岭，西控壶溪，为南省最胜地，地胜其产必奇，其人必杰。"正是因为她是最胜地，唐咸通年间，银青光禄大夫、浙东道兵马大元帅戴昭之子，镇越使戴堂，字以张，佩剑驰马经过此地，一眼就相中了它，于是卜迁定居之，将居住地称"马剑"。距今近 1200 年。

戴氏定宅后，代有闻人，宋代即有戴徵、戴继两人名登甲科，授承事郎。元末戴良，初为浦江月泉书院山长，后以张仕诚荐，元顺帝授良为中书省儒学提举、阶奉顺大夫。良著有《九灵山房集》三十卷，四库全书评其诗"风骨高秀，迥出一时，眷怀家国，慷慨激烈，发为吟咏，多磊落抑塞之音"。其兄仲积，以母夫人误于庸医，携子思恭拜读义乌朱丹溪之门，思恭随师学习二十余年，深得其传，为丹溪高足。

清代戴殿江不惜千金购书五万余卷，建造万卷藏书楼，书甲浙东六郡；戴殿泗，嘉庆元年，殿试二甲第一名进士，金殿传胪，侍学青宫，官至日讲起居注官；嘉庆四年，殿泗侄聪，字惟宪，第进士，叔侄双入翰林院，京城称叔侄两戴。在马剑戴氏宗祠拜厅两侧，展有二十余幅圣旨，这是戴氏荣耀之缩影，祠内悬有三十余方匾额，如：翰林、进士、明经、太医院使、儒学提举、知府、知县等，尤醒目的是"父子兄弟拔萃同科"匾，这四位拔贡生的仕途：①戴聪，历任吏部主事、员外郎、郎中，户部坐粮厅、总理七省漕务、安徽庐凤颖六泗滁和兵备道、山西按察使、署山西布政使，以四品京堂用，诰授通议大夫；②其弟聘，授龙门县知县；③聘子拱辰，候选教谕；④聪子伦元，湖北房县知县，皆仕途光明。

从戴氏宗祠陈列着的匾额里去寻找，每块匾额都有一个动人的故事。现单说三朝御医戴原礼的故事。戴思恭，字原礼，号肃斋，马剑人都称他为原礼太公，学医于朱丹溪，离开朱丹溪后，一直在民间行医，还到苏州行过医。在苏州期间，苏州名人王宾，字仲光，往见戴思恭，"至则一见倾倒，饮酒赋诗"，相交即久，王宾因慕思恭医道，试探着问他："若宾年长，医亦可学乎？"戴思恭淡淡一笑，说："君能读《素问》《难经》《伤寒论》等书则可。"王宾于是回家研读了三年医典，可真要给人看病却不知怎么下方配剂。戴思恭年少轻狂，岂肯轻易传授？便摆了个架子说："吾固不求货，独不能以礼事我乎？"王宾无论如何放不下身段啊，他愤愤地说："吾春秋已高，官尚不欲为，又肯为人弟子乎？"遂拂袖而去。一日，他趁戴思恭外出之际拿了他整理的十卷《丹溪医案》，就凭着这十卷书，王宾医术大进，终于以医名驰吴地。杨循吉说"吴下之医由是盛矣"。

王宾无子女，将医术传弟子盛寅、韩叔旸，皆为一代医家。可以说，丹溪原礼一派医学在吴中落地生根，开花散叶，三百年蔚为大观，追根溯源竟是这件小小的"盗窃"事件，也算是医学史上的一则趣话。洪武七年（1374），戴思恭招贤入京，欲荐为医官，辞而不受而还。宋濂《送戴原礼还浦阳》云"原礼乃丹溪高弟，其用心也笃，故造理为特精，其传授有要，故察证无不中，亦可谓贤也已矣。近来京师荐绅之家，无不敬爱之，服其剂者，沉疴豁然如洗，或欲荐为医官，辞不就。遂赋诗以饯其东还"。

洪武十九年（1386）三月二十九日，燕王朱棣患瘕，韩公懋治久不愈。以名臣荐知，朱元璋赐礼币缯镪，遣典宝、吴尉等差驾坐船征召戴思恭诊治，阅处方并无差处。问朱棣嗜何物？曰："生芹。"思恭曰："得知矣。"投一剂，夜暴下，病愈。皇上赐以金帛鞍马，遣使陪从，驰驿送还。

洪武二十五年（1392），朱元璋长子懿文太子病，天下名医毕至，犹豫未决。及思恭入见奏曰：太子疾革矣，非药物所及。太祖曰：然，非汝莫能。是年冬，授太医院御医。次年，尚书严震直患疾，上令原礼好治之，否则偿命。一剂而愈。

洪武三十一年（1398）三月，朱元璋三子晋王疾卒，高皇帝震怒，谓左右所毒，诏王府诸臣及诸官徒奴无少长，悉逮赴京师，闻者股栗，莫敢发言。独思恭从容进曰："臣昔受知晋王，素有末疾，饮臣之药而愈者数矣。然臣忧之以为，膏肓之毒，捷于药石之效也，今果然。然则臣昔之忧，非过计也。"高皇帝释然改容，由是数百余人免死。公从容数语，而救数百人于必死，仁人之言，其利溥哉。是年夏，太祖病危，召太医院诸医，诘其治疾无状者，敕付狱，正其罪。独慰思恭曰："汝有仁义，无预汝事。"闰五月太祖卒。太孙建文帝即位，罪诸医，独擢思恭为太医院使。戴思恭被太祖称"有仁义"后，辽王殿下，素善笔札，乃大书"仁义"二字贻公"。于是名公巨卿纷纷撰文颂之。

永乐二年（1404），原礼以本官致仕返家，时年已81岁。归休之日，在朝文武，联镳喧轰，水赴云会争先阻道于都府门外。三年四月，皇上遣内臣杜兴、院判袁宝，以安车迎入召见，免其跪拜。戴思恭在朝中可以"风雨免朝""免跪拜"，就是说天气不好可以不上班，见了皇上可以不下跪，足见其在皇帝心目中的位置。九月，复请归家，成祖赐金绣罗衣一袭，十月十五日，敕吏部同乡官驰驿送归；十一月二十一日乃端坐拱手瞑目良久而逝，年八十二。卒之次年春，皇上以礼部告知，皇帝亲撰祭文，遣行人翁绥，赐祭于太医院使戴原礼。

祭文

"惟尔出自儒家，精于医术，朕昔在藩国，忽撄奇疾，更数医弗效，积久愈剧，乃召尔于金华。尔至，施不数剂，去其固滞，遂底平宁。朕心着念，未尝忘之。由是获事皇考，屡膺恩宠。朕缵承大统，尔朝夕左右，复继前劳。顾年齿日衰，特赐休致，归于田里，以养余年，谓可不时而召见也，何期一疾，遽然长逝？朕之伤悼，良切于怀。兹特遣人，祭以牲体。尔尚有知，服斯谕祭。"

维永乐四年岁次丙戌二月壬戌朔越二十六日丁亥

戴思恭继承和发扬丹溪学说，对丹溪未竟之论予以补充、发挥。丹溪说

"气有余便是火"，戴思恭则补充说："气属阳，动作火"，并进一步解释说"捍卫冲和不息之谓气，扰乱妄动变常之谓火"。丹溪说："人身诸病，多生于郁"。戴思恭则根据临床，对此加以引申，指出"传化失常"是导致郁证的关键。戴思恭写的《推求师意》一书，便是本着其师朱丹溪之道，予以研究阐发，发挥了老师的未竟之意。该书已由人民卫生出版局出版。思恭著述甚丰，《本草摘要》未见传本，《丹溪医论》由台湾至善出版局出版，《金匮钩玄》《秘传证治要诀》《证治要诀类方》《推求师意》等书，列入中医临床必读丛书，由人民卫生出版局出版。

马剑多闻人，也许正是因为这里是南省最胜地，也印证了进士戴殿泗所说"马剑一撮土，亦能笃生俊人"缘故吧。

（作者为马剑历史研究会会长）

源远流长的文化遗存

山阴天元堂考略

沈钦荣

《嘉泰会稽志》载："蓟子训，齐人，卖药于会稽市，时乘青骡往来。"《万历绍兴府志》载，越大市"在郡城都亭桥，秦汉时，越人于此为市，即蓟子训卖药处"。古越卖药历史之久，由此可证。

目前，绍兴城内的中药店，以始创于乾隆十七年（1752）的震元堂为最，家喻户晓，今天已发展为一家集医药销售、生产于一体的上市公司；绍兴乡间的中药店，创办早、影响大、流传有序的当数天元堂。

天元堂位于山阴兰渚小步（现绍兴县漓渚镇），始创于南宋，创办人张祥。

张氏为绍兴兰渚旺族，原籍河南汴京，其先祖随宋高宗南渡，四世祖张祥始定居于此。据江苏巡按使齐耀琳在民国四年（1915）撰写的《张春霞暨夫人合葬墓碑》载：张氏"先世籍于汴，与宋俱南，当蒙古盛时，其四世祖，独表思宋，隐于梅麓，号寄梅山人。由梅麓旁衍于兰绪小步，族遂蕃"（墓碑拓片现藏绍兴市图书馆）。

据思存堂《山阴小步张氏宗谱·卷三》（现存上海图书馆）记载，张祥，字原德，号寄梅山人，生于至元二十九年（1292），卒于至正二十三年（1363），享年七十有二。时安定韩先生明善为稽山书院之山长，以发晦庵朱子之传，从游之士尽乎东南，韩独许张诚笃可以学道。张祥开义学而使贫无师资者，皆知所学；置义阡而使贫不克葬者，得有所归。曾率众乡亲击退盗寇之乱，民感其恩，将献于江浙行省，求爵赏以报公。公闻而力阻之。曰："我宋故臣也，岂好干于元禄哉！使或得之，吾何以存众谋？虽忧而不害其为乐，虽乐而不忘其所忧，盖心有所主，既不徇物，亦不徇时者也……必有大亨其道，与日月同其光明者。"

原德公兼晓医理，起先每以推拿按摩手法为人理伤，复授人以吐纳导引之法，诲人顺应天时、固护元气之理，免遭六淫之外侵、七情之内伤。后应乡邻之请，渐以自己所采的草药，为邻里乡亲治病。随着声誉日隆，业务渐兴，寄梅山人便开了一爿以手法理伤为主、兼营中草药的草药铺，继先祖孝思堂"万事孝为先"之嘉德懿风，名曰"天元堂"。"天元"寓"尊天崇元"之意，尊重天道，固惜人体之元气，以期人人尽享天年。并立堂规"以德做人，以信行事"，堂中经营的所有药品保证货真价实，童叟无欺。张氏先贤以德为先的身体力行，奠定了天元堂的百年基业。

传至十七代张永川，家资渐殷，遂扩建成经营南北道地药材、参茸燕窝齐全的中药店，其发展也得到了当地名医俞星阶的有力支持。俞氏名应泰，星阶为其字，山阴人，家住绍城后观巷。曾任太平军军医，精内、外科，医术高超，正骨、上骱、理筋手法更是闻名遐迩，撰有《内科摘要》四卷、《外科探源》二卷、《伤科捷径》一卷行世。太平天国（1851—1864）军败，俞氏回故里，居今福全镇容山村。张氏与俞氏意气相投，相见如故，俞氏不但鼎力支助张氏扩建天元堂，还与张氏结成儿女亲家，将女儿许配永川之子春霞为妻。

其时，天元堂经营特色有二，一是堂主本身精医，售药治病合一。与一般中药店相比，有堂主自己坐诊的优势；与医生诊所自备药相比，其售药的规模更大。二是重经络、重调理的品牌。天元堂经络为体手法为用的特色，大力推广针灸、按摩、推拿这些颇具中医简、便、廉、验特色的疗法，更在其堂前传授八段锦、易筋经、五禽戏，深受周围百姓欢迎；同时，重视病后调理、虚人调理、冬令进补，并特制大补气血膏、妇人月信丸、大补酒等系列品种，在周围地区很有影响，"要调理，寻天元"是当地的顺口溜。天元堂有堂主永川公亲自坐诊，名医加亲家俞星阶助阵，加上天元堂与一般中药店不同的经营理念，遂致其声名鹊起，业务猛涨，建楼扩堂，气魄骤增，据传当年天元堂之气势不亚于城内的震元堂。

永川传子春霞。春霞名芳耀，"幼劬于学，卖药自给，栖身小金山下，便号小金山人。承其先，以孝闻于族。党无少长，遇以礼。晚丁清季政体鳌革，族选族正，君独与焉；乡选议长，君亦与焉。其时人逐欧风，而君以一行矫之越中，醇欲赖以留云"（齐耀琳撰《张春霞暨夫人合葬墓碑》）。兰渚为王羲之与文友修契之地，名传千古的天下第一行书《兰亭集序》即诞生于此。春霞生于斯，长于斯，既受家庭之熏陶，又得兰渚山川之灵气，不但精于临床，且诗文书画兼长，相得益彰，撰《小金山房文诗医话》。堂主精医，直接坐堂行医，既方便患家，又能更深切了解病家之所思所需；同时，与当地名医多为医友，拥有良好的人脉关系，名医们乐于来堂坐诊，有利业务发展。"不为良相，宁为良医"，是古代文人的一种价值取向，张仲景《伤寒论·序》谓学医可"上以疗君亲之疾，下以救贫贱之厄，中以保身长全"，故古代文士懂医者甚多。因此，天元堂不但常常是名医满座，也是当地文人墨客吟诗弄文的好地方，以医论道，以文会友，"谈笑有鸿儒"是天元堂的写照。这无形中也提升了天元堂的形象。同时，医药文相融的特质，也影响了春霞日常的经营理念。天元堂夏日赠送凉茶，冬令制售膏方，端午惠赠香囊，冬至为人煎制大补酒，这些适时令、合习俗的做法，深受百姓欢迎，当地老人至今提及此，仍津津乐道。春霞承父业，秉堂规，以其医药文俱擅的优势，全身心经营天元堂，从此，天元堂之事业蒸蒸日上，不但百姓口碑甚佳，亦为药界同行所瞩目。

张春霞有子三，依次为张少霞（拯民）、张若霞（拯滋）、张筱霞（拯亢），少霞、若霞承父业习医，筱霞擅金石书画。1908年，春霞公因年迈体力不支，将天元堂传于二子若霞。若霞精医娴药，曾任神州医药会绍兴分会副会长，著《通俗内科学》《草药新纂》《草药新纂续编》《食物治病新书》《实用喉科集》等。其志向大，思路宽，精于践行，开设天元堂药局，创办若霞氏制药厂，开办农场，种植草药及水果，监制名牌药品，其代表药品中既有传统名方如中华千金丹，又有自创之养血调经月信丸、起死回生若制宝丹、怀中要药正气丹，尚有单味药如疗肺圣药若制半夏，不但畅销当地，并进入上海市场。若霞自己坐堂，又自己种草药，自己炮制，自己制药，既确保中药之质量，又能更适宜病家之需要；同时，又善于在《绍兴医药学报》（专业刊物）、《越铎日报》（大众媒体）等做广告，思路之广，方法之活，足显若霞经营之智慧。若霞以其精湛的医药知识及干练、创新的经营能力，使天元堂业务办得有声有色，更上一层楼。

1941年，日寇的炮火将天元堂毁于一旦。1945年，若霞经多方努力，始在漓渚横路口旧址重建天元堂，但此时只能以竹代柱，门面之小，堂内设施之简陋，远非昔日可比。两年后，若霞凭着医术精，医德盛，经营有方，天元堂逐渐恢复元气。惜好景不长，若霞为人所诬，不得不远走苏州避难，天元堂业务遂由其子代理。由于年轻医名不著，又无乃父经营良策，惨淡经营，仅能勉强度日而已。

1949 年后，响应政府号召，天元堂公私合营，从此，结束了张氏经营天元堂的历史。

天元堂自创办至今已有八百年的历史，其发展史也反映了一个时代的缩影。回顾其发展轨迹，其中天元堂以立德为先、医药文相融、手法药物兼顾、治防并重、切于实际、时出新意的经营理念，不无现实借鉴意义。

（作者为绍兴市中医院主任中医师）

源远流长的文化遗存

绍兴湖塘傅氏中医世家史料

傅金汉

湖塘傅氏内科世家源远流长，祖居绍兴华舍西蜀阜村，在余曾祖父时迁至湖塘大桥头下岸。曾祖父傅积仁公，字馥生，生于1859年，卒于1906年。弱冠之年师从本里名医王节庵先生，学成，在家开设诊所，悬壶行医，曾治愈钱清盐道王大人，遂名声鹊起，继而闻名遐迩，前往求医者门庭若市，以致整个下岸道地拥挤不堪。祖师尤以治伤寒颇有独到之处，自成一体，多为同道叹服。为感谢再生之恩，送匾额者不计其数。惜英年早逝，享年仅四十有九作故。

堂祖父傅德政公，字克振，馥生公之长子也，生于1887年，卒于1939年。幼承家学业医之道，颇多艰辛。10岁，即随父学医，研读《内经》《伤寒》。18岁，即随父临症，长于诊治伤寒、温病，颇得真传。21岁，馥生公积劳而卒，而独立坐诊于李氏开设的"养和堂"药铺。克振公，子承父业，更奋发图强、精研医术，尤深谙叶天士温病之学。时江南多湿温，罗患者缠绵难愈，一经克振诊，病起沉疴。故四方之地，声誉日隆。时绍兴伤寒大家邵兰荪坐诊于杨汛桥，偶有湖塘病家就诊于郡，邵真诚相言，何不就近看克振先生？由是同行相敬，公之声誉益盛，四方就诊者，日至百数，遂为一代名医。由于诊务繁忙，克振公积劳成疾，卒于1939年秋，享年五十仅四，若非壮年英逝，公之医学大成，当又至于此，憾哉痛哉！

祖父傅德敏公，字幼真，馥生公之次子也，生于1893年，卒于1983年。幼承庭训，资质聪颖。祖父日间随父待诊，耳濡目染；夜间研读岐黄，通宵达旦。不仅古籍医学经典反复苦读，专心致志，而且历代医笈一一浏览，博采众长。而立之年，祖父应友朋之邀，移居沪上行医，兼任《汉文书局》校对，后任编辑。与沪上文人丰子恺、韩非木、黄幼雄、张铁生先生为友，吟诗作画，切磋文辞。并经何相任医师介绍参加《神州国医学会》，并赴南京考试院参加考试，成绩优异，获得《中医合格证书》。1937年抗战暴发，上海沦陷。适值大祖父病危，家书频繁催促返乡，不得已返回故里湖塘。大祖父殁后，祖父继续在"养和堂"坐诊。继承与发扬祖上治伤寒之特色和经验，并擅长内、妇、儿各科。

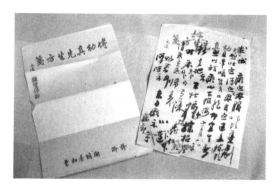

傅幼真处方手稿

屡治屡验，名声大噪。祖父中年耳背，不善交际，极少应酬，专心研习岐黄，对《脉经》研究更具匠心，按脉往往不需病人开口，便能道出其病因、病机、病证，辄使人佩服五体投地。当时瘟疫流行，乡里患霍乱者甚多，几乎十户九染，死者甚众，个个自危，人人恐惧。家祖父独创治疫之法，其中生石膏竟达四两之多，活人无数，人们送以"造福乡里"之匾，悬挂于诊室之中。祖父年过花甲，尚勤奋好学，专心研究《内经》《难经》《神农本草经》等经笈，究其微赜，择其要者，编辑成册，著有《内经选读》《难经选读》《本草择要》。并注有《伤寒论注释》《金匮要略注释》《中脏经注释》（此著原拟与浙江省中医学院林乾良教授合作成书出版，惜天不假年，祖父未能如愿而逝）《本草概要》《叶天士临证指南点评》等书。但当时未能送有关部门审稿、付梓，只得束之高阁。祖父不但对医学精思极论，可比踪古贤，且古典文学之研究，亦甚有造诣。上至《四书五经》，下达《二十四史》《四库全书》，亦通篇翻阅，几乎无书不读。并爱好诗词歌赋，擅长作诗填词。琴棋书画除不能操琴外，亦皆有功底。曾与沪上王燕棠先生、广州廖伯梅先生合作画就《三寿图》一帧，堪称极品。1983年祖父不慎跌仆，致股骨颈骨折，不想一蹶不振，一直卧床不起。祖父平素熟谙吐纳运气之法，端阳日后谓曰："吾近日运气不济，恐不久于人世矣！"不想果于农历5月13日安然而逝。

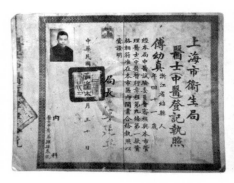 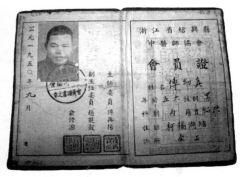

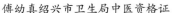

傅幼真绍兴市卫生局中医资格证　　　　傅幼真绍兴市中医师协会会员证

　　堂伯父傅大垠，（克振公之子也）生于 1933 年 10 月，亦从医道，屈指算来，历时半个世纪矣，继承家业，颇得真理。早年毕业于浙江中医进修学校（浙江中医学院前身）师资班。经过两年的学习后，在绍兴卫校担任中医教师，并在当时的绍兴市第一医院工作过。现退休在家，古稀之年还临证不止，深得病家爱戴。

　　先父傅大知，生于 1938 年，卒于 2009 年。副主任中医师，曾任绍兴县中医学会副会长。幼年随祖父学医，先父熟读经典著作，通晓金元四大家和明清温病学家之医著。在继承祖辈学术经验的基础上有所发挥和不断创新，不但擅治伤寒，尤精内、妇、儿各科，使许多重危病人及疑难病患者得以康复。日门诊高达 100 余人，从医 40 余年，在繁忙工作之余抓紧笔墨耕耘，几年来写就论文《乌梢蛇的抗敏作用》《辨舌指南与温热病舌象》《热症伤寒辨治五法》《扭痧疗法》等篇，发表在省级中医杂志和在全国学术会上交流；有 20 余篇发表在市、县级中医刊物上。其良好的职业道德和敬业精神，深得患者的信赖和好评。

　　绍兴地处江南水乡，气候温热多湿、湿温、暑温、冬温等一类温热病特多，人皆称之为"热症伤寒"，前几年个别地处曾有小范围流行。狭义的伤寒，它是因伤寒杆菌引起的急性肠胃道传染病。其来势凶险，病程长，如不积极预防和及时治疗，传染程度是很惊人的。故先父在诊病的同时，常常告诫病人要清洁水源，改掉在河里涮马桶的陋习，养成不喝生水的习惯，以切断伤寒的传染途径。先父治伤寒多宗清代各家温病诸论之说，根据伤寒病情的轻重与发展，分为初期、热盛期、腑实期和恢复期等四个阶段，提出了

"热症伤寒"辨治五法，即：泄，发表泄卫；清，清气分实热；透，透发白痦；开，芳香开窍；补，病后调补。2005年，钱清一位姓高的病人，持续发高热十余天，晚上说昏话，辗转到先父那里求诊已持续高烧二十余天了，先父运用上述的"透"法，透出"白痦"，使他转危为安。先父认为"学无止境"，一定要做到老，学到老，数十年来，他勤学不息，虽年近七旬，仍对中医的经典著作和医学文献刻苦学习和研究。作为一名医生，他认为不能从经济角度来为病者治病，要用最少的钱来治好疾病，这正是他老人家所追求的和实施的。

余之堂兄傅金缄，1962年出生，毕业于浙江中医药大学，绍兴市柯桥区中医学会常务理事，副主任中医师，从小耳濡目染，也爱上了中医。高中毕业后，子承父业、熟读经典、继承创新，用药轻灵见长，是首批绍兴市基层名中医之一。擅长治疗伤寒（外感热病）。现在绍兴市柯桥区中医医院工作。

余傅金汉，1963年出生，毕业于浙江中医药大学，绍兴市柯桥区中医学会常务理事兼副秘书长，浙江省中医学会文化研究分会委员，绍兴市中医学会文化研究分会副主任，柯桥区中医药文化研究所副所长兼秘书长。现任绍兴市柯桥区中医医院中医科主任，副主任中医师，市级名中医。系绍兴治伤寒名门世家——湖塘傅氏第四代传人，余深感责任在肩，丝毫不敢有半点松懈。通过系统的中医院校学习，打下了扎实的理论基础，并获得省首届农村中医骨干班结业证书。从医近40年，擅长中医内、妇、儿各科，尤其对伤寒、颈椎、腰椎骨质增生、尿路结石、中风、脾胃病等疾病的治疗有独到之处。余长期工作在医疗第一线，以自身过硬的医术赢得了患者们的信任，在绍兴西部地区知名度颇高。平时诊务繁忙，临床实践之余，不忘笔墨耕耘，写就《万氏牛黄清心丸的临床应用》《"真气歌"注释》《活血化瘀治疗尿路结石》《葛根蜈蚣汤治疗颈椎病》《龙胆清火汤的临床应用》《辨舌之神气——读曹炳章〈辨舌指南〉》等10余篇学术论文，在省、市级刊物上发表。多年来，余用赤诚之心、精湛之术为患者们解除了种种病痛折磨。在余之书案抽屉中有几十个小玻璃瓶，里面装的都是余多年来用中草药给病者打下来的各式各样的尿路结石，其中有一枚乳白色的蘑菇样的结石，是一个姓陈的衙前人因患输尿管结石，深受其苦，慕名前来余处求诊，只服用了十余剂中药，那枚结石就排出来了。当病者拿着这一枚结石前来医院对我说："傅医师，结石下来了！下来了！"余之欣慰是发自心底的。柯桥财税所70余岁的离休老干部沈老，患颈椎骨质增生并椎间盘膨出，每当病痛发作时，脊背抽牢疼痛，手臂针扎般地刺痛，夜不能寐；经多方医治，疗效甚微，抱着试试看的心情来余处诊治，三帖中药下来，痛苦大减，经过几十帖中药的治疗调理，几年来病痛未曾复发。家住港越新都的乐清人陈某某，女，全身出了疹子，并发高热，很多人以为她是过敏，经抗过敏治疗数天，无丝毫效果，经人介绍来余处诊治，余当即指出她患的不是过敏，而是麻疹；后经县疾控中心抽血化验确诊是麻疹，遂用祛邪透疹之法，只4至5天全身疹子和高热就都退了。忆往昔先父临终前曾谓余曰："不为良相，必为良医。艰苦创业，俭朴忠信。处世有道，克己恭人。和睦邻里，敬重乡亲。关心他人，胜过至亲。"先父遗愿历历在目，如芒刺在背，不敢有违。余医术承上启下，工作兢业踏实，业务精益求精，诊治疾病一丝不苟，处方遣药药中肯綮，故疗效甚著，屡起沉疴，得到广大患者之赞扬。古人云："大医习业，大医精诚。"余相信除了精湛的医疗技术，良好医德医风的素养也是一名优秀医生的必备条件。在医疗工作中，余从不以医谋私，多次拒收红包，我用我的医术，用我的医德得到了同志们的肯定，得到了周边群众的好评。几年来收到锦旗多面，并多次被评为绍兴县卫生系统先进工作者。作为一名普通的中医师，不管是过去、现在、还是未来，能用我们中医特色的诊疗技术为广大患者们解除病痛，这是余最大的心愿，也是余最大的快乐！

吾儿傅声涛，傅氏中医第五代，1987年出生，毕业于浙江省中医药大学，中医临床专业，品学兼优，今在绍兴市柯桥区中医医院中医科工作。

吾绍兴人杰地灵，名人辈出。十里湖塘，山清水秀，为旅游胜地之一。有先父做七言对联一副"对岸嵇山列若屏，门前鉴水平如镜"。此亦赞颂故乡之美也。湖塘名人多，名医亦多。吾傅氏医业自清代同治始，已逾一百五十余年，代代相传，至今五代也，且大有青出于蓝而胜于蓝之概。

（作者为绍兴市柯桥区中医医院主任医师）

浙江河姆渡遗址

　　河姆渡遗址位于浙江省余姚县罗江公社河姆渡村东北，杭州湾南岸。面积约四万平方米，1973年开始发掘。有四个相继叠压的文化层，其中三四层是长江下游东南沿海已发现的新石器时代最早文化层，距今六七千年。出土内容非常丰富，有人工栽培水稻的大量遗物，带榫卯的木构建筑构件，以

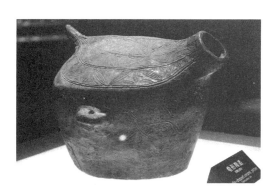

出土陶器

及数以千计的陶器、骨器，上刻有比较精致的装饰花纹。在动物遗骨中，有人工饲养的猪、狗、水牛骨骸，其中猪骨的数量最多。出土的人工栽培水稻是我国迄今发现最早的同类农作物。农业生产工具的发现和使用证明早在六七千年之前，长江下游已经有了比较进步的原始文化。河姆渡遗址现为全国重点文物保护单位。

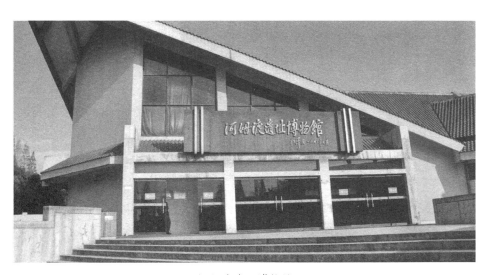

河姆渡遗址博物馆

绍兴出土唐代青瓷脉枕

1979 年，在绍兴市区府山街道亭山村出土了唐代青瓷脉枕。

青瓷脉枕通高 7.3 厘米，长 15.5 厘米，宽 10.8 厘米。呈弧角长方形，枕面两侧高，中间微凹，面略大于底，前侧面平直，后侧面弧凹。枕内中空，平底，底中间镂一小气孔。通体施青黄色釉，素面光洁。现收藏于绍兴博物馆，为国家一级文物。

中医诊断疾病讲究"望闻问切"四诊合参，脉枕就是古代中医把脉时放在病人手腕下的小枕，最早出现于唐代。从唐代一脉相承延绵至清代。

就像许多日渐稀少的"老物件"一样，脉枕似乎离我们的日常生活渐行渐远。但是，如同当代有越来越多的国际医学专家发现中医并不能被西医完全取代，而脉枕就是中医的一个重要代表。

脉枕集聚历史价值、考古价值、艺术价值、使用价值于一身，见证了中国传统医术的辉煌，就像活化石一样，将古代医者悬壶济世的精神传递下来，造福于人类。（绍兴博物馆 金燕）

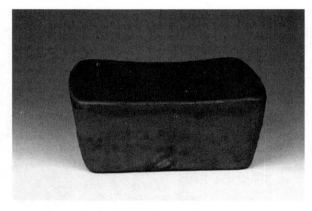

唐代青瓷脉枕

古城老药铺光裕堂

光裕堂原址位于绍兴城内大云桥狮子街口，创始于清乾隆初期或更早时候。在 20 世纪 80 年代出版的《绍兴医学史略》中记载的创办人或经理为黄庆贵、张利浩，但据后人研究，这是光裕堂发展中某一阶段的经理人，而非创始人。光裕堂早期制作膏药丹丸，其中，当时留存的一块书有"丸散膏丹概不退换"经营规则的匾牌至今仍留存着。早期的光裕堂，最大的经营特色是"不二价"。光裕堂也是鲁迅笔下的店铺，是少年鲁迅曾为父亲抓药的药店。鲁迅在《呐喊·自序》中有这样一段记述："我有四年多，曾经常常，——几乎是每天，出入于质铺和药店……开方的医生是最有名的。"光裕堂以其经营名实质优在域内赢得了广泛的社会声誉，同时由于鲁迅的影响，光裕堂也闻名海内外。（绍兴博物馆 金燕）

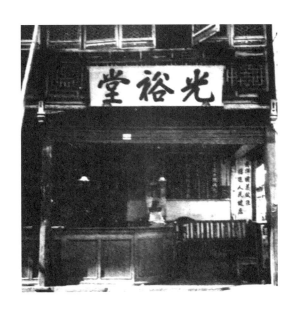

浙江诸暨戴原礼宗祠文化遗存

戴原礼纪念馆位于浙江省诸暨市马剑镇马剑村戴氏宗祠内。

戴原礼（1324—1405），明代医学家，名思恭，号肃斋，浙江诸暨马剑人。其父戴士尧为名医，幼承父业，继向朱震亨（丹溪）学习医术二十余年，潜心医学理论，洞悉诸家奥旨，在丹溪门人中唯原礼医术尤精，得其真传。

戴原礼治疾多获神效，洪武十九年（1386），明太祖朱元璋病，诏戴原礼诊治，治效卓著，深得太祖爱重，召为太医院御医。建文（1399—1403）年间擢升太医院使。永乐初年（1403）以年老辞归。

戴原礼晚年著《证治要诀》12 卷，以丹溪学说为本，集《内经》《难经》，以及宋元诸家学术经验，并参以个人心得而成。论述内科杂病兼及疮疡、妇科等证治。论述病因，据证辨析，阐明治法和方药，内容简明实用。《推术师意》二卷一书，是其本老师朱丹溪之道，予以研究阐发，发挥了老师未表之意，将其本身的学术填补其中，使滋阴学说的理论完全成熟，在滋阴学派的发展过程中做出了贡献。其曾补校丹溪《金匮钩玄》三卷，以体现师徒之学术观点。明史中评价戴原礼"人谓无愧其师云"，该是对朱丹溪这位优秀弟子的最高嘉许。著有《证治类方》四卷、《类证用药》一卷。

戴氏宗祠曾是浙东人民解放军金萧支队的驻地，也是浙东解放区第三行政督察专员公署的办公地点。现祠堂左侧小院为"马剑人民革命历史纪念馆"。

进入马剑镇，走到镇中心的广场，广场的左侧为"戴原礼纪念亭"。亭内立有戴原礼纪念碑。右侧为革命纪念亭，亭内立有"人民解放军金萧支队纪念碑"的石碑。广场中间为戴氏宗祠，步入祠堂，进入祠堂大厅，映入眼帘的是大堂挂满了匾额，"钦命户部江南司郎中戴聪总理七省漕务""钦赐戴原礼为太医院使"。大清道光"诰授通议大夫戴聪为山西省按察使""父子兄弟拔萃同科"等。大堂的中间为"忠孝堂"，正中供奉戴氏始祖画像及

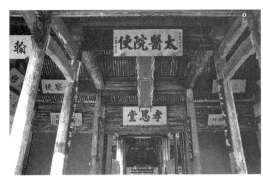
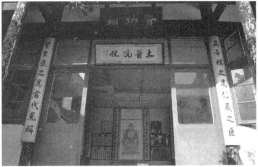

戴原礼纪念馆

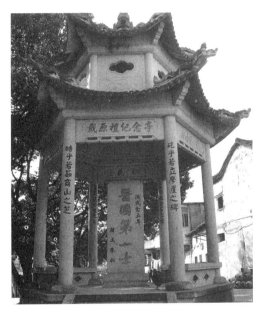

戴原礼纪念亭

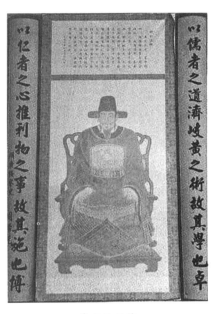

戴原礼画像

牌位。

　　祠堂右侧小院为"三朝御医太医院使戴原礼"纪念馆。纪念馆的大门上额书有"贤功祠""太医院使"匾额，两侧对联为"高帝称之为仁义之臣，贤王褒之为当代凤麟"。馆内正中挂有身穿官服的戴原礼的画像，两侧对联是湖广按察使周希元题词"以儒者之道济岐黄之术故其学也卓，以仁者之心推利物之事故其施也博"。馆内墙面是介绍戴氏家族及戴原礼生平事迹的展板。纪念馆门前立有诸暨市卫生局、诸暨市中医院于 2001 年 11 月撰写的"戴原礼纪念碑记"，以示家乡人民对这位名医的怀念、崇拜、敬仰之情。

浙江萧山楼英故里遗存

楼英祠堂，位于现杭州市萧山区楼塔镇楼家塔村楼二自然村北。楼英墓位于现杭州市萧山区楼塔镇楼一自然村西元宝基山之乌珠荡。

楼英（1332—1401），明医学家，一名公爽，字全善，号全斋，绍兴府（浙江杭州萧山楼塔）人。生于儒学之家，自幼潜心医道，博览古今医籍，兼通诗文，以医名世。洪武（1368）年间，被召到南京，欲任为太医，以年迈为由，力辞归乡。与名医戴原礼交好，共同探讨医学问题。楼氏于医学用力甚勤，积多年之功，汇集前贤医论，编著《医学纲目》40 卷，将杂病依脏腑所统，分为五部，纲目清晰。楼氏重内经之旨，善融众家之长而不专注一家。强调"千变万变之病态，皆不出乎阴阳五行"。对辨证施治原则有较系统的概括，强调应分别气血表里、上下、脏腑、察虚实寒热以论治。选方较严谨且实用。另外有《运气类注》4 卷，《仙岩文集》2 卷，荟萃了明代以前的珍贵资料。他在医学上所作出的功绩，像一颗明珠永远闪光。公乃医界泰斗，儒林俊秀，品格德行率一代风范，人们尊称楼英是"神仙太公"。

楼英祠堂，又称楼英下祠堂，坐北朝南，前后三进，建筑占地面积 600 余平方米，硬山顶盖阴阳小青瓦。祠本仙岩楼氏东派家庙。元末始建，清初圮废；康熙庚辰重建后称下祠堂。光绪辛丑再建中厅；民国七年（1916）重修；1986 年，当地村民集资修缮，作为楼英纪念馆。内厅龛阁供楼英像，上方题匾"医德流芳"，两侧书戴原礼当年赠联"闭门著书多岁月，挥毫落纸如云娴"。壁嵌楼英年表、生平简介等。堂内有对联曰："知天文善阴阳掌黄岐指要；识地理调历律通周易精髓。"又有联曰："临淮慧眼荐萧山奇才；仙岩草石起帝都洪武。"

楼英墓坐西朝东。墓基呈半椭圆形，为石砌，宽 3.5 米，长 3.7 米，高约 2.2 米。墓碑高 1.7 米，碑文阴刻楷书十一列："一十六世祖考楼公全善府君妣张氏安人合葬丑岁三月立。"碑前置一石祭台。据墓志记载，楼英卒于明建文三年（1401）。清康熙辛丑年（1721），迁安人张氏与其合葬。1989

年当地集资重修。1997年杭州市卫生局立墓志碑。墓地建凉亭、曲廊，植芳香花树。2009年4月，祠堂及墓葬被杭州市人民政府公布为市级文物保护单位。

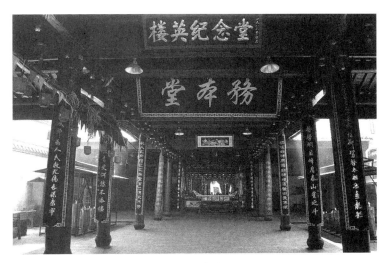

楼英纪念堂

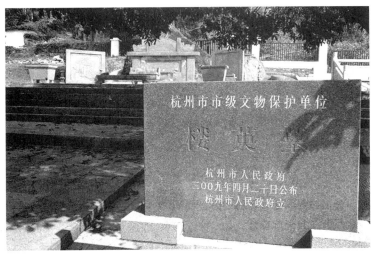

位于现杭州市萧山区楼塔镇楼一自然村的楼英墓

曹炳章墓地遗存

　　曹炳章先生，字赤电，浙江鄞县潘火乡人，当代越医之杰出代表者。生于 1878 年 8 月 11 日，卒于 1956 年 3 月 5 日。先生世代经商，十四岁随父定居绍兴，进中药铺当学徒。1896 年，从方晓安习医，后又问业于何廉臣。曾与何廉臣等同编《绍兴医药学报》，继又创办和济药局与《和济医学卫生报》。历任同义局施医九年，防疫医院一年，同善局施医八年。自 1920 年辞却公职，除门诊、出诊外，专心著述。1956 年初，浙江省卫生厅特聘先生为《浙江中医月刊》名誉总编辑，惜不幸于赴任前病逝。先生心存利济，性好医方，精内妇科并擅喉证，熟谙药性及炮炙之理，药到病除，享有盛名；一生与书做伴，以"书富家贫"自慰，著作等身，所主编之《中国医学大成》饮誉海内外；曾研制雪耻灵丹抵制日产翘胡子牌仁丹，言行卓荦，为

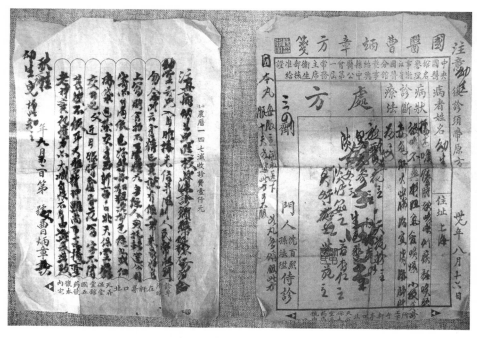

曹炳章处方手迹

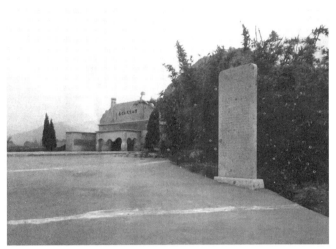

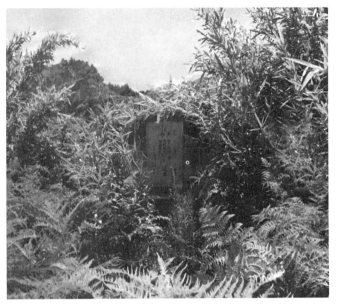

曹炳章墓地

人敬仰。先生殁后葬于绍兴坡塘方泉村，迄今已 55 年，年久失修，复因石场开采，路渐湮墓濒危，各地慕名前来瞻仰者，无不心中黯然。浙江华通医药股份有限公司向以振兴国药为己任，热心弘扬越医文化，闻及此状，慨然出资重修。越半年事成，路重开，碑重立，墓周松柏环翠，好鸟嘤鸣。此景此情，瞻仰者心喜，先生地下有知亦当含笑首肯也。先生之盛德如山，华通之善举若水，特立此碑，以志纪念。

源远流长的文化遗存

307

"天医"倪涵初及其宗谱

倪宗贤，字涵初。山阴诸生，以医名。好理学，整屋李颙讲学于武进，徒步往从之。宗贤性慈厚，每治病先贫而后富，尝蓄贵药于篾中，遇贫者杂和以进，所得资皆散尽。一日舟行暮归，有恶少盗其邻田禾，宗贤大呼曰：此某寡妇田，汝辈不可刈，刈之寡妇绝命矣。左右为倪涵初田，涵初以医得利，虽捆载无伤也。言毕鼓棹去，恶少不知宗贤之自呼也，竟尽获之。其为人如此。及卒，乡人有梦见为台州城隍神者（清代俞卿等《绍兴府志》卷五十八《续人物志二十一·乡贤义行·明》）。

绍兴县湖塘街道古城村北首，有一座天医殿，供奉着一尊"天医菩萨"。殿后有一座坟墓，就是"天医墓"。每年到了"天医菩萨"的生日，绍兴城乡的善男信女，都纷纷赶到古城村来祭拜，并亲手替"天医墓"拔一拔杂草。据说替"天医墓"拔杂草不用多，只需拔一棵，就可保合家老少一年中无病无灾。

"天医菩萨"的本名叫倪涵初，本是绍兴管墅亭后人，生活于清代。他医术高明，行医一生，救治了无数重危病人。他活着的时候就被人们尊称为"倪天医"，死后更被老百姓尊奉为"天医菩萨"。人们虔诚地烧香膜拜，祈求他能继续为人们祛病消灾，保一方平安。

在湖塘、华舍、柯桥一带，流传着许多有关"倪天医"的神奇医术的生动故事。

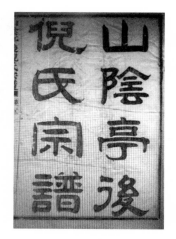

倪氏宗谱

新昌天姥中医博物馆遗存

新昌县 43 岁的中医师郑黎明 20 余年呕心沥血，跑遍全国各地文玩市场，潜心收集了 5000 多册中医古籍和名医手稿、5000 多张处方、300 多件出自名老中医之手的字画及 500 多件中医器具，并利用一幢闲置厂房自费办了个天姥中医博物馆，真实、全面地反映了古代、近代中医药文化和发展历史。

该博物馆于 2017 年 12 月底悄然开馆，位于新昌县中柴路，短短 2 个月时间就有 5000 余人次慕名前来参观。郑黎明说，他建立中医博物馆的初衷就是要弘扬优秀中医药传统文化，集中展示中医药悠久的历史、科学的理论，让更多人了解博大精深的中医文化。

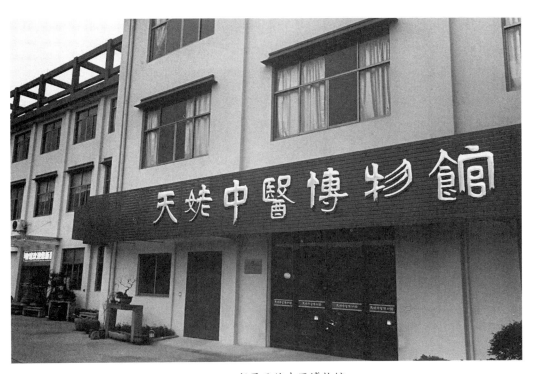

新昌天姥中医博物馆

一、千余平方米囊括中医历史

一走进院内，"天姥中医博物馆"七个斗大的烫金大字便映入眼帘。郑黎明说，原来这里是一座闲置厂房，现在一楼的 1000 余平方米全被他改装成了中医博物馆展厅。

这个偌大的中医博物馆内，不仅干净整洁，物件摆放也十分有序。展厅分门别类，设置了老药铺、名医书画、中药标本、名医处方、中医器具、名医手迹、中医古籍七个展示区。在老药铺内，墙上挂满了清代和民国名中医的匾额，古老的桌柜、药具一应俱全，显得十分古朴典雅，仿佛让你穿越时空，走进了一所远古的老药铺。

在中医器具展示区，展柜里各种中医药器具摆得满满当当，且都是平时所无法看到的，药船、药杵、脉枕、药秤，铁制的、铜制的、陶制的、石制的、木制的……

郑黎明收集的中医古籍、手迹，名中医处方及各类中医药器具，大多是一些清代和民国时期的物件。而藏品中，一些清朝和民国年间名中医的老药处方最令郑黎明自豪。他收藏的这些老药方，治啥病的都有，内科、外科、妇科、骨伤科，门类俱全，囊括了中医文化和发展历史。

目前，该博物馆已被审批为新昌县社会科学普及基地和新昌县非物质文化遗产传承基地，也是"浙派中医大讲堂"站点。同时，他还聘请国家级名老中医沈钦荣为名誉馆长，聘请国家级名老中医沈元良教授为博物馆顾问。郑黎明表示，今后，他将进一步丰富馆藏物件，希望能吸引更多的中医药爱好者了解中医、感受中医、认识中医。

二、20 年走村串户收藏中医物件

郑黎明是绍兴市级非物质文化遗产传统医药——郑氏中医肝胆科的传承人，老家在回山镇官塘村，他的祖父自幼练武习拳，擅长用中草药治疗肝病，父亲郑玉麒是一位自学成才的中医师。郑黎明原本学的是西医，受中医师父亲的影响，"弃西从中"。

1999 年，他开始随父亲临诊，针对临诊过程中碰到的一些难题，郑黎明常常会对照一般医术和一些有关处方的书籍进行研究。他发现，在写医书时，很多人似乎有所保留，而原汁原味的处方更能够体现出真实水平，他觉得中医真正的功力还是在处方上。同时，郑黎明还发现，一些古老的中医药方都散落在民间，如果不加以收集和保护，很可能会失传。就这样，郑黎明便开始有意识地收集中医药方。

此后，每次有机会外出开会、学习，一有空余时间，郑黎明总是一头扎进古玩市场或旧书摊，去寻找那些散落在民间的老药方。对收集到的中医古籍、老药方，郑黎明都爱不释手，认真加以研究，有的还会应用在临床上。2002年，郑黎明出差去苏州开会，间隙去当地古玩市场闲逛时，发现有一叠老处方出售，便全部买下。让他没想到的是，其中的一张处方使他"妙手回春"，治好了一个孩子的疾患。

一对来自嵊州的父母带着3岁孩子前来就诊，孩子因黄疸引起皮肤瘙痒，父母曾带孩子多处就医均不见效。郑黎明查看病情后，想起2002年收集的处方中有一张治疗小儿湿疹的方子，便运用其中的几味中药加以诊治，7天后，孩子黄疸褪去，瘙痒症状消失。

近20年来，郑黎明走村串户，潜心收藏，分别从古玩市场、旧书店和网络上收集到中医古籍和名医手稿5000多册，各类处方5000余张，其中有1000多份来自有名有姓的中医世家。这些处方除了有临床价值，有的还具有一定的文献价值。在收集古籍、处方的同时，郑黎明还对中医药器具产生了浓厚的兴趣，为了丰富藏品，只要有自己想要得到的中医物件，他会不惜重金买下。

郑黎明说："目前国内有多家中医药博物馆，以北京中医药大学中医药博物馆、上海中医药博物馆为代表，但多以收藏中药标本和中国医学史为主，还没有以收藏处方见长的博物馆，所以就想建一家以收藏中医药方为主的中医博物馆。"

三、悬壶济世更不忘传承弘扬中医文化

中医是一门非常注重师承和临床的学科，特别讲究和看重袭承于哪个门派、哪位名医，治好过多少病人。

"传医不传药，传药不传方，传方不传量，传量不传法。"自古以来，中医在传承上有着不少的讲究。一方面体现医者收徒谨慎，担心弟子学业不精，害了患者，毁了师名；另一方面是因为一个普通的药方亦可能是医家多

年的心血所凝，甚至是其杏林立足之本，不愿随意传人。所以造成了"独门""祖传"在中医领域中屡见不鲜。

此外，现今的中医也分科班出身和民间传承。中医科班毕业的人，缺乏实战经验，没有口碑推荐就少有病人，所以一些人就转了西医，或去了药房。而民间中医的传承，规模太小，随时面临断代。这些因素成了当下中医传承与发展的桎梏。

信息时代，全球都在提倡资源共享，中国数千年的传统文化精髓——中医也不该例外。像郑黎明这样从小师承祖辈，又经历中医专科学习的医者并不多，所以他更注重中医的发展。天姥中医博物馆便是打造了这样一个医家交流的平台，通过展示收藏的处方，来共享中医医术。

浙医十大流派中，越医有着举足轻重的地位。越医的传承人也在不遗余力地保护、传承、发展各自专科中医精髓，有的整理解读古方专著，有的成立工作室悉心带徒。只有这样的中医名家越来越多，越医才能再现辉煌。

震元堂越医文化展示馆

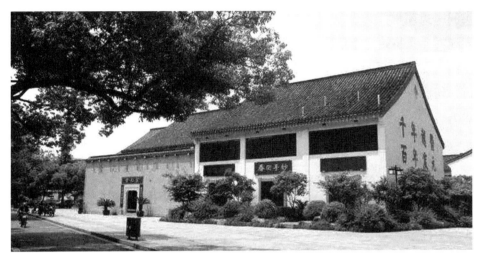

震元堂越医文化展示馆

　　作为千年越医传承与实践的代表药店，创办于 1752 年的震元堂既是实体药店，又是文化载体，有着悠久的历史文化。"震元"二字出自《周易》，既蕴含了药店的经营定位，更是其 260 多年的立业承诺。震元堂自创立以来，经营上重视讲究"货真价实、真不二价"，以精选配料，讲究加工炮制为特色，不管是药材的选用还是加工炮制都一丝不苟，恪守"炮制虽繁必不敢省人工，品味虽贵必不敢减物力"的古训，丸散膏丹配料务求其真，均按方合药，对饮片的净选、浸冷、炒炙等环节都有一套严格的店规，诚如店内金字横匾所写的"配合功通圣，阴阳味入神。有方皆法古，无物不藏真"的堂训。《绍兴文史资料》记载，由于震元堂名实质优，绍兴历史上一些有名的名医，配方用药都介绍到震元堂来。绍兴历史上一些有名的越医都在震元堂坐过诊，旧时探望病人，必问震元堂的药有没有吃过，如果吃过，病家和探家都会信心倍增或者了无遗憾。相反，如果中医能在震元堂坐诊，既是对其医术的认可，又有助于提升其知名度。其中震元堂国药馆的总经营面积逾

2000 平方米，开设中医特色专科，邀请全省名老中医，以及绍兴历史上专科世家或传承人坐堂，建立"千年越医"展示馆。震元堂已成为"越医文化实践基地"，"震元堂中医药文化"也被列入市非物质文化遗产名录。

　　作为绍兴最老的商号以及我市健康产业的骨干企业，震元堂一直以来以人民群众的健康福祉为导向，牢固树立使命意识，以"传承百年品牌，让人类健康更简单"为自身使命，福泽一方百姓。在新时代、新形势的背景下，浙江震元堂将始终牢记国有企业使命，增强担当意识、责任意识，牢牢把握住绍兴城市发展机遇，以重点培育"现代医药"的新增长点和新动能为契机，切实提升企业科研实力和创新能力，提升企业核心竞争力和可持续发展能力。

景岳中医药文化非遗项目介绍

绍兴中医药发端于春秋战国时期，至明代，有张景岳所撰《景岳全书》《类经》等著作存世。据《绍兴县志》记载，《类经》初刊于天启（1624）年，书凡 32 卷，本着"发隐就明、转难为易"宗旨，将《黄帝内经》重新调整归类，分摄生、阴阳、运气、会通等十二大类，其内容以类相从，故名。《景岳全书》共 64 卷，成书于 1640 年，纵论临床各科疾病的病因、诊断、辨证、治法、选方和用药，对许多疾病的诊治，以中医理论为依据，用临证实践做检验，对当今中医临床具有重大指导意义，被誉为中医诊疗之"百科全书"。张景岳全面类分《内经》，使中医理论系统化，从病因、传变、八纲辨证三个角度阐述仲景立论的深刻内涵，将易学理论应用于中医学，对望诊、问诊和脉诊有独到的见解，对中医诊断学发展做出了卓越的贡献，以古方八阵、新方八阵推进方药学的发展。同时在中医内科、外科、妇科、儿科、老年病、养生学等诸多学科上有深入的研究，并形成其理论。此后，绍兴医家继承了张景岳中医药理论，并有所创新，涌现了俞根初、何廉臣、曹炳章、王馥源、邵兰荪、胡宝书等名家。绍派伤寒研究以清代俞根初《通俗伤寒论》而得名，理论渊源可上溯张景岳《伤寒典》。几经流传，形成了中药采种、古法炮制、中医诊断、经典名方等景岳中医药文化体系。景岳中医药文化以绍兴为核心，在全国范围内具有广泛的影响。1983 年 10 月，景岳学说研究论文报告会在绍兴召开，有 22 个省市，100 多名代表到会，数十位知名学者在会上做学术交流。

景岳中医药文化以柯桥、越城为核心，不仅流传绍兴全境，后扩大至苏、浙、沪，在全国范围内具有广泛的影响。柯桥地处长三角南翼，位于浙江省中北部，处于亚热带季风南缘，四季分明，光照充沛。全区面积 1066 平方千米，境内稽山耸峙，河泊纵横，镜水秀美，物产丰富，是全国著名的水乡、桥乡、酒乡、书法之乡、戏曲之乡和名士之乡。优越的地理环境和丰富的文化土壤，为景岳中医药文化的产生、传承和发展提供了得天独厚的条件。

绍兴中医药发端于春秋战国时期，史载越大夫范蠡"有服饵之法、以医药救人"，汉医家蓟子训，曾卖药于会稽。北宋末年，宋室南渡，一批太医院医官南迁，地方医事制度相继建立，宫廷秘方验方陆续流传民间。明清时期，境内中医药取得长足发展，理论与临床并进，医疗科目已较齐全，并涌现张景岳、马莳、陈士铎、俞根初等有影响的名医。特别是明代张景岳，全面类分《内经》，使中医理论系统化，从病因、传变、八纲辨证三个角度阐述仲景立论的深刻内涵，将易学理论应用于中医学，对望诊、问诊和脉诊有独到的见解，对中医诊断学发展做出了卓越的贡献，以古方八阵、新方八阵推进方药学的发展。同时在中医内科、外科、养生学和老年病、儿科等诸多学科上有深入的研究，并形成其理论。此后，绍兴医家继承了张景岳中医药理论，并有所创新。至民国，中医学进一步发展，临床分科日趋完善，开业医生遍布城乡，境内史久香开设天禄堂济贫救病。中华人民共和国成立后，天禄堂划归供销社经营，为公司发展前身。

张景岳是明代杰出的医学家，为温补学派的代表人物，明末会稽（今浙江绍兴）人。张景岳博学多才，凡天文、音律、象数、兵法无不知晓，且可灵活应用于医学之中。他对脉学、本草、方剂、针灸及临床各科均有深刻的研究和独到的发展创造，一生著述颇丰。

中医学术方面。张景岳撰《类经》，将《黄帝内经》中的《素问》和《灵枢》二书内容，重新调整归类，加以改编；对《黄帝内经》原文进行了广泛深入的考注、释义，颇多发挥，自有新见，起到承前启后的关键作用。《类经附翼》和《类经图翼》，图解《类经》，图文结合，来解读《黄帝内经》，是张景岳的一大创举；《类经图翼》中有关五运六气学说的论述和图表，至今仍是研究中医运气理论的重要文献。在《景岳全书》中的杂证谟、妇人规、小儿则、痘疹诠、外科钤等篇章中，张景岳纵论临床各科疾病的病因、诊断、辨证、治法、选方和用药，对许多疾病的诊治，以中医理论为依据，用临证实践做检验，既继承前贤的治疗方法，又结合自己的治疗心得，临床经验丰富，理论颇多创见。他总结的诊病疗疾经验，不仅有内科杂病，还涉及妇产科、小儿科、外科、耳鼻喉科、眼科、针灸科、精神科等的疾病，治疗病种有所拓展，治疗方法自有新意，对当今中医临床具有重大指导意义。自顺治中叶至1828年的近200年间，几为医所必读，可见景岳的温补理论之影响深远，《全书》之流传广泛。晚年撰《质疑录》，善辨八纲，探病求源，擅长温补，并在其医学著述和医疗实践中充分反映。治疗虚损颇为独到。反对苦寒滋阴，很好地纠正了寒凉时弊。他的阴阳学说、命门学说对丰富和发展中医基础理论有着积极的作用和影响。

制方选药方面。《本草正》，凡2卷，载药物302种，论药先述其药性味、功用，次为配伍、禁忌，及药物炮制方法。同时《古方类聚》《古方八阵》《新方八阵》，创制左归饮、右归饮、玉女煎等，沿用至今。其一用药精简。张景岳处方用药，从不鱼目混珠、庞杂为用。这一特点在新方八阵中体现得最为明了、淋漓尽致，力倡处方用药药味宜精。药杂味多，则药力必不能专。故药味精简，是景岳处方用药的又一大明显特色。新方八阵计186方，每方药物超过10味的仅见13方。其二能活用古方。景岳的许多自创新方乃在推陈出新基础上别出新途，活用古方并补前人之未备而成。化裁古方妙在不落古人窠臼，而能自出新意。以古方为基础，执古方"意贵圆通"之意，创立了很多新方，临床试用，效果甚显。其三长于温补。景岳十分重视人体正虚为病，基于"阳非有余，阴亦不足"之说，大倡扶正补虚之理。景岳用补，先以形体为主，注重温补精血。新方八阵用熟地黄者计47方，占总方之25%左右。而补阵29方，用熟地黄者21方，约占72%。素有"张熟地"之称。其四是《本草正》对部分药物的炮制方法有详细记载，如毒草部中附子，制法："用甘草不拘，大约酌附子之多寡而用。甘草煎极浓甜汤，先浸数日，剥去皮脐，切为四块，又添浓甘草汤再浸二三日，捻之软透，乃咀为片，入锅文火炒至将干，庶得生熟匀等，口嚼尚有辣味，是其度也。"景岳制方选药如其学术理论一并在祖国医学上广泛传播，尤其在古越大地扎根繁延。历经三百多年，选用优质的道地药材，经挑选、清洗、切制、炮制、干燥、过筛、包装等工序加工制作而成，其炮制最为关键，包括清炒、麸炒、蒸、煮、烫、煅、制炭、蜜炙、盐炙、姜炙、酒炙等方法，以钱木水为代表的传承人，继承其技艺精髓，并进行中药现代化的研究探索，将优质的中药饮片成品，经提取、浓缩、干燥、制粒、填充、包装等工序制作而成，是中药行业的一次革命。

景岳中医药文化形成于明代，始于医学名家张景岳之学术理论体系，历经三百多年，涌现出俞根初、何廉臣、曹炳章、王馥源、邵兰荪等医家。张景岳（1563—1640），名介宾，字会卿，号景岳，明会稽人，著名医学家，著有《景岳全书》《类经》等；俞根初之（1734—1799），名肇源，清山阴人，著有《通俗伤寒论》，绍派伤寒研究以清代俞根初《通俗伤寒论》而得名，理论渊源可上溯张景岳《伤寒典》；何廉臣（1860—1929），清会稽人，增订《通俗伤寒论》，创办《绍兴医药学报》等；王馥源（生卒不详），字清源，清山阴人，著《医方简义》；邵兰荪（1864—1922），名国香，世居钱清杨汛桥，有《邵兰荪医案》等；曹炳章（1878—1956），撰编《中国医学大成》，有《曹氏医藏类目》等手稿。此后，绍兴医家继承了张景岳中医药理论，并有所创新。至民国，中医学进一步发展，临床分科日趋完善，开业医生遍布城乡，境内史久香在钱清开设天禄堂济贫救病。史久香，生卒不详，民国时期在钱清创办天禄堂，私淑历代绍兴医家理论，前店后场，济贫救病。宋德祥（1932 年 2 月—   ），1947 年 10 月作为学徒，问业于史久香，老药工。后来公私合营，改称天禄堂国新药商店，1961 年医药分开，为供销社国新药店，改革开放后，为扩大规模，于 1982 年成立绍兴县供销社钱清医药经营部，之后一直作为供销社下属一家医药药材批零兼营单位。钱木水（1962 年 7 月—   ），1979 年进入国新药店当学徒，于 1999 年奉命成立了浙江省供销系统第一家县级医药企业绍兴县华通医药有限公司，2002 年，根据行业管理需要和经营性质，将药店、中药炮制生产分别实行单独建企。经过多年的传承与发展，2010 年公司更名为浙江华通医药股份有限公司。期间，为更好地继承和保护景岳中医药文化，正式以"景岳堂"为商号，将生产企业改名为浙江景岳堂药业有限公司，并创办"景岳堂"国医药馆和景岳中医院。2015 年公司挂牌上市，将景岳中医药文化传承推向了新的高度。

景岳中医药文化具有以下基本特征：

（1）综合性。《类经》《景岳全书》等中医古籍，包含了脉诊、本草、方剂及内外妇儿各种疾病的诊治，在我国中医药学术发展史上留下了光辉篇章，被誉为中医诊疗之"百科全书"。学术思想对后世产生了深远的影响，其精深的学识也赢得了人们的尊重。

（2）广泛性。景岳中医药文化自产生起，不仅直接影响了绍兴的中医药发展，并迅速传播至全国，张景岳亦被誉为"仲景后千古一人"。

（3）地域性。景岳中医药文化依赖于绍兴特定的社会人文、生态环境，历经几代人的传承发展，其文化内涵越来越丰富，具有深厚的古越文化气息和地方特色。

景岳中医药文化的主要价值包括：

（1）学术价值。景岳学术思想和经验，是中医药理论的重要组成部分，至今仍被医药学校作为教材采用，具有很高的学术价值。

（2）人文价值。张景岳是绍兴中医药的杰出代表。了解其学术影响，研究其医学著作，总结其丰富经验，发扬其遵循中医自身规律，善于继承，勇于创新的治学精神和学术思想，对推动中医学术进步具有十分重要的指导意义。

（3）传承价值。景岳中医药文化历经数百年，使中医理论系统化，以易学理论应用于中医学，对中医诊断学、方药学和内科、外科、妇科、儿科等诸多学科的发展，具有重要的传承价值。

（4）经济价值。景岳中医药文化代代相传，在悬壶济世的同时，也推动了当地经济的发展，具有较好的经济价值。

2017 年，景岳中医药文化被列入柯桥区非物质文化遗产名录。

各地中医药博物馆介绍

中医文化广为博，救死扶伤病痛落。

天圆地方忆过往，坐堂医圣功德阔。

中医药博物馆在传播中医药文化，推动中医药走向国际方面功不可没。我们一起走进各地独具特色的博物馆，领略一下它们的风采。

上海中医药博物馆

上海中医药博物馆是全国科普教育基地、全国中医药文化宣传教育基地、国家 AAA 级旅游景区，有近 80 年的历史，馆藏文物 1 万多件，是我国目前具有相当规模的中医药史专业博物馆。馆外有 1 万平方米的"百草园"，种有 600 多种药用植物。

一踏进这座以"天圆地方"为设计理念的建筑，首入眼帘的是巨幅地面铜雕"中医药千年回响"，铜雕以艺术手法再现了从新石器时代的砭石、骨针到《黄帝内经》中"阴平阳秘、精神乃治，正气存内"的

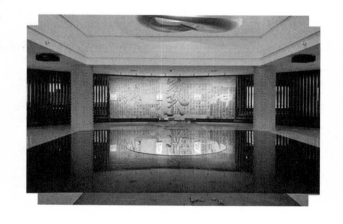

12 字警言。迎面树立的则是"精、气、神"雕匾，为中医药文化，乃至中国文化做出了很好的诠释。

镇馆之宝是摆放在二楼展厅的 1744 年铸造的针灸铜人。据文字记载，清代乾隆年间编纂了综合医学丛书——《医宗金鉴》，这座针灸铜人是乾隆皇帝对编者的赏赐。而当时的这批针灸铜人如今国内仅存此一件。"古代医疗器具"也颇引人注目，一套南北朝时期的手术器械，证明中医早就有了外

科手术。晋代丹丸、宋代"内府"黑釉大药罐、明代香炉,《黄帝内经》《本草纲目》……一件件文物诉说着中医药发展的千年历程。

当古老的中医药遇上高科技,则给观众营造了许多身临其境的场景。"太医署"多媒体场景,演绎了我国唐朝由国家设立的医学院校的教学医疗情况,当你在观看的同时还可以"进入"场景做一回学生,拍张"大头贴"。"针灸铜人"互动场景,能让你"穿越"时光,模拟古人针灸教学和考试。脉象仪能让你感受平时中医常说的"滑脉、悬脉、洪脉"。而四诊仪,通过多媒体的"望闻问切"能告诉你体质状况,指导你选择健康生活方式。当然,你也可在针灸智能人身上过把"中医"瘾。

"津门医粹"中医药文化博物馆

"津门医粹"中医药文化博物馆坐落于天津市中医药研究院门诊大厅,以24小时开放式展厅为特色,是天津市第一座以宣传研究天津市中医药文化为

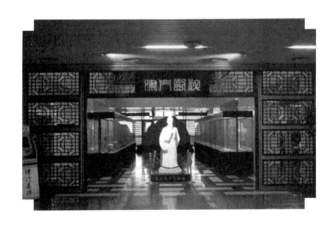

特色的博物馆。展馆以展示浓厚的津沽文化和津门医家方药为主题,馆内陈列历代中医药器具、中草药标本、中医药书籍、近代名医医案方单等,馆藏文物文献翔实珍贵,承载了津门医学之精华,充分展示了中医药文化之博大精深。展馆全年365天面向社会开放,是名副其实的百姓身边的博物馆。

"津门医粹"博物馆分两个部分对外展示,第一部分是"津门医粹",第二部分是百草园中收藏的中药标本和中成药500余件。

南通中医药文化博物馆

南通中医药文化博物馆坐落于江苏省南通市濠河之畔,是南通市第一家以中医药文化为主题的博物馆。馆内收集了大量南通中医药历史文物、文献

和史料，全面展示了南通中医药的历史和现状。

国医大师朱良春从医近80载，晚年一大心愿即建立南通中医药文化博物馆。在政府和各界人士关心和支持下，2016年5月18日起，博物馆正式免费对外开放。

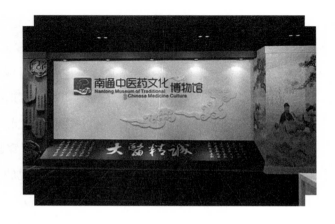

本馆馆藏丰富，镇馆之宝为南宋晚期的铁质串铃、第三纪沉积岩龙骨化石。馆中还设中医药藏品专区，包含宋版、明版、清版古医籍近百套，自明清以来的研钵系列、小药瓶系列、熏香炉系列、脉枕系列等。

辽宁中医药大学博物馆

辽宁中医药大学博物馆坐落于沈阳市北部辽宁中医药大学校园内，毗邻北陵公园，环境优美，历史文化氛围浓厚。经过近几年的建设，现在已经形成"一堂四馆"（中医文化大讲堂、医史教育博物馆、人体生命科学馆、中药标本馆、校史馆）的格局，馆内设施齐全，展览形式多样。

中药标本馆由8个展室组成，馆内收藏中药材标本7000余种，其中包括有珍贵的藏品如野山参、鹿茸、麝香、冬虫夏草、牛黄等名贵中药材和国家禁止入药的犀牛角、虎骨等；医史教育博物馆始建于1984年，主要通过壁画展示、多媒体展示、中医药古籍展示等介绍中医药发展简史和中国古代文化与中医学的密切关系，馆藏文物400余件，通过文物、景观、绘画、图表、照片和文献资料展现中医药学的发展成就，展示并突出辽宁省地方特色等。

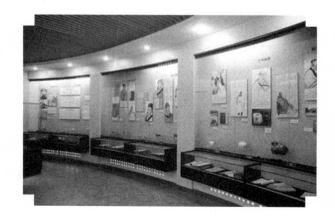

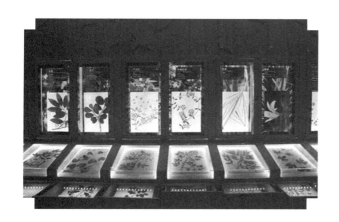

广东中医药博物馆

广东中医药博物馆坐落于风景秀丽的广州大学城广州中医药大学校区内，现为国家二级博物馆。室内展区包括有医史馆、中药馆两大主题展馆以及岭南中草药浸制标本展区、科普互动体验区，另有针灸馆、养生馆和岭南医学馆正在建设中。室外有"药王山"和"时珍山"中草药种植园区、文化广场、岭南名医壁，以及"岐黄问对""医圣张仲景""药王孙思邈"雕塑等一系列中医药文化景点。

广东中医药博物馆以突出岭南中医药文化为馆藏特色。现有馆藏医史文物 6000 余件，中药标本 2478 种、11270 份，中草药种植园栽种中草药 2000 多种、近万株。

云南省中医药民族医药博物馆

云南省中医药民族医药博物馆在云南中医学院校园内，共有 12 个展馆。其中，《神农本草经》是中国现存最早的药物学专著，1985 年云南中医学院就建设了该馆，并按上品、中品、下品的分类展示了 365 种药材，同时展示了相关的古籍文献和古代炮制药物的工具等，是我国最早建立的《神农本草经》专题馆；民族医药展馆收集了涉及 25 个民族医药的文物、实物 600 余件，云南民族药产品 200 余种；云南民族药标准药材标本馆及腊叶标本馆收集云南民族药标本 2104 种，药材标本、腊叶标本和浸制标本等 1 万余份。

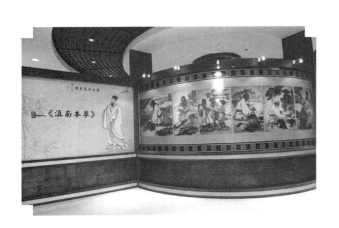

河南中医药博物馆

河南中医药博物馆坐落于河南中医药大学，由4个馆组成，是一座收藏丰富、内容系统的专业博物馆。

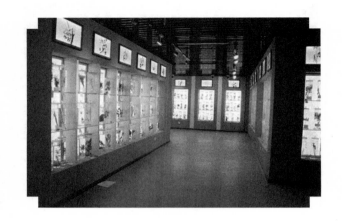

医史馆包括序厅、河南历代医史展和河南中医药文化遗迹展3个主要展示区。现有古籍、青铜器、陶瓷、书画等各类藏品200余件；中药馆分为浸制标本、腊叶标本、药材标本、动物药与矿物标本展区，收藏各类中药标本5000余种；仲景馆由仲景学术承源开流、学术与外延、历代研究成就、国际交流与影响等八部分组成；校史馆由学校概览、发展历程、硕果累累、人才辈出、美好未来等篇章组成，犹如一幅绵长的历史画卷，展示学校创业的艰辛曲折和丰硕的育人成果。

第四编

越医文化：医艺融合与升华

传统与未来的中国，中医药文化艺术无处不在。中医药的应用与艺术的诠释延续着古老的中华文化，在智者的视野里中医可归为医术，艺术可归为中医，同源同道，不能分家，互通互用，相得益彰。传统中医药文化的艺术与美感魅力深深地吸引着我们，值得我们为之去探索、追求。

——编者

越医之古代音律学的认识
与古琴音乐之关系

胡正刚

古琴，是我国保留最完善、内容最丰富的音乐遗产。最早见于《诗经》《尚书》等文献。《尚书》载："舜弹五弦之琴，歌南国之诗，而天下治。"可知琴最初为五弦，周代时已有七弦。东汉应劭《风俗通》："七弦者，法七星也，大弦为君，小弦为臣，文王、武王加二弦，以合君臣之恩。"三国时期，古琴七弦、十三徽的型制已基本稳定，一直流传延续到现在。

古琴的演奏形式主要有琴歌、独奏两种。先秦时期，古琴除用于郊庙祭祀、朝会、典礼等雅乐外，主要在士以上的阶层中流行，秦以后盛兴于民间。关于以琴为声乐伴奏的形式，《尚书》有"搏拊琴瑟以咏"的记载。周代，多用琴瑟伴奏歌唱，叫"弦歌"，即唐宋以来所谓的琴歌。从汉代蔡邕所著《琴操》中，有歌诗五曲，即周之弦歌，其中的"十二操""九引"及"河间杂歌"，都是援琴而歌的。

春秋战国时期，古琴的独奏音乐已具有一定的艺术表现能力，如伯牙弹琴子期善听的传说，《荀子·劝学篇》有"伯牙鼓琴，而六马仰秣"的记载。当时有名的琴师有卫国的师涓、晋国的师旷、郑国的师文、鲁国的师襄等；著名的琴曲如《高山》《流水》《雉朝飞》《阳春》《白雪》等，均已载入史册……

因此，古琴"乐治天下"和"表达情志、陶冶性情、修身养性"这两大作用历来被仁人志士重视。所谓"圣人造琴以阴阳相配，故有中和之声……上圆而敛象天也，下方而平法地也……"，然古琴音乐何以达到治疗疾病、康泰身心乃至助人修身养性的效果？这里除古琴五音"法于自然"含有深厚的信息治疗意义之外，结合古老的"天人相应"观和中医的藏象理论，似乎更易理解。《道德经》《黄帝内经》等论述尤精。

一、五音的内涵

五音又称为五声，它是用五弦琴确立的五种音阶，即宫、商、角、徵、羽。凡五声，宫之所生，浊者为角，清者为徵、羽。徵者，明也。五音实圣人效仿自然界阴阳清浊之音而成。五音的外延确非音乐所独有，如《乐记》："宫为君，商为臣，角为民，徵为事，羽为物。"可以用于作为治理天下之说理工具。

景岳引用《运气全书》云："五音者，五行之声音。土曰宫，金曰商，水曰羽，木曰角，火曰徵。晋书曰：角者触也，象诸阳气触动而生也，其化丁壬。徵者止也，言物盛则止也，其化戊癸。商者强也，言金性坚强，其化乙庚。羽者舒也，言阳气将复，万物将舒也，其化丙辛。宫者中也，得中和之道，无往不畜……"，概以土气贯于四行，王于四季，荣于四藏而总之之谓也，其化甲己。在五音五行清浊图中又云："宫音，五音之首，其音极长极下极浊。徵音宫所生，其声次短次高次清。商音徵所生，其音次长次下次浊。羽音商所生，其声极短极高极清。角音羽所生，其声在长短高下之间。"景岳用阴阳观点解释五音，使五音之清重疏浊了然纸上。

二、何谓律

景岳在《类经附翼·律解》中云："乐者，天地之和气也。律吕者，乐之声音也，盖人有性情则有诗辞，有诗辞则有歌咏，歌咏生则被之五音而为乐，音乐生必调之律吕而和声。"

《尔雅》云："律谓之分。注：律管所以分气。"《说文》云："均布也"。十二律均布节气，故有六律、六均。《汉书·律历志》："律有十二，阳六为律，阴六为吕。"这里"律"即"六均"，六律代表分的意义。律指的是音乐中定音的竹管，古人在确定标准音时使用十二个不同长度的竹管来吹出十二种不同的标准音，并按奇偶之不同将十二种音分为两组，奇数的为六律，偶数的为六吕，律以黄钟……无射为阳，是为六律；林钟…仲吕为阴，是为六吕。合而言之，是为十二律。

景岳在《类经附翼·律原》中云："律以应辰，一律所生，各有五音，十二律而生六十音，因而六之六六三百六十音以成岁之日，故曰律历之数天地之道也。"这揭示了律的外延意义。

在天文历算中"律以应月"。如《礼记》云："声成文谓之音，音之数五，律之数六，分音分阳，则音以宫、商、角、徵、羽分为太少而为十，故音以应日……"即阳律正月（寅）为南吕、三月（辰）为应钟、五月（午）为大吕、七月（申）为夹钟、九月（戌）为仲吕、十一月（子）为林钟；阴律二月（卯）为夹钟、四月（巳）为仲吕、六月（未）为林钟、八月（酉）为南吕、十月（亥）为应钟、十二月（丑）为大吕。

律何以得十二分呢？景岳在《类经附翼·三分损益》中云："声之大者如雷霆，小者如蠓蚁，皆不得其和。故圣人设音律以调之，而后声之大者不过宫，声之小者不过羽，其于和阴阳、赞化育之道，莫善于此，乃为三分损益之法以正其音。然音止于五，犹不足以尽其变，由是截竹为管，作十二律以应十二月，而亦以三分损益法正之。如黄钟为宫，宫者音之君也，一阳之律也，阳生于子而数始于九，因而九之九九八十而黄钟之数立也。阳下生阴，长管生短管也，三损其一则为短；阴上生阳，短管生长管也，三益其一则为长。如黄钟九寸，分九为三而去其一，则为六寸，便得隔八下生林钟六月之管。又三分林钟之六而益其一，以二加六得八寸，便为上生太簇正月之管。余律亦然。又以宫数数之，九九八十一，宫音也，三分去其一分二十七，则得五十四为徵音；以五十四为三分，又添一分十八，则得七十二为商音；以七十二为三分，而损去一分二十四，则得四十八为羽音，以四十八为三分，而又添一分十六，则得六十四为角音。此音律三分损益之数，皆出于自然而然。"

黄钟之数八十一　宫音数也

林钟之数五十四　徵音数也

太簇之数七十二　商音数也

南吕之数四十八　羽音数也

姑洗之数六十四　角音数也

应钟之数四十三

蕤宾之数五十七

大吕之数七十六

夷则之数五十一

夹钟之数六十八

无射之数四十五

仲吕之数六十

律的根本是什么呢？景岳在《类经附翼·律原》中又云："律昌皆生于黄钟，而黄钟为万事之本，一阳之律也。黄者土德之色，钟者气之所种，所以言其本也；律生于冬至，气起于一阳，所以言其始也。故黄钟之声中而正，合德于土也；黄钟之音重而浊，发声于初也。"又引欧阳子曰："造律者以黍。一黍之广，积为分寸以著于度；一黍多少，积为圭合以著于量；一黍铢两，积为轻重以著于权衡。三者皆起于黄钟故为万事之本。"

如何看待声音律之关系呢？《附翼》律原云："律乃天地之正气，人之中声也。律由声出，音以声生。"这告诉我们律为一定的标准，声音是一种表现形式。声音之关系如《乐记》云："声相应，故生变，变成方谓之音。"从某种意义上讲，声是表现于外的信息，音则更注重声后面的内涵和实质。景岳对音、律、乐等古代音乐基本常识的介绍，为了解《道德经》《内经》等经典的古代信息、古代音乐治疗学提供了方便。

三、五音所含的信息防治学意义

信息防治学将是促进人类身心健康的一门崭新的科学。《道德经》乃至河图、洛书在揭示产生天地万物时，非常巧妙地提到信息也是构成物质本原的基本元素之一。

《道德经》第二十一章："道之为物，惟恍惟惚，其中有象；恍兮惚兮，其中有物；窈兮冥兮，其中有精，其精甚真，其中有信。"象和物是宇宙形质的两个方面。"天垂象""地成形""象者，形之精华发于上，日月星辰之属；形者，象之体质留于下者，山川动植之属"。而"其中有信"则进一步揭示物质本身所含的信息层面。

四、《黄帝内经》对五音的有关认识

《黄帝内经》中对五音的认识是基于多角度的，其中将治疗学的思想、方法与古琴相结合，必将展现出新的生命力。

（一）推察生理明藏腑之虚实

《灵枢·五音五味》篇云："善乎哉，圣人之通万物也，若日月之光影，

音声鼓响，闻其声而知其形，其非夫子，孰能明万物之精。"《灵枢·邪客》篇云："天圆地方，人头圆足方以应之，天有日月，人有两目……天有雷电，人有音声；天有四时，人有四肢；天有五音，人有五脏；天有六律，人有六腑……"可见古人善于通过声音了解脏腑之生理。

《素问·阴阳应象大论》篇云："东方生风，风生木，在体为筋，在脏为肝，在色为苍，在音为角，在声为呼。南方生热，热生火，在体为脉，在脏为心，在色为赤，在音为徵，在声为笑。中央生湿，湿生土，在体为肉，在脏为脾，在色为黄，在音为宫，在声为歌。西方生燥，燥生金，在体为皮毛，在脏为肺，在色为白，在音为商，在声为哭。北方生寒，寒生水，在体为骨，在脏为肾，在色为黑，在音为羽，在声为呻。"这是从用"天人相应"观来论述五声、五音与人体之五脏、五体及自然界之五方、五色、五气的关系中进一步揭示声音是大自然的产物，人体生理的一部分。

古代关于声音与气的专著《论声》云："人之有声，如钟鼓之声，气大则声洪，气小则声短，神清则气和，气和则声重而圆畅也。神浊则气浊促，气促则声焦急而轻嘶，故贵人之发声多出于丹田之中，与心气相通混然外达，丹田者，声之根也，舌端者，声之表也。"除了揭示声音的生理背景之外，还告知了怎样发声，才是合乎自然之道的方法。

（二）进行阴阳二十五型人分类

《灵枢·阴阳二十五人》篇云："黄帝曰：'余问阴阳之人何如？'伯高曰：'天地之间，六合之内，不离于五，人亦应之……'黄帝曰：'愿闻二十五人之形，血气之所生，别而以候，从外知内何如？'伯高曰：'木形之人，比于上角，似于苍帝。其为人苍色，小头，长面，大肩背，直身，小手足，有才，好劳心，少力，多忧劳于事。能春夏不能秋冬，感而病生，足厥阴佗佗然。大角之人……遗遗然；左角之人……随随然；钛角之人……推推然；判角之人栝栝然。'"显然此处用于二十五种人分类，每一种人将声音不同作为一个重要指标，而且每一种声音按清浊程度不同，又分为五类，这样分成二十五种人。如就声音而言有如下二十五种声音：

角：上角　左角　大角　钛角　判角

徵：上徵　质徵　少徵　有徵　质判

宫：上宫　大宫　加宫　少宫　左宫

商：上商　钛商　右商　大商　少商

羽：上羽　大羽　少羽　众羽　桎羽

（三）以外揣内审察病理

《素问·刺法论》篇云："天地不和，律吕音异。"在人，声音不和则表现为病。《素问·脉要精微论》篇云："五脏者，中之守也；声如从室中言，是中气之湿也。言而微，终日乃复言者，此夺气也。……万物之外，六合之内，天地之变，阴阳之应，是故声合五音，色合五行，脉合阴阳。"现代临床也可见到，某些人身体素来很好，忽然数日内发生声音的巨大变化，多为体内严重疾病的提示信号。

（四）五音的作用

五音的第一个作用可以通过音的共振直接作用于人体经络、穴位、神经、局部脏器，产生一定的治疗作用。人体组织结构和质量的信息活动频率不同，对不同频率和音乐的声波是有选择性的，其吸收的特点是与相近频率的声波刺激发生响应，产生匹配吸收或共振效应。五音除主听道外还存在由表面传导振动觉的神经末梢和经络，穴位与人体的生理网络系统组成的"第二听道"。

五音的第二个作用更显著，即安稳五神藏。如《史记》太史公曰："故音乐者，所以动荡血脉，通流精神而和正心也"，并提出"宫动脾""商动肺""角动肝""徵动心""羽动肾"。音乐是自然之声与人类之声最完美的结合与表现形式，是建立在信息治疗学的基础之上的。这里的"动肝""动肾"，实际上更侧重于安养五脏神即"神、魂、魄、意、志"。

五音的第三个作用即正心养性。古琴为弹奏五音之最佳传统弦乐器，历来有"琴者禁也"之意，实与《素问·阴阳应象大论》之"恬淡虚无，真气从之，精神内守，病安从来"十六字修身养性之根本原则相通。更有甚者，以雅乐而切入圣贤之心，达入人生恬淡豁达、尽美尽善之佳境。

书者寿

——书法艺术与中医药文化

沈钦荣

　　书法与中医是祖国传统文化百花苑中的两株奇葩，她们共同扎根在华夏大地的沃土中，又是关系紧密的连理枝。留传至今的许多书法名作如汉《武威医方简牍》、张旭《肚痛帖》、王羲之《黄庭经》、王献之《地黄汤帖》、黄庭坚《婴香帖》、赵孟頫录华佗《中藏经》书稿及徐渭《水斋药方》等，都与中医有关。受"不为良相，宁为良医"及儒学思想的影响，怀着"上以疗君亲之疾，下以救贫贱之厄，中以保身长全"的志向，封建社会士大夫习医成风，亦文亦医是很普遍的现象，如《嘉泰会稽志》记载"羲之雅好服食养性"。他们虽不以医为业，却熟读《内经》《伤寒》和本草典籍，也能为人诊病处方，疗效也甚佳。当然，对他们来说，医药只是一门该学的学问，为人诊疗也不过是"游于艺"罢了。苏东坡、徐渭是古代书家中通医的杰出代表，近现代则有俞曲园、章太炎、马一浮、张宗祥、诸乐三、洪丕谟等。医家擅书者，古有陶弘景、傅青主，今有秦伯未、萧蜕庵等。还有一个不争的事实，即历代书家寿者多。如果我们透过上述表象，对书法艺术与中医文化的相关性做进一步研究，则能发现其中更多紧密的联系，获得更多有益的启示。

一、书法与中医养生的内在联系

　　历代书家倾毕生之精力孜孜以求的是，欲把自己对世间万物万事的感悟，通过自己的笔墨，在作品中展示出来。人的生命是有限的，但凝聚书家心血的不朽作品是可以流芳百世的。医家追求的是凭借自己的智慧及治病技巧，还病人一个健康的身体；或者，通过各种方法（体育锻炼、饮食调适、音乐等）达到养生目的。书家追求"书法"的生命，医家追求"人"的生命。如果我们从阴阳、神、天人合一这条主线出发，便能找到书法与中医养生的内在联系。

（一）认识生命——阴阳

《周易·系辞上》曰"一阴一阳之谓道"。阴阳是对自然界相互关联的某些事物和现象对立双方的概括和总结。阴阳学说认为，任何事物和现象都是阴阳对立统一的结果。蔡邕《九势》说："夫书肇于自然，自然既立，阴阳生焉；阴阳既生，形势出矣。"把书法中蕴藏的勃勃生机，归之于阴阳的变化。《素问·阴阳应象大论篇第五》谓："阴阳者，天地之道也，万物之纲纪，变化之父母，生杀之本始，神明之府也。"把生命的源泉属于阴阳，把人体生老病死的一切变化责之于阴阳。

中医认为，疾病的发生是体内阴阳平衡失调所致，"阴胜则阳病，阳胜则阴病"，治病、养生的机理是以各种手段（包括身体锻炼、心理调摄、药食调治等），改变由各种因素引起的阴阳失调现象，追求的是"阴平阳秘，精神乃治"的健康状态。书家则是通过墨色、线条、结体的变化（墨色淡属阴，浓属阳；线条短、细属阴，长、粗属阳；结体内敛属阴，外拓属阳），使其有机组合，创造出如项穆《书法雅言·知识》中提出的"温而厉，威而不猛，恭而安，宣尼德性，气质浑然，中和气象"对立统一、协调一致的艺术境界，若失之偏颇，犹人之阴阳失调即病矣。太肥则形浊，太瘦则形枯，太藏则体不精神，太露则意不持重，如是则无善可言。

中医把阴阳之间的关系，概括为三个方面：阴阳对立、阴阳互根及阴阳转化。以一年四季为例，夏属阳，冬属阴，这是阴阳对立；无夏即无冬，无冬即无夏，这是阴阳互根；一年的寒冬到了极点，第二年的阳气就复苏了，这是阴阳转化。但这有一个过程，即冬之后是春，不能马上转入夏；夏之后是秋，也不能马上转入冬，因此，把春称为阳中之阴，把秋称作阴中之阳。这是自然界阴阳转化的规律。这种观点对于指导书法创作很重要。邱振中先生认为，"狂草中字结构有极大自由，但一位书法家的作品中，总会表现出均衡、稳定、美观等原则的习惯把握方式，《肚痛帖》《冠军帖》等作品即为例证"。又指出"张旭的作品中，疏密变化都是逐渐发生的。换句话说，由疏至密，或由密至疏，都有个过渡阶段"。这就是阴阳互根，阴阳转化的例子。《肚痛帖》中从"肚痛"到"不可"这样突兀的变化只是个特例，即阴阳对立。如整幅作品是协调的，局部地区呈现阴阳对立的态势，可以增强震撼效果。"黄庭坚草书中有一种不易觉察的宽博，他常常压缩字结构的某一部分而使另一些空间显得特别开阔，同时也就造成了疏密节奏的频繁变化。这是他区别于唐人章法的又一特点，也是很好地处理了阴阳关系的范例。"

强调对立面的渗透与协调，而不是对立面的排斥与冲突，是书家与医家认识生命相通之处的基本点。

（二）追求生命——神

神的观念产生于原始社会，是人们不能理解和驾驭自然力量及社会力量时，这些力量以人格化的方式在人们头脑中的虚幻反映。后来指精神，如《荀子·天论》所说："形具而神生。"我们的先民历来把神视作生命的象征。《淮南子·原道训》说："耳目非去之也，然而不能应者何也？神失其守也。"《素问·移精变气论篇第十三》说："得神者昌，失神者亡。"绮石《理虚元鉴》说："心之所藏者神，神安则气足。""气清则神畅，气浊则神昏，气乱则神劳，气衰则神去。"中医重视的就是这个"神"，神清气足则人健长寿，养生即养神。

与其不同，书家重视的是字的"神"。李世民《指意》谓："夫字以神为精魄，神若不和，则字无态度也。"王僧度《笔意赞》评论作品优劣重神，"书之妙道，神采为上，形质次之，兼之者方可绍于古人"。学古人法帖所重者亦是神，董其昌《画弹室随笔·评书法》说得很形象："临帖如骤遇异人，不必相其耳目、手足、头面，而当观其举止，笑语、精神流露处，庄子所谓目击而道存者也。"有意思的是，为了追求这个"神"，两者都认为需要长时间的磨炼。养生只有日积月累，方能得其功，获其果，浅尝辄止，"三天打鱼，两天晒网"是不成的。要将无生命的线条赋之以神采，没有"通会之际，人书俱老"（孙过庭《书谱》）的历练，也是不可能的。

书家与医家都把"神"作为追求书的生命和人的生命的第一要义。

（三）升华生命——天人相应

人与自然息息相通，在探索宇宙运动客观规律的同时，把人与自然联系在一起，研究人体的生理活动和病理变化，于是形成了中医"天人相应"的观念。它认为自然界是生命的源泉，要保持人的生命生生不息，就必须适应自然，与自然融为一体。《素问·宝命全形论篇第二十五》谓："人以天地之气生，四时之法成。"《灵枢·岁露论第七九》曰："人与天地相参也，与日月相应也。"《灵枢·本神第八》曰："故智者之养生也，必顺四时而适寒暑，和喜怒而安居处，节阴阳而调刚柔。如是则僻邪不至长生久视。"华佗所创的著名养生术——五禽戏，就是根据自然界五种动物的习性改编而成的，是健身养生积极有效的方法。

书家们为达到书艺永恒的目的，所追求的也是"天人合一"的境界，即要求作者"外师造化中得心源"，把宇宙、自然、人生、文化融于一体，从大自然的无穷变化中，感悟书法真谛。张旭观担夫争道，悟避让之理；怀素赏夏日卷云，使其书波澜壮阔；山谷草书似得舟子逆水荡桨、江山之助，成为千古美谈。"屋漏痕""锥刺沙"，已成为启迪书家思路的名言。蔡邕《笔论》说："为书之体，须入其形，若坐若行，若飞若动，若往若来，若愁若喜，若虫食木叶，若利剑长戈，若强弓硬矢，若水火，若云雾，若日月，纵横有可象者，方可谓之书矣。"汲取自然的神情妙意，将物态神情、宇宙精神和自我情感融为一体，并凝聚成一些富有动感的抽象化、节奏化、韵律化的线条墨迹，这些来自于感性生命的线条墨迹，是感性生命的凝聚形式，具有蕴含生命，显现生命的独特功能。

天人相应理念，是书家与医家对生命升华的一种感悟。

二、书法的养生作用

近年来随着中医"治未病"理念的深入人心，经络养生、四时养生、饮食养生、内经养生、道家养生、佛家养生等各种养生方法此起彼伏，书法养生应时而兴是情理之中的事。有人曾对明清两朝的皇帝、高僧和著名书画家的寿命做了统计，其结果是：皇帝平均寿命不到 40 岁，高僧平均寿命不到 60 岁，书画家平均寿命 80 岁。近现代书家中，八九十岁者难以计数，黄宾虹享 92 高寿，更有"北佛南仙"逾百岁者，北京孙墨佛 107 岁，上海苏局仙 110 岁。这不是个偶然的巧合，定有其内在必然的联系。

书法养生的方式一是通过练习书法，动手去做，二是通过观赏书法，用心去体味，而这两者是不能分割的。书法的养生作用，古人早有论及。黄匡《瓯北医话》记载："学书用于养心愈疾，君子乐也。"何乔《心术篇》说："书者，抒也，散也，抒胸中之气，散心中之郁也。故书家每得以无疾而寿。"细分之，可概括为两个方面：

（一）调节心志，宣畅气机

周星莲《临池管见》中说："作书能养气，亦能助气。静坐作楷法数十字或数百字，便觉矜躁俱平。若行草，任意挥洒，至痛快淋漓之候，又觉灵心焕发。"《新体育》1982 年第 6 期载，当人们向百岁老人、著名书家孙墨佛讨教长寿秘诀时，他就说："作书临帖，端坐凝神，专心致志，百念不生，呼吸均称，双目聚精，犹如气功、太极拳之人静……屏气呼吸，出入丹田，周身血脉，新陈代谢。"风和日丽，窗明几净，一杯香茗，二三道友，谈至兴起，展卷挥纸尽兴止，犹如东坡与米芾之同桌挥毫。这是多么惬意的事情啊！这种既兴奋又不失风度的状态，自然是十分有利于人体健康的。

当因各种原因内心愤愤不平时，奋笔疾书，也不失为一种排泄情感、去除烦恼的好方式。陆游《草书歌》曰："倾家酿酒三千石，闲愁万斛酒不敌。今朝醉眼烂岩电，提笔四顾天地窄。忽然挥扫不自知，风云入怀天借力。神龙战野昏雾腥，奇鬼摧山太阴黑。此时驱尽胸中愁，槌床大叫狂堕帻。吴笺蜀素不快人，付与高堂三丈壁。"陆游在诗中说，倾家酿成的万斛美酒，仍无法排遣胸中的无限愁，而唯有挥写草书时痛快畅适的心境，才能一泄其闷。创作的过程可以调节心志，而书后自我欣赏，或欣赏名帖佳作，同样赏心悦目，可以起到同样的作用。史书曾有隋炀帝欣赏《梅熟时节满园香》《京都无处不染雪》图而愈病的记载。

（二）疏通经络，调和气血

卫铄《笔阵图》云："下笔点画波撇屈曲，皆须尽一身之力而送之。"包世臣在《艺舟双相》《执笔图》诗云："全身精力到毫端，定气先将两足安。悟入鹅群行水势，方知五指齐力难。"习书时先要澄神静虑，然后落笔；挥毫时全身用力，徐疾有止，行而有序，动而不劳，有助疏通人体经络，运行气血，大益健康。静中有动，动而不乏，动静乐寿，实乃书法养生之理也。

欲获得书法养生的实效，有两点是很重要的，即书者书写时必须集中精力，心无旁骛，但也不能太紧张，要自然调适；二是要持之以恒，没有长时间的磨炼，是难以取得成效的。书法对一些慢性病、老年病、心理疾病、缓解白领职场精神紧张等，大有益处。如果我们通过一段时间的书法养生训练，既医好了病，调整了情绪，又爱上书法艺术，岂不是一举两得？当年郭沫若夫人于立群患神经衰弱，百治罔效，练习书法数年后其病竟不药而愈，其书艺亦大有长进，还受到了毛泽东主席的赞扬。

三、书法艺术与中医文化相关性研究的意义

具有悠久历史和辉煌过去的书法与中医，由于种种主客观因素，在今天同样面临着生存和发展危机，因此，相互融合，与时俱进，是她们的共同选择。书法艺术与中医文化相关性研究的意义在于：

（一）中医处方是书法创作的养料

古代业医者分为两种，一为儒医，家学渊源，传统文化根底深厚；二为铃医，摇着虎铃走四方。由于儒医和书家处于相同社会阶层，具有相似的人文志向、知识结构以及审美趣味，儒医与书家之间更能找到共通之处。古代中医处方为医家治病救人的真实记录，它由毛笔书写，片纸只字记载了医家的深思熟虑和医道妙术，也蕴含了书法艺术的无穷奥秘。中医处方是汲取书法创作源泉的养料，是尚未开垦的一块处女地。医者落笔之时，心无挂碍，任其挥洒，唯求字迹清晰，药工能认得真切，处方的用笔、用墨、用纸一任自然。从处方书法着手，有助我们追寻书法妙造天工的自然之美。然而，另一方面，处方的特殊要求，又使她具有特殊的形式美。处方的形式一般有患者姓名、性别、年龄、住址、脉案、处方、贴数及年月日、医生签名（不是每张处方这几部分都面面俱到）。在写药物的剂量时，中医又有特殊的写法，字体很好看。有些处方印有诊所、祖传几代之后医家的广告语及"来诊请带原方，注意饮食"的提示，设计各异，纸质也不尽相同，再加上在药店撮药后盖上的药店名号、撮药人的记号及药物的总重量等（且这些多用朱笔记录），林林总总，煞是美观，这是今天喜欢追求展览效果、乐于设计作品的朋友不能忽视的重要参考形式。

今天，各种展览的作品越写越大已成风潮，我们何不反思如何将作品设计得小一些、活泼一些、自然一些？中医处方笔墨率意、形式活泼，对此是大有启发意义的。由于后来中医开处方逐渐由钢笔、圆珠笔取代，今日更是实行电子处方，古代中医处方已很难见到。因此，我们更有必要进行抢救式保护和挖掘。

（二）书法养生有助于书法在国内外的普及和传播

现代社会对书法是一把双刃剑，如网络的发展使书法的实用性几乎降为零；但另一方面，网络又使书法研究、交流变得更便利、更快捷。书法是历史的，又是现代的；书法的理解、解释和传播需要多学科的协作。

对书法传播这一论题，邱振中先生的言论值得我们重视。他认为，传播的根本目的是我们自身的需要，是维持我们自身活力的需要。在文化传播中，传播者能做的最重要的工作，是对自身传统不断深入地认识和解说。

书法传播谈何容易。在本土只是昨天和今天的时间隔，已经让许多青年疏远了书法，处于异域的西方人对书法的陌生更是可想而知。"在一个离开中国文化氛围的环境中教授书法，对帖临摹、长期沉潜的传统方法很难取得好的效果。"

为此，在传播过程中，我们首先要选好载体，这是传播能否成功的重要因素。这个载体必须既有传统文化特征，又具备现代元素。通过不断反思，我们认为书法与中医的融合，将有助书法的深入研究和发展。书法与中医是中国传统文化的代表，养生则是现代人的共同需求，把书法养生作为传播书法的载体最合适不过了。当年西方列强用枪炮利舰打开国门时，随之而来的就是用西医西药打先锋的文化渗透，迫使中国接受西方文化。今天，我们通过书法养生这个载体把中国传统文化的种子在全世界播撒，其目的完全不同，但方法可以借鉴。我们建议中国书协和中华中医药学会共同联手，组织全国相关专家、学者，建立书法养生学，设立实验区，对其定义、研究范围、内容、实际效果等做进一步深入、系统的研究。

真正优秀的传统文化的普及和传播，是不受地区、种族限制的。书法养生使人们在练习书法的过程中，既能得到中国传统文化的熏陶，领略中国书法的无穷魅力，同时，又能修心养生，获得健康的身心。相信在不久的将来，国内会有更多的人参与这项文化活动，这将有利于全民素质的提高，有利于促进构建和谐社会；在国外，也会有更多的人通过这项活动，了解和喜欢中国书法。

书法艺术与中医文化在新时代的相融、发展和复兴，是老树开新花，是中华文化对全人类的新贡献。书法艺术与中医文化的相关性研究，有助于拓展书法研究新领域，有助于推动中国书法在世界范围的普及和传播。

越医古方——丁酉书画印展

亦书亦画，养心养生

近年来随着中医"治未病"理念的深入人心，经络养生、四时养生、饮食养生、内经养生、道家养生、佛家养生等各种养生方法此起彼伏，书画养生应时而兴是情理之中的事。有人曾对明清两朝的皇帝高僧和著名书画家的寿命做了统计，其结果是：皇帝平均寿命不到 40 岁，高僧平均寿命不到 60 岁，书画家平均寿命 80 岁。近现代书家中，八九十岁者难以计数，黄宾虹享 92 高寿，更有"北佛南仙"逾百岁者，北京孙墨佛 107 岁，上海苏局仙 110 岁。这不是一个偶然的巧合，定有其内在的联系。

书画养生的方式一是通过练习书法，动手去做；二是通过观赏书画作品，用心去体味，而这两者是不能分割的。其养生作用，古人早有论及。黄匡《瓯北医话》记载："学书用于养心愈疾，君子乐也。"何乔《心术篇》说："书者，抒也，散也，抒胸中之气，散心中之郁也。故书家每得以无疾而寿。"细分之可概括为两个方面：

其一，调节心志，宣畅气机。周星莲《临池管见》中说："作书能养气，亦能助气。静坐作楷法数十字或数百字，便觉矜躁俱平。若行草，任意挥洒，至痛快淋漓之候，又觉灵心焕发。"1982 年第 6 期《新体育》载，当人们向百岁老人、著名书家孙墨佛讨教长寿秘诀时，他就说："作书临帖，端坐凝神，专心致志，百念不生，呼吸均称，双目聚精，犹如气功、太极拳之入静，……屏气呼吸，出入丹田，周身血脉，新陈代谢。"风和日丽，窗明几净，一杯香茗，二三道友，谈至兴起，展卷挥毫，纸尽兴止，犹如东坡与米芾之同桌挥毫。这是多么惬意的事情啊！在这种既兴奋又不失度的状态里，自然是十分有利于人体健康的。

其二，疏通经络，调和气血。卫铄《笔阵图》："下笔点画波撇屈曲，皆须尽一身之力而送之。"包世臣在《艺舟双楫》《执笔图》诗云:"全身精力到毫端,定气先将两足安。悟入鹅群行水势,方知五指齐力难。"习书时先要澄神静虑,然后落笔;挥毫时全身用力,徐疾有止,行而有序,动而不劳,有助疏通人体经络,运行气血,大益健康。静中有动,动而不乏,动静乐寿,实乃书法养生之理也。

此次"越医古方——丁酉书画印迎新展"有三部分内容组成,其一精选明代杰出医家、越医魁首张景岳名方二十首,配以方中主药精美绘图,书精画妙;其二是精选中医经典《黄帝内经》养生箴言二十五句,由绍兴市篆刻创作委员会的篆刻家们操刀,义精理明,红白映趣;其三为绍兴市卫计书画俱乐部成员的作品,笔墨略嫌稚嫩,但举手投足间妙趣横生。本次展览以"越医·中医养生"为主题,书画印为载体,有意有形有景,养心养生,作者观者各有所益。

在高度信息化、电脑打字逐渐取代笔墨手写的今天,为健康,我们不妨留意传统中医,重提毛笔濡墨挥毫。

(2017 年 1 月)

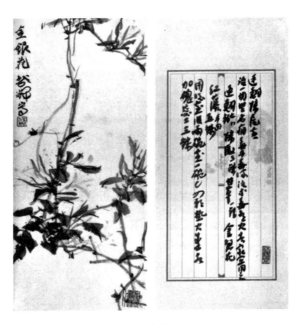

金银花　茅斌辉／画

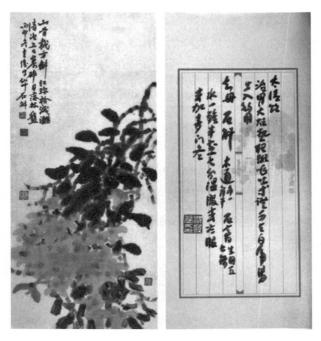

石斛　李俊／画

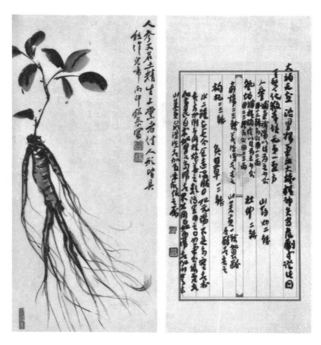

人参　唐铭泰／画

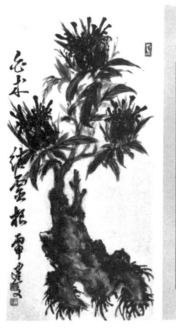
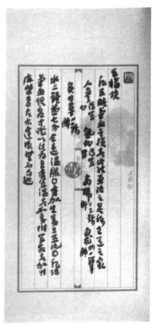

白术　王建文／画

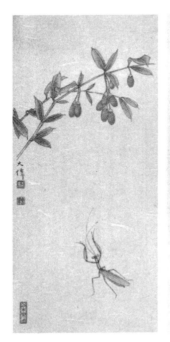
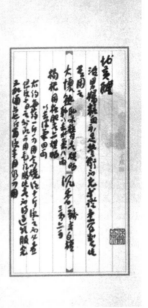

枸杞　骆东伟／画

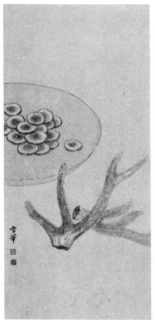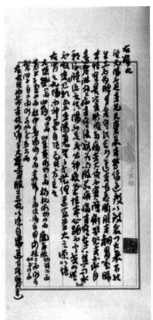

鹿角　朱雪华／画

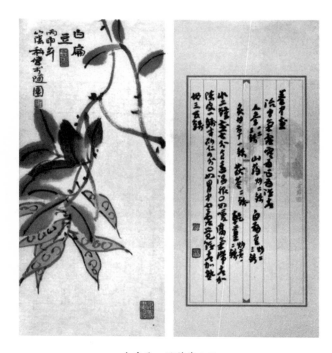

白扁豆　尹科伟／画

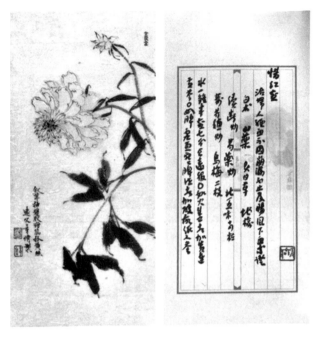

芍药　章伟／画

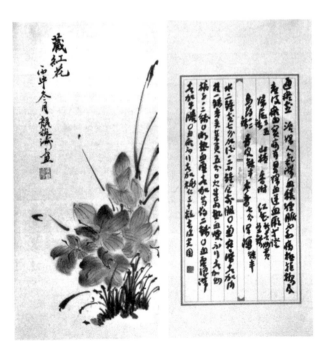

红花　颜挺涛／画

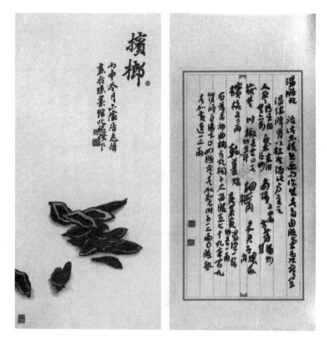

槟榔　屠志炜／画

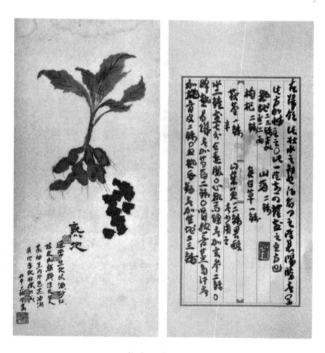

熟地　陈正／画

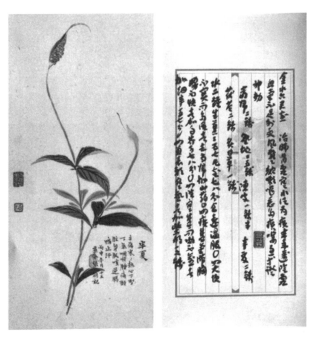

半夏　张羽／画

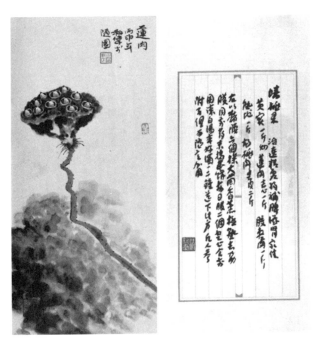

莲肉　尹科伟／画

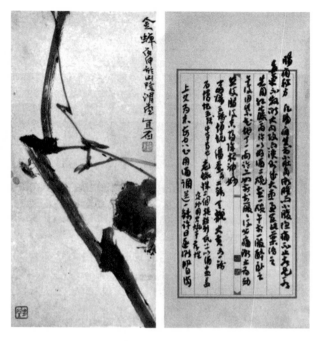

蝉蜕　许宜石／画

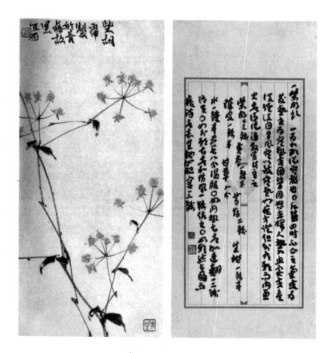

柴胡　许宜石／画

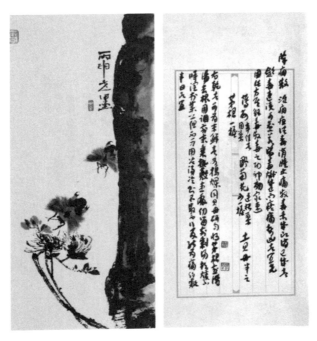

菊花　世墨／画

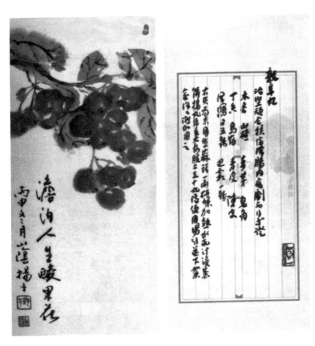

山楂　陈阳／画

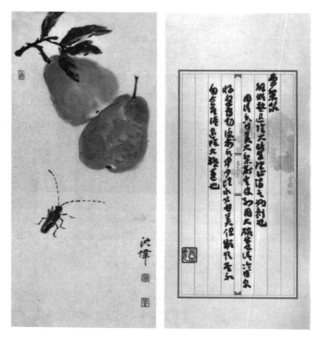

梨　沈伟／画

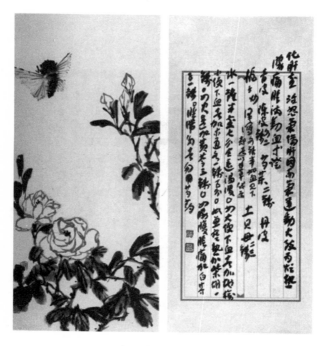

栀子花　沈伟／画

篆刻艺术的精气神

篆刻艺术源远流长，是中华民族传统文化的一朵奇葩，是我国特有的历史文化产物。印章的起源从目前研究来看，最早有文字记录的，见于《周礼》，它有"货贿用玺节"的记载。20 世纪 30 年代，安阳殷墟出土了三方铜玺，从印章文字、风格上分析，专家考定为商玺，是现今所能见到的经考古发掘出土的年代最为久远的印章，所以说印章最早出现在商代。到了战国时期，印章已得到普遍使用。最初印章的功用只是作为商业上货物交易的凭证。秦始皇统一中国后，印章被当作证明当权者权益的法物，为当权者掌握，成为地位高低、权利大小的象征，并作为统治人民的工具。印章在各个历史时期，有过众多的别称，在周代，印统称为玺或玺节。秦代用印制度规定，唯天子才可称玺。汉承秦制，皇帝称玺，一般臣下称印、印章或章。到了唐代，武则天因恶"玺"音同死，下令改玺为宝；唐玄宗以后，"宝"作为皇帝之玺的专用名称，一直沿袭到清代。此外，印章还有一些别称，如宋代的"记""朱记""合同"，元代盛行的"押"，明代的"关防""符""契""信"，等等。宋、元以后，由于文人的介入和印材的开发，文人制印逐渐盛行起来，元代画家王冕首创用花乳石刻印。由于花乳石石质较软，可以自己操刀镌刻，因而受到了文人墨客的喜爱，纷纷尝试用花乳石刻印。这为文人介入印章的艺术创作打开了方便之门，使文人篆刻集书篆、设计、奏刀镌刻为一体，印章艺术成为文人气质、思想和审美趣味的直接体现，并真正成为诗、书、画不可或缺的有机部分，中国的篆刻艺术也由此进入了一个异彩纷呈、前所未有的繁荣鼎盛时期。

中国医学讲到的"精、气、神"是人之三宝，要养生必须保持"精、气、神"的充沛。而"精、气、神"也正是书画篆刻艺术的精髓所在。汉代书法家蔡邕认为"欲书先散怀抱，任情恣性，然后书之"；苏轼评智永书"骨气深稳，体兼妙，精能之至"；米芾称黄道周书"意气密丽，如飞鸿舞鹤"……凡此精论，不胜枚举。其体、骨、筋、脉、气、血、精、神等妙述，无不体现出中国书画艺术与养生相辅相成、互为己用的渊源关系，无不渗透着形不离意、意不离形、形为意抒、意为形生的辩证思想。

以下篆刻作者均为绍兴市书协篆刻创作委员会委员，是绍兴篆刻创作的中坚力量，其中有不少作者在全省乃至全国都有一定的影响力。通过篆刻作品，可以了解书画篆刻艺术，了解养生知识，从而激发兴趣，投入其中，在提高自身艺术素养的同时，达到养生健身的目的，这也是本次展览的初衷。

（2017 年 1 月）

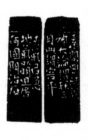

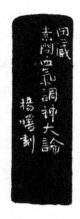

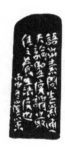

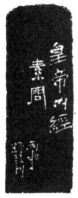

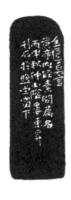

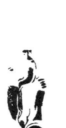

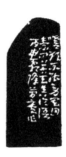

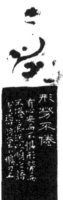

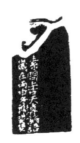

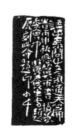

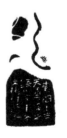

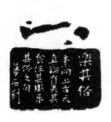
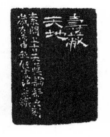
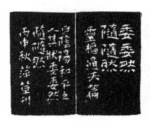
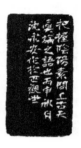

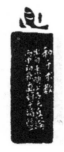
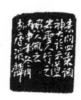
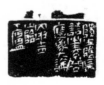

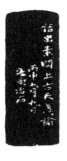
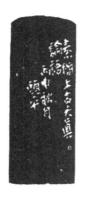
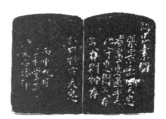
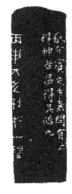

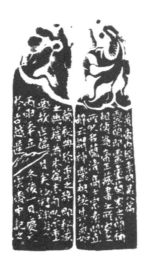

药食同源 书画同框

——"餐桌上的本草"书画展

千百年来，广袤大地被分为若干流域，每个流域繁衍出不同的文化和文明，分割出不同的土壤和气候，也形成了不同的民俗风情。我们穿越古今，不断探索、寻觅最真切的家乡气息，用味觉慰藉心灵的渴望、抚平情感的空缺，体验中国式的人生百味。

繁华的都市充斥着喧嚣和孤独，仍然吸引着年轻人远走他乡。热闹之下，能让人留恋的莫过于饱含着汗水和记忆的每一道佳肴——我们的家肴。

生存繁衍是人类的本能，催生出人们探寻食材的智慧，然而依靠大自然的慷慨、先人们的灵感，通过味觉转换，沉淀千年，形成了别具一格的饮食文化。譬如山药，无数次出现在历史的餐桌之上，至今依然是不可多得的美味。《神农本草经》收其为"上品"，《本草纲目》谓之曰："益肾气，健脾胃，止泄痢，化痰涎，润皮毛。"明代唐伯虎也有诗曰："柴门深闭菔徐煨，沽得邻家村酒来，白发衰颓聊遣岁，山妻稚子笑颜开。"一味山药，让诗中一家喜笑颜开，实在是药中上品、食中佳品也。

寒露已过，秋风渐起，食补当头，怎少得了餐桌上的本草呢？

上工不治已病治未病。古代医家很早就懂得未雨绸缪的道理，在食物预防、治疗疾病方面积累了丰富经验。《黄帝内经》云："大毒治病，十去其六；常毒治病，十去其七；小毒治病，十去其八；无毒治病，十去其九；谷肉果菜，食养尽之，无使过之，伤其正也。"随着近代养生学的兴起，食疗已走进千家万户。食物既能治病，又可防病。古代医家除了从整体观出发的全面饮食调理外，还有针对性地加强某些营养食物来预防疾病，并特别重视发挥某些食物的特性和功能。早在1000多年前，就已有了用动物肝脏预防夜盲症，用海带预防甲状腺肿大，用谷皮、麦麸预防脚气病，用水果、蔬菜预防坏血病的记载，当时这在世界上亦属领先。

2018年3月22下午，由绍兴市中医药学会、绍兴市非物质文化遗产保护中心、浙江景岳堂药业有限公司等多家单位联合主办的"餐桌上的本草"书画展在张桂铭艺术馆举行，以书画形式向市民传播庚续千年的中医药食疗文化。

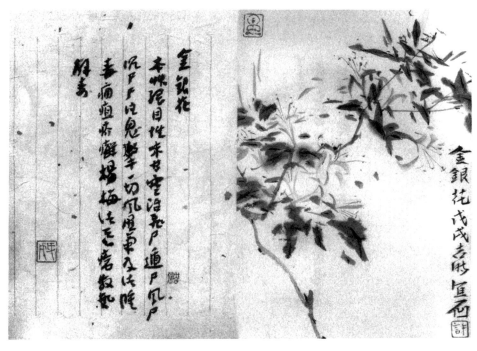

金银花

《本草纲目》：性味甘寒，治飞尸遁尸，风尸沉尸，尸注鬼击，一切风湿气，及诸肿毒，痈疽疥癣，杨梅计诸恶疮，散热解毒。

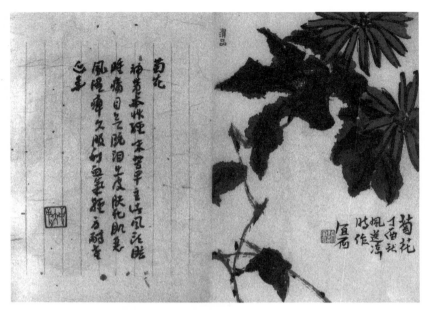

菊花

《神农本草经》：味苦平，主诸风头眩、肿痛，目欲脱，泪出，皮肤死肌，恶风湿痹，久服利血气轻身耐老延年。

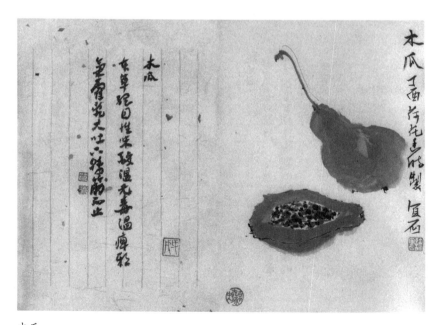

木瓜

《本草纲目》：性味酸，温，无毒。温痹邪气，霍乱大吐下，转筋不止。

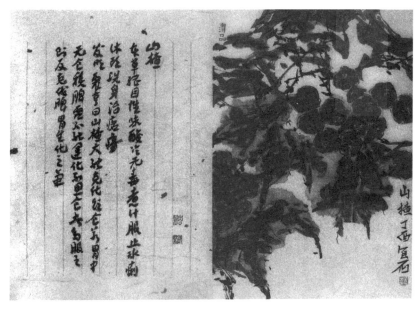

山楂

《本草纲目》：性味酸冷，无毒。煮汁服，止水痢。沫头洗身，治疮痒。

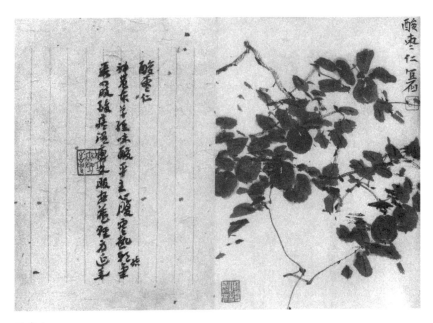

酸枣仁

《神农本草经》：味酸平。主心腹寒热，邪结气聚，四肢酸疼湿痹。
久服安藏，轻身延年。

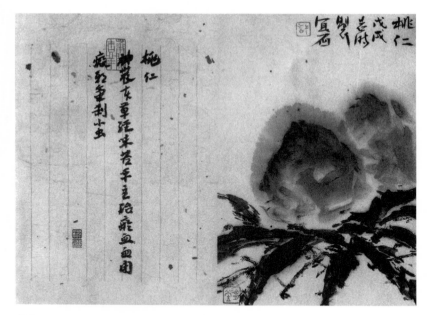

桃仁

《神农本草经》：味苦，平。主治瘀血，血闭瘕邪气，杀小虫。

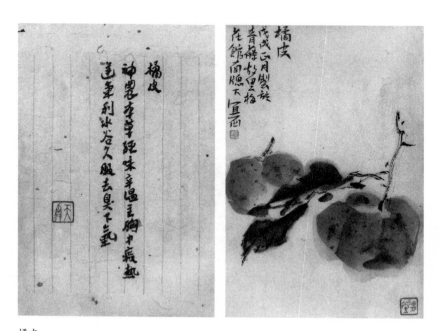

橘皮

《神农本草经》：味辛温，主胸中瘕热，逆气，利水谷，久服去臭，下气。

越医名家书画诗印赞

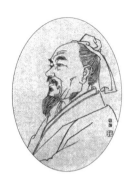

戴思恭（1324—1405），字原礼，号肃斋，浙江诸暨人。世居诸暨兴贤之马剑九灵山下，为当地望族。思恭父士尧，精医，游丹溪门下。思恭自幼庄重，不苟言笑，颖悟过人，在学术上继承了丹溪"阳常有余，阴常不足"的观点，独得其秘，后世称为"震亨高弟"。戴思恭为三朝御医，名震朝野，被誉为"国朝之圣医"。著有《证治要诀》《证治要诀类方》《推求师意》等，校补丹溪之《金匮钩玄》。

证治要诀

证治要诀—边款

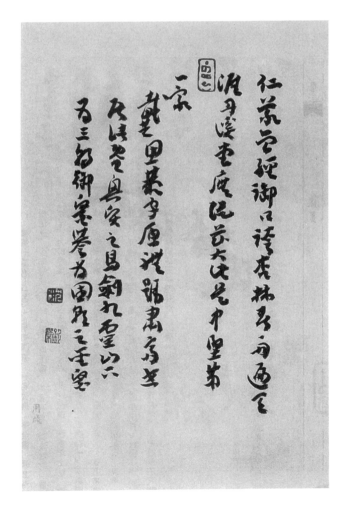

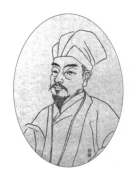

楼英（1332—1401），明初医家，一名公爽，字全善，号全斋，浙江萧山人。《绍兴府志》有简短记叙。少年时读《内经》等古典医籍，并通诗文。编著《医学纲目》一书，遵从《内经》理论，尤重视阴阳五行之说，主张"千变万化之病态"，不离阴阳五行，掌握阴阳五行的变化规律，则行医之事，尽在其中。

医学纲目

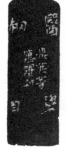

医学纲目—边款

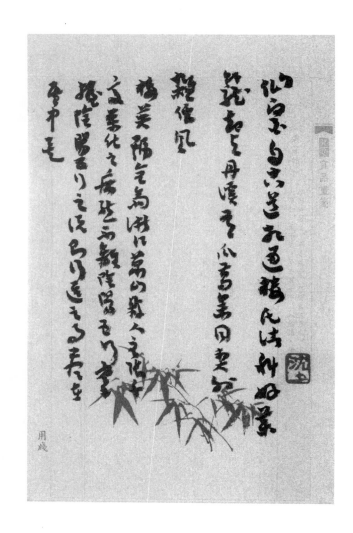

362

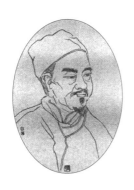

马莳（明代），字仲化，号元台，会稽（今浙江绍兴）人，生于明隆庆，卒于天启。明代医家，官至太医院正文。编注《内经素问注证发微》及《内经灵枢注证发微》各九卷，刊于1586年，后者为《灵枢》最早全注本，对后世影响较大。

灵枢注证发微

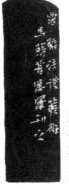

灵枢注证发微—边款

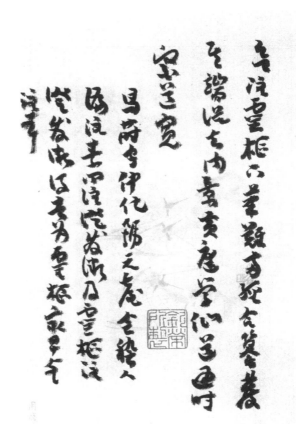

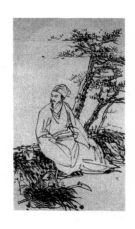

张介宾（1563—1640），字会卿，号景岳，别号通一子，浙江绍兴人，祖籍四川绵竹，明代著名医家。少年时随父游历京师（今北京），拜名医金英为师，尽得所传。壮年投笔从戎，遍历东北各地，后卸职回京，以医为业。晚年隐居山阴，悬壶济世，潜心著述。主张补益真阴真阳，擅用温补之剂，为温补派代表人物。

 景岳全书

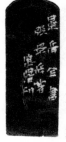 景岳全书—边款

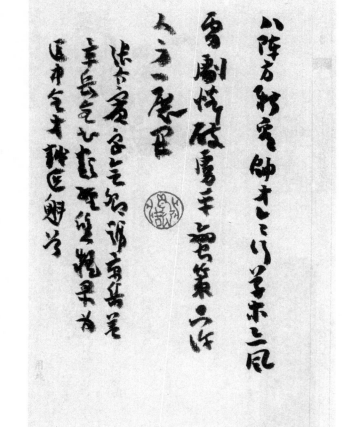

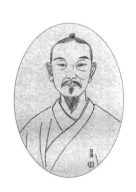

陈士铎（清代），字敬之，号远公，清山阴人，享年八十余岁，具体生卒年不详。县诸生，后业医，治病多奇中，从不受人谢，好著书。所著有《素问新编》《灵枢新编》《尚论新编》《外经微旨》《脏腑精鉴》《脉诀阐微》《玉函辨症录》《六气新编》《伤寒四条辨》等卷。

石室秘录

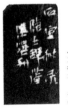

石室秘录—边款

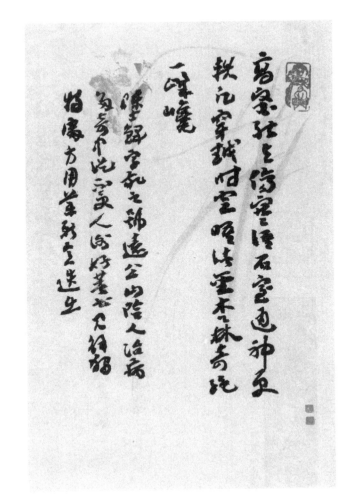

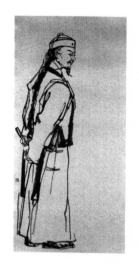

章楠，字虚谷，清嘉庆时会稽（今浙江绍兴）人。初学医十年，不知端绪，后读叶天士医案，见其有所发明，熔铸百家，汇归经义，犹如画龙点睛。于是遍访名家，曾到过苏州、广东、河北等地，对温病学有较大贡献，在杂病的辨证论治上，有较丰富的经验。著作有《医门棒喝》四卷、《伤寒论本旨》、《灵素节注类编》等。

医门棒喝

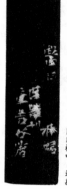

医门棒喝—边款

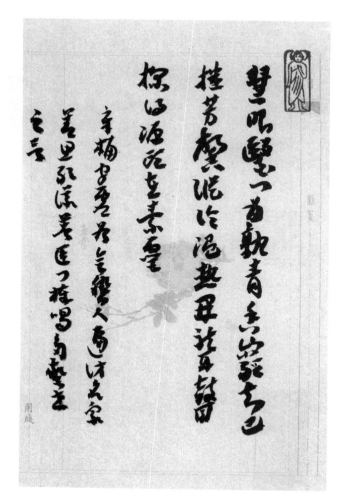

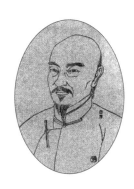

俞肇源（1734—1799），字根初，因兄弟中排行第三，咸称俞三先生，浙江绍兴人。清代著名伤寒学家，为绍派伤寒鼻祖。俞氏伤寒之学，本仲贤六经辨证之旨意，旁参朱南阳、方中行、陶节庵、张景岳、吴又可诸家之说。其所著《通俗伤寒论》为研究伤寒、温病学说不可多得之佳作。

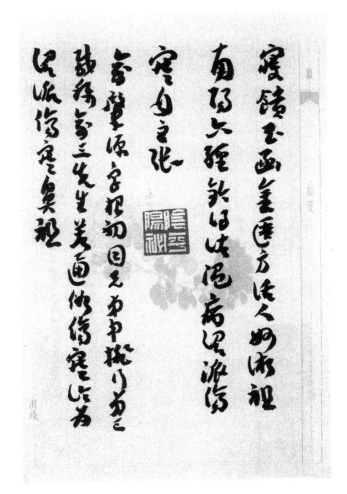

通俗伤寒论

通俗伤寒论－边款

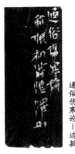

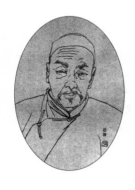

曹炳章（1878—1956），字赤电，又名彬章、彬笙，浙江鄞县人。十四岁随父至绍兴，进中药铺学业。曹氏一生著述甚丰，已出版的有《鸦片戒除法》二卷、《喉痧证治要略》一卷、《秋瘟证治要略》一卷、《痰证膏九说明书》一卷、《彩图辨舌指南》六卷、《瘟痧证治要略》一卷、《规定药品之商榷》二卷、《医界新智囊》一卷。

中国医学大成

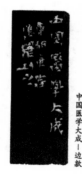

中国医学大成——边款

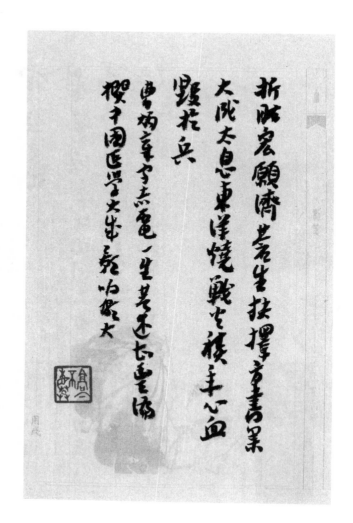

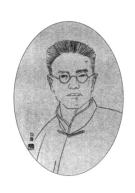

杨则民（1895—1948），又名寄玄，字潜庵，浙江诸暨人。青年时曾在浙江第一师范学校读书，1932年，杨氏应浙江中医专门学校之聘，赴杭执教。1933年在《浙江中医专门学校校刊》上发表《内经哲学之检讨》，文中以哲学的观点研究《内经》，批驳余云岫《灵素商兑》的错误观点，全国有十四家刊物转载，影响较大。

内经哲学之检讨

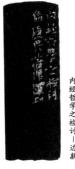

内经哲学之检讨—边款

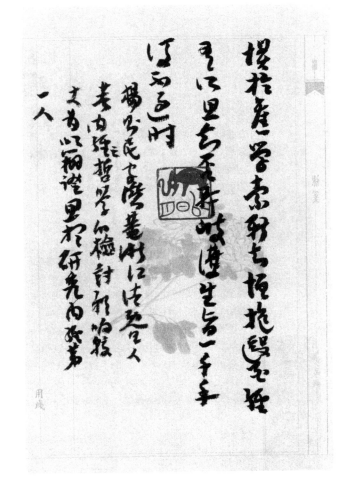

越医文化：医艺融合与升华

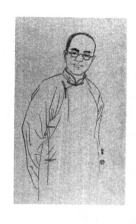

施今墨（1881—1969），现代中医学家，原名毓黔，浙江萧山人。少年时，学医于安阳名医李可亭，并在山西大学、京师法政学堂肄业，后行医，擅长治疗肠胃病及妇科病等。施今墨重视疗效，认为疗效是检验医学伦理之标准。

施今墨医案

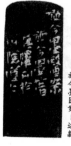

施今墨医案—边款

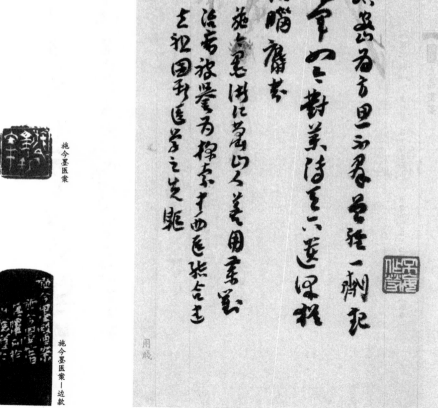

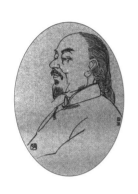

裘庆元（1879—1948），字吉生，辛亥革命期间易名激声，原籍浙江嵊县。裘氏创办《绍兴医药学报》，一生致力于搜集、整理、出版医学书刊。1935年裘氏精选善本、孤本、未刊稿件、精本，辑成《珍本医书集成》九十种，由上海世界书局出版。裘氏擅长外感热病、内伤虚痨等症，热心于培养中医后生力量。

三三医书

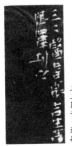

三三医书—边款

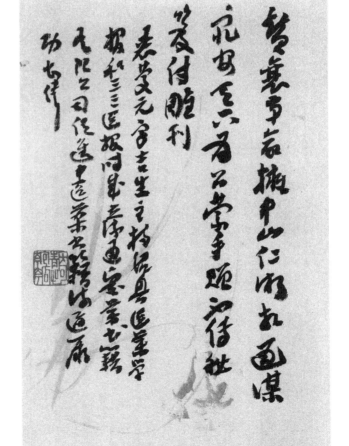

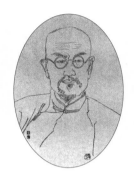

邵国香（1864—1922），字兰荪，以字行，浙江绍兴人。世居绍兴钱清杨汛桥，为绍派伤寒中坚人物。邵氏拜当地名医王馥源为师，医技日进。邵氏生平推崇叶天士《临证指南》及程国彭《医学心悟》二书，对外感时病、妇人经带的诊治颇有心得，医誉甚高，求治者每日络绎不绝。

邵兰荪医案

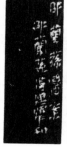

邵兰荪医案—边款

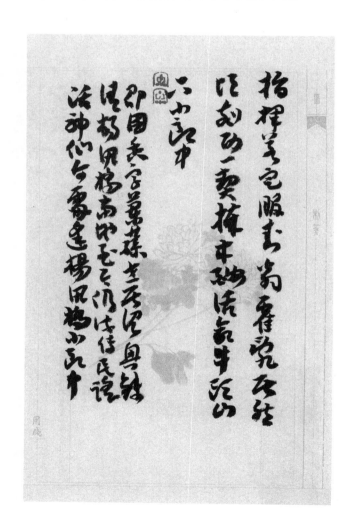

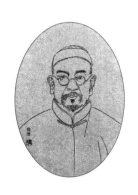

何炳元（1861—1929），字廉臣，号印岩，晚号越中老朽，浙江绍兴人，出生于世医之家，其祖父何秀山亦为名医。幼习举业，为庠生，乡试两荐不售，及冠之年，弃儒习医。先与沈兰妮、严继春、沈云臣讲习古医学说三年，继从名医樊开周临证三年，后出游访道，集思广益。何氏一边行医，一边勤学不止，与赵晴初结为忘年交，并深受其影响。

全国名医验案类编

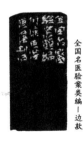

全国名医验案类编－边款

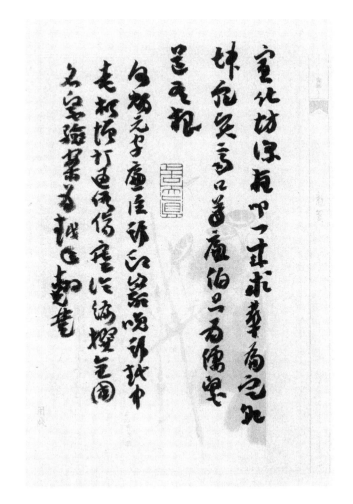

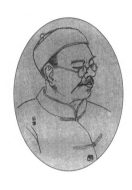

赵彦晖（1823—1895），字晴初，晚年自号存存老人、寿补老人，浙江绍兴人。与同里张畹香、江墅陈载安、乌程汪谢城等人精研医理，同治、光绪年间名噪大江南北。著有《存存斋医话》《医案》《吴门治验录》《本草撷华》诸书。

存存斋医话

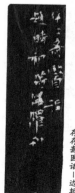

存存斋医话—边款

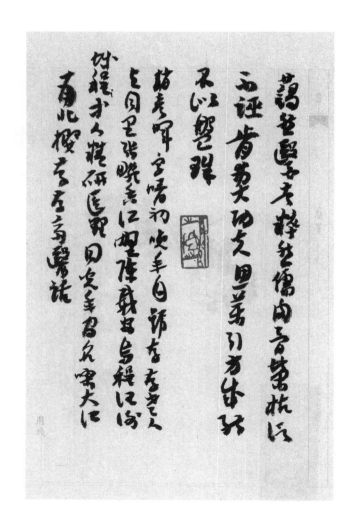

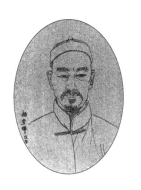

傅崇黻（1861—1931），字筼笙，又字本善，号嬾园，浙江绍兴人，近代著名中医教育家。傅嬾园为浙江中医专门学校首任校长，他自编讲义，亲自授课，培养了一大批优秀人才，陈道隆、徐完仁、许勉斋、俞修源等皆出自其门下。傅氏力主中西汇通，为中西汇通派的先驱。著有《嬾园医话》《众难学讲义》《嬾园医语录》及门人整理的《嬾园医案选》等。

嬾园医话

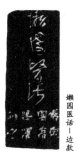

嬾园医话—边款

越医文化民俗撷英

【那些响当当的名字】

越医是御医的主产区，从唐朝开始算，御医超过 20 位；第一部国家药典《和剂局方》在这里发源；产科第一方"钱氏女科生化汤"在这里诞生。没有越医，中国医药史会失去多少传奇。张景岳，温补派鼻祖，擅用熟地补肝肾，人称"张熟地"；祝味菊，"火神派"代表，善用炮附子温阳救逆，人称"祝附子"。

【信不信由你】

"书生学医，笼中捉鸡"，此话不假。且看绍兴的读书人：陆游不写诗，写《陆氏集验方》，他行医乡里的得瑟劲儿，那是"骑驴每带药囊行，村巷欢欣夹道迎"；徐文长不画画，写《素问注》解读《黄帝内经》。正是越地的医风大盛，才有这些"不务正业"的编外越医。

【越地的歌谣能治病】

听，"朝吃粥，夜独宿，勤洗浴，自安乐"；"做做做不煞，气气要气煞"；"乐能解百病，酒不解真愁"；"今年笋子来年竹，少壮体强老来福"……听越医的话，养生走起！

（内容选自浙江省非物质文化遗产宣传手册）

越医赋

鉴水悠悠，稽山巍巍；地灵人杰，名医辈出。

千年越医，景岳为魁；揭示真阳，左归右归。

绍派鼻祖，根初无愧；寒温兼容，别出心裁。

三朝御医，戴氏思恭；一门三代，祁坤文魁。

宗元师文，校正《局方》；杨氏则民，检讨《内经》。

虚谷灼见，《医门棒喝》；用诚真知，《本草发挥》。

兰荪《医案》，含精蓄粹；晴初《医话》，指迷醒聩。

何裘曹仁，越州三杰；结社办报，行笃誉美。

嬾园慎轩，浙校苏医；施博守约，玉尺度才。

越医专科，群贤荟萃；源远类全，史籍有载。

石门槛钱，后妃首选；"三六九"期，遐迩争延。

顾氏正骨，源自西化；陈张理伤，诸新声随。

五云瀛峤，目盲复明；赏祊宝书，伤寒挽危。

徐氏汪氏，术擅幼科；马氏王氏，疗疮脱蜕。

馥生文钊，城乡二傅；视疾辨疑，朗若列眉。

药精医良，唇齿相依。杏林春暖，来日可追。

（沈钦荣谨撰　丙申年二月）

景岳堂志

千年越医，名扬四海。

代有俊杰，景岳为最。

其名赫赫，其德巍巍。

理论临床，均擅胜场。

揭橥大宝，人身真阳。

名方八阵，左归右归。

仁心传递，绵延百载。

今有华药，志高行远。

木郁林茂，水长源渊。

以心制药，法古藏真。

批发物流，网连天下。

连锁门店，方便万家。

立堂开业，堂号景岳。

崇仰先贤，意在自勖。

参茸芝草，聚珍九洲。

南北百味，道地品优。

延聘良医，好药回春。

造福桑梓，弘扬国粹。

知行合一，业因德成。

撰以为志，百年永存。

（沈钦荣谨撰　辛卯年十一月）

药性赋

第一章　寒性药（诸药赋性，此类最寒）

犀角解乎心热；羚羊清乎肺肝。

泽泻利水通淋而补阴不足；海藻散瘿破气而治疝何难。

闻之菊花能明目而清头风；射干疗咽闭而消痈毒；

薏苡理脚气而除风湿；藕节消瘀血而止吐衄（nǜ）。

瓜蒌子下气润肺喘兮，又且宽中，车前子止泻利小便兮，尤能明目。

是以黄柏疮用，兜铃嗽医。

地骨皮有退热除蒸之效；薄荷叶宜消风清肿之施。

宽中下气，枳壳缓而枳实速也；疗肌解表，干葛先而柴胡次之。

百部治肺热，咳嗽可止；栀子凉心肾，鼻衄最宜。

玄参治结热毒痈，清利咽膈；升麻清风热肿毒，发散疮痍。

尝闻腻粉抑肺而敛肛门；金箔镇心而安魂魄。

茵陈主黄疸而利水；瞿麦治热淋之有血。

朴硝通大肠，破血而止痰癖；石膏治头痛，解肌而消烦渴。

前胡除内外之痰实；滑石利六腑之涩结。

天门冬止嗽，补血涸而润心肝；麦门冬清心，解烦渴而除肺热。

又闻治虚烦、除哕呕，须用竹茹；通秘结、导瘀血，必资大黄。

宣黄连治冷热之痢，又厚肠胃而止泻；淫羊藿疗风寒之痹，且补阴虚而助阳。

茅根止血与吐衄；石苇通淋与小肠。

软紫草凉血而疗斑疹；熟地黄补血且疗虚损，生地黄宣血更医眼疮。

赤芍药破血而疗腹痛，烦热亦解；白芍药补虚而生新血，退热尤良。

若乃消肿满逐水于牵牛；除毒热杀虫于贯众。

金铃子治疝气而补精血；萱草根治五淋而消乳肿。

侧柏叶治血山崩漏之疾；香附子理血气妇人之用。

地肤子利膀胱，可洗皮肤之风；山豆根解热毒，能止咽喉之痛。

白鲜皮去风治筋弱，而疗足顽痹；旋覆花明目治头风，而消痰嗽壅。

又况荆芥穗清头目便血，疏风散疮之用；瓜蒌根疗黄疸毒痈，消渴解痰之忧。

地榆疗崩漏，止血止痢；昆布破疝气，散瘿散瘤。

疗伤寒、解虚烦，淡竹叶之功倍；除结气、破瘀血，牡丹皮之用同。

知母止嗽而骨蒸退；牡蛎涩精而虚汗收。

贝母清痰止咳嗽而利心肺；桔梗开肺利胸膈而治咽喉。

若夫黄芩治诸热，兼主五淋；槐花治肠风，亦医痔痢。

常山理痰结而治温疟；葶苈泻肺喘而通水气。

此六十六种药性之寒者也。

第二章　热性药（药有温热，又当审详）

欲温中以荜拨；用发散以生姜。

五味子止嗽痰，且滋肾水；腽肭脐疗痨瘵，更壮元阳。

原夫川芎祛风湿、补血清头；续断治崩漏、益筋强脚。

麻黄表汗以疗咳逆；韭子壮阳而医白浊。

川乌破积，有消痰治风痹之功；天雄散寒，为去湿助精阳之药。

观夫川椒达下，干姜暖中。

葫芦巴治虚冷之疝气；生卷柏破癥瘕而血通。

白术消痰壅、温胃，兼止吐泻；菖蒲开心气、散冷，更治耳聋。

丁香快脾胃而止吐逆；良姜止心气痛之攻冲。

肉苁蓉填精益肾；石硫黄暖胃驱虫。

胡椒主去痰而除冷；秦椒主攻痛而去风。

吴茱萸疗心腹之冷气；灵砂定心脏之怔忡。

盖夫散肾冷、助脾胃，须荜澄茄；疗心痛、破积聚，用蓬莪术。

缩砂止吐泻安胎、化酒食之剂；附子疗虚寒反胃、壮元阳之方。

白豆蔻治冷泻，疗痛止痛于乳香；红豆蔻止吐酸，消血杀虫于干漆。

岂知鹿茸生精血，腰脊崩漏之均补；虎骨壮筋骨，寒湿毒风之并祛。

檀香定霍乱，而心气之痛愈；鹿角秘精髓，而腰脊之痛除。

消肿益血于米醋；下气散寒于紫苏。

扁豆助脾，则酒有行药破结之用；麝香开窍，则葱为通中发汗之需。

尝观五灵脂治崩漏，理血气之刺痛；麒麟竭止血出，疗金疮之伤折。

鹿茸壮阳以助肾；当归补虚而养血。

乌贼骨止带下，且除崩漏目翳；鹿角胶止血崩，能补虚羸劳绝。

白花蛇治瘫痪，疗风痒之癣疹；乌梢蛇疗不仁，去疮疡之风热。

乌药有治冷气之理；禹余粮乃疗崩漏之因。

巴豆利痰水，能破寒积；独活疗诸风，不论新久。

山茱萸治头晕遗精之药；白石英医咳嗽吐脓之人。

厚朴温胃而去呕胀，消痰亦验；肉桂行血而疗心痛，止汗如神。

是则鲫鱼有温胃之功；代赭乃镇肝之剂。

沉香下气补肾，定霍乱之心痛；橘皮开胃去痰，导壅滞之逆气。

此六十种药性之热者也。

第三章　温性药（温药总括，医家素谙）

木香理乎气滞；半夏主于痰湿。

苍术治目盲，燥脾去湿宜用；萝卜去膨胀，下气治面尤堪。

况夫钟乳粉补肺气，兼疗肺虚；青盐治腹痛，且滋肾水。

山药而腰湿能医；阿胶而痢嗽皆止。

赤石脂治精浊而止泄，兼补崩中；阳起石暖子宫以壮阳，更疗阴痿。

诚以紫菀治嗽，防风祛风，苍耳子透脑止涕，威灵仙宣风通气。

细辛去头风，止嗽而疗齿痛；艾叶治崩漏，安胎而医痢红。

羌活明目驱风，除湿毒肿痛；白芷止崩治肿，疗痔瘘疮痈。

若乃红蓝花通经，治产后恶血之余；刘寄奴散血，疗烫火金疮之苦。

减风湿之痛则茵芋叶；疗折伤之症则骨碎补。

藿香叶辟恶气而定霍乱；草果仁温脾胃而止呕吐。

巴戟天治阴疝白浊，补肾尤滋；元胡索理气痛血凝，调经有助。

尝闻款冬花润肺，去痰嗽以定喘；肉豆蔻温中，止霍乱而助脾。

抚芎走经络之痛；何首乌治疮疥之资。

姜黄能下气、破恶血之积；防己宜消肿、去风湿之施。

藁本除风，主妇人阴痛之用；仙茅益肾，扶元气虚弱之衰。

乃曰破故纸温肾，补精髓与劳伤；宣木瓜入肝，疗脚气并水肿。

杏仁润肺燥止嗽之剂；茴香治疝气肾痛之用。

诃子生精止渴，兼疗滑泄之疴；秦艽攻风逐水，又除肢节之痛。

槟榔豁痰而逐水，杀寸白虫；杜仲益肾而添精，去腰膝重。

当知紫石英疗惊悸崩中之疾，橘核仁治腰痛疝气之瘼。

金樱子兮涩遗精；紫苏子兮下气涎。

淡豆豉发伤寒之表；大小蓟除诸血之鲜。

益智安神，治小便之频数；麻仁润肺，利六腑之燥坚。

抑又闻补虚弱、排疮脓，莫若黄芪；强腰脚、壮筋骨，无如狗脊。

菟丝子补肾以明目；马蔺花治疝而有益。

此五十四种药性之温者也。

第四章　平性药（详论药性，平和惟在）

以硇砂而去积；用龙齿以安魂。

青皮快膈除膨胀，且利脾胃；芡实益精治白浊，兼补真元。

原夫木贼草去目翳，崩漏亦医；花蕊石治金疮，血行则却。

决明和肝气，治眼之剂；天麻主头眩，祛风之药。

甘草和诸药而解百毒，盖以性平；石斛平胃气而补肾虚，更医脚弱。

观乎商陆治肿，覆盆益精。

琥珀安神而散血；朱砂镇心而有灵。

牛膝强足补精，兼疗腰痛；龙骨止汗住泄，更治血崩。

甘松理风气而痛止；蒺藜疗风疮而目明。

人参润肺宁心，开脾助胃；蒲黄止崩治衄，消瘀调经。

岂不以南星醒脾，去惊风痰吐之忧；三棱破积，除血块气滞之症。

没食主泄泻而神效；皂角治风痰而响应。

桑螵蛸疗遗精之泄；鸭头血医水肿之盛。

蛤蚧治痨嗽，牛蒡子疏风壅之痰；全蝎主风瘫，酸枣仁去怔忡之病。

尝闻桑寄生益血安胎，且止腰痛；大腹子去膨下气，亦令胃和。

小草、远志，俱有宁心之妙；木通、猪苓，尤为利水之多。

莲肉有清心醒脾之用；没药乃治疮散血之科。

郁李仁润肠宣血，去浮肿之疾；茯神宁心益智，除惊悸之疴。

白茯苓补虚劳，多在心脾之有眚；赤茯苓破结血，独利水道以无毒。

因知麦芽有助脾化食之功；小麦有止汗养心之力。

白附子去面风之游走；大腹皮治水肿之泛溢。

椿根白皮主泻血；桑根白皮主喘息。

桃仁破瘀血兼治腰痛；神曲健脾胃而进饮食。

五加皮坚筋骨以立行；柏子仁养心神而有益。

抑又闻安息香辟恶，且止心腹之痛；冬瓜仁醒脾，实为饮食之资。

僵蚕治诸风之喉闭；百合敛肺痨之嗽萎。

赤小豆解热毒，疮肿宜用；枇杷叶下逆气，哕呕可医。

连翘排疮脓与肿毒；石南叶利筋骨与毛皮。

谷芽养脾，阿魏除邪气而破积；紫河车补血，大枣和药性以开脾。

然而鳖甲治痨疟，兼破症瘕；龟甲坚筋骨，更疗崩疾。

乌梅主便血疟疾之用；竹沥治中风声音之失。

此六十八种药性之平者也。

（作者林闱阶，清代广东省吴川县霞街人，进士）

医学三字经

医学源流第一

医之始，本岐黄，灵枢作，素问详，难经出，更洋洋，越汉季，有南阳，六经辨，圣道彰。

伤寒著，金匮藏，垂方法，立津梁，李唐后，有千金，外台继，重医林，后作者，渐浸淫。

红紫色，郑卫音，迨东垣，重脾胃，温燥行，升清气，虽未醇，亦足贵，若河间，专主火。

遵之经，断自我，一二方，奇而妥，丹溪出，罕与俦，阴宜补，阳勿浮，杂病法，四字求。

若子和，主攻破，中病良，勿太过，四大家，声名噪，必读书，错名号，明以后，须酌量。

详而备，王肯堂，薛氏按，说骑墙，士材说，守其常，景岳出，著新方，石顽续，温补乡。

献可论，合二张，诊脉法，濒湖昂，数子者，各一长，揆诸古，亦荒唐，长沙室，尚彷徨。

惟韵伯，能宪章，徐尤着，本喻昌，大作者，推钱塘，取法上，得慈航。

中风第二

人百病，首中风，骤然得，八方通，闭与脱，大不同，开邪闭，续命雄，固气脱，参附功。

顾其名，思其义，若舍风，非其治，火气痰，三子备，不为中，名为类，合而言，小家伎。

瘖喎邪，昏仆地，急救先，柔润次，填窍方，宗金匮。

虚痨第三

虚痨病，从何起，七情伤，上损是，归脾汤，二阳旨，下损由，房帏迩，伤元阳，亏肾水。

肾水亏，六味拟，元阳伤，八味使，各医书，伎止此，甘药调，回生理，建中汤，金匮轨。

薯蓣丸，风气弭，蟅虫丸，干血已，二神方，能起死。

咳嗽第四

气上呛，咳嗽生，肺最重，胃非轻，肺如钟，撞则鸣，风寒入，外撞鸣，痨损积，内撞鸣。

谁治外，六安行，谁治内，虚痨程，挟水气，小龙平，兼郁火，小柴清，姜细味，一齐烹，长沙法，细而精。

疟疾第五

疟为病，属少阳，寒与热，若回翔，日一发，亦无伤，三日作，势猖狂，治之法，小柴方。

热偏盛，加清凉，寒偏重，加桂姜，邪气盛，去参良，常山入，力倍强，大虚者，独参汤。

单寒牝，理中匡，单热瘅，白虎详，法外法，辨微茫，消阴翳，制阳光，太仆注，慎勿忘。

痢疾第六

湿热伤，赤白痢，热胜湿，赤痢渍，湿胜热，白痢坠，调行箴，须切记，芍药汤，热盛饵。

平胃加，寒湿试，热不休，死不治，痢门方，皆所忌，桂葛投，鼓邪出，外疏通，内畅遂。

嘉言书，独得秘，寓意存，补金匮。

心腹痛胸痹第七

心胃疼，有九种，辨虚实，明轻重，痛不通，气血壅，通不痛，调和奉，一虫痛，乌梅圆。

二注痛，苏合研，三气痛，香苏专，四血痛，失笑先，五悸痛，妙香诠，六食痛，平胃煎。

七饮痛，二陈咽，八冷痛，理中全，九热痛，金铃痊，腹中痛，照诸篇，金匮法，可回天。

诸方论，要拳拳，又胸痹，非偶然，薤白酒，妙转旋，虚寒者，建中填。

隔食反胃第八

隔食病，津液干，胃脘闭，谷食难，时贤法，左归餐，胃阴展，贲门宽，启膈饮，理一般。

推至理，冲脉干，大半夏，加蜜安，金匮秘，仔细看，若反胃，实可叹，朝暮吐，分别看。

乏火化，属虚寒，吴萸饮，独附丸，六君类，俱神丹。

气喘第九

喘促症，治分门，卤莽辈，只贞元，阴霾盛，龙雷奔，实喘者，痰饮援，葶苈饮，十枣汤。

青龙辈，撤其藩，虚喘者，补而温，桂苓类，肾气论，平冲逆，泄奔豚，真武剂，治其源。

金水母，主诸坤，六君子，妙难言，他标剂，忘本根。

血症第十

血之道，化中焦，本冲任，中溉浇，温肌腠，外逍遥，六淫逼，经道摇，宜表散，麻芍条。

七情病，溢如潮，引导法，草姜调，温摄法，理中超，凉泻法，令瘀消，赤豆散，下血标。

若黄土，实翘翘，一切血，此方饶。

水肿第十一

水肿病，有阴阳，便清利，阴水殃，便短缩，阳水伤，五皮饮，元化方，阳水盛，加通防。

阴水盛，加桂姜，知实肿，萝枳商，知虚肿，参术良，兼喘促，真武汤，从俗好，别低昂。

五水辨，金匮详，补天手，十二方，肩斯道，勿炎凉。

胀满蛊胀第十二

胀为病，辨实虚，气骤滞，七气疏，满拒按，七物怯，胀闭痛，三物锄，若虚胀，且踌躇。

中央健，四旁如，参竺典，大地舆，单腹胀，实难除，山风卦，指南车，易中旨，费居诸。

暑症第十三

伤暑病，动静商，动而得，热为殃，六一散，白虎汤，静而得，起贪凉，恶寒象，热逾常。

心烦辨，切莫忘，香薷饮，有专长，大顺散，从症方，生脉散，久服康，东垣法，防气伤。

杂说起，道弗彰，若精蕴，祖仲师，太阳病，旨在兹，经脉辨，标本歧，临证辨，法外思。

方两出，大神奇。

泄泻第十四

湿气胜，五泻成，胃苓散，厥功宏，湿而热，连芩程，湿而冷，莫附行，湿挟积，曲楂迎。

虚兼湿，参附苓，脾肾泻，近天明，四神服，勿纷更，恒法外，内经精，肠脏说，得其情。

泻心类，特叮咛。

眩晕第十五

眩晕症，皆属肝，肝风木，相火干，风火动，两相搏，头旋转，眼纷繁，虚痰火，各分观。

究其指，总一般，痰火亢，大黄安，上虚甚，鹿茸餐，欲下取，求其端，左归饮，正元丹。

呕哕吐第十六

呕吐哕，皆属胃，二陈加，时医贵，玉函经，难仿佛，小柴胡，少阳谓，吴茱萸，平酸味。

食已吐，胃热沸，黄草汤，下其气，食不入，火堪畏，黄连汤，为经纬，若呃逆，代赭汇。

癫狂痫第十七

重阳狂，重阴癫，静阴象，动阳宣，狂多实，痰宜蠲，癫虚发，石补天，忽搐搦，痫病然。

五畜状，吐痰涎，有生病，历岁年，火气亢，芦荟平，痰积锢，丹矾穿，三证本，厥阴愆。

体用变，标本迁，伏所主，所因先，收散互，逆从连，和中气，妙转旋，悟到此，治立痊。

五淋癃闭赤白浊遗精第十八

五淋病，皆热结，膏石劳，气与血，五淋汤，是秘诀，败精淋，加味啜，外冷淋，肾气咽。

点滴无，名癃闭，气道调，江河决，上窍通，下窍泄，外窍开，水源凿，分利多，医便错。

浊又殊，窍道别，前饮投，精愈涸，肾套谈，理脾恪，分清饮，佐黄柏，心肾方，随补缀。

若遗精，另有说，有梦遗，龙胆折，无梦遗，十全设，坎离交，亦不切。

疝气第十九

疝任病，归厥阴，寒筋水，气血寻，狐出入，㿗顽麻，喘治气，景岳箴，五苓散，加减斟。

茴香料，着医林，痛不已，须洗淋。

痰饮第二十

痰饮源，水气作，燥湿分，治痰略，四饮名，宜斟酌，参五脏，细量度，补和攻，视强弱。

十六方，各凿凿，温药和，博返约，阴霾除，阳光灼，滋润流，时医错，真武汤，水归壑。

白散方，窥秘钥。

消渴第二十一

消渴症，津液干，七味饮，一服安，金匮法，别三般，二阳病，治多端，少阴病，肾气寒。

厥阴病，乌梅丸，变通妙，燥热餐。

伤寒瘟疫第二十二

伤寒病，极变迁，六经法，有真传，头项痛，太阳编，胃家实，阳明编，眩苦呕，少阳编。

吐利痛，太阴编，但欲寐，少阴编，吐蚘渴，厥阴编，长沙论，叹高坚，存津液，是真诠。

汗吐下，温清悬，补贵当，方而圆，规矩废，基于今，二陈尚，九味寻，香苏外，平胃临。

汗源涸，耗真阴，邪传变，病日深，目击者，实痛心，医医法，脑后针，若瘟疫，治相侔。

通圣散，两解求，六法备，汗为尤，达原饮，昧其由，司命者，勿逐流。

妇人经产杂病第二十三

妇人病，四物良，月信准，体自康，渐早至，药宜凉，渐迟至，重桂姜，错杂至，气血伤。

归脾法，主二阳，兼郁结，逍遥长，种玉者，即此详，经闭塞，禁地黄，孕三月，六君尝。

安胎法，寒热商，难产者，保生方，开交骨，归芎乡，血大下，补血汤，脚小指，艾火炀。

胎衣阻，失笑匡，产后病，生化将，合诸说，俱平常，资顾问，亦勿忘，精而密，长沙室。

妊娠篇，丸散七，桂枝汤，列第一，附半姜，功超轶，内十方，皆法律，气后篇，有神术。

小柴胡，首特笔，竹叶汤，风痉疾，阳旦汤，功与匹，腹痛条，须详悉，羊肉汤，污痛谧。

痛满烦，求枳实，着脐痛，下瘀吉，痛而烦，里热窒，攻凉施，毋固必，杂病门，还熟读。

二十方，效俱速，随证详，难悉录，惟温经，带下服，甘麦汤，脏燥服，药到咽，效可卜。

小儿第二十四

小儿病，多伤寒，稚阳体，邪易干，凡发热，太阳观，热未已，变多端，太阳外，仔细看。

遵法治，危而安，若吐泻，求太阴，吐泻甚，变风淫，慢脾说，即此寻，阴阳证，二太擒。

千古秘，理蕴深，即痘疹，此传心，惟同志，度金针。

（作者为清代陈修园）

中医药古诗词欣赏

中医药学源远流长，博大精深，是中华民族的瑰宝。中国古代史籍浩瀚，诗文精品数不胜数，其中一些"中药诗词"和"中药文"风格独特，构思精妙。这些诗文篇章是中国传统文化的杰出代表之一，在学习中医药知识的同时，既可以让人感受中医药的文化韵味和文学性，也可以领略古代社会的风土人情、历史面貌。

一、中药入词寄乡愁，念家人

静夜思

[宋]·辛弃疾

云母屏开，珍珠帘闭，防风吹散沉香。离情抑郁，金缕织流黄。柏影桂枝相映，从容起、弄水银塘。连翘首，掠过半夏，凉透薄荷裳。一钩藤上月，寻常山夜，梦宿沙场。早已轻粉黛，独活空房。欲续断弦未得，乌头白、最苦参商。当归也，茱萸熟地，菊老伴花黄。

南宋诗人辛弃疾将云母、珍珠、防风、沉香、郁金、黄柏、桂枝、苁蓉、水银、连翘、半夏、薄荷、勾藤、常山、轻粉、粉黛、独活、续断、乌头、苦参、当归、茱萸、熟地、菊花等24味中药名搭配在一起写了这首词。

二、中药名入家书，情真意切

药名诗

话离别

当代　长垣马传胜

紫宛话别，合欢树前。

马宝吾友，生地困难。

春吃山药，百合做膳。

夏暑莲子，扁豆为餐。

秋凉胡桃，栗子上盘。

冬寒防风，生姜祛寒。

心莲寄语，送君车前。

两载当归，吾迎桂园。

（选自《马传胜诗集》，发表于《医药卫生报》2016 年 7 月 5 日 8 版）

作者马传胜用八句话，十六个中药名，描述了一女子送别心上人时牵挂与难分难舍之情。诗中巧妙地应用春夏秋冬四季中医适时养生膳食的理论，表达出对心上人生活起居的关心及内心的相思之情！

本诗既是离别诗，也是中医药四季养生膳食理论的代表诗词。

母亲高堂：

来信郎读（狼毒），今书白纸（芷）。

知母酸辛，独活空房；夜卧荆芥，日饮豆根。闻之血竭，似剑穿胸（川芎）！

儿穿山甲，披满天星；苦战生地，绵马贯众。思母续断，难为苦参！

云母自重，轻粉厚衣；冬当防风，夏避蜈蚣；春食山药，秋尝桂肉。

常山崎岖，行防滑石，万事细心（辛），不急性子。

夏尽蝉蜕，示儿当归。天高地黄，儿当回乡（茴香）！

叩母千年健安！

不孝儿敬上

信中每句含一药名，共含 29 味中药名。

三、中药入诗，朗朗上口

四大怀药诗（药谜诗）

当代　长垣马传胜

初入河南境内，（怀生地）

恰逢秋英荟萃。（怀菊花）

随友嵩山采药，（怀山药）

骑牛夕阳而归。（怀牛膝）

（发表于《医药卫生报》2015 年 9 月 1 日 8 版）

又如马传胜的宝塔诗：

中药

药，

温热，寒凉。

具五味，调五脏。

用之如兵，疾无不恙。

时珍著本草，仲景组良方。

相恶相反禁配，相须相使效强。

宣通补泻轻重记，滑涩燥湿功用良。

　　本诗作者马传胜巧妙地运用宝塔诗的诗词手法把中药四气、五味、配伍及功用十法尽数道来。诗中涵盖了中药的重要功能及李时珍、张仲景等中医代表名家。可谓中医功底深厚，诗词独具特色。

　　"药名诗"起于何时，众说纷纭。清赵翼说："药名入诗，三百篇中多有之。"几千年来，一些文人学士与中草药结下了不解之缘。他们借用药名中的字义或谐音，来表达某种特定的含意，使枯燥的草药名给人以闲情逸致与美的享受。

　　"麦死春不雨，禾损秋早霜。岁晏无口食，田中采地黄。采之将何用？持以易糇粮。凌晨荷锄去，薄暮不盈筐。携来朱门家，卖与白面郎。与君啖肥马，可使照地光。愿易马残粟，救此苦饥肠。"这是唐代诗人白居易的一首咏药诗《采地黄者》。白居易的诗涉及咏药者多达百首，《采地黄者》是其中之一。作者通过采地黄这一具体过程，把采挖者那种艰辛和痛苦的生活情景，生动形象地展现在读者面前，表达了对劳动人民的同情。

宋徽宗时户部员外郎孔平仲，字义甫，进士出身，史载其"长史学，工文词，著续世说，绎解稗诗"。在《宋诗记事》中载其写的两首《药名体》诗：

> 鄙性常山野，尤甘草舍中。
> 钩帘阴卷柏，障壁坐防风。
> 客土依云实，流泉架木通。
> 行当归云矣，已逼白头翁。

其二云：

> 此地龙舒国，池黄兽血余。
> 木香多野桔，石乳最宜鱼。
> 古瓦松杉冷，旱天麻麦疏。
> 题诗非杜若，笺腻粉难书。

诗中共嵌入常山、甘草、卷柏、防风、云实、木通、当归、白头翁、地龙、血余、木香、乳石（石乳）、瓦松、天麻、杜若等16种药名。诗人巧妙地运用这些药名，从微观到宏观，勾画了一幅山村野夫居住茅屋、眼望飞云、耳听泉声、安乐自得的闲逸神情。在这"龙舒国"里，松杉参天、野橘遍地、石乳溶洞、麻麦阡陌，好像世外桃源一样，别赋新意，颇有感染力。

药名诗写得最多的，大概当数北宋的陈亚。宋代扬州的陈亚是著名的文士，又是一位作嵌药名诗的能手，他的嵌药名诗很多，"风雨前湖近，轩窗半夏凉"（嵌入前胡、半夏二种药）就是较好的诗中名句。他的咏牛诗"地名京界足亲知，托借寻常无歇时。但看车前牛颈上，十家皮没五家皮"中就嵌入了荆芥（谐音）、无蝎（谐音）、车前、五加皮（谐音）四味药。全诗又紧扣咏牛主题，可谓匠心独运。

（一）四季
春

春风和煦满常山，芍药天麻及牡丹。

远志去寻使君子，当归何必问泽兰。

夏

端阳半夏五月天，菖蒲制酒乐半年。

庭前娇女红娘子，笑与槟榔同采莲。

秋

秋菊开花遍地黄，一日雨露一回香。

牧童去取国公酒，醉到天南星大光。

冬

冬来无处可防风，白芷糊窗一层层。

待到雪消阳起时，门外户悬白头翁。

（二）怀旧事

喝马蓝关路，王孙欲断肠。

风扬桃蕊嫩，露郁李花香。

志远情难弃，心高意已伤。

春长山月寂，莫若早回乡。

诗中嵌马兰、王孙、羊桃、郁李、志远、薏苡、常山、茴香8味中药。

（三）古出塞

天雄志远忆当年，赤箭长刀镇远巅。

剑戟如柴胡虏惧，兵声似水银光延。

休云母念多幽咽，莫感当归写泪笺。

此夜防风多野火，王孙意气守关边。

诗中嵌天雄、志远、赤箭、柴胡、水银、云母、当归、防风、王孙9味中药。

越医文化：医艺融合与升华

（四）燕归梁·药名遥侣

白纸无情对影单，半夏鹊声欢。

思君当归理金簪。忍独活，梦西番。

王孙宝刃，天雄汗血，防风夜披毡。

赤箭射缺玉门关。铁衣冷，思东川。

词中嵌白芷、半夏、当归、独活、王孙、天雄、防风、赤箭、铁衣 9 味中药。

四、楹联巧用药，巧思妙解

自古以来一些文人墨客和医家给人们留下了许多"药名对联"的故事，读来别有一番情趣，令人拍手叫绝。现特辑部分，以飨读者。

有一中药店贴联："慈姑穿山采红花，走遍生地熟地；苏子过江寻紫草，翻越常山淮山。"此联中巧用 10 味中药名，极言采药之辛苦，自然浑成，风雅别臻。

清末湖北名医何九香，母亲病故后悲思万千，遂自题一幅药店门联："独有痴儿渐远志，更无慈母望当归。"联中以独特的构思，嵌入远志、当归两味中药名，来寄托自己对母亲的哀思和怀念，可谓真情意切，令人感动。

有些药店以药联祈盼发达，写得更是妙趣横生，如"海龙海马通四海，红花红藤映山红""琥珀青黛将军府，玉竹重楼国老家""降香木香香附满店，黄药白药山药齐全"。

有些通过药联展现传统医者，也是寓意深刻，如"厚朴继承神农药，从容（苁蓉）配制仲景方。"

有些用药联弘扬医德医风者，十分耐人寻味，如"携老，青葙子背（贝）母过连桥（翘）；扶幼，白头翁扶（附）子到常山。"也有以联语解说药性医理者，如"甘草合诸药，绿豆解百毒""解表散寒麻桂当先，软坚散结藻布在前"。

又如，有一副对联中包含了 37 味中药。

上联：阳春三月 天仙红娘子 龙骨玉肉 首乌容少 一点朱砂痣 面扑天花粉 头插金银花 身穿罗布麻项带珍珠 腰挂珊瑚 怀抱太子 在重楼连翘百步 仰

望天南星 盼槟榔

下联：冰雪连天 日人白头翁 血竭陈皮 满面花椒 两撮银柴胡 背搓猪牙皂 足登棉皮鞋 披挂穿山甲颈缠金缨 胸佩琥珀 手拄虎杖 上常山独活千年 欲成威灵仙 弃鼠妇

横联：各有远志

对联内包括了阳春砂、天仙子、红娘子、龙骨、玉果（肉苁蓉）、何首乌、朱砂、天花粉、金银花、罗布麻、珍珠、珊瑚、太子参、重楼、连翘、百部、天南星、槟榔、雪莲、薏苡仁、白头翁、血竭、陈皮、花椒、银柴胡、猪牙皂、绵萆薢、穿山甲、金缨子、琥珀、虎杖、常山、独活、千年健、威灵仙、鼠妇虫、远志等37味中药。

药联史话

第一则：相传古时一位客人，慕名前去拜访善作"药联"的名医。客人刚到就指着门口的灯笼说："灯笼笼灯，纸（枳）壳原来只防风"，名医从容笑答："鼓架架鼓，陈皮不能敲半下（夏）。"客人进院见竹，赞叹道："烦暑最宜淡竹叶。"名医不假思索地对道："伤寒尤妙小柴胡。"客人在院里坐下后，又出一联："玫瑰花小，香闻七八九里。"名医随口应对："梧桐子大，日服五六十丸。"客人接着说："大将军骑海马身穿山甲。"名医答："红娘子坐车前头戴金花。"客人告辞时说："神州到处有亲人，不论生地熟地。"医生对道："春风来时尽著花，但闻藿香木香。"客人对名医的对答如流佩服得五体投地，两人遂成了好友。

第二则：明末清初年间，有位老中医慕名到名医傅青主家拜访。傅氏设宴招待。酒过三巡，老中医起身浏览药架上药物后，信口说道："红娘子生天仙子，一副生化汤。"傅氏笑着回答："女贞子产刘寄奴，二包止迷散。"老中医拉开抽斗说道："白头翁骑海马，赴常山挥大戟，怒战草蔻百合，不愧将军国老。"傅氏尾随而至："何首乌架河豚，入大海操仙茅，逼杀木贼千年，堪称长卿仙人。"老中医听后，不禁拍案叫绝。傍晚，宴毕送客路上，傅氏说道："生地变熟地望常合欢。"老中医拉着傅氏的手，依依不舍："望月乘夜明定来。"

五、耐人寻味的中药诗文

在《戒庵老人漫笔》中有这样一段记载："水贼反，自号威灵仙，与辛夷前胡相连结，犯天雄兵，上谓生曰：'豺狼毒吾民，奈何？'生曰：'此小草寇，臣请折笞之。'上大喜，赐穿上甲、犀中带，问'何时当归'？曰：'不过半夏。'道帅兵往，乘海马攻城，大战百合，流血余数里。令士卒挽川弓，发赤箭，贼不能挡，逐走，绊于铁蒺藜，或践滑石而踬，悉追斩之，惟先降者独活，以延胡索系之而归，获无名异宝不可胜计，上迎劳生曰：'卿平贼如剪草，孙武不能过也。'"

战斗经过的中药文，暗含水贼、威灵仙、辛夷、前胡、天雄、草寇、穿山甲、犀角、当归、半夏、海马、百合、川芎、赤箭、蒺藜、滑石、独活、延胡素、无名异、剪草等二十几味药名，真可谓短小精炼，独具妙工，读后耐人寻味。

无名氏的《天南星游记》中载有无名氏写的一篇游记，独辟蹊径，别具情趣。记曰：

何首乌，仙茅人，厚朴有远志，年三七，与友白英、石韦、陈皮、秦艽乘地龙遨游天南星。

时当半夏，星上遍布红花、紫草、玉竹、艾叶，千里光闻藿香。

五人合欢归于萝芙木下读百部，雌黄古今，言谈如玉屑，时久果然益智不浅。

又尝穿山甲行猎，舞大戟，发赤箭，斩杀蜈蚣，射死水蛭，活捉蕲蛇，满载鹿茸、犀角、虎骨、熊胆。

唯夏天无冰凉花、冰片，难以久留。

一日，忽思当归熟地，乃敷轻粉，涂铅丹，骑穿山龙而归。

乡人见之皆不相识，原来五人已成白头翁矣。

附录：中草药诗词赏析

姜黄

香浓宝鼎透金炉，片子姜黄产蜀都。

莲药功分原有异，郁金形似岂无殊。

积瘕可破经前阻，败血能消产后汗。

手臂不愁风痹痛，初生疥癣亦堪敷。

注：本诗出自清代赵瑾叔《本草诗》。

地黄

地黄气禀仲冬行，怀庆携来大有名。

温可养荣宜用熟，寒能凉血只宜生。

拌同姜酒脾无泻，食共萝卜发变更。

四物为君八味首，九蒸九晒制须精。

（本文内容源自网络）

国家图书馆中医典籍留真

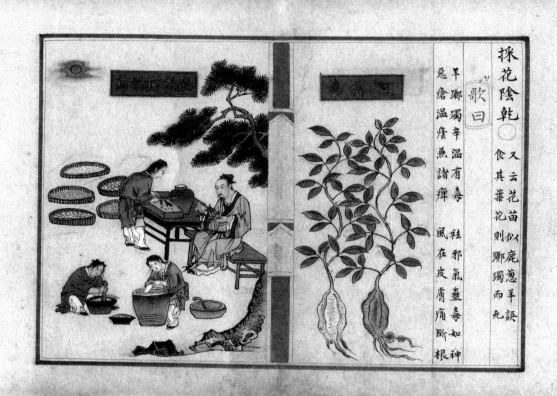

補遺雷公炮製便覽十四卷 明萬曆十九年（1591）內府彩繪本 存十三卷

匡高25.1厘米，廣17.6厘米。半葉八行，行十六字，小字雙行同，紅格紅口，四周雙邊。入選《第一批國家珍貴古籍名錄》，名錄號01799。中國中醫科學院圖書館藏。

Bu Yi Lei Gong Pao Zhi Bian Lan (Master Lei's Supplemental Discourse on Drug Processing). 13 of 14 juan. Wanli 19 (1591), Ming Dynasty. Palace edition. Colored manuscript. Listed in the *First Rank of National Catalogue of Rare Ancient Books*, No. 01799. Library of China Academy of Chinese Medical Sciences.

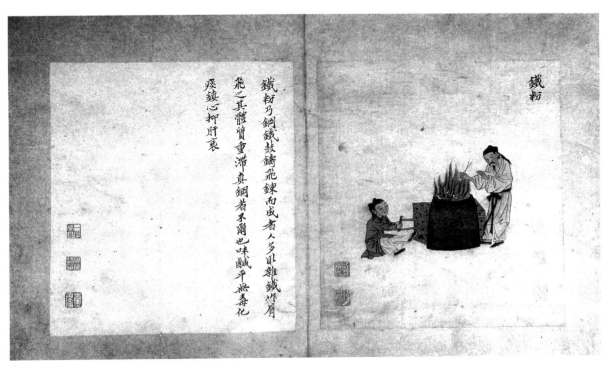

鐵粉乃鋼鐵鼓鑄飛鍊而成者人多目雜鐵作屑
飛之其體資重滯真鋼者不爾也味鹹平無毒化
痰鎮心抑肝衰

鐵粉

本草圖譜□卷 （明）周榮起抄周淑祜、周淑禧彩繪本 存三卷
匡高23.5厘米，寬20.9厘米。半葉八行，行十八至十九字。本草圖册，《本草品精
要》之摹繪本。國家圖書館藏。

Ben Cao Tu Pu (Illustrations of Materia Medica).Copied by Zhou Rongqi (1600-1686), Illustrated
by Zhou Shuhu (fl.17c) and Zhou Shuxi (1624-1705). 3 juan extant. Colored manuscript. National
Library of China.

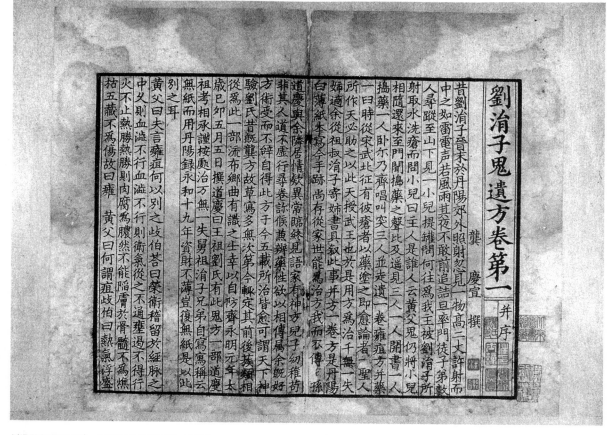

劉涓子鬼遺方五卷　（南朝齊）龔慶宣撰　宋刻本

蝴蝶裝。匡高19.3厘米，廣12.3米。半葉十三
行，行二十三字，白口，左右雙邊。有"汪印士鐘"
"瞿氏秘笈""鐵琴銅劍樓"等印。曾為汪士鐘、
瞿氏鐵琴銅劍樓收藏。入選《第一批國家珍貴古籍名
錄》，名錄號00677。國家圖書館藏。

Liu Juan Zi Gui Yi Fang (Liu Juanzi's Remedies Bequeathed by Ghosts). 5 juan.
Composed and Compiled by Gong Qingxuan (fl.5-6c), Southern Qi Dynasty. Printed
in the Song Dynasty. Butterfly binding. It was kept by collector Wang Shizhong (fl.19
century) and the private library of the Qu's Family (Bookstack named "Tie Qin Tong Jian
Lou"). Listed in the *First Rank of National Catalogue of Rare Ancient Books*, No. 00677.
National Library of China.

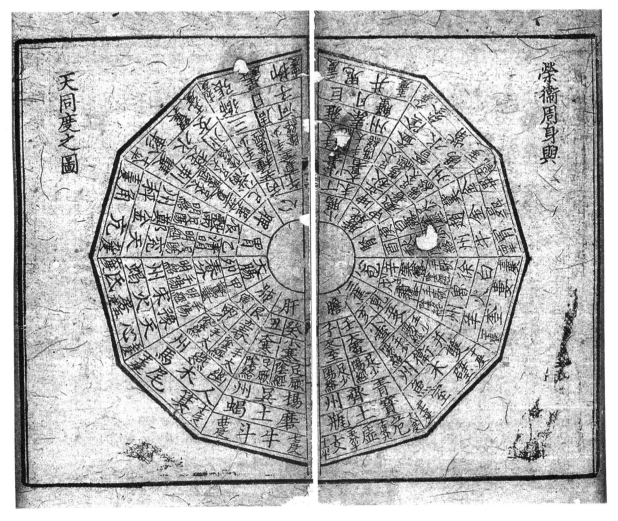

廣成先生玉函經一卷　題（前蜀）杜光庭
撰　元刻本

　　匡高18.0厘米，廣11.7厘米。半葉十一行，
行二十一字，細黑口，左右雙邊。有"瞿氏鑒
藏金石記"等印。黃丕烈、瞿啟甲跋。曾為汪
士鐘、瞿氏鐵琴銅劍樓收藏。國家圖書館藏。

Guang Cheng Xian Sheng Yu Han Jing (Pulse Canon of Sir Guangcheng).
1 juan. Composed by Du Guangting (850-933), blockprint, Yuan Dynasty.
Postscript by Huang Pilie (1763-1825) and Qu Qijia (1873-1940). It was kept
by Wang Shizhong(Qing Dynasty) and the private library of the Qu's Family
(Bookstack named "Tie Qin Tong Jian Lou"). National Library of China.

越医文化：医艺融合与升华

403

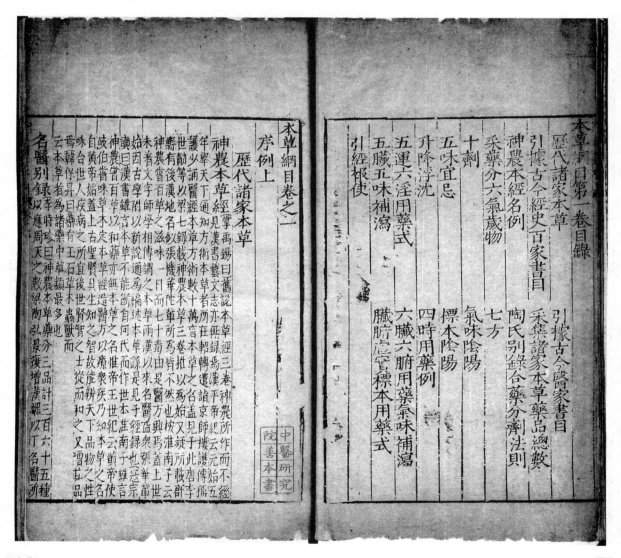

本草綱目五十二卷圖二卷 （明）李時珍撰 明萬曆二十一年（1593）金陵胡承龍刻本

匡高20.4厘米，廣14.3厘米。半葉十二行，行二十四字，小字雙行同，白口，四周單邊。入選《第一批國家珍貴古籍名錄》，名錄號01798。中國中醫科學院圖書館藏。

Ben Cao Gang Mu (Compendium of Materia Medica). 52 juan with illustration 2 juan. Compiled by Li Shizhen (1518-1593), Wanli 21 (1593), Ming Dynasty. Private publication by Hu Chenglong (fl.16 century). Listed in the *First Rank of National Catalogue of Rare Ancient Books,* No. 01798. Library of China Academy of Chinese Medical Sciences.

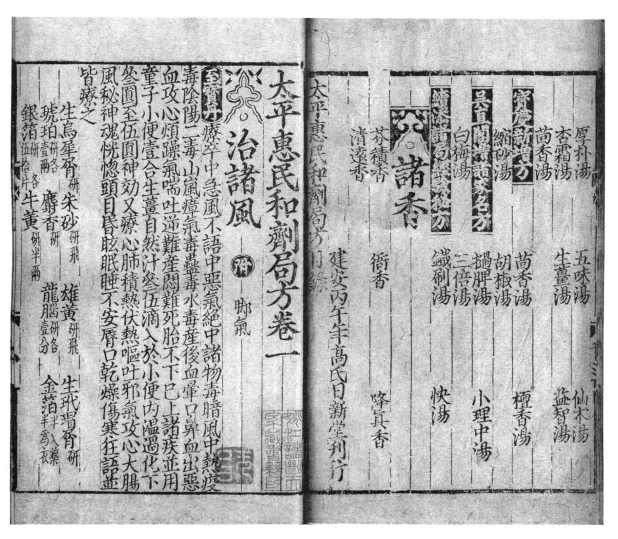

太平惠民和劑局方十卷　（宋）陳師文等撰　指南總論三卷　（宋）許洪撰　增廣和劑局方圖經本草藥性總論一卷　元至正二十六年（1366）高氏日新堂刻本

匡高19.8厘米，廣13.3厘米。半葉十四行，行二十三或二十四字，黑口，四周單邊或左右雙邊。蔣光焴舊藏。入選《第一批國家珍貴古籍名錄》，名錄號00662。國家圖書館藏。

Tai Ping Hui Min He Ji Ju Fang (Prescriptions of the Bureau of Taiping People's Welfare Pharmacy), 10 juan, Composed by Chen Shiwen (fl.1107-1151), et al. *Zhi Nan Zong Lun* (the General Guid), 3 juan, Composed by Xu Hong (Song Dynasty). *Zeng Guang He Ji Ju Fang Tu Jing Ben Cao Yao Xing Zong Lun* (Supplemental Canons with Illustration of Bureau for Compounding and the Nature of Materia Medica), 1 juan. Zhizheng 26 (1366), Yuan Dynasty. Private Publication of the Gao's Rixin Studio. It was kept by collector Jiang Guangyu (1825-1892). Listed in the *First Rank of National Catalogue of Rare Ancient Books*, No. 00662. National Library of China.

越醫文化：醫藝融合與升華

405

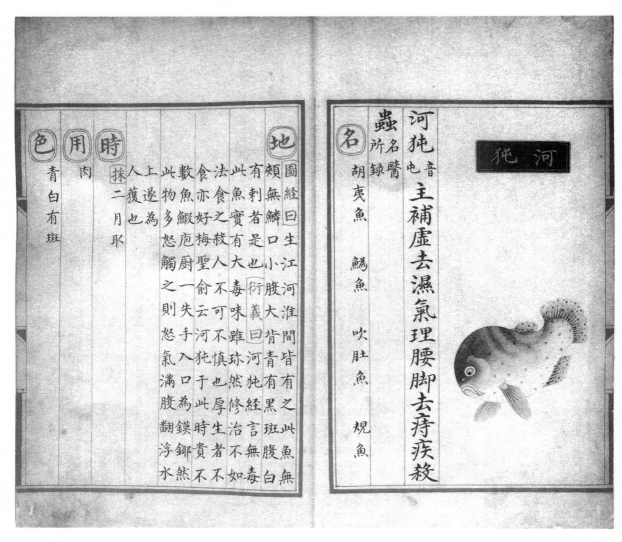

右側：

河㹠音屯 主補虛去濕氣理腰脚去痔疾殺

名
所錄名醫
蟲

胡夷魚　鰗魚　吹肚魚　規魚

左側：

地
圖經曰生江河淮間皆有之此魚無
頰無鱗口小腹大背青有黑斑腹白
有刺螫者是也
衍義曰河㹠経言無毒
此魚實有大毒味雖珍然修治不如
法食之殺人不可不慎也于此時貴者不
食亦好梅聖俞云河㹠于此時貴不
數物多怒庖厨一失手入口為腹
此物多怒触之則怒氣満腹翻鎮浮水然

時　採二月耳　人逐也為上獲也

用　肉

色　青白有斑

本草品匯精要四十二卷　（明）劉文泰、徐鎮等撰　明抄彩繪本　存十一卷
　　匡高25.2厘米，廣17.9厘米。半葉八行，行十六字，小字雙行同，紅格紅口，四周雙邊。國家圖書館藏。

Ben Cao Pin Hui Jing Yao (Collected Essentials of Species of Materia Medica), 11 of 42 juan. Composed by Liu Wentai (fl.1488-1505), Xu Zhen (fl.16c), et al. Colored manuscript. National Library of China.

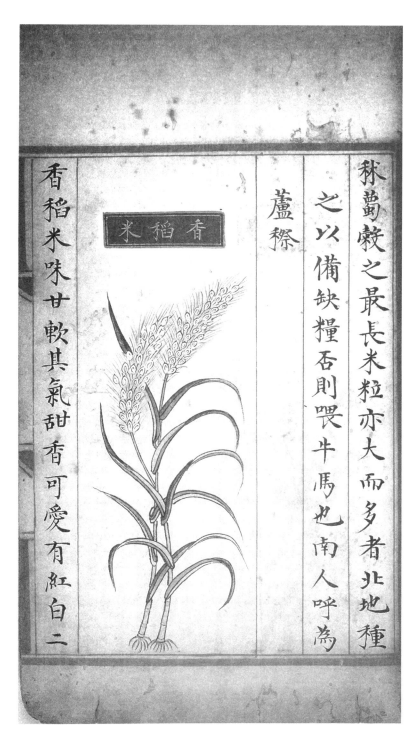

秫蜀黍之最長米粒亦大而多者北地種
之以備缺糧否則喂牛馬也南人呼為
蘆穄

香稻米味甘軟其氣甜香可愛有紅白二

米稻香

食物本草 明抄彩繪本
　　匡高25.0厘米，廣17.9厘米。半葉八行，行十六字，
紅格紅口，四周雙邊。國家圖書館藏。

Shi Wu Ben Cao (Edible Materia Medica), Colored Manuscript. National Library of China.

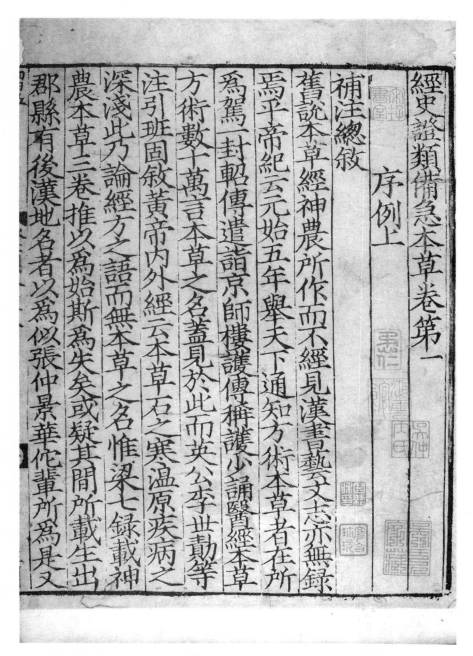

經史證類備急本草三十一卷　（宋）唐慎微
撰　宋嘉定四年（1211）劉甲刻本
　　匡高24.7厘米，廣19.2厘米。半葉十一
行，行二十一字，白口，左右雙邊。有"吳
印元恭""臣紹和印"等印。楊氏海源閣
舊藏。入選《第一批國家珍貴古籍名錄》，
名錄號00635。國家圖書館藏。

Jing Shi Zheng Lei Bei Ji Ben Cao (Classified Materia Medica from
Historical Classics for Emergency). 31 juan. Composed by Tang
Shenwei (fl.11-12c). Private publication (Liu Jia, 1142-1214). Jiading
4 (1211), Song Dynasty. It was kept by Yang's Haiyuan Bookstack.
Listed in the *First Rank of National Catalogue of Rare Ancient Books*,
No. 00635. National Library of China.

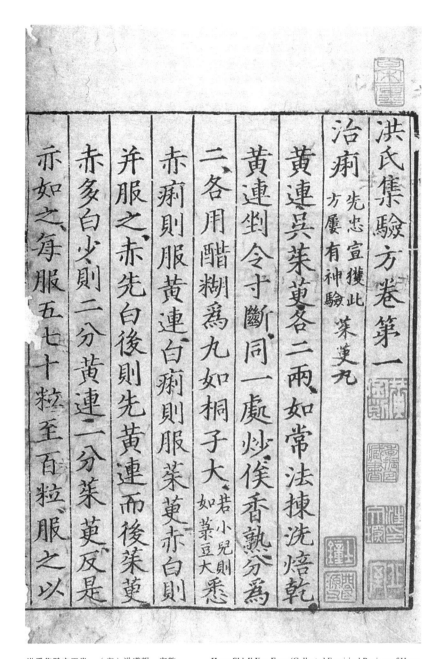

亦如之，每服五七十粒，至百粒，服之以

赤多白少則二分黃連一分茱萸反是

并服之，赤先白後則先黃連而後茱萸

赤痢則服黃連白痢則服茱萸亦白則

二，各用醋糊爲九如桐子大，若小兒則悉如菜豆大

黃連剉令寸斷，同一處炒，俟香熟，分爲

黃連吳茱萸各二兩如常法揀洗焙乾

治痢 方屢有神驗 先忠宣獲此茱萸九

洪氏集驗方卷第一

洪氏集驗方五卷 （宋）洪遵輯 宋乾道六年（1170）姑孰郡齋刻公文紙印本
匡高18.3厘米，廣14.1厘米。半葉九行，行十六字，小字雙行二十二字，白口，左右雙邊。有"季振宜書""百宋一廛""士鐘"等印。黃丕烈、顧廣圻跋。經季振宜、黃丕烈、汪士鐘、瞿氏鐵琴銅劍樓遞藏。入選《第一批國家珍貴古籍名錄》，名錄號00665。國家圖書館藏。

Hong Shi Ji Yan Fang (Collected Empirical Recipes of Hong Zun), 5 juan. Compiled by Hong Zun(1120-1174), Qiandao 6 (1170), Song Dynasty. Printed on used official paper. Postscript by Huang Pilie (1763-1825) and Gu Guangqi (1769-1842). It was kept by Ji Zhenyi (1630-1674), Huang Pilie (1763-1825), Wang Shizhong(Qing Dynasty) and the private library of the Qu's Family (Bookstack named "Tie Qin Tong Jian Lou") one after another. Listed in the *First Rank of National Catalogue of Rare Ancient Books*, No. 00665. National Library of China.

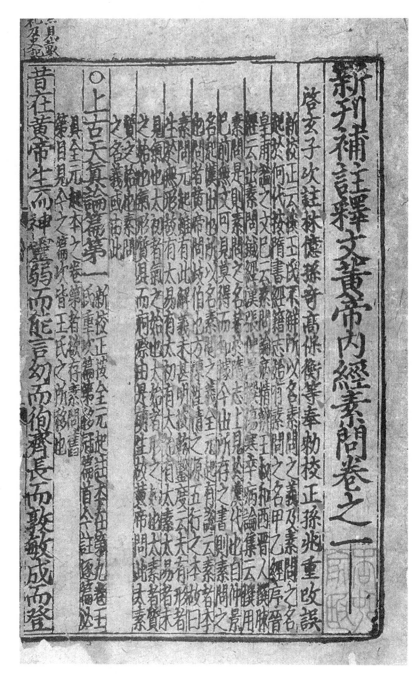

新刊補注釋文黃帝内經素問十二
卷 （唐）王冰注 （宋）林億等校
正 （宋）孫兆改誤 元後至元五年
（1339）胡氏古林書堂刻本
　　匡高20.4厘米，廣12.6厘米。半葉十三
行，行二十三字，小字雙行同，黑口，四
周雙邊。入選《第一批國家珍貴古籍名
録》，名録號00627。國家圖書館藏。

Xin Kan Bu Zhu Shi Wen Huang Di Nei Jing Su Wen
(Plain Questions of Yellow Emperor's Inner Canon with
Additional Annotation). 12 juan. Annotated by Wang Bing
(Tang Dynasty). Collated by Lin Yi (Song Dynasty) et al.
Corrected by Sun Zhao (Song Dynasty). Zhiyuan 5 (1339),
Yuan Dynasty. Private Publication of the Hu's Gulin Studio.
Listed in the *First Rank of National Catalogue of Rare
Ancient Books*, No. 00627. National Library of China.

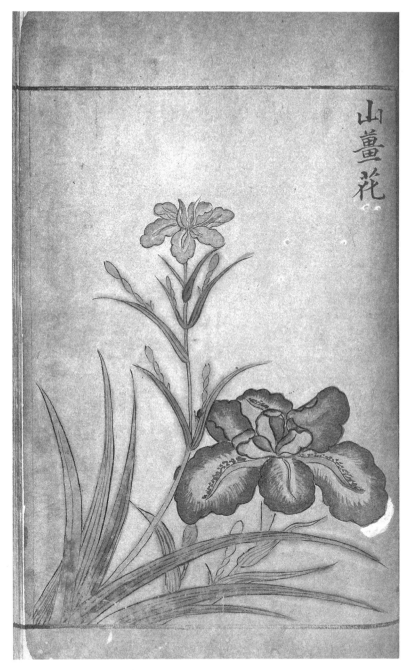

履巉岩本草三卷　題（宋）琅琊默菴撰　明抄彩繪本

匡高27.6厘米，廣19.2厘米。半葉八行，行十六字，四周單邊。入選《第二批國家珍貴古籍名錄》，名錄號04561。國家圖書館藏。

Lü Chan Yan Ben Cao, (Materia Medica in Lü Chan Yan). 3 juan. Compiled by Lang Ya Mo An, Song Dynasty (according the text). Colored Manuscript. Listed in the *Second Rank of National Catalogue of Rare Ancient Books,* No. 04561. National Library of China.

第五编

越医文化：景岳堂的初心与未来

在历史源远流长的江南水乡——绍兴，有这么一家企业，他们立堂景岳，知行合一，造福桑梓，弘扬国粹。把传承发展中医药事业，弘扬创新越医文化，作为自己的使命担当和不懈追求，她就是浙江景岳堂药业有限公司。

——编者

钱木水的两极人生

　　一边是深情回眸，向着历史深处，追根溯源，法古求真，追寻越医文化之根和张景岳之魂，一边是激情拥抱中医药的现代化、信息化、智能化，这两幅截然不同的图景，构成了景岳堂药业的两极战略，或者说是景岳堂董事长钱木水的两极人生。

　　2017年9月，由浙江景岳堂药业有限公司发起的绍兴市景岳堂越医文化研究院和绍兴市越医文化研究会宣告成立，研究院、研究会旨在深度挖掘越医文化内涵，为景岳堂药业安上文化这一"隐形的翅膀"。

　　差不多与此同时，景岳堂年产四百吨的中药配方颗粒智能化流水线和恒温恒湿、气调杀虫、机器人自动发货的中药物流中心投用。

　　一边是深情回眸，向着历史深处，追根溯源，法古求真，追寻越医文化之根和张景岳之魂，一边是激情拥抱中医药的现代化、信息化、智能化，这两幅截然不同的图景，构成了景岳堂药业的两极战略，或者说是景岳堂董事长钱木水的两极人生。

　　景岳堂药业是华通医药（股票代码002758）的全资子公司，是发端于20世纪70年代钱清供销社下属的医药商店，从十几个人几十平方米的小店铺开始，紧紧揪住"让农民吃上药、吃得起药、吃放心药"这一"牛鼻子"不放，一步一个脚印，终于构建起了一个集药品研发、生产、批发物流、零售连锁、中医医院、国医药馆为一体的全医药产业链，并于2015年5月27日在深交所敲响了上市宝钟。

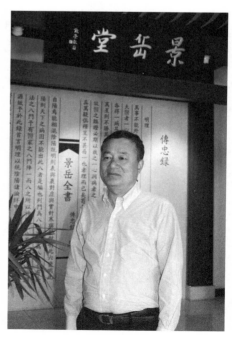

从某种意义上说，景岳堂药业的发展史，也是钱木水的个人奋斗史。回顾三十年筚路蓝缕的创业史，钱木水道："其实我们也没什么秘诀，无非是一切以问题为导向，在实践中发现问题，解决问题。其实问题就是机会，就是市场。解决了一个问题，也就是抓住了一个机会，打开了一个市场，企业也就上了一个台阶。"

企业上市后，站在了一个全新的起点上，钱木水深感肩上的担子更重了，压力更大了。作为一个从小闻着中药味长大的"老药工"，他几经深思熟虑，开出了三张"处方"，一是向文化要魂，为"景岳堂"插上"隐形的翅膀"；二是向科技要生产力，为"景岳堂"安上"第一引擎"；三是为"景岳堂"植入"良心＋匠心"的DNA。

文化，"隐形的翅膀"

有人说过，一个国家的发展，十年靠经济，五十年靠自主创新，百年发展则靠文化。国家如此，企业何尝不是如此？企业如果不注重文化建设，犹如缺失了灵魂，注定是行不稳、走不长的。

景岳堂药业所在的绍兴，是著名的历史文化名城。"鉴湖月台名士乡"，历史上名人辈出，中医药文化也十分厚重灿烂，是御医的主产地，也是医籍的高产地，具有名医多、中医世家多、医药著述多的鲜明特色和"重实践、敢创新、善总结"（原卫生部副部长、国家中医药管理局局长王国强语）的独特个性，在中医药文化长河中卓然独立，一代宗师张景岳就是越医的杰出代表。

随着研究的深入，钱木水越来越喜爱中医药文化和越医文化，并于2017年9月成立了绍兴市景岳堂越医文化研究院，聘请著名中医药大家——原浙江中医药大学副校长连建伟为院长。

此后，景岳堂频频在中医药文化领域亮相，作为唯一一家协办单位，全程参与浙江省中医药管理局、中医药学会组织的"浙派中医"全省十一个地市巡回宣讲，全程协办全省十三场浙派中医走基层暨中医药健康管理服务技术培训活动，协办参与浙江省中医药教材进校园活动。这些活动使得景岳堂的触角，广泛进入医疗界、学术界、教育界，在提升景岳堂药业品牌美誉度的同时，景岳堂的发展理念和实践也得到了广泛的认可和支持。

在企业内部，公司连续组织薪火传承师徒结对活动，组织员工举行"遇见最美本草"上山采药活动，让员工认识本草、爱上中医药。

中医药文化更是渗透到景岳堂公司的角角落落，从店铺到车间，触目之处皆是中医药文化的元素和符号，甚至连公司的党建文化活动室、展示厅，也是以"望闻问切"四诊合一为主题。新落成的景岳堂新甸厂区，成功入选浙江省中医药文化养生旅游示范基地。

文化润物无声，潜移默化地滋润着景岳堂人的心田，更结出了丰收的硕果。不久前，张景岳的《景岳全书》中"张景岳经典名方八首"，被国家相关部门列入国家第一批经典名方目录。

接下来，景岳堂药业打算投资上千万元，建设越医文化博物馆。历史选择了钱水木。作为景岳堂药业的董事长，他深知光大越医文化，继承张景岳衣钵，他责无旁贷，义不容辞。

科技，第一引擎

站在大幅"景岳堂中药代煎配送物流示意图"前，你可以看到从医生开方、公司接方、抓药、煎药到病人取药整个过程一目了然，这里是神经中枢，代煎服务全程信息化控制，实时查询，精准审方，智能化复核，留样校对，条码同行，随时追溯，医院可通过网络监控煎药过程，患者可通过"景岳堂"微信公众号的"煎药状态查询"功能随时了解煎药进展，只需等待1天，快递送货上门，就可以在家吃上放心药。

同样，从2015年起，连接着景岳堂客户的全省几百家医疗机构配方颗粒智能化中药房，通过全程信息化控制和管理，将配方颗粒精准调配给患者。这是景岳堂智能化战略的一个缩影。

让科技创新，为古老的中医药注入全新的生命力，是景岳堂一以贯之的另一条主线。公司从生产、仓储到配送、销售，全方位向自动化、智能化、信息化挺进。目前，在浙江省食品药品监督管理局和浙江省中医药管理局的指导、支持下，景岳堂承担了"基于标准汤剂的高质量中药配方颗粒质量标准"起草工作，并与省内外多家中医药科研院所建立了战略合作关系，争取成立院士工作站、博士后工作站，以培育提升景岳堂的核心竞争力，争取成为中药配方颗粒和经典名方生产的领跑者。

在国家《中医药法》出台、"健康中国"国家战略启动实施的时代背景下，善于谋势的钱木水敏锐地意识到景岳堂进入了一个恢宏的战略机遇期。他的布局是：征地一百亩，规划投资6.4亿元，建设三大工程项目，包括年产1000吨的中药配方颗粒二期生产线，建设年产10000吨的传统中药饮片生产车间，建设企业技术研发中心。在公司战略方向上，大踏步进入大健康领域，开发即食燕窝制品，系列药食同源保健茶，系列药食同源复方固体饮料，铁皮石斛、西洋参颗粒、含片，第三代破壁灵芝孢子粉浓缩颗粒，罐头膏方，保健酒，等等，引领景岳堂打开一个更大的市场空间，进入发展加速期。

"景岳堂"的DNA："良心＋匠心"

"坚持中西医并重，传承发展中医药事业。"在和公司党员一同观看完"十九大"开幕式后，钱木水心潮澎湃，他在微信朋友圈郑重敲下8个字：不忘初心，继续前行。

追溯钱木水的"初心"，是一个药店小学徒对中医药的强烈好奇心和成为一名合格药工的梦想。1979年，改革开放春风乍起，17岁的钱木水被分配到绍兴县钱清镇供销社药店当学徒，他的师傅宋德祥祖籍慈溪，是钱清天禄堂的老药工。其实，70年代他们的药店并没有中药炮制这个活，很长一段时间里，钱木水的主要工作是中药仓库的保管员，但他不满足于此。

"我想学炮制，师傅很支持，也愿意把手艺传给我。"钱木水说。为了让他学中药加工炮制，宋德祥特地买来切药刀等各种工具及原料药材，手把手教他炮制工艺和药材质量优劣辨别。当时药店的同事都不理解，"他们觉得忙忙碌碌一天干到晚，又没有奖金，炮制好的饮片都可以进到货，真是太傻了"。

中药材炮制不是那么好学的，靠一时心血来潮或者投机取巧是行不通的。辨别原料药材质量，学每一种中药材的不同加工方法，掌握精准的火候，甚至连最基本的把药片切得足够薄，都只能靠笨功夫一点一滴熬出来。钱木水至今还记得一次学习熬制没药的经历。没药能活血祛瘀止痛，但进口的原料药往往是生的，需要熬制。第一次熬制时，他在师傅指导下熬成功了，第二次，他有些偷懒，没有及时把熬好的药盛起来，结果着火了。这一次教训深深地烙在钱木水的脑海里：中药炮制的每一个环节都不能掉以轻心！

从此，钱木水沉下心来，一学就是十几年，识药炮制的基本功越来越扎实。他炮制加工的饮片卖到了各大医院，并带动了药店收益。1998 年，县供销社领导调研后认为钱木水所在的药店做得好，就把辖下其他供销社的几家药店都交由他管理。1999 年绍兴成立了浙江省供销系统第一家县级医药公司——绍兴县华通医药有限公司，通过了 GSP 认证，并很快取代了原来的县医药公司。

学辨识药材、学炮制最初看起来是一招"闲棋冷子"，没奖金，吃苦头，还招人闲话，却酝酿出钱木水不一样的人生和后来华通医药的跨越式发展。这大概就是热爱和梦想的力量吧！

直到现在，钱木水还以"老药工"自称，一手切药片的功夫半点没生疏，其辨别中药材真假级别的"火眼金睛"常令炮制车间的老师傅都惊叹不已。

早年刻苦学炮制的经历带给钱木水的另一大宝贵财富，就是对中药质量的"执念"。有一段时间，市场上中药材质量良莠不齐，"劣币驱逐良币"的现象相当严重。一些德高望重的老中医们大声疾呼，"方真药不灵"，如此下去，中国中医药危矣！

记得有一年，一个搞中药流通的朋友送给钱木水一服十全大补药，已经是精挑细选过的，比较好的饮片，但钱木水仔细一看，"里面三分之一是劣药，硫磺熏色素超标严重"。他把那服十全大补药泡酒保存至今，时刻提醒自己，有朝一日一定要自己加工放心的中药饮片，生产好药。

当时药品批准文号还不能转让，华通医药业务主要布局在药品流通领域。"心存执念"的钱木水想办法从侧面突破。机会很快来了，2003 年，生产风油精的杭州利民药厂引入国家一类新药后，为获得 GMP 认证，不得不停止生产风油精。钱木水主动争取在华通医药旗下设立利民药业风油精的厂外车间，并由利民药厂管理，使用利民的牌子，生产的风油精由华通医药全国代理。有了这一基础，三年后，市场开放批准文号可以技术转让时，钱木水立刻展开手脚，第一时间布局心心念念已久的中药生产。

钱木水选择了中药配方颗粒作为突破口。但由于配方颗粒前期研发投入大、耗时长，是个"烧钱"项目，企业内部一度争议不断，钱木水顶住了压力。2009 年，《国务院关于扶持和促进中医药事业发展的若干意见》出台，要求提升中药产业发展水平，建设现代中药工业和商业体系，加强对中药饮片生产质量和中药材、中药饮片流通监管。华通制药紧紧抓住了这一机会，次年，更名为景岳堂药业，在加大配方颗粒研制力度的同时，上马中药饮片生产。此时，钱木水对中药质量的执念得以全面释放，体现在生产细节中，比如杜仲表面的栓皮没有药效，他要求一定要去干净，哪怕耗时、耗人工，一般能加工出45千克成品的原材料只能加工出35千克；制玉竹，一般用一天半炮制到棕褐偏黑色（味涩）就符合要求，但钱木水要求必须用两天时间炮制到呈油润黑色（味甜），这样滋补作用更强，还能减轻副作用。

钱木水没事就爱去车间转，所有细节他都看在眼里。他不断琢磨，从流程管理入手，一个细节一个细节抠，一个环节一个环节抠，慢慢地，一部从中药材原产地采购开始，到制药、售药的全流程、可追溯、能量化的操作规范终于脱颖而出，这部全流程操作规范细则的核心是两颗心，就是"良心＋匠心"，钱木水称之为"两心工程"。

钱木水的口头禅是"我们做药业的，干的就是良心活，病人以性命相托，我们来不得半点马虎和懈怠"。他说，良心是匠心的前提，做药讲良心，才会用匠心。匠心是良心的落实和保证，做药用匠心，才能做出"良心药"。所以，我们做中药的，不仅仅要传承中医药文化和技术，还要传承好传统中医药人的匠心。景岳堂每年都要举行隆重的师徒结对拜师仪式，目的就是要把老一辈的中药技艺和匠心一并传承下去。他要把"两心工程"融化渗透到"景岳堂"的角角落落、方方面面，让其内化为"景岳堂"的DNA，为把景岳堂药业打造成百年企业打好基础。

钱木水的"两心论"在业界引起了广泛关注，一些慕名前来的老中医参观考察后深感欣慰，感叹：如果都像"景岳堂"一样做中药，中医药何愁不振兴？中医药有救了！

景岳堂"两心工程"的理论和实践还惊动了中央电视台。2016年3月11日，中央电视台《工匠精神》栏目组走进景岳堂，相信不久之后，景岳堂的"良心＋匠心"必将走向全国。

百年之后，"景岳堂"将会怎么样呢？景岳堂成立整整十五年了，犹如一个十五岁的少年，其明天充满着无限可能。

（作者吴钊谦，绍兴日报社记者）

景岳堂中药传承、创新、发展之路

浙江景岳堂药业有限公司成立于 2003 年 9 月，位于绍兴市柯桥区钱清镇凤仪村，目前拥有新甸和凤仪两个厂区，注册资金 1 亿 8 千万元，是一家集中药配方颗粒、中药饮片生产加工、中成药制剂研制开发、内外贸销售为一体的综合性制药企业，曾先后荣获省、市"高新技术企业""市科技型企业""青年文明号""现代服务业重点企业"，多年被评为药品生产企业监督等"AA"级等荣誉称号。

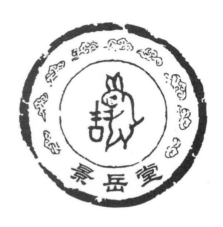

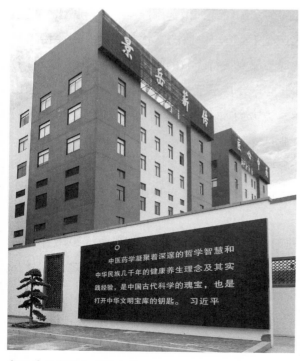

浙江景岳堂药业有限公司

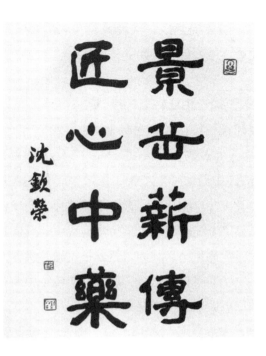

　　公司一直秉着"景岳薪传，匠心中药"的价值理念，传承张景岳医理和越医文化，专业专注中医药发展事业，积极创新，务实高效，谋求发展。在传统中药产业上，积极牵头启动实施中药饮片质量提升工程项目，启动中医经典名方研究，全力推进中医药文化宣传工作，并积极探索中药创新道路。2015 年 12 月 24 日被浙江省中医药管理局指定为首批（浙江省内仅两家）中药配方颗粒科研专项企业。中药配方颗粒作为一种现代工艺与传统医学相交汇的健康产业方向，具有广泛的科研和应用价值，是中药健康产业未来发展的方向之一，同时在 2018 年 3 月成立了浙江景岳堂生物科技有限公司，致力于大健康食品、保健食品等产品的开发。

　　景岳堂药业秉着"传承景岳中医文化，弘扬中药国粹精华"的经营理念，以"做强做大特色精品中药"为指针，深耕布局中药现代化和大健康产业，围绕中药产业传承、创新和发展的战略理念，逐步形成中药配方颗粒与饮片、制剂成药、保健食品一机两翼甚至三足鼎立的战略发展格局。通过核心产品研发转让，提高产品工艺技术和质量水平，提升产品市场价值和份额；加强中医药文化建设，找到企业发展的原动力；建立人力资源培育、管理的量化考核，来持续改善和提高公司整体管理水平，合理控制成本提升效率效益，提高客户、员工满意度。实现效益和质量双强，实现公司健康规范、持续快速的发展。主要创新点如下：

（一）加大投入，加速企业转型升级

（1）加快项目建设运行，夯实主产业基础。2017 年 5 月，经过 18 个月紧张努力的建设，一个占地 78 亩，总投资 3.2 亿元的新甸厂区投入运行，一期新建年产 3750 吨中药饮片生产线一条，年产 400 吨中药配方颗粒智能化生产线一条，以及直接口服饮片和毒性中药饮片生产线各一条。同时利用华通医药母公司募投资金配套建设的景岳堂现代中药仓储物流中心基本完成建设，有关恒温恒湿空调系统、气调杀菌养护设施、机器人发货及自动分拣系统正在安装调试中，即将投入运行，意在夯实传统中药饮片和配方颗粒生产条件与基础，满足近期企业生产销售的需要。

（2）拓展健康产业新领域。2018 年 3 月景岳堂药业成立全资子公司浙江景岳堂生物科技有限公司，致力于大健康食品、保健食品领域产业培育与市场开拓，特别是借助"互联网 + 营销"的战略，组建新型营销队伍。一期计划开发生产销售燕窝制品，系列药食两用代用茶，系列药食两用单方 / 复方固体饮料，铁皮石斛、西洋参颗粒、含片，第三代破壁灵芝孢子粉浓缩颗粒，二期计划开发生产液体饮料、罐头膏方、保健酒等大健康产品。

（3）布局中药经典名方新领域。紧抓国家中医药发展政策机遇，提前布局经典名方产品研发战略，先后与省内外中医药研究机构建立战略合作，率先启动五个张景岳中药经典名方研究工作。

（二）加快中医药文化传承建设

（1）加快中医药文化建设，加强与浙江省中医药学会的合作。作为唯一参与企业，自 2017 年 7 月 11 日首场活动起，全程协办"浙派中医"全省宣传巡讲活动，借力"浙派中医"新名片，助力浙江中医药的传承与创新，助推"健康浙江"建设，扩大浙江中医药全国影响力。

（2）依托国家中医药法的实施宣传东风，浙江省在全国率先开展"中医药教材进校园活动"活动，景岳堂药业作为主要协办单位之一，在浙江省卫计委、浙江省中医药管理局和浙江省中医药学会的指导下，汇同全省各地市

中医药学会组织中医药专家积极行动，开展进中小学送中医药课本、宣讲、展示及其他宣教活动，旨在全面提升教育活动的积极性与教育质量。

（3）与省内外药学会、中医药学会等合作，2017年主办或协办学术性会议32场次，极大提升了企业品牌、产品在中医药专业技术人员中的影响力。

（4）与全省各级中医药学会、药学会、药检、医疗等机构合作，组织"遇见最美本草"系列上山采药活动，拉近中医药与绿色大自然之间的距离，也增长了企业采购、QC、QA、销售等技术与业务人员的专业知识，培养了兴趣爱好。

（5）企业新甸厂区的厂内外建筑规划引入了丰富的传统中医药与现代中药文化元素，包括中药墙廊、十大名医、养生气功八段锦等文化展示墙，明代越医大家张景岳铜像，以望闻问切为主题的企业党建文化展示厅，还有中药标本室、现代化质量检测中心、智能化中药配方颗粒生产中心、传统中药饮片炮制加工生产展示中心、景岳堂中药煎药膏方制作中心、百草园、现代中药物流中心、药食同源产品便利店等，融合起一条百姓喜爱的中医药文化旅游线路，借助"中医＋旅游"，进一步推动企业转型升级。2017年成功入选《浙江省中医药文化养生旅游示范基地》，让中医药走近社会生活，进一步拓展旅游与中医药养生产业的融合发展，更好地传播中医药文化。

（6）不断完善企业中药师徒传承制度，2017年又选拔了6名专业技术人员，组织了第二届中药师徒传承仪式，让老药工宝贵的中药鉴定、炮制加工技艺薪火相传，弘扬企业工匠精神文化。

（三）加快核心竞争力的创新建设

（1）在浙江省食品药品监督管理局、浙江省中医药管理局的领导和鼎力支持下，积极承担"基于标准汤剂为基础的高质量中药配方颗粒质量标准"研究起草工作，争做国内国际中药配方颗粒行业的示范者、赶超者。

（2）建立学术支撑平台。2017年先后成立绍兴市景岳堂越医文化研究院和绍兴市越医文化研究会，聘请原浙江省中医药大学副校长连建伟教授为首任院长，发布App，推出公众号，成功承办第二届景岳堂越医文化高峰论坛，深入挖掘越医的历史和文化价值，助推中医药文化的推广和传播，铸造文化影响力。

（3）紧抓国家中医药发展政策机遇，提前布局经典名方产品研发战略，先后与省内中医药研究机构建立战略合作，省内率先启动中药经典名方研究工作。

（四）积极谋划未来大健康产业发展规划

借助母公司上市公司的资金募集优势，已征地100亩，规划投资6.4亿元，建设三大工程项目，包括年产1000吨中药配方颗粒二期生产线、年产10000吨传统中药饮片加工中心以及企业技术研发中心。一是扩大产能，二是进一步提升硬件与软件智能化、信息化、互联网融合水平，三是与省内外科研院所及大学合作，成立中药配方颗粒和中药经典名方省级或国家级的工程技术实验室，成立院士工作站、博士后工作站，借力外脑，致力于核心竞争力的培育。

通过推行上述一系列的创新发展举措，公司快速发展，目前已拥有员工500多人，建立了校企合作培养人才的模式，有效地解决了社会、高校的就业问题，对于维护社会稳定，促进社会发展起到了一定作用。2017年上缴国家税收总额达280万元。

中药饮片质量提升工程的实施使绍兴地区乃至浙江的中药饮片质量管理有了很大的进步，实现了传统中药饮片制假、掺杂、质量不稳定等情况的有效改观。

中药配方颗粒的研制、临床应用以及智能调配机在医院药房的设置，大大减轻了医院药房的工作强度，并实现中药免煎煮，既方便、快速、卫生又能保证疗效，深受广大中药服用者的喜爱。同时为传统中医药创新探索、中医药现代化，中医药走向国际市场，提供了一个很好的方向。

中药师徒传承制度，让老药工宝贵的中药鉴定、炮制加工技艺薪火相传，弘扬企业工匠精神文化，坚定了中药发展后继有人。

通过一系列的中医药活动及宣传，响应国家提倡的大力发展祖国传统中医药政策，普及了全民的中医中药知识，加深了老百姓对中医中药的认识、理解和喜爱，助推了"健康浙江"建设，扩大了浙江中医药在全国的影响力，对继承和发扬祖国传统中医药文化起到了重要作用。

2018年6月，景岳堂药业获柯桥区第四批非物质文化遗产景岳中医药文化传承基地；2018 年 8 月，获绍兴市第二批非物质文化遗产景岳中医药文化传承基地。

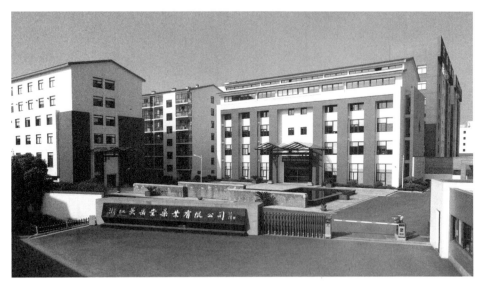

浙江景岳堂药业有限公司

老字号 "景岳堂"

越医始于春秋，兴起于东汉，发展于唐宋，鼎盛于明清，源远流长，代代相传；越医以名医多、名著多、专科世家多、学术流派多而享誉医林。张景岳是明代著名医家——温补学派的领军人物，是越医最杰出的代表。

柯桥景岳堂国医药馆坐落于历史文化古城、现代纺织之都——绍兴柯桥，占地面积2400平方米，是一家集中医门诊、养生调理、保健康复、旅游观光于一体的特色服务中心，它的前身是柯桥钱清天禄堂老药店，具有上百年的历史。景岳堂国医药馆下设国药馆及中医门诊部。内设中医门诊区、中药配方区、参茸区、西药区、化验区、病人候诊区、咨询服务区、挂号收费区八大区域及中药标本、古医药器具陈列室，提供专业化的医学、药学服务。中医门诊部开设中医内科、妇科、儿科、眼科、骨伤科、心血管科、呼吸内科及肝病、肾病、肿瘤等专病特色诊疗科目，汇聚了一大批省内外国家、省、市级名老中医长期坐诊，同时开设高端个性化养生咨询、中医诊疗服务。2018年4月，获首批"绍兴市中医药养生示范基地"称号；2018年5月，被评为"百姓心目中浙江十大医馆"。

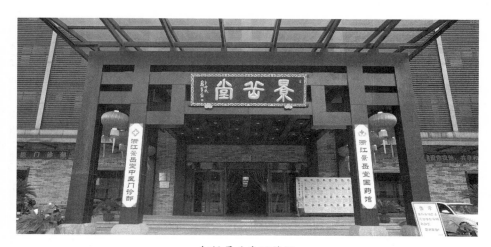

柯桥景岳堂国药馆

为进一步传承博大精深的越医文化，延伸发展"景岳堂"品牌，在成功创办柯桥景岳堂国药馆的基础上，于 2015 年 5 月在市区开办了第二家国药馆——绍兴越城区景岳堂国药馆。

　　绍兴越城景岳堂国药馆位于历史文化古城、越医发源之地——绍兴市越城区中心路，占地面积 2000 多平方米，是一家集中医门诊、养生调理、保健康复、休闲养心于一体的特色服务中心。内设中医坐诊区、病人候诊区、中药配方区、咨询服务区、收费挂号区、参茸区、药品区、母婴护理区、医疗器械区、健康生活馆等十大区域。国药馆汇聚了一大批省内外国家级、省级名老中医，长期开展中医门诊；同时，为特殊人群提供个性化中医体质辨识和调配个性化膏方服务。

　　景岳堂国药馆秉承造福桑梓、弘扬国粹的企业理念，以传承和创新传统中医药文化为使命，全心全意服务病人，不断提高民众保健水平。景岳堂国药馆汇集了郑淳理、常青、严仲庆、施大木、骆学新及"越医文化"非遗代表性继承人等 30 多位越医专家长期坐诊，凭借专业优势，为民众提供一流的中医诊疗、一流的优质药材、一流的中医医疗环境、一流的煎制质量和一流的药学服务。

　　2015 年，景岳堂获"绍兴老字号"称号。

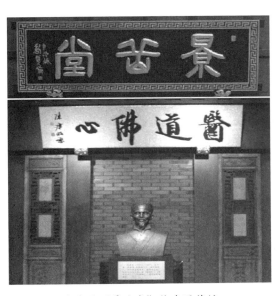

老字号"景岳堂"越城国药馆

越医文化：景岳堂的初心与未来

景岳堂中药传统古法炮制
与现代中药生产基地

　　近年来，浙江景岳堂药业在生产基地的建设上，投入资金3.8亿元，新建了中药饮片、中药配方颗粒生产厂区（位于钱清镇新甸村）。公司在筹建之初把参观旅游与传统中医药文化融合，与生产经营进行资源整合，以复古、典雅的设计风格，将中医药文化展现出来。公司中药生产旅游基地，包括18亩的道地药材"百草园"种植区、面积达3.8万平方米的中药仓储物流中心，以及面积达5.1万平方米的中药饮片和中药配方颗粒生产区。基地内设包括张景岳铜像、历代名医壁画长廊、药材种植、中药标本馆、中药炮制生产、质检中心、煎药服务中心、中医门诊、咨询服务、名家信息、观光休息、中药调剂区以及医药古籍、处方手稿、药船、戥子秤、药臼等展示区。

　　为扩大基地旅游与发展，公司申报了"景岳中医药文化"绍兴市非物质文化遗产生产性传承基地，还将继续征地100亩，在扩大中药饮片生产规模的同时，建立张景岳中医药文化博物馆。

　　为加强中医药文化的传播，扩大中药科技的普及，基地主要以张景岳的中医药文化为理念，建立了从百草园到中药物流基地，再到古法炮制与现代中药生产的全品种检测的体验式产业旅游。

　　百草园主要种植菊花、白术、白芍等"浙八味"，以及一些具有代表性的观赏草本药材；中药物流基地采用全封闭恒温式储存，严格按药材质量（GSP）要求进行储存养护；古法炮制作为传统中药的加工技艺，以优质中药材为原料，经挑选、清洗、切制、炒制、干燥、过筛、包装等工序制作而成，对临床应用予以增效减毒，在中华医药史上具有重要的作用。同时，作为全省仅有的两家生产中药配方颗粒的企业之一，配方颗粒是以符合炮制规范的传统中药饮片为原料，经现代制药技术提取、浓缩、分离、干燥、制粒、包装而成的中药产品，是中医药行业的一场革命。配方颗粒成分完全、

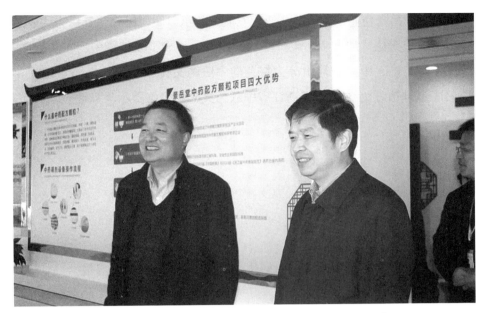

浙江省卫计委副主任徐润龙（右）考察景岳堂药业生产基地

易于携带，智能调配快速、精确、卫生，改变了千百年来中药复方靠人工调配的落后状况，实现了现代科学技术与传统中医药的有机结合。目前公司已研究成功的品种达685种。基地按照全省一流中药企业的建设要求，建设了质量控制中心，对全部中药成品进行检测，是PCR实验室建设，更是目前省内率先建成投入使用的饮片生产企业。

公司与浙江中医药大学、绍兴文理学院、浙江医药高等专科学校不断开展校企合作，大批学生前来基地进行暑期和毕业实践。作为开放性参观基地，组织当地市民和附近村民及有关单位参观，宣扬中医药文化，增加健康保健意识。

公司从制度入手，不断优化流程，建设与旅游相配套的环境与设施。鉴于基地具有生产经营性，公司在遵守生产企业GMP规范和医疗机构管理的基础上，按照旅游有关管理要求，制定了参观旅游的相关管理制度，落实责任制，加大机制管理的创新与完善，增加了与生产经营有统一格调的各类引导标识、介绍牌、公告栏，严格遵守有关安全法律法规，健全消防安全管理制度和应急机制。公司一直注重环境保护，全面推进基地旅游参观的环境卫生，2012年，公司及控股公司还通过了环境管理体系（ISO14001）认证。

浙江景岳堂药业专注中药产业化发展，传承以明代医家张景岳为代表的景岳中医药文化，加大中药生产基地的建设，形成了以传统中药古法炮制、现代中药生产、中医中药馆等为特色的中医药文化旅游发展格局。2017 年 12 月，基地被评为"2017 年浙江省中医药文化养生旅游示范基地"。

绍兴市景岳堂越医文化研究院

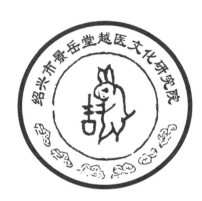

　　绍兴市景岳堂越医文化研究院成立于 2017 年 9 月，院址位于绍兴市中兴南路 81—87 号，是由绍兴市文化广电新闻出版局主管的民办非企业单位。研究院聘请了中华中医药学会方剂学会名誉主任委员、原浙江中医药大学副校长连建伟教授担任院长，还聘请了包括原浙江中医药大学校长、浙江省中医药学会会长肖鲁伟等省级专家和郑淳理、常青等国家级名中医在内的中医领域专家共 26 名作为研究员，其中高级职称 24 名，中级职称 2 名。研究院以《中医药法》实施为契机，以科学技术为核心动力，以张景岳为代表的越医文化研究为目标，联合高等院校、医疗机构、生产经营企业，运用现代科学技术和传统中医药研究方法，开展中医药科学研究，促进中医药理论和技术方法的继承和创新，加快推进越医文化的挖掘、传承保护、研究发展工作，促进绍兴中医药事业的持续发展。

　　研究院积极参加中医药发展有关活动。一是参加学术活动。2017 年，研究院组织专家参加了由浙江省中医药学会主办的"浙派中医"巡讲活动10 余场，了解各地流派的特点、关系、理念，参加了杭州第九届浙江·中国非遗博览会以及省内有关中医药的学术活动。学术活动的交流，为研究工作的开展起到了积极的作用。二是举办越医文化论坛。2017年12月，研究院举办了第二届景岳堂越医文化高峰论坛，浙江省中医药管理局、绍兴市卫生局、绍兴市文广局、绍兴市社科联、柯桥区政府、柯桥区卫计局、浙江省中医药学会等领导出席了开幕式，连建伟、郑洪、陈永灿、沈钦荣、叶新苗、朱德明、陶御凤等浙江中医药大学、上海中医药大学教授做了专题发言，主题包括中医药文化，越医学派的学术成就与影响，张景岳、赵晴初的中医学术思想与成就，张景岳制方特点，越医文化的现状与保护，等等，进一步挖掘扩充了越医文化资源。三是加强文化信息传播。目前，已开通越医文化官网，推出越医文化公众号，每周五解读《黄帝内经》，定期、及时发布越医文化有关活动，扩大越医文化的影响。

研究院启动了挖掘中医药文化资源工作，重新开展普查工作，进行了收集、整理，包括越医文化历年论坛资料汇编，相关著作、论文、课题的收集，并取得重大进展。扎实开展了中医药的课题研究，邀请有关专家、学者共同参与越医文化的研究，包括医学理念、医学影响，并启动著书、撰稿、出版期刊等前期联络工作。

积极开展非遗项目申报工作，通过走访、座谈和专题会议等形式，积极推进和指导景岳中医药文化非遗代表性项目和越医文化生产性传承保护基地建设。加强与省内中医中药类高校、科研机构的联络，协助景岳堂国医药馆专家聘请、养生讲座工作，对在柯桥古镇历史文化街区迁建"张景岳中医药文化馆"和景岳堂药业新建"张景岳中医药文化博物馆"进行前期论证、研讨和规划，提出改进建议，推动非遗的保护和传承。

2018年8月，研究院被评为第二批"绍兴市非物质文化遗产越医文化传承基地"。

千年越医济乾坤 创新景岳逢盛世

——各级媒体对"景岳堂"的报道

景岳堂：做中药配方颗粒的赶超者

《中国中医药报》2017 年 6 月 15 日

2015 年 9 月，浙江省率先将中药配方颗粒在三级中医医院（含中西医结合医院）纳入基本医疗保险试点，并且试点范围有望近期进一步扩大。对浙江省景岳堂药业有限公司而言，这无疑是一个重大利好——作为该省最早探索中药配方颗粒的药企，景岳堂是全省仅有的两家生产中药配方颗粒的试点单位之一，2016 年实现销售额 1.32 亿元。

景岳堂药业成立于 2003 年，作为上市公司浙江华通医药股份有限公司旗下的中医药企业，近年来景岳堂发展势头迅猛，业务覆盖全省，中药配方颗粒的推出，使之成为全省中药传承创新领域的领跑者，获得"浙江省高新技术企业""青年文明号""现代服务业重点企业"等称号。

目前，公司的中药配方颗粒累计中标 50 多家医疗机构，其中二级以上有 34 家，包括多家三级医院和杭州胡庆余堂、方回春堂等大型名中医馆，以及绍兴地区主要县市级医院。

"景岳堂虽然不是国内最早开展配方颗粒研究的，但我们有信心，争做全国中药配方颗粒的赶超者。"景岳堂董事长钱木水表示。景岳堂的底气何在？

研发优势：生产工艺领先，被业内形容为"黑马"

中药配方颗粒是传统中医药和现代技术的结合，具有免煎、速溶、携带方便等优点，是中药行业的新型产业。由生产中药饮片转为生产配方颗粒为主，实现企业利润新的增长点，源自钱木水前瞻性的战略性眼光。

2006 年，景岳堂在省内率先启动配方颗粒研究项目，直到 2015 年底，整整 10 年方初成正果，被浙江省中医药管理局指定为中药配方颗粒科研专项企业。"这正应了一句古话，十年磨一剑。"钱木水这样形容。

10 年来，景岳堂在配方颗粒研究方面投入了大量的财力物力，累计投入资金六七千万元。"这期间，公司每年中药饮片的销售额也不过七八百万元，而做配方颗粒前期研究只有投入没有产出。因此，公司内部反对的声音非常多，认为我们是在烧钱。"钱木水说。在资金十分紧张甚至是连年亏损的情况下，正是对配方颗粒市场前景的坚定看好，支撑着钱木水及其团队坚守了下来。2009 年，景岳堂中药配方颗粒研究列入浙江省经信委中药现代化项目，2011 年列入省科技厅省重大科技专项，2013 年列入省发改委重大技改专项。2015 年从全省 13 家入围的中药企业中脱颖而出，高票入选中药配方颗粒试点单位，被业内形容为一匹"黑马"。

"当初很多企业不相信我们能入选，"钱木水回忆起来仍感慨万千，"这 13 家入围企业里有 9 家上市公司，其中不乏像康恩贝这样的知名药企。无论是知名度还是企业规模，景岳堂都无法与之相提并论。"

对配方颗粒工艺质量的精准把控，成为景岳堂这匹"黑马"最终突围的法宝。配方颗粒的工艺比较复杂，包括提取、过滤、浓缩、喷雾干燥、干法制粒等多种工艺，会出现这样那样的问题。中药饮片名目众多，在提取工艺过程中，比如姜半夏、山药浓缩液容易结冻凝固，会影响下一阶段的干燥工艺。"我们做过多次试验，调整合适的工艺参数，一次次试验，终于成功解决了这个工艺难题。"在配方颗粒研制过程中，景岳堂技术部门每个月要攻克 10 多个难题。

"看过我们提交的工艺技术和质量研究资料，聆听现场答辩，并参加专项调研、中后期评估后，评审专家一致认为，我们的工艺质量在全省可谓首屈一指。"钱木水说。

如今，景岳堂建立了涵盖685种配方颗粒的生产工艺、质控体系和质量标准。其中药配方颗粒生产工艺，在遵循中医传统理念的基础上，全过程按照文火、武火、先煎后下、破碎久煎等传统工艺进行；在技术上实现高科技，应用动态提取、低温浓缩、喷雾干燥、干法制粒、在线灭菌、在线检测等，提高了中药的质量和效果，在成分上无限接近汤药。

原料优势：原产地选购药材，饮片全部自主加工

除了业内领先的生产工艺，中药饮片作为配方颗粒的原料，其品质对颗粒剂的影响至关重要。老药工出身的钱木水，尤为重视饮片质量。"从采购药材到饮片炮制，景岳堂从不掉以轻心，800多种饮片全部自主加工，严格执行2015版《中国药典》和《浙江省中药炮制规范》。"钱木水说。

景岳堂从颗粒剂的第一道关——中药材开始，就设立了高门槛，只取原产地的药材，或在原产地开辟自己的种植基地。例如，四川三台县的麦冬种植基地、在云南西双版纳的铁皮石斛种植基地；"中国中药材之乡"磐安，出产品质最好的浙贝母，景岳堂就在磐安开辟浙贝母种植基地……目前，景岳堂已有23个品种共计建立了28个GAP种植基地，道地药材的采购比例达到90%以上。

道地药材，地道炮制。为了把好饮片炮制这关，钱木水从绍兴市中药专家库中，聘请了3位老专家到景岳堂任技术总监。

64岁的郑炳富作为专家库成员之一，主要负责药材性状鉴别。"在景岳堂，要成为一名合格的中药师，掌握药材性味远远不够，必须要有一双能分辨药材真伪优劣的火眼金睛。"说起道地药材的特征，郑炳富介绍，道地药材有其独有的外观，如天麻的鹦哥嘴、肚脐眼、点横纹，板蓝根的金井玉栏，防风的蚯蚓头，赤芍的车轮纹等，这些都是分辨道地药材的重要依据。

老专家蒋桂池长期在绍兴市中药饮片加工一线工作，和饮片加工炮制打了一辈子交道。在景岳堂，他不仅用精益求精的态度对待每一味饮片，还将古法炮制和现代化工艺相结合，不断改进工艺质量，提高药效。蒋桂池举例："就拿蜜麸肉豆蔻来说，国家药典规

越医文化：景岳堂的初心与未来

定先用麸皮炒至肉豆蔻颜色深黄，筛去麸皮，趁热切原片。但在实际操作过程中，我们发现用这种方式炒制的肉豆蔻，贮藏一段时间后，内部挥发油会外泄，导致切面会附有一层霜。"于是，景岳堂改进蜜麸肉豆蔻的炮制工艺：先趁热切片，再加适量麸皮炒至肉豆蔻切面呈古铜色，最后筛去麸皮。"这样能把表皮封裹住，挥发油不会外泄，长久贮存也不会出现结霜的现象。"蒋桂池解释。

服务优势：研发配方颗粒智能调配系统，拥有第三方医药物流企业

走进景岳堂智能中药房调配室，智能调配柜的白色药瓶如同蜂巢般布满一面墙。调剂师通过 HIS 系统把中医师的电子中药处方下载，开始调剂，确认处方并检查，放置药盒，LED 灯亮取下药瓶，扫描药瓶药物称量，将药瓶放入调剂口进行调剂，然后将药瓶放回药柜，药盒自动封口。这就是在浙江省内近 30 家医院推广使用的中药配方颗粒智能药房。

景岳堂智能化中药房由处方管理信息系统、药柜、调剂柜、颗粒分装计量平台和自动包装机组成，是一套可替代手工抓药、精确称量、合理调配、规范封装的中药配方颗粒自动调配系统。该系统可实现一张处方中的不同颗粒品种均匀混合在一起，并分成等剂量封装在独立的药盒中，极大地方便患者服用、携带及储存。

"自动调配系统不仅方便患者，也给医生、药师带来了极大帮助。医生处方更精确化，突破了原中药配方颗粒小袋装规格固定的局限性，做到了真正意义上的辨证加减。"钱木水说。与此同时，自动配方调配系统的红外扫码识别系统，还兼具自动语音提示功能，大大提高了药师调剂中药的工作效率，使中药配方颗粒调剂自动化成为现实，实现现代科学技术与传统中医药的有机结合。

此外，公司还拥有浙江省第二家现代化第三方医药物流企业——华药物流，具备完善的药品配送服务网络，实现了与医疗机构的快捷、高效对接。

展望未来：主动布局，把握市场先机

"随着未来配方颗粒试点限制的逐步放开，将有越来越多的企业参与其中。"钱木水说。有业内人士分析，至 2018 年，中药配方

颗粒市场将增长到200亿元。就在一些医药巨头正摩拳擦掌，准备投入巨资在配方颗粒市场大干一场的时候，已在该领域耕耘了10多年的景岳堂，现在已经到了主动布局、把握市场先机的时候。

钱木水介绍，总投资1.5亿元的年产400吨的中药配方颗粒和3750吨的中药饮片生产线一期项目现已完成建设，投入使用；总建筑面积5.1万平方米，项目投产后预期可新增产值5亿元。其中配方颗粒生产线采用国际一流、省内领先的自动化中央控制系统，融合了日本汉方动态提取、连续真空低温浓缩、连续低温真空干燥、喷雾干燥、干法制粒等先进工艺设备和技术，集成了生产原料真伪识别、条码管理、在线清洗、在线灭菌、自动药渣收集、能源计量管理、冷凝水热能综合利用，以及提取溶媒综合利用等先进的质控与环保节能理念，可实现生产全过程的质量追踪溯源。

二期总投资1.8亿元的现代中药物流仓储中心项目正在建设中，预计10月投入使用，总建筑面积3.8万平方米，按全阴凉恒温恒湿控制管理，配套自动化医药物流拣货发放系统，可同时符合国家GMP和GSP规范要求，显著提升中药材及饮片的储存养护质量。

今年启动的三期项目规划分别为年产1000吨中药配方颗粒生产线、年产10000吨中药饮片生产线和技术研发中心3个项目，总投资7.1亿元，其中计划定向增发募投6亿元，目前已报证监会审批。"100亩新征建设用地手续也在办理中，规划总建筑面积13.7万平方米，计划3年内完成实施，项目投产后预期可新增产值15亿元。"钱木水说。

在规划好近期发展的同时，景岳堂也在软实力上积极投入。一是2015年启动师徒传承带教模式，重拾中药鉴定、炮制技术的学习传承，每两年选拔考核一次，夯实企业中药专业人才基础；二是规划成立景岳堂中医药博物馆，启动张景岳中医药文化研究，发掘整理越医药文化瑰宝；三是筛选部分品种，开展中药传统古法炮制研究，寻求医疗机构合作推广；四是筛选传统经典名方，参照配方颗粒先进工艺进行二次开发研究，拓展海外市场；五是加快技术研发中心的平台建设，引进博士后工作站，打造院士平台，着力进行中药的新技术、新产品的研发，包括纳米中药、中药的现代化发酵技术等，实现传统中药与现代中药的比翼双飞。

"2017年我们销售预计目标为2.5亿元，未来3年预计复合增长率有望达到30%—40%。"放眼未来，钱木水信心十足。

钱木水的工匠精神

《中国中医药报》 章关春

"工匠精神追求的是工业化进程中的严谨，一丝不苟、专业、耐心、专注和精益求精。"这是不久前，央视"发现之旅"《工匠精神》栏目对浙江景岳堂药业有限公司董事长钱木水及其"景岳堂药业"的描述。

自称为"老药匠"的钱木水，1978年高中毕业后参加工作，来到浙江省绍兴县（现绍兴市柯桥区）钱清镇供销社药店当学徒，从老药工那里学到了中草药识别、采购、储藏、炮制、加工等全程环节的传统药工技艺。就在绍兴钱清这方"越医名家张景岳中医药文化传承地"，钱木水自力更生，自强不息，一步一个脚印，终于把中药药业越做越大，领衔创办了上市公司华通医药股份有限公司及其子公司"景岳堂药业"。

钱木水说，他从事中药业38年来，历经周折，几经风浪，但有一条始终未变，这就是做药，坚持弘扬老药工的工匠精神。

钱木水解释道，工匠精神可概括为一句话：就是把每一片药、每一粒药做到极致，让患者吃上地地道道、确保疗效的放心药。他说，现在，人们很关注"方真药不灵"，就是中医师开的药方是好的，但如果药不好，不但对患者带来伤害，也会弄得医生"一团雾水"。所以，药品质量为中药企业重中之重。

在钱木水看来，一个优秀的中药企业家，不仅懂得追求经济效益，更要重视社会效益，尤其要坚持传承和创新老药工的"工匠精神"，为民众多谋福利。

记者了解到，浙江中医药业界称赞景岳堂进行了"中医药行业的一场革命"，因为景岳堂已成为浙江省内中药配方颗粒科研生产新标杆。对此，怎么来理解中药传承与创新的"工匠精神"？

钱木水回答道："景岳堂永不会丢弃老祖宗留下来的'工匠精神'这一瑰宝。"他说，景岳堂的中药配方颗粒，加工方法遵循了中药传统的理念，整个生产加工过程完全按照中药传统的理念实践和中药汤剂的规范要求来做，只是解决了患者吃中药熬药难、服药难、储存难以及携带不方便等问题，这叫创新，传承和创新两者没有矛盾，即是使广大患者更多受益。

浙江景岳堂越医文化论坛举行

《中国中医药报》 2017 年 12 月 25 日

本报讯（记者章关春 通讯员高雅虹 王华刚）日前，由浙江省中医药学会和绍兴市柯桥区卫生计生局主办，浙江景岳堂药业有限公司承办的第二届景岳堂越医文化论坛举办。

论坛聚焦"传承发展中医药事业，弘扬创新越医文化"，通过学会搭台、药企参与、政府支持动员社会力量开展中医药文化研究，进行推动中医药事业和中医药产业发展的新尝试。

论坛上，浙江省中医药管理局局长徐伟伟和绍兴市人大常委会副主任王继岗分别为落户景岳堂药业的"绍兴市景岳堂越医文化研究院""绍兴市越医文化研究会"授牌。

来自浙江中医药大学等单位的中医药专家就中医药文化、越医学派学术成就与影响、张景岳对中医学术的传承与创新、绍派医家思想研究和越医文化遗产现状与保护等进行交流和探讨。

景岳堂：踏浪基层智能中药房建设

《中国中医药报》 2018 年 5 月 3 日

截至目前，已经有浙江、江西等多个省份开展了省内中药配方颗粒试点，中药配方颗粒行业迅速升温。浙江景岳堂药业凭借产品优势、服务优势在不长的时间内即占据了浙江省中药配方颗粒市场18.75% 的份额。

服务"基层中医化"

中医药在基层颇受欢迎，基层中医化、中医基层化是业界期待。随着基层中医药服务能力提升工程的持续推进，很多地区都实现了中医馆的全覆盖，中医药适宜技术开展得如火如荼，但中药人员缺乏、煎药机蒙尘的现象并不鲜见。

"在基层中医药服务中，提升中药可及性应是重点。"景岳堂董事长钱木水分析说，《中医药发展战略规划纲要（2016—2030年）》提出，到 2020 年，实现人人基本享有中医药服务；到 2030 年，中医药服务领域实现全覆盖。《基层中医药服务能力提升工程"十三五"行动计划》提出，到 2020 年，社区卫生服务中心和乡镇卫生院普遍设有标准化中医科和中药房。《中医药信息化发展"十三五"规划》在主要任务提升中医医疗信息化服务保障能力部分提出，探索和推广"智慧药房"建设。"配方颗粒智能中药房能解决基层中药应用少的问题。"

配方颗粒智能化中药房的核心是中药配方颗粒自动调配系统。自动调配系统突破了原中药配方颗粒小袋装规格固定的局限性，做到了真正意义上的辨证加减。该系统可以一定程度减少人力、物力，同时配方颗粒作为工业产品，质量也有保障。

钱木水调查认为，一般社区卫生服务中心场地空间尚可，但中药房普遍缺少长期有力的投入，缺设备或设备硬件匮乏，中药人才不足，往往难以提供优质、多样的中药服务。"中成药服务勉强可以应付，中草药的进货验收，在库保管养护质量无法保障，影响服务提供或临床疗效发挥。中药保障能力急待配置提升。"

在钱木水看来，对患者来说，中药煎煮影响因素多，自行煎煮质量难控制、煎煮耗时费工、煎液携带不便。对于医疗单位来说，传统药房需要较大的空间场地进行饮片的调剂与存储；需要一定数量的中药专业技术队伍，进行验收、保管、养护和调剂中药饮片；需要空调、除湿设备投入，以保障中药饮片质量；传统调剂方法效率低，存在准确率、误差率问题；需要患者自行煎煮或医疗机构提供代煎服务。而选择中成药服务，则缺少辨证论治，中医药个性化治疗优势不能发挥。"中药配方颗粒智能中药房的优势，对于医疗机构来说，可实现中药调剂智能化、现代化，可与医疗机构 HIS 系统（医院信息系统）对接，智能审方；能代替人工发药，剂量更精确；节省药房和药库空间，节约人力成本，规范管理。对医生来说，利于遵循中医辨证论治，无缝对接处方，不限制医生用药剂量习惯。对于患者来说，缩短调剂、煎药等候时间；实现即冲即服，常温保存，携带更方便。"

中药房建设新探索

医院的中药房建设正在探索发展，目前已形成多种模式。有设计凸显中医药文化、应用精品中药饮片的"精品中药房"模式。有依托大型代煎中心，应用互联网及物联网技术的智慧药房模式。配方颗粒智能中药房也是一种新模式。

浙江省杭州市萧山区瓜沥镇的张女士因月经量过少来瓜沥镇卫生院求诊，经当地有名的中医师马剑锋诊断为气血两虚、肝肾不足，开具四物汤加减用以治疗，马医生询问患者是自煎中药还是开中药配方颗粒，患者要求使用中药配方颗粒。

马剑锋介绍，在他们医院，中药配方颗粒属于自费范畴，经济上可以承担、但没有时间煎药的患者会选择配方颗粒。"中药配方颗粒提取方法更加科学，药效与自煎相比，效果还是好的。"

据了解，该院 2017 年纯中药饮片业务收入已达到 2400 多万元，医院拥有配方颗粒智能中药房，由于该等级医院中药配方颗粒未被纳入医保报销范畴，医院每天中药配方颗粒的处方量仅为十张左右。

4 月 10 日中午 11 时左右，浙江省绍兴市中医院配方颗粒药房内四位调剂人员忙碌着，此时正是取药的高峰期。调配室内，智能调配柜的白色药瓶如同蜂巢般布满一面墙。

调剂师通过 HIS 系统把接诊中医师的电子中药处方下载，开始调剂，确认处方并检查，放置药盒，LED 灯亮取下药瓶，扫描药瓶药物称量，将药瓶放入调剂口进行调剂，然后将药瓶放回药柜，药盒自动封口。

智能化中药房由处方管理信息系统、药柜、调剂柜、颗粒分装计量平台和自动包装机组成，是一套可替代手工抓药、精确称量、合理调配、规范封装的中药配方颗粒自动调配系统。该系统可实现一张处方中的不同颗粒品种均匀混合在一起，并分成等剂量封装在独立的药盒中，方便患者服用、携带及储存。

目前，绍兴市中医院运行有 4 台配方颗粒调剂设备，平均每天中药配方颗粒的处方量有 90 多张。23 岁的王先生因为皮肤问题常年在绍兴市中医院配药，他介绍，医生给的选择是自煎、代煎或者使用配方颗粒，去年他选择代煎，今年选择使用配方颗粒，方便是选择的原因之一。

绍兴市中医院中药剂科主任徐洪峰介绍，医院使用中药配方颗粒已经三年多，在浙江省三级以上中医院，中药配方颗粒是纳入医保的，目前中药配方颗粒在该院中药处方的占比不算多。"配方颗粒处方约占中药总处方量的 1/4，患者自费部分为药价的百分之五，一些配方颗粒疗效还不错，我们考察过一些配方颗粒企业，觉得提取工艺还不错。一些高年资的中医大夫认为，中药配方颗粒缺少共煎过程，等效性等有待商榷。"

赶超者的"利器"

中药配方颗粒胜在方便，赢在控制水平。前期试点企业有其先发优势，但布局智能药房系统、延伸服务产业链等方法已成赶超者的"利器"。在中药配方颗粒市场竞争中，服务优势与质量优势缺一不可。

景岳堂向医疗机构提供智能化中药房系统，已在浙江省内免费投放了一百套左右的景岳堂中药配方颗粒智能调配系统，覆盖 75 家基层医疗机构。在渠道支撑下，在后续利好政策的支持下，后期将易于在中药配方颗粒市场快速占位。

景岳堂还拥有大型煎药中心，以代煎为纽带，与绍兴市众多医疗机构建立起联系，拥有浙江省第二家现代化第三方医药物流企业华药物流，具备完善的配送网络。

2006 年，景岳堂在浙江省内率先启动配方颗粒研究项目，直到 2015 年底，整整 10 年方初成正果，被浙江省中医药管理局指定为中药配方颗粒科研专项企业。可谓"十年磨一剑"。

10 年来，景岳堂在配方颗粒研究方面投入了大量的财力物力，累计投入资金六七千万元。这期间，公司每年中药饮片的销售额也不过七八百万元，而做配方颗粒前期研究只有投入没有产出。因此，公司内部反对的声音非常多。在资金面十分紧张甚至是连年亏损的情况下，正是对配方颗粒市场前景的坚定看好，支撑着景岳堂团队坚守了下来。

2009 年，景岳堂中药配方颗粒研究列入浙江省经信委中药现代化项目，2011 年列入浙江省科技厅省重大科技专项，2013 年列入浙江省发改委重大技改专项。

2017 年 1 月，景岳堂获得浙江省食品药品监督管理局颁发的中药配方颗粒 GMP 证书。

景岳堂建立了涵盖 685 种配方颗粒的生产工艺、质控体系和质量标准。其中药配方颗粒生产工艺，遵循中医传统理念的基础，全过程按照文火、武火、先煎后下、破碎久煎等传统工艺进行；在技术上实现高科技，应用动态提取、低温浓缩、喷雾干燥、干法制粒、在线灭菌、在线检测等，提高了中药的质量和效果，在成分上接近汤药。在一批中药企业中脱颖而出，高票入选中药配方颗粒试点单位，被业内形容为一匹"黑马"。

景岳堂从颗粒剂的第一道关——中药材开始，就设立了高门槛，只取原产地的药材，或在原产地开辟自己的种植基地。目前，景岳堂已有 23 个品种共计建立了 28 个 GAP 种植基地，道地药材的采购比例达到 90% 以上。为了把好饮片炮制这关，景岳堂从绍兴市中药专家库中，聘请了 3 位老专家到景岳堂任技术总监。

热议创新与发展 第二届景岳堂越医文化高峰论坛举行

浙江新闻　2017 年 12 月 19 日

近年来，"文化遗产热"兴起，中医药作为"非物质文化遗产"进入人们视野，"越医"这个词也由此受到社会各界广泛关注。实际上，绍兴 2500 多年的历史上，"越医"名片一直享誉各地，无论是古代还是现代一直为世人所称道。那么，关于越医和越医文化，作为绍兴人的你又知道多少呢？12月16日，由浙江省中医药学会、柯桥区卫计局主办的第二届景岳堂越医文化高峰论坛也许可以告之一二。

越医文化如何传承与创新，怎么样把"越医"名片擦得更亮？12月16日的论坛上，与会的专家学者和嘉宾们分别围绕中医学术传承与创新、越医学派、绍派医家、张景岳医学思想、非遗传承和保护等主题展开学术交流。会上，还成立了绍兴市景岳堂越医文化研究院和绍兴市越医文化研究会。

"以论坛为平台，以研究院、研究会成立为平台，我们将进一步传承保护和弘扬发展越医文化，延伸越医文化发展。"今天，浙江景岳堂药业董事长、越医文化研究会会长钱木水说，今后绍兴方面将加大中医诊疗、古法炮制技术、经典名方、非遗项目、中药研究等方面的挖掘和拓展，保护好、传承好越医文化。

据了解，为加强越医文化的研究力量，更好发挥研究院弘扬传承中医药传统文化的平台作用，绍兴方面特邀请了中华中医药学会方剂学分会名誉主任委员、原浙江中医药大学副校长连建伟教授担任越医文化研究院院长。而论坛上，通过连教授的抛砖引玉，来自上海、杭州等地的中医药专家也纷纷为越医文化发展"把脉"支招。

越医为什么影响巨大，能名满天下、在史上大放异彩？专家们认为，越医的发展本身就是一种文化的传承和创新。"师古不泥、敢于创新、勤于总结、医风淳厚、与时俱进。"有关专家提出，越医施治手法不拘一格，但都具有高度原创性，自成一派，还博采众长、包容大气，越医文化由此也是古越文化的重要组成部分。

"越医"，是绍兴响当当的招牌

自古文医互通，绍兴丰厚的文化底蕴也促进了两者的交融，推动着绍兴医学的发展，也成为中华医药长河中不可或缺的重要一脉。

以张景岳为代表的越医名家，在中华医药史上矗起了一座座里程碑，创造了无数个传奇：首创腹诊，首创非处方药，首创格式化医案，首创绍派伤寒，首创中西医汇讲沙龙，首倡统一病名。越医是御医主产区，从唐朝开始出过20多位御医，也是医书高产地。《景岳全书》《中国医学大成》《珍本医书集成》等辉煌巨作均为中华医药文化增添了浓墨重彩的一笔。

第一部官方制药蓝本《合剂局方》，在绍兴发源；产科第一方"钱氏女科生化汤"，在绍兴诞生；"火神派"代表祝味菊，善用炮附子温阳救逆，人称"祝附子"……在绍兴民间，至今还流传着不少越医养生之道："朝吃粥，夜独宿，勤洗浴，自安乐"；"做做做不然，气气要气煞"；"乐能解百病，酒不解真愁"；"今年笋子来年竹，少壮体强来年福"……

绍派伤寒是越医不朽的代表作。它的形成标志着中医学对外感热病的认识和治法上又已创新，学派形成中还造就了一大批临床经验丰富，又有创新精神的医家。俞根初、何廉臣、曹炳章、邵兰荪、胡宝书……这些绍派伤寒医家大大提高了越医的声誉，确立了越医的整体群像和地位。灿若星辰的专科世家也奠定了越医的基础。如石门槛钱氏女科，下方寺"三六九"伤科是其中的佼佼者。

"老药匠"、景岳堂药业有限公司董事长钱木水：老祖宗留下来的瑰宝，十年磨成一剑

浙江在线　2017年4月29日

从2017年7月1日开始，首部《中华人民共和国中医药法》正式实施。这是一部国人期待已久的中医药法律，它除了将对我国中医药的历史进程、发展产生重大的影响，还将有力推动健康中国、健康浙江的建设，是城乡居民的健康福音。鉴于其重大的影响力，浙江省中医药学会在其主办的"中医经典理论内涵与临床应用学术研讨班"暨国家级继续教育学习班研讨班引入拥有全省最多用户的"浙江日报浙江在线浙江新闻客户端新闻直播间"，邀请我省中医药界的权威人士、企业家、医院院长、基层医生等，包括浙江中医药大学校长方剑乔教授，浙江省中医药学会会长肖鲁伟教授，

景岳堂药业有限公司董事长钱木水，寿仙谷药业董事长李明焱，东阳市妇幼保健院院长郭兰中，杭州余杭区第五人民医院主任中医师吴晋兰，原浙江中医药大学校长范永升教授、原浙江中医药大学副校长、中华中医药学会方剂分会主任委员连建伟教授，浙江省中医药学会门诊部主任张慰，杭州市中医院院长杨勇，浙江省中医药管理局调研员陈良敏等 11 人，进入直播间，围绕《中医药法》的"中医药服务""中药保护与发展""中医药人才培养""中医药科学研究""中医药传承与文化传播"等内容，结合自身的实践，论道新时期中医药的创新发展。

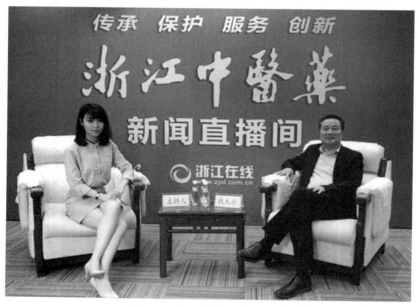

景岳堂药业有限公司董事长钱木水（右）

以下是钱木水董事长在讨论时的发言：

《中医药法》把中医药传承作为重要内容，我认为非常有眼光。

中医药是老祖宗留下来的瑰宝。这话怎么理解？举个例子，每一味中药加工炮制的方式不一样，有的需要酒制，有的需要醋制，有的需要炒制，所有炮制方法都是为了一个目的——提高中药的疗效，减去中药的毒性。这就是神奇的地方。

中药材料好不好，和种子、环境气候、土壤都有很大的关系。我从小就是药厂学徒，老师傅教我，中药材采取时机很重要，春秋挖根夏采草，就像花朵含苞待放时采摘最佳。过了这个时机去采摘，药效就要差一点。

中医药为什么要强调传承呢？因为光靠书本知识，是远远不够的，需要通过长时间的实践和上一辈人经验的传授。

我们景岳堂药业是上市公司华通医药旗下的一家综合性中药制药企业，在2015年制定了一个传承制度：学校里毕业的大学生到我们公司里来，首先就成为学徒工，一定要师傅带徒弟。一个师傅要带两个徒弟，一带就是3年，每年考核一次。考核合格了，对师傅有奖励，对徒弟也有奖励。

另一方面，我们组织了促进传承的各项活动，比如绍兴第一届张景岳文化论坛，就是我们组织的，其他的还有如每年的中药操作比赛等。这样的传承活动的意义，就在于不断挖掘中医药文化，提高业务能力。去年举行的全国中药材真伪鉴别大赛，我们景岳堂派出的参赛团队，得了团体第二名。

传承，需要有文化支撑。我们正在筹建张景岳中医药研究所和张景岳中医药博物馆。我们建了一个百草园，种了不少药，让参观者知道，这个药主产地在哪里，采收期是什么季节，怎么种的；又造了一个标准化的仓库，告诉参观者，传统生产是怎样的，现代化的生产又是怎样的，质量是怎么控制的，营造一个体验式的过程。我们还在报一个国家级非物质文化遗产项目。

有传承就要更好地创新。除了观念上、制度上的创新，我们景岳堂在技术上也有很多的创新。比如中药配方颗粒，应该算是比较重大的创新了。这个领域，我们2006年就启动研究了，经过10年的研制，真的是"十年磨一剑"，在2015年被省中医药管理局等四个部门列入了省里的科研专项。景岳堂为此投入了大量的财力、人力。我们的中药配方颗粒总的加工方法，遵循了中药传统的理念，用水提、浓缩、喷雾干燥，整个过程都是按照传统汤剂的理念来做的，但在工艺技术上，完全是现代的、高科技的。智能化生产线的应用及现代中药的科技化生产，提高了中药的质量和效果，而且还应用了节能环保理念，推动了我省中药现代化的创新与技术，解决了患者熬药难、服药难、储存难、携带不便等种种"难"。

重视传承与创新，给我们企业的发展和城乡居民的健康，都带来了看得见摸得着的好处。中药配方颗粒剂，既是景岳堂最著名的一个特色，也使景岳堂成了目前我省最大的颗粒剂生产企业之一，造福了无数人的健康。省内中医药界权威专家高度评价景岳堂配方颗粒是"中医药行业的一场革命"。

中医有一个词，叫"悬壶济世"。就是说，中医药文化里，包含着造福百姓的文化。这种文化，我认为完全符合我们现在提倡的社会主义价值观、道德观、文明观，一定要传承下去，并发扬光大。对于我们企业来说，倡导、践行这种文化，其中很重要的一个方面，就是确保、提高中药产品的质量，真正造福百姓。

景岳堂自觉积极响应政府提升中药饮片质量的号召，在设备、仪器、人才等多方面投入巨资，全省第一个率先建立了PCII实验室；对中药的原材料实行批批检验，对所有生产的成品也是每一瓶检验；生产的药品必须保留样品3年，为全省开了一个好头。

浙江省的中药饮片质量远远高于很多地方，一个原因是监管水平高，另一个原因是生产企业都在努力。过去老百姓说"方真药不灵"。意思是药方是好的、真的，但药不好，最好的医生也没用。现在，由于质量的提高，这个问题正在得到解决。

在质量控制上，我们景岳堂正在建设华东地区单体规模最大的全封闭恒湿恒温的中药物流仓库。里面是自动化的分拣系统，中药用智能化分拣系统来发货。这里主要解决物流药品的储存保护问题，防止霉变。

我们引进资金6个亿，其中1.2个亿筹建一个中药研发中心，引进博士后工作站，争取创建院士工作站，开展中药新技术、新产品研发，包括以后的纳米中药、中药的现代化发酵技术，等等。

我们还打算开拓国外市场。这也是《中医药法》所支持的。我们的目标是争取省内中药行业中做一个典范，实现景岳堂企业传统中药和现代中药比翼双飞。

千年越医文化的传承与创新 "越医文化研究院"成立

浙江在线 2017 年 12 月 18 日

浙江在线 12 月 18 日讯（浙江在线见习记者 赖金鑫）稽山巍巍，鉴水悠悠。12 月 16 日，由浙江省中医药学会、绍兴市柯桥区卫计局主办，绍兴市景岳堂越医文化研究院承办，绍兴市中医药学会、浙江景岳堂药业有限公司协办的"第二届景岳堂越医文化高峰论坛"在绍兴市柯桥区召开，来自省内外中医药领域的专家学者齐聚此处，热议中医药文化发展，论道越医文化的传承与创新。

论坛上成立了绍兴市景岳堂越医文化研究院和绍兴市越医文化研究会，原浙江省中医药大学副校长连建伟教授被聘请为绍兴市景岳堂越医文化研究院院长。

越医文化研究院、研究会落户绍兴柯桥，绍兴有了自己的越医文化研究机构。"绍兴是历史文化名城，也是中医文化名城。"浙江省中医药学会会长肖鲁伟在论坛上指出，绍兴越医文化源远流长，历代医学名家辈出，张景岳便是其中的重要代表人物，他是越医文化发展进程中里程碑式的代表人物。他希望本次论坛的举办能够对越医文化、传统中医如何实现创造性转化和创新性发展做出深入探讨，推动绍兴中医文化不断向前发展。

不忘初心，牢记使命。浙江省中医药管理局局长徐伟伟认为，文化有了影响才有自信，文化自信深深植根于传统文化的基础之上。中医药文化需要传承和创新，越医文化距今已经有 2500 多年的历史，要在新时代实现新发展，必须要赋予其新的含义。越医文化中当然不能只有张景岳一位大家，只有在深入学习、解读张景岳中医文化的基础上提炼出新质，才能更好地为健康绍兴、健康中国的建设服务。

"越医是浙派中医当中的重要一支。"绍兴市卫计委副主任王宏达说，景岳堂近年来在中药实现标准化、现代化生产的过程中取得了显著成效，他认为研究院和研究会的成立体现了当代中医药企业对中医药文化的重视，希望能够对越医文化的发展产生重要的推动作用。

柯桥区人民政府副区长祝静芝在论坛上介绍了柯桥近年来中医药产业与事业的发展。她指出，柯桥区高度重视中医药投入保障力度，传承越医文化功在当代、利在千秋，越医文化研究院与越医文化研究会的成立能够通过深入挖掘越医的历史和文化价值，助推当地中医药文化的推广和传播。

对于景岳堂药业有限公司董事长钱木水而言，保护和发展越医文化需要社会大众共同的努力。景岳堂时隔四年再度举办越医文化高峰论坛，响应了国家大力发展中医药事业的号召，契合中医药法正式实施、中医药教材进校园的社会契机。他表示，在景岳堂越医文化研究院和绍兴市越医文化研究会成立之后，景岳堂将进一步加快中医药产业链探索步伐，加快中药诊疗、中药生产和经典名方研究，通过深入地合作与交流，更好地传承和弘扬好越医文化。

越医文化源远流长，它的前世今生你知道吗？

中医药文化源远流长，从炎帝始，距今已有 2000 多年的历史。在论坛开幕式上，连建伟教授还畅谈了他眼中的中医药文化。他认为中医药确实是文化，是以中国古代哲学为基础理论的传统医学，

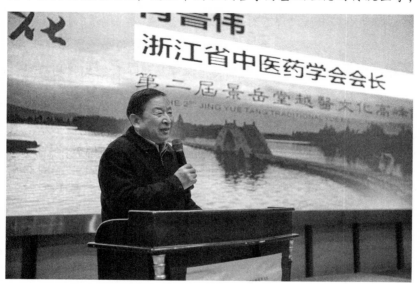

是"致中和"的医学，是构建人与自然相和谐的医学，是治未病的医学，是仁德的医学。中医的源头就是中国的传统文化，它有着顽强的生命力，需要我们一代代传承下去。

在当天下午举办的景岳堂越医文化高峰论坛上，来自浙江中医药大学、浙江省中医药研究院、绍兴市中医院等高等院校与医疗机构的专家学者还分别就越医文化及张景岳的学术思想进行了深入探讨。

浙江中医药大学中医医史文献教授郑洪从地域医派研究的角度分析了绍兴越医学派的学术成就与影响。他认为，绍兴各科均不乏名医，随着地域医派研究成为热点，在绍派伤寒的基础上将其扩称为综合性的"越医"，实至名归。历代越医成就众多，对于中医药学的影响主要体现在以外丹通内丹，万古丹经佐养生；融易理入医理，阐发阴阳启后人等。

浙江省中医药研究院陈永灿主任则深入分析了张景岳对中医学术思想的传承与创新，他认为张景岳是中医学术传承和创新的伟大实践者，他对祖国医学的贡献主要体现在对《黄帝内经》的整理和提高，深入研读古典医籍并对各家学说取长补短，善于对临床各科进行总结和拓展，规范和发扬了辨证施治的观念，同时对制方选药也有着独到的传承与创新。

绍兴市中医院骨伤科主任医师沈钦荣重点从中年求复的预防观、五脏同补的整体观、一样互引的辨证观、灸药病种的便验观等四个方面，对张景岳的康复医学思想及学术成就做了系统阐述。他认为张景岳的康复医学思想既有渊源，又有创新，特别是其总结的代表方药和灸法，简便廉验证，是古代康复医学研究的集大成者。

绍兴伤寒医家赵晴初是越医文化的重要一支。浙江中医药大学叶新苗教授通过对其手写稿《存存斋医稿》等著作的系统整理研究，分析探讨了他的学术思想与诊疗特点，指出他在药物药性方面有着独到的经验和认识，其独具只眼的临床经验值得后人进一步研究与参考借鉴。

浙江中医药大学教授朱德明对浙江省传统医药非物质文化遗产

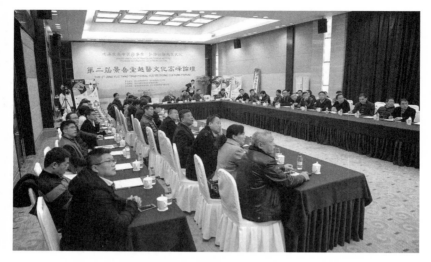

名录及"越医文化"申报国家级非物质文化遗产项目名录的准备工作进行了介绍。其中，绍兴"三六九"伤科已经列入浙江省非物质文化遗产代表性名录，"越医文化"已经被列入第三批浙江省非物质文化遗产名录，"张景岳重要炮制技艺"将申报第六批浙江省非物质文化遗产名录。

最后，上海中医药大学文献研究所资深专家陶御风从景岳新方的流传、述评、应用验证及现代研究等角度研究了景岳新方对后世的影响。目前，景岳新方的正柴胡饮、左归丸、右归丸已经被《药典》收入，两仪膏也被卫生部批准转化成中成药产品。此外，还有不少效方也被证实具有潜在的应用前景，正在加紧开发利用。

首届中华中医药创新文化展举办　浙江十大名医馆新鲜出炉

浙江在线　2018 年 5 月 9 日

浙江在线 5 月 9 日讯（浙江在线记者 方云凤）5 月 5 日，由浙江省健康产业研究会主办的中华中医药创新文化展在浙江展览馆隆重举行，现场新鲜出炉了浙江十大名医馆。

首届中华中医药创新文化展将为中医药研发新成果、特别是中医药治疗重大疾病的研究成果提供展示交流的窗口，在这个展示平台上将展示传统中医药材、中医药滋补品、中医药理疗产品、中医药生物科技新药等的崭新亮点。同时通过中医药创新论坛凝聚共识，激荡共生动力。在传统中医药现代化的过程中，中医馆是重要的平台和纽带，将中医的传统医术与中药的创新完美地结合在了一起，为老百姓带来了健康的福音。

金杯银杯不如老百姓的口碑
谁是浙江百姓心目中的十大名医馆

中国有很多成语形容中医的神气，比如妙手回春、扁鹊在世、誉满杏林、华佗在世，在百姓心目中，谁才是最好的中医馆？这不，浙江刚刚又干了一件促进中医药发展的大事。

为促进浙江省中医馆的有序、健康发展，拉近中医馆与百姓之间的距离，让百姓更信任、喜欢中医馆，让中医馆更了解百姓的诊疗需求，浙江举行"百姓心目中的十大名医馆"评选活动。经过对11个市地的紧密调研，历经五个月，走访了将近二三十家国医馆，经过百万人次群众投票，浙江的老百姓评选出了十大名医馆。

5月5日下午答案揭晓，分别是"江南药王"胡庆余堂、方回春堂、震元堂、三溪堂、宁波国医堂、绍兴景岳堂、瑞人堂、维康国医馆、厚德堂、孙泰和国医国药馆。现场一位青年才俊更是在十大名医馆里面各取出一个字，把它写成了一副对联，上联是胡方震三国，下联是瑞景维厚孙，横批：岐黄春秋。

以上十大名医馆的传承、创新贯穿，赢得了老百姓的心。

颁奖当天，各大名医馆还专门组织了最好的名老中医，为现场群众义诊，免费发放平时一号难求的专家号。同时，名医馆的中医传承人在现场一展中医绝技，为市民展示中医的博大精深，名医馆也为参展群众准备了各式参展好礼，是一场免费的健康盛宴。

十大名医馆评选
开启了浙江中医发展新征程

中国是中医大国，但在全球市场上中国的中医药只占了大概15%的份额，而且基本以原材料为主，而日本和韩国中医药企业所占据比较大的份额。

国家食品药品监督管理局原副局长、国家中医药管理局常务副局长任德权说："这个意义深远的榜单终于出来了，十大名医馆是浙江高端国医馆的代表。浙江是国家改革开放后，国医馆兴起的一个特别有领军性、代表性意义的地方，十大名医馆评选为浙江人民也为中医药事业的发展做出巨大的贡献。中医药潜力巨大，中医药特色优势不断地彰显，对经济社会发展的贡献率和显示度有明显的提升。"

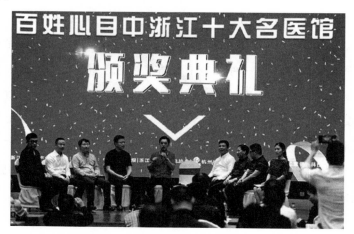

《中国中医药报》副社长、副总编罗会斌说："这次活动评选出的十大名医馆应该说它代表着浙江名医馆的顶尖水准，品牌推广活动以及义诊新馆活动也将进一步增加中医药这一民族瑰宝的认知度和喜爱度。"

擦亮越医名片　传承越医文化
——景岳堂越医文化高峰论坛在绍举行

《绍兴日报》 2017 年 12 月 17 日

　　本报讯　越医文化要申请国家非遗了。这是记者从第二届景岳堂越医文化高峰论坛上获得的消息。昨天，来自省内外中医药行业的专家学者共聚绍兴，为推进越医文化的创造性转化、创新性发展问诊把脉。

　　绍兴历史上名医辈出，越医名片曾经享誉全国。越医文化蕴含了越医诊疗疾病的独特经验，是中华传统医药珍贵的历史遗产。发展到现在，"越医文化"和"三六九"伤科两家有代表性的绍兴传统医药入围省级传统医药非遗名录，更加证明绍兴越医文化传承不息。

开幕式上，中华中医药学会方剂学分会名誉主任委员、原浙江中医药大学副校长连建伟教授抛砖引玉，就越医文化传承的意义价值做了主旨发言。下午，与会专家学者和嘉宾们分别围绕中医学术传承与创新、越医学派、绍派医家、张景岳医学思想、非遗传承和保护等主题展开学术交流。论坛深入贯彻落实党的"十九大"精神，总结历史成就，探讨了科学谋划新时代越医文化振兴发展的重要任务和使命。

昨天的高峰论坛还成立了绍兴市景岳堂越医文化研究院和绍兴市越医文化研究会。接下来，绍兴将加大在中医诊疗、古法炮制技术、经典名方、非遗项目、中药研究等方面的挖掘力度，进一步拓展越医文化。

越医名家众多　越医文化深厚
——景岳堂越医文化高峰论坛昨举行

《绍兴晚报》 2017 年 12 月 17 日

本报讯　近年来，"文化遗产热"兴起，中医药作为"非物质文化遗产"也备受关注。实际上，很久以来，越医在国内都享有很高的声誉。那么，关于越医和越医文化，你又了解多少呢？

昨天，由浙江省中医药学会、柯桥区卫计局主办的第二届景岳堂越医文化高峰论坛召开，来自全国各地的专家学者，就如何传承与创新越医与越医文化展开了研讨交流。

自古以来，越医名家灿若星辰，以张景岳为代表的许多越医名家，在中华医药史上矗立起一座座丰碑，创造了无数个传奇。首创腹诊，首创非处方药，首创格式化医案，首创绍派伤寒，首创中西医汇讲沙龙，首倡统一病名。许多医学经典著作也在绍兴诞生，包括《景岳全书》《中国医学大成》《珍本医书集成》等。第一部官方制药蓝本《合剂局方》，在绍兴发源；产科第一方"钱氏女科生化汤"，在绍兴诞生……

由于越医文化深厚，绍兴民间也流传着不少越医养生谚语："朝吃粥，夜独宿，勤洗浴，自安乐""做做做不煞，气气要气煞""乐能解百病,酒不解真愁""今年笋子来年竹,少壮体强来年福"……

接下去,越医与越医文化又该如何传承创新?在昨天的论坛上,与会专家学者围绕中医学术传承与创新、越医学派、绍派医家、张景岳医学思想、非遗传承和保护等主题展开学术交流。会上,还成立了绍兴市景岳堂越医文化研究院和绍兴市越医文化研究会。

浙江景岳堂药业董事长、越医文化研究会会长钱木水说,今后绍兴将加大中医诊疗、古法炮制技术、经典名方、中药研究等方面的挖掘和拓展,保护好、传承好越医文化。

五星示范·双强争先
柯桥浙江华通医药有限公司党委:景岳薪传 四诊合一

绍兴组工　2018年7月19日

浙江华通医药股份有限公司成立十多年来,在经历了医药行业大浪淘沙后,从一家基层供销社经营部,发展成为集药品批发、零售连锁、医药物流及中药研发生产于一体的上市公司。在企业发展过程中,公司党委在队伍建设、管理创新、和谐企业建设、企业文化培育等方面发挥了重要作用,在推进五星级党组织创建过程中,以"三建三联三注重"为主要举措,创立了以中医药文化相融合的"望、闻、问、切"党建工作法,使党建工作与企业发展相得益彰,促进了企业健康持续发展。

浙江华通医药股份有限公司成立于1999年8月,经过多年拓展,现已发展成为医药批发、零售连锁、医药第三方物流及中药制剂、饮片和配方颗粒生产的上市公司。企业注册资本2.1亿元,总资产11亿元,年药品销售收入18亿元,在职员工1000余名,系全国药品流通行业批发与零售双百强企业。

公司的批发业务通过建设具有计算机系统控制和自动化输送线的现代医药物流基地,依托自身的配送实力,建立了从乡村卫生室到三级甲等医院的城乡一体化药品配送网络。连锁公司拥有直营门店达 80 多家，建有两家大型国医药馆和一家新昌中医院，并已向区域外延伸。景岳堂药业主要生产中药外用制剂、中药饮片炮制和中药配方颗粒。公司的配方颗粒研究，经过十年的努力，在 2015 年，被列入浙江省中药配方颗粒科研专项项目，景岳堂药业也是全省首批具有中药配方颗粒生产资质的试点单位之一。

同时景岳堂药业积极承担省级标准汤剂的质量标准研究起草工作，并与省级有关中药研究机构共同推进配方颗粒、天然药物、古法炮制、中医诊疗等项目的研究与拓展，还成立了生物科技公司，扩大与大健康、保健食品有关的产品开发。把中医药馆、产品展示、百草体验园、储存、生产车间等区域连接起来，打造了一条从百草园到中药物流基地、再到古法炮制与现代中药生产的全品种检测的体验式产业旅游线，成为浙江省中医药文化养生旅游示范基地。

下属有全资企业：浙江华通医药连锁有限公司、浙江景岳堂药业有限公司、浙江华药物流有限公司、绍兴柯桥华通会展有限公司、杭州景岳堂药材有限公司、浙江景岳堂生物科技有限公司、绍兴市景岳堂越医文化研究院。

公司党组织组建于 2000 年 11 月，并于 2013 年 10 月升格为党委，现有党员 55 名，其中中层以上管理人员党员占 49%。党组织先后多次被评为系统先进党组织、区级"五好"基层党组织、创先争优先进基层党组织。2016 年、2017 年度被评为柯桥区"五星级"基层党组织。

一、"三建"促进党建工作规范化

（一）建立高效的组织机制

公司党委班子与公司董事会及经营班子高度集中，即公司党委班子中，全部为公司董事、高管，能够使公司党委工作与企业的经营发展战略步调一致，做好企业经营决策与管理，使党建工作成为保证公司健康发展的重要支撑。

（二）建立三个实体支部

为突出党组织在生产经营管理过程中的作用，公司把支部建在批发、连锁、药业三个实体上，每年将年度经营责任制，不仅下达给各公司、各部门，还把有关任务分解到各支部、党小组，有利于发挥党组织和党员的作用。

（三）建立规范的党建制度

党委制订了一套贴近企业实际，贴近党员实际的党建工作制度，来规范公司党建工作流程，并不断完善"三会一课"、党员发展、党员教育等制度。

二、"三联"增强企业党组织凝聚力

（一）阵地联用

公司充分利用有限资源，整合党群资源。坚持一室多用，把职

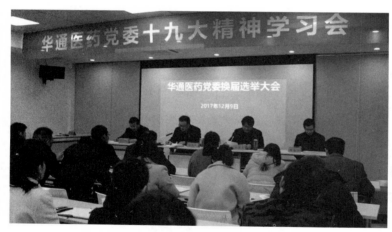

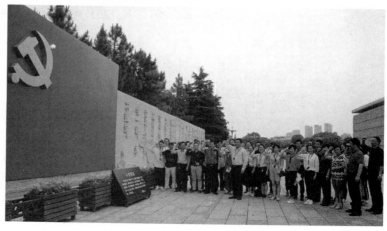

公司党支部活动

工活动室与职工之家、党员活动室、阅览室等阵地进行整合；把党建宣传栏、公示栏、荣誉栏、电教室进行整合；把中药配方颗粒这一科研成果与党建文化展厅整合。

（二）群团联合

党委领导下的群团组织，按章开展工作，组织开展联欢会、登山比赛、外地旅游考察以及技能比赛。建立了党员职工关爱基金，对困难党员和职工进行慰问，开展"送温暖"活动，增强了组织的凝聚力。

（三）工作联动

在公司党委与经营决策层高度统一的前提下，岗位设置、劳动用工、人员选拔任用、合理化建议征询、企业民主管理等方面相互交叉、相互协调，实行工作联动机制，如党员"先锋岗"评选与经营业绩相挂钩，在开展"三会一课"的同时也解决了岗位经营存在的困难与问题，使公司党委工作参与其中，发挥作用。

三、"三注重"提升企业核心

（一）注重培训教育

公司每年制订培训计划，多层次、多渠道开展培训学习，基本建立了以内部教育为主，外派、委托、继续教育为辅，以及学历教育、职称考评补充的教育体系，培养了一批懂管理、熟业务的复合型人才，适应了公司的发展需要。公司现有大专以上学历员工占总数 45%，具有药师、中药师等专业技术职务人员占员工总数 30%。

（二）注重梯队建设

公司党委通过"两考一比"，即年终综合业绩考评、专业技术考试和中药操作比赛来推进人员业绩的量化，评选先进工作者和优秀员工，推进职务晋升、推优入党。两年来，共有 10 名员工经培育成为店长、组长、部门科长，14 名骨干晋升为中层副职、中层正职，2 名管理人员进入子公司管理层。

（三）注重文化融入

把中医药文化与企业党建结合起来，这是公司党建工作的重要方式。景岳堂药业围绕中药产业发展，把景岳中医药文化同党建工作结合起来，以"望、闻、问、切"中医诊疗理论，加强"职责明确、征集意见、善言纳谏、选贤任能"的"四诊合一"的工作机制探索。

四、四诊合一　望闻问切

中华传统医学总结出望、闻、问、切"四诊合一"的有效方法。医道通世道，景岳堂药业在公司的党建工作中，也采取"四诊合一"的有效手段，全面落实党建责任，扎实推进党建各项工作，为充分发挥企业党组织的政治核心作用。

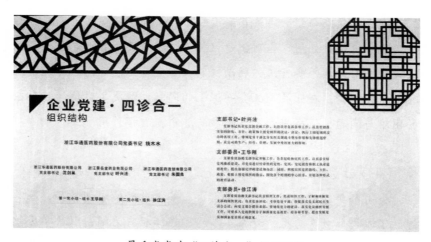

景岳堂党建"四诊合一"组织结构

（一）职责明确——望

望其神色，知其所然。

望诊，即观其色，"望其神色，知其所然"，立足自身，明确职责，落实好党风廉政建设责任制，认真开展企业党员干部的党风廉政教育及职业道德教育等。党员干部要以身作则、率先垂范，促进公司管理规范化、制度化，能够更好地服务职工，回馈社会。

（二）征集意见——闻

兼听则明，偏信则暗。

闻诊，指听声息，"兼听则明，偏信则暗"，重在敞开渠道、开门纳谏，兼听各方意见。公司广大党员干部要站在职工的角度，认真倾听职工的愿望和诉求；建立好与职工的沟通互动机制，多听不同的声音，听真话，收集职工们的各类意见建议；群策群力，促进公司健康发展。

（三）关心疾苦——问

问事于贤，了解要求。

问诊，指询问症状，"问事于贤，了解需求"，进一步了解企业干部职工的需求，"从职工中来，到职工中去"，建立党员联系职工制度；积极开展访贫问苦、访职问需、访贤问策的"三访三问"活动，加强对困难党员、困难职工的关心关爱，爱心捐赠、探望生病职工，形成和谐的劳动氛围。

（四）转型提档——切

摸准脉象，源头培养。

切诊，指摸脉象，"摸准脉象，源头培养"，党支部十分重视人才在企业管理、生产经营中作用的发挥，积极将核心管理人员、技术骨干、业务骨干加以引导培养成党员，将优秀党员人才推选到中层管理岗位和企业决策层。通过强化培训教育，增强党员职工的党性意识，加快青年党员成长成才，不断提升党员职工的整体素质。

2017年，志愿者服务活动深入全省各地，开展"中医药与健康进校园活动"11场次，在全省各地开展"浙派中医"宣讲活动10场；"最美本草"系列采药活动5次；举办、协办省内活动会议32场次；同时开展院内学术活动28场，向环卫工人送清凉、送温暖活动2次。

党委以抓党建、促发展为目标，在企业文化、和谐企业、体制机制建设等方面发挥着应有的作用，取得了一定的成效。党建融合了中医药文化和健康产业的发展理念，坚持以人为本，在生产经营中发挥党员创先争优、先锋模范和凝聚作用，促进了企业健康、持续发展。

目前，公司正全方位拓展医药产业化，启动实施了股票可转债项目，融资2.24亿，征地100亩，推进年产10000吨中药饮片生产线和研发技术中心建设等项目，以促进公司中药产业的现代化、规模化发展。

景岳堂　做一家有越医文化的百年老店

《绍兴县报》 2012 年 7 月 6 日

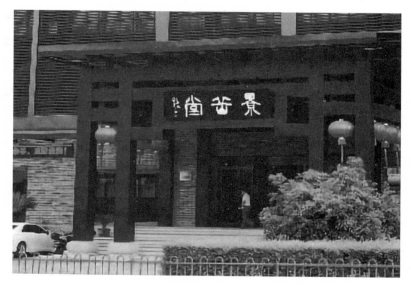

在国内中医、中药界，"北有同仁堂，南有胡庆馀堂"的说法深入人心。现在，历史源远流长的江南水乡——柯桥，一家名为"景岳堂"的国医药馆新生面世，并已于 2012 年 5 月 27 日开始试营业。国家级名中医郑淳理任馆长，柯桥市民想要问诊把脉、调理养生有了新的好去处。

说起由浙江华通医药股份有限公司创建的浙江景岳堂国医药馆，不得不提明代名医——张景岳。

绍兴中医药文化源远流长，底蕴深厚，千余年来呈现出专科世家多、流派多、名医多、著述多的鲜明特点，又具有重实践、敢创新、善总结、知行合一的独特个性，最终自成一派并形成越医文化。可以说，越医是绍兴人民的骄傲，在中华民族的医药历史长河中闪耀着夺目的光彩。其中，张景岳为历代越医之翘首。

"越医文化始于春秋时期，源远流长，名医众多，张景岳为最杰出代表，以'景岳堂'品牌开办国医药馆，意在弘扬越医文化，崇仰先贤厚德，真正为群众奉献一流的中医诊疗技术。"浙江华通医药股份有限公司董事长钱木水说。

位于华通医药健康广场的国医药馆，集中医门诊、养生调理、保健康复、休闲观光于一体。记者在现场看到，崭新的医药馆古色古香，牌匾高悬，张景岳的半身雕像立于大堂，一股博大精深的中医文化扑面而来。

有资料记载，张景岳又名张介宾，字会卿，别号通一子，明末会稽（今浙江绍兴）人，是明代杰出的医学家，为温补学派的代表人物，学术思想对后世影响很大。

据了解，张景岳自幼聪颖，家境富裕，从小喜爱读书，广泛接触诸子百家和经典著作。其父张寿峰素晓医理，其幼时即从父学医，有机会学习内经。13岁时，随父到北京，师从京畿名医金英学习，尽得其真传。

张景岳著作有很多，最出名的《景岳全书》因内容丰富，囊括理论、本草、成方、临床各科疾病，被认为是一部全面、系统的中医临床参考书。

"在整个中医理论发展史中，张景岳的医学思想体系具有重要地位，代表着中医理论新的发展阶段。他的以温补为主的思想体系在理论和实践上都对中医基础理论的进步和完善起到了巨大的推动作用。"后人如此评价张景岳。

"景岳堂的名字取自张景岳，有这样一位老祖宗在，我们很希望能把景岳堂的牌子做成百年老店。"景岳堂药业的有关负责人表示，景岳堂自己有药厂，能做到药材非优不用，辅佐越医处方用药；医药融合，已聘请20余位国家、省、市级名中医坐堂行医，让中国的中医中药国粹真正造福百姓。（本报记者叶红）

央视《工匠精神》栏目组开拍浙江景岳堂

《柯桥日报》 2016年3月12日

昨天下午，华通医药浙江景岳堂药业有限公司迎来了中央电视台"发现之旅"《工匠精神》栏目组，为即将开拍的纪录片举行了开机仪式。区委常委、副区长金晓明参加活动。

《工匠精神》是央视继《大国重器》《大国工匠》之后推出的一档全新栏目，记录企业以创新不息、精益求精的工匠精神，打造卓越产品。经过两个多月的实地考察暗访，华通医药浙江景岳堂药业有限公司成功入选，成为央视《工匠精神》纪录片的拍摄对象。

华通医药全资子公司浙江景岳堂药业有限公司组建于2003年，从创办之初，景岳堂药业公司就致力于以匠心做产品，以品质塑口碑，是一家集传统中药和现代中药研发、生产、销售为一体的中小科技成长型企业。现已建成中药外用液体制剂、中药饮片和中药配方颗粒三条生产线，并全部通过现行国家药品GMP认证。

据介绍，该纪录片的拍摄将在接下来一周内进行，预计年底在中央电视台播出。（本报记者　冯娣）

一颗中药饮片蕴含"工匠精神"
"景岳堂"精益求精制良药

《柯桥日报》 2016年3月21日

前不久，央视"发现之旅"《工匠精神》栏目组专程来到华通医药浙江景岳堂药业有限公司进行拍摄。对于为何选择景岳堂药业公司，栏目组导演张军贤是这样解释的："工匠精神追求的是工业化进程中的严谨、一丝不苟、专业、耐心、专注和精益求精，在'景岳堂'，我们看到了其打造卓越产品的能力。"

"他们是一群喜欢跟自己较劲的人，在专业领域非常坚持。"与华通医药浙江景岳堂药业公司有过合作的企业，几乎都给出了这样的评价。

深究这份坚持的源头，始于公司创始人钱木水。钱木水常说自己是一个老药匠，最大的愿望是"打造百年老店，回报社会"。简单的一句话，道出了他对中医药的执着。时下，在"华通医药"生产、研发、经营等各个领域，华通人孜孜以求、精益求精的例子比比皆是。

在我国，中药配方颗粒市场巨大。所谓中药配方颗粒，就是用符合炮制规范的传统中药饮片为原料，经现代制药技术提取、浓缩、分离、干燥、制粒、包装精制而成的纯中药产品。由于不需要煎煮，而且成分完全、疗效确切，又便于携带，相比传统饮片，具有更大优越性。

中药配方颗粒是按照西药的加工方法来进行的，但颗粒溶于水后，能否达到像传统中药方剂一样的效果？

为了解决这一课题，"景岳堂"邀请30多位国家、省、市级名中医坐镇，成为华通医药浙江景岳堂的中医药"智库"，不仅开展中医诊疗，也为中药配方颗粒的科学配比"搭脉"；组织专业技术团队，对几十道制作工艺精细把控；启动5万多平方米的中药配方颗粒和中药饮片生产建设项目，以促进公司传统中药与现代中药相结合的规模化发展。功夫不负有心人，2015年，规划多年的"配方颗粒关键工艺技术与质量研究及临床试验"被列入浙江省"2015年中药配方颗粒科研专项项目"，华通医药浙江景岳堂药业成为全省仅有的两家获批生产重要配方颗粒的企业之一。

值得一提的是，规模化生产并未让企业随意缩减时间，从采购到炮制，从不掉以轻心。"医药关乎人命。华通医药浙江景岳堂的企业文化内涵就是追求精益求精。以我们的中药饮片为例，从采购到炮制，要耗时数年才能出产，真正是'数年只为一粒药'。"钱木水说，"医药行业是最适合传承和打造百年品牌的行业，要守住老祖宗的制药理念，利用现代化制药手段，做好药，才能让老百姓对中医药有信任，企业才能传承，付出才有价值。"（本报记者 冯娣）

第二届景岳堂越医文化高峰论坛举行

柯桥区新闻　2018年1月17日

第二届景岳堂越医文化高峰论坛今天在柯桥举行，副区长祝静芝致辞，论坛由省中医药学会、区卫计局主办，景岳堂越医文化研究院承办。

论坛以"传承发展中医药事业，弘扬创新越医文化"为主题，与会嘉宾就越医学派的学术成就与影响、张景岳对中医学术的传承与创新、绍派医家赵晴初学术思想研究等做了发言。

　　论坛上，柯桥小学学生朗诵了《越医赋》，向浙江省非物质文化遗产——越医文化致敬，举行了中医药教材进校园赠送活动，并为景岳堂越医文化研究院、绍兴市越医文化研究会授牌。

绍兴市景岳堂越医文化研究院
纪事

2017年1月，启动筹建绍兴市景岳堂越医文化研究院和绍兴市越医文化研究会。

2017年1月1日至1月12日，以"越医·中医养生"为主题的"越医古方——丁酉中医养生书画印迎新展"在绍兴市仓桥直街41号张桂铭艺术馆举办。展出了配方中主药精美绘图的张景岳名方二十首，以及由绍兴市篆刻创作委员会的篆刻家们篆刻的中医经典《黄帝内经》精选养生箴言二十五句印章等。

2017年4月12日，景岳堂药业董事长钱木水一行赴浙江中医药大学考察，与张光霁等校领导和校企合作处就筹建绍兴市景岳堂越医文化研究院等校企合作事项进行座谈。

2017年5月3日，景岳堂药业董事长钱木水一行赴浙江中医药学会汇报筹建绍兴市景岳堂越医文化研究院有关事项。

2017年6月12日，浙江省中医药研究院一行6人来景岳堂药业和研究院考察。双方就成立绍兴市景岳堂越医文化研究院，开发经典名方、中医诊疗、饮片古法炮制、道地药材基地等合作事宜进行了交流。

2017年7月1日，由景岳堂药业承办的第六届"之江中医药论坛"在《中医药法》正式实施当天同期举行。浙江省人大教科文卫委副主任丁世明、省卫计委主任杨敬、省卫计委副主任徐润龙、省中医药管理局局长徐伟伟、浙江中医药大学校长方剑乔等相关领导出席论坛。论坛由浙江省中医药学会会长肖鲁伟主持,省属各级公立中医院院长,各地市县中医学会会长、秘书长等参加论坛。钱木水应邀走进"浙江中医药新闻直播间"就《中医药法》的颁布和景岳堂药业的未来接受了访谈。

2017年7月3日,景岳堂药业和研究院全程协办的"中医药与健康走进校园"活动来到宁波象山县大目湾浙师大实验学校,向学生宣传中医药知识。

2017年7月,"浙派中医"宣传巡讲活动先后走进绍兴柯桥、温州瑞安,宣传《中医药法》实施,《浙派中医》的由来与特色以及中医药的传承发展等。该活动由浙江省中医药学会主办,当地中医药学会、中医院承办,景岳堂药业作为支持协助单位,展示了中药系列产品。

2017年8月10日,越医文化研究院理事长钱木水赴浙江省非遗中心汇报研究院筹建工作。

2017年8月12日,由景岳堂药业全程协办的"浙派中医"巡讲活动继温州站之后,第三站来到了金华。浙江省省中医药管理局、省中医药学会及金华市等有关领导、专家,以及金华各县市区的中医药学(协)会、中医药行业人员、社会人士等250余人参加了此次活动。

2017年8月16日,筹备历时一年多的"新昌景岳中医院"正式开业。该院是公司继柯桥、越城两家国医药馆后的又一家以明代医学大家张景岳名字命名的医疗单位,也是公司中药生产、中医诊疗、零售供应产业链的又一次延伸,促进了景岳中医药文化的传承。

2017年8月24日,《中医药与健康》小学教材省级师资培训班在杭州隆重举行。景岳堂药业作为协办单位,现场展示了中药配方颗粒,宣传了产品。

2017 年 9 月 6 日，由景岳堂药业全程协办的"浙派中医"巡讲活动第四站来到了衢州。衢州市政府副秘书长季根寿、浙江省中医药管理局副局长吴建锡、省中医药学会会长肖鲁伟、衢州市卫计委主任陈根成、衢州市卫计委党委委员副调研员张福俊、公司董事长钱木水及各地市中医药学会会长、秘书长等 250 余人参加了此次活动。

2017 年 9 月 8 日，经绍兴市文化广电新闻出版局批准，绍兴市景岳堂越医文化研究院正式成立。研究院由景岳堂药业发起设立，地址位于越城景岳堂国药馆二楼，设立后将积极开展与越医文化相关的理论与应用课题研究，相关信息、决策咨询、项目策划服务，知识普及与教育培训服务，研究成果的推介与转化等工作，将进一步提高越医文化研究水平，传承保护、弘扬发展越医文化。钱木水任理事会理事长，连建伟任院长，肖鲁伟任学术委员会主任。

2017 年 9 月 9 日，浙江省非遗协会会长、原文化厅厅长杨建新来到绍兴市景岳堂越医文化研究院考察调研，理事长钱木水陪同调研。

2017 年 9 月 21 日，第九届浙江·中国非遗博览会在杭州白马湖国际会展中心隆重举行。景岳堂药业作为绍兴越医项目代表参加了二十四节气馆的现场展示。展会期间，文化部党组书记、部长雒树刚，浙江省委常委、宣传部部长葛慧君等领导参观了景岳堂医药展区，对景岳堂中药饮片、中药配方颗粒产品表示肯定。同时展区还吸引了克罗地亚大使雷朗、塞尔维亚文化部部长弗拉丹武科沙弗列维奇等外国嘉宾参观。

2017 年 10 月 6 日，国家级名中医、原浙江中医药大学副校长连建伟教授专程来景岳堂药业考察指导，对景岳堂药业发展中药产业表示了充分肯定，寄语景岳堂药业秉承越医大家张景岳中医理念，推动"景岳薪传，匠心中药"的产业发展，为中医药事业添砖加瓦。

2017 年 10 月 7 日，中华中医药学会方剂学分会名誉主任委员、原浙江中医药大学副校长连建伟教授来景岳堂越医文化研究院考察指导工作，理事长钱木水陪同。

2017 年 10 月 13 日至 15 日，景岳堂药业和研究院参加了由浙江省商务厅在杭州白马湖国际博览中心举办的"第十四届中国中华老字号精品博览会"。展会期间，国家商务部流通业发展司王选庆副司长、浙江省人民政府副秘书长陈宗尧等领导在省老字号企业协会常务副会长、秘书长丁惠敏的陪同下参观了展厅，对我公司的中药配方颗粒项目表示高度赞扬。景岳堂药业也被中国中华老字号精品博览会组委会评为"最佳展示奖"。

2017 年 10 月 28 日，绍兴市景岳堂越医文化研究院官方微信公众号正式上线。公众号以"感受越医经典魅力，传承景岳学术精华"为口号，旨在传播、弘扬千年越医文化。

2017 年 11 月 10 日，经绍兴市民政局批准，绍兴市越医文化研究会正式成立，与绍兴市景岳堂越医文化研究院合署运作，钱木水任研究会会长。

2017 年 11 月 14 日，绍兴市景岳堂越医文化研究院理事长钱木水等一行赴浙江中医药大学考察，就筹建校企合作、越医文化传承创新进行座谈。

2017 年 11 月 22 日，由浙江省旅游局、省经信委、省中医药管理局、省农业厅、省老龄委等部门组成的省级旅游产业融合示范区（基地）验收组来我公司验收省中医药人文旅游养生基地。验收组来到景岳堂药业，按照考评标准，先后参观了展示厅、饮片加工车间、颗粒生产车间、煎药服务中心、中医药文化长廊、百草园及中药物流中心。验收组对公司在打造中医药文化的同时，拓展旅游养生的工作表示肯定，同时也提出了宝贵的意见。

2017 年 11 月 15 日下午，由俄罗斯明斯克地区执行委员会卫生厅厅长带领的当地卫生代表团一行来浙江洽谈中医药合作项目，并专程到景岳堂药业参观考察。据悉，当地居民对中医药非常喜欢，需求也日益增长。通过此次参观交流，国外客户更好地了解了中药种植、生产、研发，宣传了中医药文化，为下一步合作打下了基础。

2017 年 12 月 16 日，由浙江省中医药学会、绍兴市柯桥区卫计局主办，绍兴市景岳堂越医文化研究院承办的第二届景岳堂越医文化高峰论坛在柯桥举行。省中医药管理局局长徐伟伟，市卫计委党委副书记、副主任王宏达，柯桥区人民政府副区长祝静芝出席论坛并讲话，省市区有关部门领导和嘉宾，以及来自省内中医药行业的权威专家学者和景岳堂药业管理层代表共 130 余人参加论坛，论坛由浙江省中医药学会会长、原浙江中医药大学校长肖鲁伟教授主持。开幕式上举行了绍兴市景岳堂越医文化研究院和绍兴市越医文化研究会授牌仪式。论坛上，中华中医药学会方剂学分会名誉主任委员、原浙江中医药大学副校长连建伟教授等分别做了主旨发言，郑洪等 6 位专家学分别做了交流发言。论坛分别由浙江省中医药学会会长肖鲁伟教授和副会长王晓鸣主持。

2017 年 12 月 28 日，浙江省旅游局、浙江省卫计委、浙江省农业厅和浙江省中医药管理局联合发布"2017 年浙江省中医药文化养生旅游示范基地"，景岳堂中医药旅游基地成功入选。

2017 年 12 月，绍兴市越医文化研究会召开会员大会。

2018 年 1 月 30 日，绍兴市景岳堂越医文化研究院、绍兴市越医文化研究会官方网站正式上线。

2018 年 3 月 7 日，浙江省卫计委副主任徐润龙，浙江省中医药管理局局长徐伟伟等一行，对景岳堂药业健康浙江和医共体建设工作进行了调研。调研组通过听取汇报、实地走访、座谈等方式深入了解景岳堂药业对健康浙江和医共体建设等情况。绍兴市景岳堂越医文化研究院理事长、绍兴市越医文化研究会会长钱木水等陪同调研。

2018 年 3 月 14 日，浙江省非遗中心许林田一行来绍兴市景岳堂越医文化研究院指导非遗工作，柯桥区文广局副局长艾和飞参加调研。

2018 年 3 月 23 日，由中国中医药报社和浙江省中医药学会主办，浙江省海盐县卫生计生局和浙江省海盐县中医药学会承办，中国中医药信息研究会智能诊疗分会和浙江景岳堂药业有限公司协办的首届全国基层中医药信息化建设高峰论坛在海盐召开。绍兴市景岳堂越医文化研究院理事长、绍兴市越医文化研究会会长钱木水出席论坛并做了题为《基层中医药智能化药房建设》的主题报告。

2018 年 4 月 13 日，浙江中医药协会会长肖鲁伟，副会长王晓鸣等人到越医文化研究院指导工作，越医文化研究院理事长钱木水做汇报，并陪同调研考察。

2018 年 4 月 23 日，绍兴市发改委和绍兴市卫计委联合发布首批绍兴市中医药养生示范基地，绍兴市柯桥景岳堂中医门诊部成功入选。

2018 年 4 月 27 日，中医药文化进校园活动第一站走进柯桥区中国轻纺城小学。柯桥区中医学会秘书长董嘉德，绍兴市中心医院中医科陈圣华博士、俞小娜医生，轻纺城小学校长倪水良，轻纺城小学 300 余位师生及景岳堂药业工作人员参与本次活动。

2018 年 5 月，肖鲁伟、朱德明等 35 位有关专家学者和工程技术人员被聘为绍兴市景岳堂越医文化研究院特约研究员和学术委员会成员。

2018 年 5 月 25 日，"中医药文化进校园"活动来到第二站——绍兴市柯桥区钱清镇中心小学。本次活动由绍兴市中医院、绍兴市柯桥区钱清镇中心小学、浙江景岳堂药业共同举办。绍兴市中医院中药剂科主任徐洪峰等多名医生、党员，钱清镇中心小学五年级的师生及景岳堂药业工作人员参与本次活动。

2018 年 5 月 30 日，"中医药文化进校园"活动来到第三站——安吉县实验小学。本次活动由安吉县中医学会主办，安吉中医院、安吉县实验小学承办，浙江景岳堂药业协办。安吉县中医院王贵法副院长等多名医院专家，安吉县实验小学 300 余位师生，景岳堂药业工作人员参与本次活动。

2018 年 6 月 13 日上午，"中医药文化进校园"活动来到第四站——义乌市香山小学。本次活动由义乌市中医医院、义乌市丹溪医学研究所、义乌市香山小学、浙江景岳堂药业有限公司共同举办。国家中药特色技术传承人才、浙江省中医药学会中医药文化分会委员、义乌市中医医院副主任中药师成志俊担任授课老师，为 225 名小学生讲述《身边的中医药》。

2018 年 6 月 13 日下午，"中医药文化进校园"活动来到第五站——丽水市囿山小学。由丽水市中医院、丽水市中医药学会、丽水市中药药事质控中心、丽水市中医院药学支部、丽水市囿山小学、浙江景岳堂药业有限公司联合举办的"中医忆端午，中药成香囊——中医药文化进校园"活动在阶梯教室火热展开。

2018 年 6 月 15 日下午，由绍兴市景岳堂越医文化研究院主办的"越医文化大讲堂之妇女健康养生活动"在越城景岳堂国药馆举行，来自绍兴市机关女干部健身协会和景岳堂越医文化研究院、绍兴市越医文化研究会的有关人员，以及中医药文化爱好者共 80 余人参加活动。活动由浙江景岳堂药业有限公司董事长、总经理，绍兴市景岳堂越医文化研究院理事长钱木水主持。浙江省非遗保护专家委员会委员、原绍兴市文化馆馆长、绍兴市非遗保护中心主任吴双涛和绍兴市人民医院党委书记、主任中医师、妇科专家寿清和分别做了《非物质文化遗产保护语境下的"越医文化"》和《女性健康与保健》专题讲座。

2018 年 6 月 22 日，绍兴市文广局非遗处梁智渊处长一行来到绍兴市景岳堂越医文化研究院，调研指导绍兴市非物质文化遗产传承基地建设。绍兴市越医文化研究院理事长钱木水陪同调研。

2018 年 8 月 1 日，绍兴市文化广电新闻出版局发文，绍兴市景岳堂越医文化研究院入选第二批绍兴市非物质文化遗产传承基地，传承项目为越医文化。

2018 年 8 月，研究院启动"绍兴名老中医访谈录"拍摄活动。

2018 年 8 月，研究院连建伟院长为"越医文化大讲堂"题词。

（本编未署名文稿均由绍兴市景岳堂越医文化研究院收集整理）

后 记

绍兴是国务院命名的国家首批历史文化名城，素有水乡、桥乡、酒乡、书法之乡和名士之乡之称，也是名医之乡。古人把在越地行医的医家称为越医，千年越医有深厚的文化积淀。越医文化于 2009 年 6 月，入选为浙江省第三批非物质文化遗产名录。

本书汇集越医文化十年研究成果，共分为五个部分，分别是越医文化：文化自信与文化自觉；越医文化：学术传承与学术创新；越医文化：非遗保护与文化遗存；越医文化：医艺融合与升华；越医文化：景岳堂的初心与未来。这是对越医文化研究的展示和集成，也是传承、弘扬越医文化的成果和见证。

越医文化可持续发展，是一项重大的文化工程，需要薪火传承，需要一张蓝图画到底，需要众人拾柴火焰高。在本书编纂过程中，有幸得到有关领导、中医药界和文化界等诸多专家学者的指导，以及社会有识之士特别是景岳堂药业的大力支持，在此一并感恩感谢！

习近平总书记指出："中医药学凝聚着深邃的哲学智慧，和中华民族几千年的健康养生理念及其实践经验，是中国古代科学的瑰宝，也是打开中华文明宝库的钥匙，更是中华文化伟大复兴的先行者。"《越医文化研究文集》结集出版，是对贯彻落实习总书记对中医药要"创造性继承、创新性发展"指示的具体践行，旨在为越医文化的保护研究、传承弘扬搭建平台，总结和积累后来者可资借鉴的经验，为绍兴非遗的保护和传承，为中医药事业的发展添砖加瓦。但是，限于本人的学术和水平，肯定存在很多不足之处，祈请专家、读者批评指正。

老去的是岁月，不变的是初心。敬畏博大精深的中华中医药文化。

谨以此书向浙江省非物质文化遗产——越医文化致敬！向为传承发展中医药文化做出奉献的人们致敬！

邵田田

2018 年 9 月